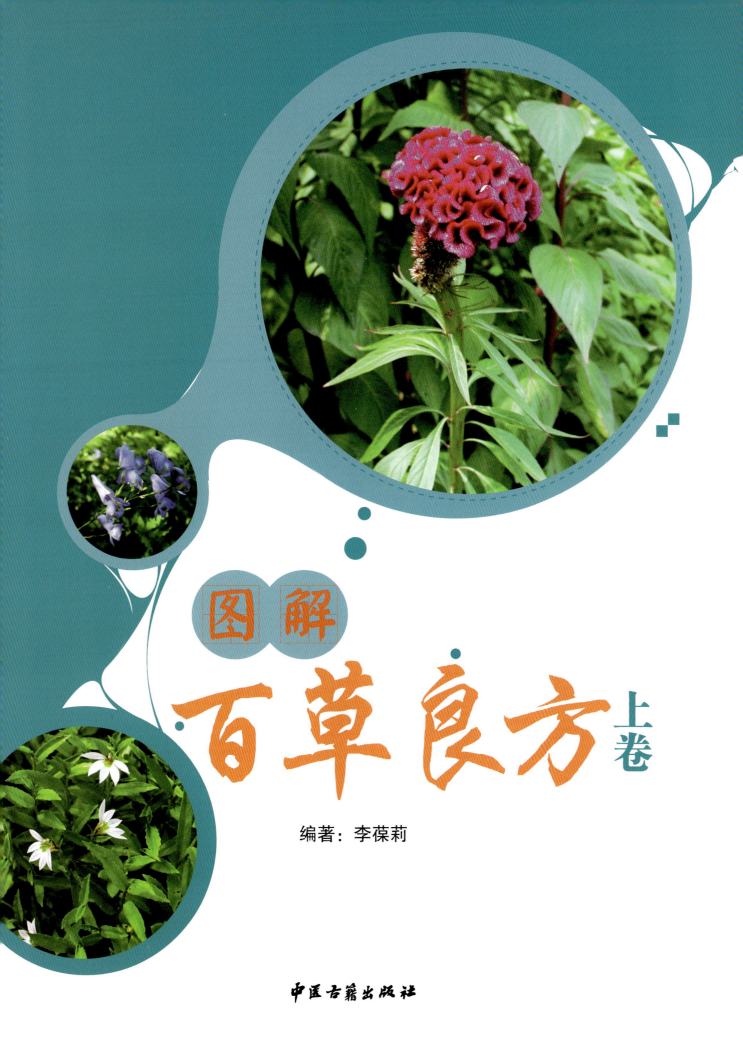

图书在版编目（CIP）数据

图解百草良方 / 李葆莉编著. -- 北京：中医古籍出版社，2016.6
ISBN 978-7-5152-1257-9

Ⅰ.①图… Ⅱ.①李… Ⅲ.①验方 - 汇编 - 图解 Ⅳ.①R289.5-64

中国版本图书馆CIP数据核字(2016)第126690号

图解百草良方

编　　著：李葆莉
责任编辑：朱定华
出版发行：中医古籍出版社
社　　址：北京市东直门内南小街16号（100700）
印　　刷：北京通州皇家印刷厂
发　　行：全国新华书店发行
开　　本：889mm×1194mm　1/16
印　　张：27
字　　数：420千字
版　　次：2016年6月第1版　2016年9月第1次印刷
书　　号：ISBN978-7-5152-1257-9
定　　价：290.00元（全三册）

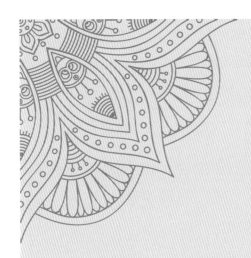

前 言

  中草药是中华民族的国粹之一，是大自然赋予我国人民的宝贵财富。从古至今，我国各族人民都能够充分利用各种草木、花果治疗各种疾病。"神农尝百草"的故事至今依然广为流传，也充分说明了我国民间使用中草药治疗各种疾患的历史十分悠久。各个时期民间医术名人辈出、名方广播，总结出了十分丰富的中草药治疗经验。

  中草药种类繁多、分布广泛、资源丰富、应用历史悠久，作为天然药物，准确识别是合理使用中草药的前提，为了满足广大人民群众采用中草药来防治疾病、养生保健的迫切愿望，本着安全、有效、简便、经济和药物易找、实用的原则，我们特意组织中医大师以及中草药方面的专家学者编撰了这本《百草良方》，分别从别名、形态特征、生境分布、性味归经、功能主治等方面全面介绍中草药 422 种，每种药后面附有各科常见的验方若干，约计 3100 余方。需要特别声明的是：广大读者朋友在阅读本书时，若需应用书中所列的药方，必须要在专业医师的指导

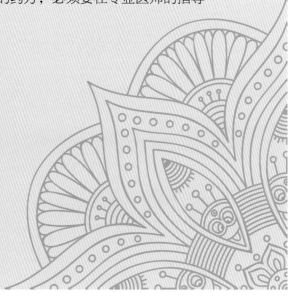

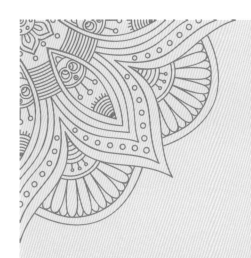

下使用，以免造成不必要的伤害！

本书所收品种南北兼顾，每种药均有形态特征图与文字对照，便于认采。文字部分以功用、验方为主，包括以下几项：

1. 正名：主要依据《中华人民共和国药典》（2015年版一部）为标准。

2. 别名：一般选用全国各地的常用名，并参考《中药大辞典》选列。

3. 形态：配合图片扼要描述形态特征，以利于识别。

4. 生境分布：简述中草药的生长环境和分布。

5. 性味归经：扼要介绍每种药的性、味和归经。

6. 附方：选入临床疗效较好的配方。

本书在编写时，参考了国内外许多相关的著作，在本书即将出版之际，特向相关的作者和出版单位表示诚挚的谢意！

另外，由于编写时间和编者知识水平的原因，书中的错谬之处，希望广大读者批评指正，以便本书在再版时能够更加完美。

编者

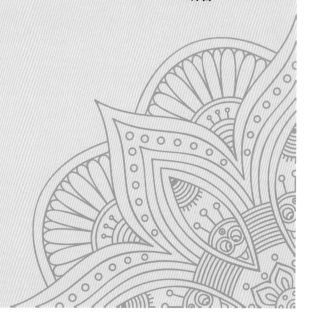

目 录

一画 001

一枝黄花 ········· 001

二画 002

丁公藤 ········· 002
丁香 ········· 003
八角茴香 ········· 004
人参 ········· 005
儿茶 ········· 006
九里香 ········· 007
九香虫 ········· 008
刀豆 ········· 009
三七 ········· 010
三白草 ········· 011

三画 010

三棱 ········· 012
三颗针 ········· 013
干姜 ········· 014
土木香 ········· 015
土贝母 ········· 016
土荆皮 ········· 017
土茯苓 ········· 018
土鳖虫 ········· 019
大血藤 ········· 020
大青叶 ········· 021
大枣 ········· 022
大黄 ········· 023
大蒜 ········· 024
大蓟 ········· 025

大腹皮 ········· 026
山豆根 ········· 027
山茱萸 ········· 028
山药 ········· 029
山柰 ········· 030
山楂 ········· 031
山慈菇 ········· 032
千年健 ········· 033
千里光 ········· 034
千金子 ········· 035
川木香 ········· 036
川木通 ········· 037
川贝母 ········· 038
川牛膝 ········· 039
川乌 ········· 040
川芎 ········· 041
川楝子 ········· 042
广枣 ········· 043
广金钱草 ········· 044
广藿香 ········· 045
女贞子 ········· 046
小驳骨 ········· 047
小茴香 ········· 048
小通草 ········· 049
小蓟 ········· 050
马齿苋 ········· 051
马勃 ········· 052
马钱子 ········· 053
马兜铃 ········· 054
马鞭草 ········· 055

四画 056

王不留行 ········· 056
天仙子 ········· 057
天仙藤 ········· 058

图解百草良方

天冬	059
天花粉	060
天南星	061
天麻	062
天葵子	063
天然冰片（右旋龙脑）	064
云芝	065
木瓜	066
木芙蓉叶	067
木香	068
木贼	069
木棉花	070
木蝴蝶	071
木鳖子	072
五加皮	073
五味子	074
五倍子	075
太子参	076
车前子	077
瓦松	078
瓦楞子	079
牛黄	080
牛蒡子	081
牛膝	082
升麻	083
月季花	084
丹参	085
乌药	086
乌梅	087
火麻仁	088
巴豆	089
巴戟天	090
水牛角	091
水红花子	092
水蛭	093

五画 094

玉竹	094
功劳木	095
甘松	096
甘草	097
甘遂	098
艾叶	099
石韦	100
石决明	101
石斛	102
石榴皮	103
布渣叶	104
龙胆	105
龙眼肉	106
平贝母	107
北沙参	108
四季青	109
仙茅	110
仙鹤草	111
白及	112
白术	113
白头翁	114
白芍	115
白附子	116
白果	117
白屈菜	118
白前	119
白扁豆	120
白蔹	121
白鲜皮	122
白薇	123
瓜子金	124
冬虫夏草	125
冬凌草	126
冬葵果	127
玄参	128
半边莲	129
半枝莲	130
半夏	131

六画 132

老鹳草	132
地龙	133
地肤子	134
地骨皮	135
地黄	136
地榆	137
地锦草	138

西河柳	139	杠板归	179
西洋参	140	豆蔻	180
百合	141	两头尖	181
百部	142	两面针	182
当归	143	连翘	183
肉苁蓉	144	吴茱萸	184
肉豆蔻	145	牡荆叶	185
肉桂	146	牡蛎	186
竹节参	147	何首乌	187
竹茹	148	皂角刺	188
延胡索	149	佛手	189
血竭	150	余甘子	190
全蝎	151	谷芽	191
合欢皮	152	谷精草	192
合欢花	153	龟甲	193
决明子	154	辛夷	194
冰片	155	羌活	195
关黄柏	156	沙苑子	196
灯心草	157	沙棘	197
安息香	158	沉香	198
防己	159	没药	199
防风	160	诃子	200
红花	161	补骨脂	201
红豆蔻	162	灵芝	202
		阿胶	203
		阿魏	204
		陈皮	205
		附子	206
		忍冬藤	207
		鸡内金	208
		鸡血藤	209
		鸡骨草	210
		鸡冠花	211

七画 163

麦冬	163
麦芽	164
远志	165
赤小豆	166
赤芍	167
芫花	168
花椒	169
芥子	170
苍术	171
苍耳子	172
芡实	173
芦荟	174
芦根	175
苏木	176
苏合香	177
杜仲	178

八画 212

青风藤	212
青皮	213
青果	214
青葙子	215
青蒿	216
青黛	217
玫瑰花	218

苦地丁	219
苦杏仁	220
苦参	221
苦楝皮	222
枇杷叶	223
板蓝根	224
松花粉	225
枫香脂	226
刺五加	227
郁李仁	228
郁金	229
虎杖	230
昆布	231
明党参	232
罗布麻叶	233
罗汉果	234
知母	235
垂盆草	236
委陵菜	237
使君子	238
侧柏叶	239
佩兰	240
金果榄	241
金荞麦	242
金钱草	243
金银花	244
金樱子	245
乳香	246
肿节风	247
鱼腥草	248
狗脊	249
闹羊花	250
卷柏	251
泽兰	252
泽泻	253
降香	254
细辛	255

九画 256

珍珠	256
荆芥	257
茜草	258
草乌	259
草豆蔻	260
草果	261
茵陈	262
茯苓	263
茺蔚子	264
胡芦巴	265
胡黄连	266
胡椒	267
荔枝核	268
南沙参	269
南鹤虱	270
枳壳	271
枳实	272
柏子仁	273
栀子	274
枸杞子	275
柿蒂	276
威灵仙	277
厚朴	278
砂仁	279
牵牛子	280
鸦胆子	281
韭菜子	282
骨碎补	283
钩藤	284
香加皮	285
香附	286
香橼	287
香薷	288
重楼	289
胖大海	290
独活	291
急性子	292
姜黄	293
前胡	294
首乌藤	295
洋金花	296
穿山甲	297
穿心莲	298
络石藤	299

十画 300

秦艽	300
秦皮	301
莱菔子	302
莲子	303
莪术	304
荷叶	305
桂枝	306
桔梗	307
夏天无	308
夏枯草	309
柴胡	310
党参	311
鸭跖草	312
积雪草	313
射干	314
徐长卿	315
狼毒	316
凌霄花	317
高良姜	318
拳参	319
益母草	320
益智	321
海马	322
海风藤	323
海金沙	324
海螵蛸	325
海藻	326
浮萍	327
通草	328
预知子	329
桑叶	330
桑白皮	331
桑枝	332
桑寄生	333
桑螵蛸	334

十一画 335

黄芩	335
黄芪	336
黄连	337
黄柏	338
黄蜀葵花	339
黄精	340
菠荬	341
菟丝子	342
菊花	343
救必应	344
常山	345
野木瓜	346
野菊花	347
蛇床子	348
蛇蜕	349
银杏叶	350
银柴胡	351
甜瓜子	352
猫爪草	353
麻黄	354
鹿茸	355
鹿衔草	356
商陆	357
旋覆花	358
羚羊角	359
淫羊藿	360
淡竹叶	361
淡豆豉	362
密蒙花	363
续断	364

十二画 365

款冬花	365
葛根	366
葶苈子	367
楮实子	368
紫花地丁	369
紫苏子	370
紫苏叶	371
紫河车	372
紫草	373
紫珠叶	374
紫萁贯众	375
紫菀	376
蛤壳	377
蛤蚧	378
黑芝麻	379

锁阳	380
筋骨草	381
鹅不食草	382

十三画 383

蓖麻子	383
蒺藜	384
蒲公英	385
蒲黄	386
椿皮	387
槐花	388
雷丸	389
蜈蚣	390
蜂房	391
锦灯笼	392
矮地茶	393
满山红	394

十四画 395

蔓荆子	395
榧子	396
槟榔	397
酸枣仁	398
蜘蛛香	399
蝉蜕	400
罂粟壳	401
辣椒	402
漏芦	403

十五画 404

槲寄生	404
墨旱莲	405
鹤虱	406

十六画 407

薤白	407
薏苡仁	408
薄荷	409
橘红	410

十七画 411

藁本	411
檀香	412

十八画 413

藕节	413
覆盆子	414
瞿麦	415
翻白草	416

十九画 417

鳖甲	417

一画

一枝黄花

别名

黄花草、蛇头王、粘糊菜、破布叶、一枝箭、小柴胡、金边菊。

形态特征

多年生草本，高35～100厘米。茎直立，通常细弱，单生或少数簇生，不分枝或中部以上有分枝。中部茎叶椭圆形，长椭圆形、卵形或宽披针形，长2～5厘米，宽1～1.5厘米，下部楔形渐窄，有具翅的柄，仅中部以上边缘有细齿或全缘；向上叶渐小；下部叶与中部茎叶同形，有长2～4厘米或更长的翅柄。全部叶质地较厚，叶两面、沿脉及叶缘有短柔毛或下面无毛。头状花序较小，长6～8毫米，宽6～9毫米，多数在茎上部排列成紧密或疏松的长6～25厘米的总状花序或伞房圆锥花序，少有排列成复头状花序的。总苞片4～6层，披针形或披狭针形，顶端急尖或渐尖，中内层长5～6毫米。舌状花舌片椭圆形，长6毫米。瘦果长3毫米，无毛，极少有在顶端被稀疏柔毛的。花果期4～11月。

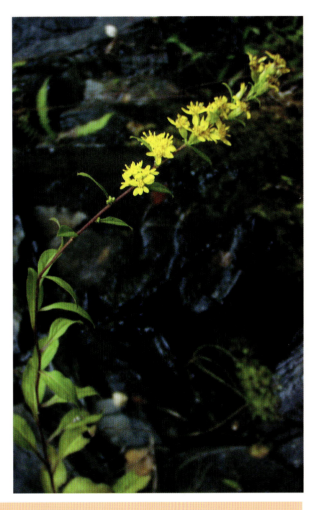

生境分布	生长于阔叶林缘、林下、灌丛中、山坡草地上及路边。全国大部分地区均产。
性味归经	辛、苦，凉；有小毒。归肺、肝经。
功能主治	清热解毒，疏散风热。用于风热感冒，咽喉肿痛，肺热咳嗽，喉痹，乳蛾，疮疖肿毒。

名方验方

附方1：上呼吸道感染、肺炎

一枝黄花15克，一点红10克，水煎服。

附方2：扁桃体炎

一枝黄花、白毛鹿茸草各50克，水煎服。

二 画

丁公藤

别名
包公藤、麻辣子。

形态特征
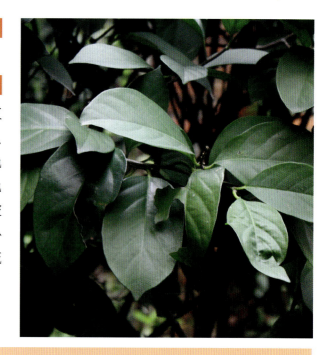

攀援藤本。幼枝被密柔毛，老枝无毛。叶互生，革质，椭圆形、长圆形或倒卵形，先端钝尖、急尖或短渐尖，基部楔形，全缘，干时显铁青色或暗绿色。总状聚伞花序腋生或顶生，密被锈色短柔毛；花小，金黄色或黄白色；萼片5，外被褐色柔毛；花冠浅钟状，深裂，裂片2裂，外被紧贴的橙色柔毛；雄蕊5，着生在冠管上，花药卵状三角形，顶端锥尖；子房1室，胚珠4。浆果珠形，具宿萼。种子1粒。花期6～8月，果期8～10月。

生境分布	生于山地丛林中，常攀援于树上。分布于广东省。
性味归经	辛，温。归肝、脾、胃经。
功能主治	祛风除湿，消肿止痛。用于风湿痹痛，半身不遂，跌扑肿痛。

名方验方

附方1：风湿性关节炎、类风湿性关节炎，坐骨神经痛

丁公藤制成注射液（每安瓿2毫升，相当原生药5克），肌肉注射。每日1～2次，每次2毫升，小儿酌减。

附方2：跌打损伤

丁公藤、三七、红花、乳香各适量，浸酒，内服。

附方3：风寒湿痹

丁公藤适量，酒水各半煎服。

附方4：肢体关节疼痛，游走不定或自觉患处冒冷风者

丁公藤、麻黄、桂枝、白芷、小茴香、防己、五加皮、羌活、独活各10克，水煎服。

附方5：风湿性腰腿痛

丁公藤200克，米酒适量，将药切细，蒸半小时，加入米酒，浸渍15日，滤取1000毫升浸出液即得，口服，每次15～20毫升，每日2次。

丁香

别　名

公丁香、丁子香、母丁香。

形态特征

多年生草本，高35～100厘米。茎直立，通常细弱，单生或少数簇生，不分枝或中部以上有分枝。中部茎叶椭圆形、长椭圆形、卵形或宽披针形，长2～5厘米，宽1～1.5厘米，下部楔形渐窄，有具翅的柄，仅中部以上边缘有细齿或全缘；向上叶渐小；下部叶与中部茎叶同形，有长2～4厘米或更长的翅柄。全部叶质地较厚，叶两面、沿脉及叶缘有短柔毛或下面无毛。头状花序较小，长6～8毫米，宽6～9毫米，多数在茎上部排列成紧密或疏松的长6～25厘米的总状花序或伞房圆锥花序，少有排列成复头状花序的。总苞片4～6层，披针形或披狭针形，顶端急尖或渐尖，中内层长5～6毫米。舌状花舌片椭圆形，长6毫米。瘦果长3毫米，无毛，极少有在顶端被稀疏柔毛的。花果期4～11月。

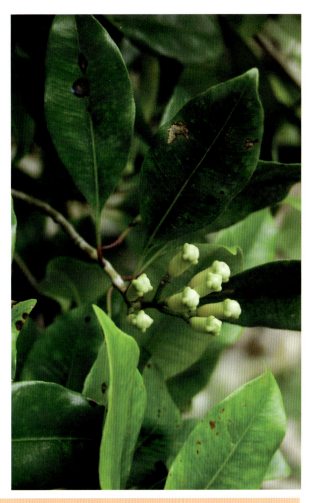

生境分布	生长于路边、草坪或向阳坡地或与其他花木搭配栽植在林缘。主要产于坦桑尼亚、马来西亚、印度尼西亚，我国海南省也有栽培。
性味归经	辛，温。归脾、胃、肾经。
功能主治	温中降逆，补肾助阳。用于脾胃虚寒所致呃逆呕吐，食少吐泻，心腹冷痛，肾虚阳痿，疝气。

名方验方

附方1：胃寒呕逆

丁香5克，柿蒂10克。水煎服。

附方2：牙疼

丁香10粒研末，牙疼时将药末纳入牙缝中，严重者连续用2～3次。

附方3：呕逆膈气、反胃吐食

丁香、砂仁、胡椒、红豆各21粒，研末，姜汁糊丸，每次1丸，以大枣去核填药，面裹煨熟，去面服，每日3次。

八角茴香

别名

大料、八角、舶茴香、八角香、八角大茴、原油茴、八月珠、舶上茴香。

形态特征

常绿乔木,高达20米。树皮灰色至红褐色。叶互生或螺旋状排列,革质,椭圆形或椭圆状披针形,长6~12厘米,宽2~5厘米,上面深绿色,光亮无毛,有透明油点,下面淡绿色,被疏毛。花单生长于叶腋,有花梗;萼片3,黄绿色;花瓣6~9,淡红至深红色;雄蕊15~19;心皮8~9;胚珠倒生。聚合果星芒状。花期春、秋季,果期秋季至翌年春季。生长于阴湿、土壤疏松的山地。

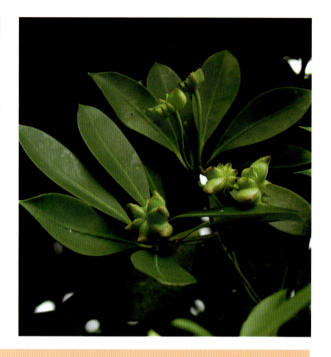

生境分布	生长于气候温暖、潮湿、土壤疏松的山地,野生或栽培,栽培品种甚多。分布于福建、台湾、广西、广东、贵州、云南等地。
性味归经	辛,温。归肝、肾、脾、胃经。
功能主治	温阳散寒,理气止痛。用于寒疝腹痛,脘腹冷痛,胃寒呕吐,肾虚腰痛,腰膝冷痛。

名方验方

附方1:腰重刺胀

八角10克,炒后研为末,饭前酒调服。

附方2:小肠气坠

八角50克,花椒25克,炒后研为末,每次5克,酒下。

附方3:大小便闭、鼓胀气促

八角7个,大麻4仁25克,为末,生葱白7根,同研煎汤,调五苓散末服之,每日1剂。

附方4:风火牙痛

八角适量,烧灰,乌头10克,熬水一茶杯送下。

附方5:白癜风

绿豆500克,八角茴香、盐各适量。先将绿豆用水泡软后,放锅中,加八角茴香、盐、水适量,煮熟烂即成。每日2次,早、晚各吃绿豆25克。10日为1个疗程。

人参

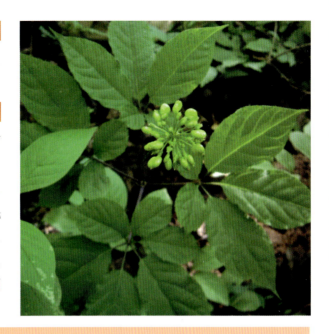

别名

山参、元参、人衔、鬼盖、生晒参、别直参、白糖参。

形态特征

多年生草本，根状茎（芦头）短，上有茎痕（芦碗）和芽苞；茎单生，直立，高 40～60 厘米。叶为掌状复叶，2～6 枚轮生茎顶，小叶 3～5，中部的 1 片最大，卵形或椭圆形，基部楔形，先端渐尖，边缘有细尖锯齿，上面沿中脉疏被刚毛。伞形花序顶生，花小，花萼钟形；花瓣淡黄绿色。浆果状核果扁球形或肾形，成熟时鲜红色，扁圆形，黄白色。

生境分布	生长于昼夜温差小的海拔 500～1100 米山地缓坡或斜坡地的针阔混交林或杂木林中。主产于吉林、辽宁、黑龙江。以吉林抚松县产量最大，质量最好，称吉林参。野生者名"山参"；栽培者称"园参"。
性味归经	甘、微苦，微温。归脾、肺、心、肾经。
功能主治	大补元气，复脉固脱，补脾益肺，生津养血，安神益智。用于体虚欲脱，肢冷脉微，脾虚食少，肺虚喘咳，津伤口渴，内热消渴，气血亏虚，久病虚羸，惊悸失眠，阳痿宫冷，食少倦怠，妇女崩漏，小儿慢惊及久虚不复。

名方验方

附方 1：脱肛

人参芦头 20 枚，小火焙干研末，分 20 包，早、晚空腹米饭调服 1 包。

附方 2：各种心律失常

人参 3～5 克（或党参 15 克），麦冬 10 克，水煎，饮汤食参，每日 2 剂。

附方 3：精少不孕，中气不足

人参、白术、杜仲、补骨脂、枳壳各 15 克，黄芪 160 克，升麻 10 克，木香、柴胡各 5 克，水煎服，每日 1 剂。

附方 4：气虚便秘

人参 9 克，白术、茯苓各 12 克，黄芪 15 克，当归、黄精、柏子仁（冲）、松子仁（冲）各 10 克，甘草 7 克，水煎服，每日 1 剂，分 2 次服。

附方 5：阳虚气喘，自汗盗汗，气短头运

人参 25 克，熟附子 50 克，分四帖，每帖以生姜十片，流水二盏，煎一盏，食远温服。

儿茶

别名

孩儿茶、黑儿茶、乌爹泥。

形态特征

落叶乔木，皮棕色或灰棕色，常呈条状薄片开裂，不脱落，小枝细，有棘刺。叶为偶数二回羽状复叶，互生。总状花序腋生，花黄色或白色。荚果扁而薄，紫褐色，有光泽，有种子7～8枚。

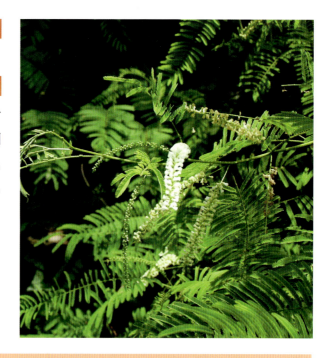

生境分布	生长于向阳坡地。产于云南西双版纳傣族自治州，广西等地也有栽培。另一种为茜草科常绿藤本植物儿茶钩藤的带叶嫩枝煎汁浓缩而成，称方儿茶、棕儿茶。分布于印度尼西亚及中南半岛诸国。
性味归经	苦、涩，微寒。归肺、心经。
功能主治	活血止痛，止血生肌，收湿敛疮，清肺化痰。用于跌仆伤痛，外伤出血，疮疡不敛，吐血衄血，湿疹湿疮，肺热咳嗽。

名方验方

附方1：扁桃体炎

儿茶、柿霜各15克，冰片2分，枯矾10克，共研细粉，用甘油调成糊状，擦患处。

附方2：口疮糜烂

儿茶5克，硼砂2.5克，研粉，敷患处。

附方3：疮疡久不收口、湿疹

儿茶、龙骨各5克，冰片0.5克，共研细粉，敷患处。

附方4：肺结核咯血

儿茶50克，明矾40克，共研细末，水煎服，每次0.1～0.2克，每日3次。

附方5：宫颈糜烂

儿茶、乳香、铜绿、没药各25克，轻粉10克，黄丹15克，冰片5克，共研细粉，用液体石蜡调成膏剂。用消毒干棉球拭净分泌物，将药膏用带线棉球涂塞患处，6小时后牵出，每日1次。

九里香

别　名

石辣椒、九秋香、九树香、万里香、山黄皮、千只眼。

形态特征

九里香有时可长成小乔木样。株姿优美，枝叶秀丽，花香浓郁。嫩枝呈圆柱形，直径1～5毫米，表面灰褐色，具纵皱纹。质坚韧，不易折断，断面不平坦。羽状复叶有小叶3～9片，多已脱落；小叶片呈倒卵形或近菱形，最宽处在中部以上，长约3厘米，宽约1.5厘米；先端钝、急尖或凹入，基部略偏斜，全缘；黄绿色，薄革质，上表面有透明腺点，小叶柄短或近无柄，下部有时被柔毛。盆栽株高1～2米，多分枝，直立向上生长。干皮灰色或淡褐色，常有纵裂。奇数羽状复叶互生，小叶3～9枚，互生、卵形、匙状倒卵形或近菱形，全缘，浓绿色有光泽。聚伞花序，花白色，径约4厘米，花期7～10月。浆果近球形，肉质红色，果熟期10月至翌年2月。果实气香，味苦、辛，有麻舌感。

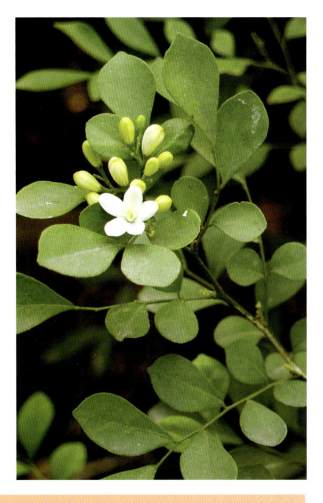

生境分布	生境分布性喜温暖、湿润气候，要求阳光充足、土层深厚、肥沃及排水良好的土壤，不耐寒。产于广东、广西、福建等地。
性味归经	性味归经辛、微苦，温；有小毒。归肝、胃经。
功能主治	功能主治行气止痛，活血散瘀。用于胃痛，风湿痹痛；外治牙痛，跌仆肿痛，虫蛇咬伤。

名方验方

附方1：跌打肿痛

鲜九里香叶、鲜地耳草、鲜水茴香、鲜山栀叶各等量，共捣烂，酒炒敷患处。

附方2：风湿骨病

九里香，五色梅根，龙须藤根各25克。炖猪骨或浸酒服。

附方3：胃痛

九里香叶粉、两面针粉各2份，鸡骨香粉、松花粉各1份，和匀，加粘合剂制成水丸如黄豆大。每次服10～15丸，每日3次。

九香虫

别名

黑兜虫、瓜黑蝽、屁板虫、打屁虫、屁巴虫。

形态特征

全体椭圆形，长1.7～2.2厘米，宽1～1.2厘米，体一般紫黑色，带铜色光泽，头部、前胸背板及小盾片较黑。头小，略呈三角形；复眼突出，呈卵圆形，位于近基部两侧；单眼1对，橙黄色；喙较短，触角6节，第1节较粗，圆筒形，其余4节较细长而扁，第2节长于第3节。前胸背板前狭后阔，九香虫前缘凹进，后缘略拱出，中部横直，侧角显著；表面密布细刻点，并杂有黑皱纹，前方两侧各有1相当大的眉形区，色泽幽暗，仅中部具刻点。小盾片大。翅2对，前翅为半鞘翅，棕红色，翅末1.3为膜质，纵脉很密。足3对，后足最长，跗节3节。腹面密布细刻及皱纹，后胸腹板近前缘区有2个臭孔，位于后足基前外侧，能由此放出臭气。雄虫第9节为生殖节，其端缘弧形，中央尤为弓凸。

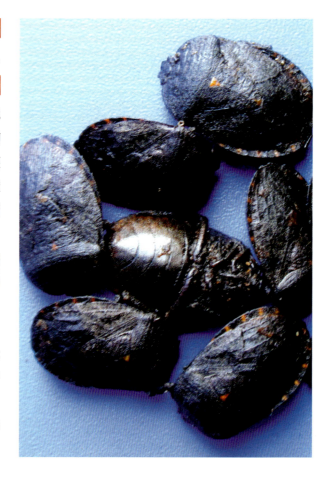

生境分布	生境分布此虫以成虫越冬，隐藏于石隙间。分布于云南、贵州、四川、广西等地。
性味归经	性味归经咸，温。归肝、脾、肾经。
功能主治	功能主治理气止痛，温中助阳。用于胃寒胀痛，肝胃气痛，肾虚阳痿，遗精，腰膝酸痛。

名方验方

附方1：肾虚阳痿

九香虫30克，油炒熟，放入花椒粉、盐少许嚼食，用酒或温开水送下。

附方2：肝肾虚损，腰膝酸痛（而有脾虚少食、气滞脘腹满闷的症状者）

九香虫30克，白术15克，杜仲25克，陈皮12克，共研为细末，炼蜜作丸服，每次5克，早、晚各服1次，淡盐开水送下。

刀豆

别名

葛豆、挟剑豆、刀豆角、大弋豆、关刀豆、马刀豆、野刀板藤。

形态特征

一年生半直立缠绕草本，高60～100厘米。三出复叶互生，小叶阔卵形或卵状长椭圆形。总状花序腋生，花萼唇形，花冠蝶形，淡红紫色，旗瓣圆形，翼瓣狭窄而分离，龙骨瓣弯曲。荚果带形而扁，略弯曲，长可达30厘米，边缘有隆脊。种子椭圆形，红色或褐色。

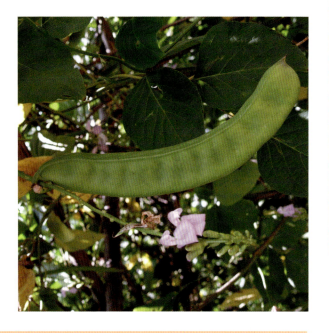

生境分布	生长于排水良好、肥沃疏松的土壤。分布于江苏、安徽、湖北、四川等地。
性味归经	甘，温。归胃、肾经。
功能主治	温中，下气，止呃。用于虚寒呃逆，呕吐，胃寒冷痛。

名方验方

附方1：小儿疝气

刀豆子研粉，每次1.25克，开水冲服。

附方2：落枕

刀豆壳15克，羌活、防风各9克，每日1剂，水煎服。

附方3：气滞呃逆，膈闷不舒

刀豆（取老而绽者），每服6～9克，开水下。

附方4：百日咳

刀豆子10粒（打碎），甘草5克，加冰糖适量，水一杯半，煎至一杯，去渣，频服。

附方5：肾虚腰痛

刀豆子2粒，包于猪腰子内，外裹叶，烧熟食。

附方6：鼻渊

老刀豆，文火焙干为末，酒服15克。

三画

三七

别名
田七、出漆、金不换、参三七、铜皮铁骨。

形态特征
多年生草本,高达60厘米。根茎短,茎直立,光滑无毛。掌状复叶,具长柄,3～4片轮生长于茎顶;小叶3～7,椭圆形或长圆状倒卵形,边缘有细锯齿。伞形花序顶生,花序梗从茎顶中央抽出,花小,黄绿色。核果浆果状,近肾形,熟时红色。

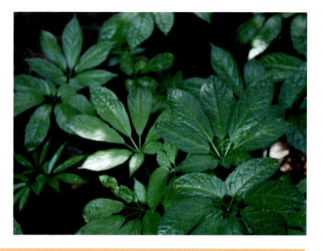

生境分布	生长于山坡丛林下。主产云南、广西。
性味归经	甘、微苦,温。归肝、胃经。
功能主治	散瘀止血,消肿定痛。用于咯血,吐血,衄血,便血,妇人崩漏,胸腹刺痛,外伤出血,跌仆肿痛。

名方验方

附方1:咯血

三七粉0.5～1克,每日2～3次。

附方2:外伤出血

三七研极细末外敷,加压包扎。

附方3:胃寒胃痛

三七10克,玄胡5克,干姜3克,水煎代茶饮。

附方4:慢性前列腺炎、阴部刺痛

三七粉3克,水煎服,每日2次。

附方5:肺、胃出血

三七3克,研细末。淡盐汤或温开水送服。

附方6:支气管扩张症、肺结核及肺脓肿等病引起的咯血

三七粉0.6～1克,每日2～3次。

附方7:大肠下血

三七研末,同淡白酒调3～6克服。

三白草

别名

田三白、白黄脚、白面姑、三点白、白叶莲、水木通、白花照水莲。

形态特征

多年生草本，高30～80厘米。根茎较粗，白色。茎直立，下部匍匐状。叶互生，纸质，叶柄长1～3厘米，基部与托叶合生为鞘状，略抱茎；叶片卵形或卵状披针形，长4～15厘米，宽3～6厘米，先端渐尖或短尖，基部心形或耳形，全缘，两面无毛，基出脉5。总状花序1～2枝顶生，花序具2～3片乳白色叶状总苞；花小，无花被，生长于苞片腋内；雄蕊6，花丝与花药等长；雌蕊1，由4个合生的心皮组成，子房上位，圆形，柱头4。果实分裂为4个果瓣，分果近球形，表面具多疣状突起，不开裂。种子球形。花期4～8月，果期8～9月。

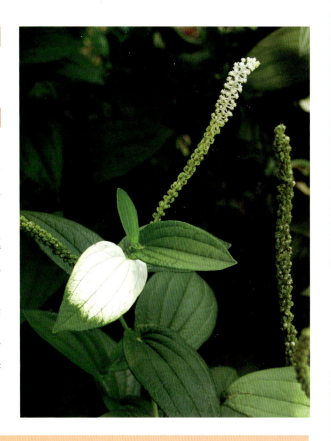

生境分布	生长于沟旁、沼泽等低湿处。主产江苏、浙江、安徽、广西、四川等地。
性味归经	甘、辛，寒。归肺、膀胱经。
功能主治	利尿消肿，清热解毒。用于水肿，小便不利，淋沥涩痛，带下，脚气；外治疮疡肿毒，湿疹。

名方验方

附方1：乳汁不足

鲜三白草根50克，猪前脚1只，水煎，服汤食肉，每日1剂。

附方2：妇女白带

鲜三白草根100克，猪瘦肉200克，水煎，服汤食肉，每日1剂。

附方3：风湿痹痛

三白草根、牛膝根、白茅根、毛竹根各9～15克，水煎服，红糖、米酒为引。

附方4：月经不调、白带过多

三白草根、杜鹃花根各15克，猪肉汤适量。将杜鹃花根和三白草根挖取后洗净。水煎煮数沸后，留汁去渣，对猪肉汤服。

三棱

别名

苓根、苓草、京三棱、红蒲根、光三棱、黑三棱、三棱草。

形态特征

多年生草本。根茎横走，下生粗而短的块茎。茎直立，圆柱形，光滑，高50～100厘米。叶丛生，2列；叶片线形，长60～95厘米，宽约2厘米，叶背具1条纵棱，先端钝尖，基部抱茎。花茎由叶丛抽出，单一，有时分枝；花单性，集成头状花序，有叶状苞片；雄花序位于雌花序的上部，直径约10毫米，通常2～10个；雌花序直径12毫米以上，通常1～3个；雄花花被3～4，倒披针形；雄蕊3；雌花有雌，蕊1，罕为2，子房纺锤形，柱头长3～4毫米，丝状。果呈核果状，倒卵状圆锥形，长6～10毫米，径4～8毫米，先端有锐尖头，花被宿存。花期6～7月，果期7～8月。

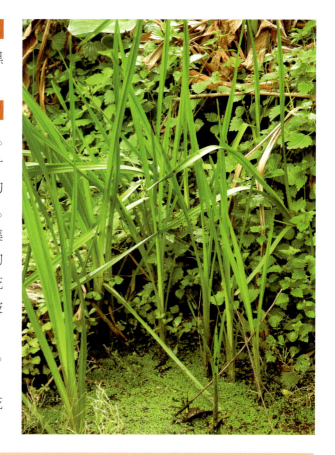

生境分布	生长于池沼或水沟等处。主要产于河北、辽宁、江西、江苏等地。
性味归经	辛、苦，平。归肝、脾经。
功能主治	破血行气，消积止痛。用于癥瘕痞块，胸痹心痛，痛经，瘀血经闭，食积胀痛。

名方验方

附方1：食积腹胀

三棱、莱菔子各9克，水煎服。

附方2：反胃恶心，药食不下

三棱（炮）50克，生丁香1.5克，共研为末，每服5克，开水送下。

附方3：慢性肝炎或迁延性肝炎

三棱、莪术、青皮、当归各9克，赤芍12克，丹参24克，白茅根30克，水煎服。

附方4：食积气滞、腹痛胀满

三棱、黄柏、香附、芒硝、大黄各10克，槟榔、木香、青皮、陈皮、枳壳各15克，水煎服或制成丸剂，每服15克。

三颗针

别名

小檗、刺黄连、土黄连。

形态特征

常绿灌木，高1～3米，茎圆柱形，节间长3～6厘米，幼枝带红色，老枝黄灰色或棕褐色，有时具稀疏而明显的疣点。刺坚硬，3分叉，长1～3厘米。单叶互生或3片簇生；几无柄；叶革质；叶片长圆状椭圆形或长圆状披针形，长4～10厘米，宽1～3厘米，先端急尖，有小尖刺，基部楔形，上面暗绿色，下面淡绿色或黄色，边缘具15～25个刺状小锯齿，齿距2.5～4毫米，叶脉网状密集。花3～10朵簇生，花梗长1～2厘米；小苞片披针形；萼片6，长圆形或卵形；花淡黄色，直径约1厘米，花瓣6，先端微凹，基部有2枚蜜腺；雄蕊6，长约4.5毫米，与花瓣对生；子房圆柱形，内有2～3粒胚珠，柱头头状扁平。浆果卵形至球形，蓝黑色，长6～7毫米，直径4～6毫米，柱头宿存，无花柱，无粉或微有粉。花期4～5月，果期6～7月。

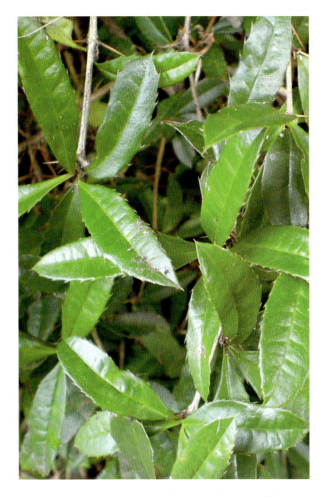

生境分布	生长于海拔1000～2000米的向阳山坡、荒地、路旁及山地灌丛中。分布湖北、四川、贵州、陕西、甘肃、宁夏、西藏等地。
性味归经	苦，寒；有毒。归肝、胃、大肠经。
功能主治	清热燥湿，泻火解毒。用于湿热泻痢，黄疸，咽喉肿痛，目赤，聤耳流脓，湿疹湿疮，痈肿疮毒。

名方验方

附方1：痢疾、肠炎、腹泻

三颗针15克，水煎服；也可用三棵针、秦皮、黄连、白头翁各9克，木香、陈皮各6克，水煎服。

附方2：痈肿疮毒

三颗针、双花、蒲公英、紫花地丁各12克，水煎服。

附方3：风火目赤、咽喉肿痛

三颗针15克，水煎服。也可用茎或叶60克，煎水代茶饮。

干姜

别名

白姜、均姜、淡干姜、白干姜、干生姜。

形态特征

本品呈扁平块状，长 3～6 厘米。表皮皱缩，灰黄色或灰棕色。质硬，断面粉性和颗粒性，白色或淡黄色，有黄色油点散在。气香，味辣。去皮干姜表面平坦，淡黄白色。

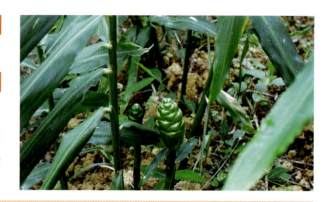

生境分布	生长于阳光充足、排水良好的沙质地。主产四川、广东、广西、湖北、贵州、福建等地。
性味归经	辛，热。归脾、胃、肾、心、肺经。
功能主治	温中散寒，回阳通脉，温肺化饮。用于脘腹冷痛，呃逆呕吐，泄泻，肢冷脉微，寒饮喘咳。

名方验方

附方 1：中寒水泻

干姜（炮）研末，饮服 10 克。

附方 2：脾寒疟疾

干姜、高良姜等量，研末，每次 6 克，水冲服。

附方 3：崩漏、月经过多

干姜（炮）10 克，艾叶 15 克，红糖适量，水煎服。

附方 4：赤痢

干姜烧黑存性，候冷为末，每次 3 克，用米汤送饮。

附方 5：痛经

干姜、红糖、大枣各 30 克，将大枣去核洗净，干姜洗净切片，加红糖同煎汤服。每日 2 次，温热服。

附方 6：呃逆

鲜姜 30 克，取汁，蜂蜜 30 克，调服。

附方 7：未破冻疮

生姜切片，烤热后用其平面摩擦冻伤处即可。

附方 8：支气管哮喘

生姜 30 克，白芥子 10 克，烧酒适量。切细，捣烂绞汁，加烧酒调和为糊。以棉球蘸药糊，擦调肺俞、大椎、膻中三个穴位，每穴擦抹 10 分钟，以局部灼热有痛感为度。或以纱布沾药液敷于以上三穴位 1～3 小时，痛则去掉，以不起泡为度。

土木香

别名

玛奴、祁木香。

形态特征

多年生草本，高达 1.8 米，全株密被短柔毛。基生叶有柄，阔大，广椭圆形，长 25~50 厘米，先端锐尖，边缘具不整齐齿牙；茎生叶大形，无柄，半抱茎，长椭圆形，基部心脏形，先端锐尖，边缘具不整齐齿牙。头状花序腋生，黄色，直径 5~10 厘米；排成伞房花序，花序梗长 6~12 厘米；总苞半球形，直径 2.5~5 厘米，总苞片覆瓦状排列，约 9~10 层，外层苞片叶质，卵形，表面密被短毛；内层苞片干膜质，先端略尖，边缘带紫色；花托秃裸，有窠点；边缘舌状花雌性，先端 3 齿裂；中心管状花两性，先端 5 裂。瘦果长约 4 毫米，表面 4~5 棱，冠毛多。花期 6~7 月。

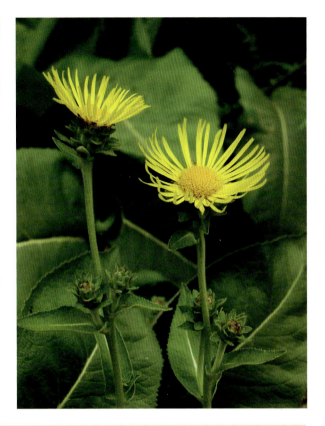

生境分布	各地有栽培。
性味归经	辛、苦，温。归肝、脾经。
功能主治	健脾和胃，行气止痛，安胎。用于胸胁胀痛，胸胁挫伤，岔气作痛，脘腹胀痛，呕吐泻痢，胎动不安。

名方验方

附方 1：胃痛

土木香 6 克，川楝子、杭白芍各 9 克，神曲、谷芽、麦芽、蒲公英各 15 克，水煎服。

附方 2：慢性肠炎

土木香 6 克，神曲、凤尾草、马齿苋各 15 克，水煎服。

附方 3：痢疾

土木香 6 克，地榆、隔山消各 9 克，水煎服。

土贝母

别名
土贝、草贝、大贝母、地苦胆。

形态特征
攀援性蔓生草本。块茎肉质，白色，扁球形，或不规则球形，直径达3厘米。茎纤弱，有单生的卷须。叶互生，具柄；叶片心形，长宽均约4～7厘米，掌状深裂，裂片先端尖，表面及背面粗糙，微有柔毛，尤以叶缘为显著。腋生疏圆锥花序；花单性，雌雄异株；花萼淡绿色，基部合生，上部5深裂，裂片窄长，先端渐尖，呈细长线状；花冠与花萼相似，但裂片较宽；雄蕊5，花丝1枚分离，其余4枚基部两两成对连合；雌花子房下位，3室，柱头6枚。蒴果圆筒状，成熟后顶端盖裂。种子4枚，斜方形，表面棕黑色，先端具膜质翅。花期6～7月，果期8～9月。

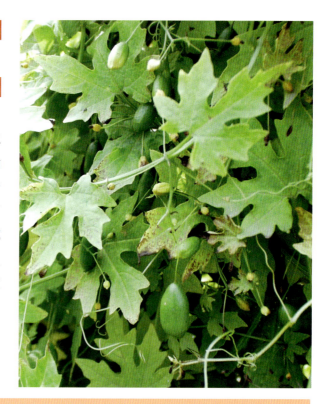

生境分布	生长于山坡或平地。分布河南、河北、山东、山西、陕西、甘肃、云南等地。
性味归经	苦，微寒。归肺、脾经。
功能主治	解毒，散结，消肿。用于乳痈，瘰疬，痰核。

名方验方

附方1：乳痈初起

白芷、土贝母各等份，研为细末，每服9克，陈酒热服，护暖取汗即消，重者再一服。

附方2：热毒蕴结型乳腺癌

土贝母500克，香附、甲珠各250克。共研为细粉，瓶装备用。口服，每日2次，每次3克。

附方3：颈淋巴结核未破者

土贝母9克，水煎服，同时用土贝母研粉，醋调外敷。

附方4：喉癌

土贝母、射干、炒土鳖虫、胖大海各9克，蝉蜕、凤凰衣、板蓝根各6克，地龙、桔梗各4.5克，败酱草、凤尾草各12克。水煎取药汁。每日1剂，分2次服用。

附方5：甲状腺腺瘤

土贝母、薄荷各6克，柴胡、栀子、玄参、白术、郁金各9克，昆布、海藻各12克，川楝子、夏枯草各15克，甘草3克。水煎取药汁。每日1剂，分2次服用。7剂为1个疗程，服完后休息1周。

土荆皮

别　名

土槿皮、荆树皮、金钱松皮。

形态特征

落叶乔木，高20～40米。茎干直立，枝轮生平展；长枝有纵纹细裂，叶散生其上，短枝有轮纹密生，叶簇生其上，作辐射状。叶线形，长约3～7厘米，宽1～2毫米，先端尖，基部渐狭，至秋后叶变金黄色。花单性，雌雄同株；雄花为葇荑状，下垂，黄色，数个或数十个聚生在小枝顶端，基部包有无数倒卵状楔形之膜质鳞片；雌花单生长于有叶之短枝顶端，由多数螺旋状排列的鳞片组成。球果卵形，直立，长约5～7.5厘米，径约3～6厘米，鳞片木质，广卵形至卵状披针形，先端微凹或钝头，基部心脏形，成熟后脱落，苞片披针形，长6～7毫米，先端长尖，中部突起。种子每鳞2个，长8毫米，富油脂，有膜质长翅，与鳞片等长或梢短。花期4～5月，果期10～11月。

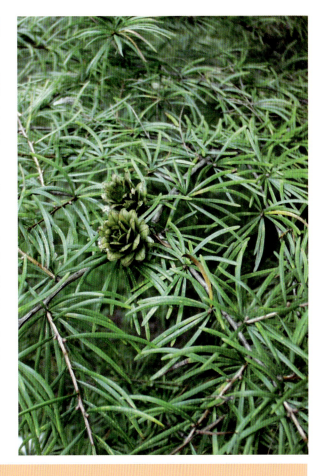

生境分布	喜生长于多阳光处。产于浙江、安徽、江苏等地。
性味归经	辛，温；有毒。归肺、脾经。
功能主治	杀虫，疗癣，止痒。用于疥癣瘙痒。

名方验方

附方1：头癣

金钱松皮末30克，地榆床20克；用烧酒500毫升，浸7日，蘸酒搽患处，一日数次。

附方2：阴囊湿疹

金钱松根皮10克，白酒50克；将土槿皮在白酒内浸泡1～2日，外搽患处。

附方3：体癣、手足癣、头癣等多种癣病

金钱松根皮浸酒涂擦或研末加醋调敷。现多制成10%～50%土槿皮酊，或配合苯甲酸、水杨酸等制成复方土槿皮酊外用，如鹅掌风药水。

附方4：皮肤瘙痒

金钱松根皮浸酒外擦。

土茯苓

别名

刺猪苓、过山龙、冷饭团、山归来、久老薯、红土苓。

形态特征

多年生常绿攀缘状灌木，茎无刺。单叶互生，薄草质，长圆形至椭圆状披针形，先端渐尖，全缘，表面通常绿色，有时略有白粉，有卷须。花单性异株，腋生伞形花序；花被白色或黄绿色。浆果球形，红色，外被白粉。

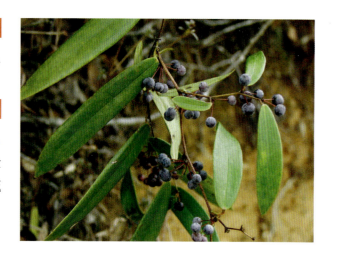

生境分布	生长于林下或山坡。长江流域南部各省（区）均有分布。
性味归经	甘、淡，平。归肝、胃经。
功能主治	解毒，除湿，通利关节。用于梅毒及汞中毒所致的肢体拘挛，筋骨疼痛；湿热淋浊，筋骨挛痛，脚气，带下，痈肿，瘰疬，疥癣。

名方验方

附方1：预防钩端螺旋体病

土茯苓、鱼腥草、夏枯草、海金沙、车前草、大青、贯众、马兰各15克，流行季节，每天1剂，煎水当茶饮。

附方2：钩端螺旋体病

土茯苓100克、甘草15克，水煎服，每日1剂。病情较重而体质较好者，土茯苓可加至150克。若高热、症重者可适当静脉注射葡萄糖液及维生素c。

附方3：慢性期布鲁氏菌病

土茯苓30克，防风5克，木瓜、没药、当归各15克，金银花20克。水煎，早晚各服1次，每日1剂。10天为一个疗程。隔5～7天继服第二个疗程。

附方4：杨梅疮毒

土茯苓50克或25克，水酒浓煎服。

附方5：血淋

土茯苓、茶根各25克。水煎服，白糖为引。

附方6：风湿骨痛，疮疡肿毒

土茯苓500克，去皮，和猪肉炖烂，分数次连滓服。

土鳖虫

别名

地鳖、土元、土鳖、簸箕虫、地鳖虫。

形态特征

地鳖：雌雄异形，雄虫有翅，雌虫无翅。雌虫长约3厘米，体上下扁平，黑色而带光泽。头小，向腹面弯曲。口器咀嚼式，大颚坚硬。复眼发达，肾形；单眼2个。触角丝状，长而多节。前胸盾状，前狭后阔，盖于头上。雄虫前胸呈波状纹，有缺刻，具翅2对。生活于地下或沙土间，多见于粮仓底下或油坊阴湿处。冀地鳖：雌虫体宽卵圆形，较地鳖宽。虫体表面暗黑色，无光泽，不如地鳖光亮。体背较地鳖扁。前胸背板前缘及身体周围具红褐色或黄褐色边缘。体背面有密集的小颗粒状突起，无翅。雄虫有翅，体灰黑色，除前胸背板前缘处有明显的淡色宽边外，身体其他部分无细碎斑纹。多生活于厨房、灶脚及阴湿处。

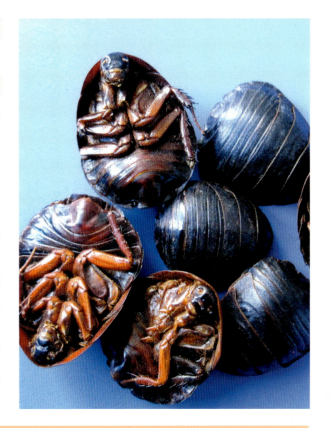

生境分布	生活于阴暗、潮湿、腐殖质丰富的松土中，全国均有，前者主产浙江、湖北、江苏、河南；后者分布于福建、广东、广西等地。习惯认为江苏产品质优。
性味归经	咸，寒；有小毒。归肝经。
功能主治	破血逐瘀，续筋接骨。用于跌打损伤，筋骨折伤，瘀血经闭，产后瘀阻腹痛，癥瘕痞块。

名方验方

附方1：腰椎间盘突出症并发坐骨神经痛

土鳖、全蝎、乌梢蛇、穿山甲各9克，地龙21克，加味，急性发作期用汤剂，每日1剂。恢复期用散剂（上方药焙干研末）每次3～4克，每日2次酒兑服，并配合腰背肌功能锻炼。

附方2：骨、淋巴结核

土鳖虫30克，蜈蚣10条，全蝎、乳香、没药各60克，土茯苓120克，土贝母100克，共研细末，与白面炒水丸成600粒，每次6粒，每日3次。

附方3：脑外伤后头痛不止

土鳖虫、薄荷、川芎、黄连各5克，细辛6克，柴胡、当归尾、丹参、制半夏、泽兰叶各10克。水煎服，每日1剂。

大血藤

别名

血藤、血通、血木通、血节藤、活血藤、过血藤、红皮藤、五花血藤。

形态特征

木质大藤本，长达数十米，老茎扁圆柱形，稍扭转。三出复叶互生，有长柄，小叶宽卵形，先端短尾尖，基部圆形或浅心形，背脉腋间常有黄色簇毛，小托叶针状。大型圆锥花序生枝顶叶腋。花近无柄，单生或2～3朵簇生长于序轴的节上成穗状，花萼肉质筒状，被白毛，蝶形花冠白色，肉质。荚果扁平，刀状，长8～10.5厘米，宽2.5～3厘米。

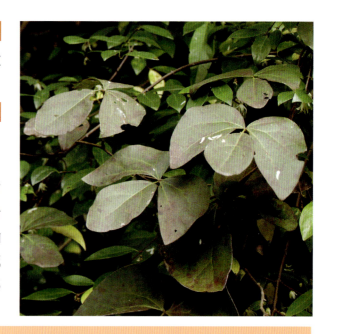

生境分布	生长于灌木丛中或山野间。分布于广西、广东、江西、福建、云南、四川等地。
性味归经	苦，平。归大肠、肝经。
功能主治	清热解毒，活血，祛风止痛。用于肠痈腹痛，热毒疮疡，经闭，痛经，跌仆肿痛，风湿痹痛，疳积，虫痛。

名方验方

附方1：小儿蛔虫腹痛

大血藤研粉，每次吞服5.5克。

附方2：风湿筋骨疼痛，经闭腰痛

大血藤30～50克，水煎服。

附方3：血崩

大血藤、仙鹤草、茅根各25克，水煎服。

附方4：风湿关节炎

大血藤30克，五加皮、威灵仙藤叶各25克，水煎服。

附方5：闭经

大血藤鲜根100克，益母草50克，水煎服。

附方6：体虚白带

大血藤25克，牛大力、杜仲藤各20克，千斤拔、五指毛桃各15克，水煎服。

附方7：慢性阑尾炎

大血藤、夏枯草各30克，枳壳、木香各15克，水煎取药汁。口服，每日1剂。

大青叶

别名

蓝菜、大青、蓝叶、菘蓝叶、靛青叶、板蓝根叶。

形态特征

两年生草本，茎高40～90厘米，稍带粉霜。基生叶较大，具柄，叶片长椭圆形，茎生叶披针形，互生，无柄，先端钝尖，基部箭形，半抱茎。花序复总状；花小，黄色短角果长圆形，扁平有翅，下垂，紫色；种子一枚，椭圆形，褐色。

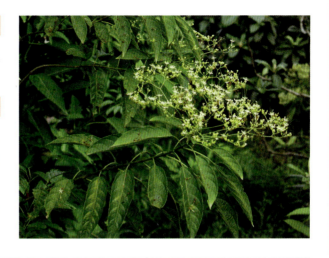

生境分布	生长于山地林缘较潮湿的地方。野生或栽培。分布于江苏、安徽、河北、河南、浙江等地。
性味归经	苦，寒。归心、胃经。
功能主治	清热解毒，凉血消斑。用于温病高热神昏，发斑发疹，痄腮，喉痹，丹毒，痈疮肿毒。

名方验方

附方1：预防流行性乙型脑炎、流行性脑脊髓膜炎

大青叶25克，黄豆50克，水煎服，每日1剂，连服7日。

附方2：感冒发热、腮腺炎

大青叶25～50克，海金沙根50克，水煎服，每日2剂。

附方3：热甚黄疸

大青叶100克，茵陈、秦艽各50克，天花粉40克，水煎服。

附方4：无黄疸型肝炎

大青叶100克，丹参50克，大枣10枚，水煎服。

附方5：暑疖、痱子

鲜大青叶50克，水煎代茶饮。

大枣

别　　名

红枣、干枣、枣子。

形态特征

灌木或小乔木，高达10米。小叶有成对的针刺，嫩枝有微细毛。叶互生，椭圆状卵形或卵状披针形，先端稍钝，基部偏斜，边缘有细锯齿，基出三脉。花较小，淡黄绿色，2～3朵集成腋生的聚伞花序。核果卵形至长圆形，熟时深红色。

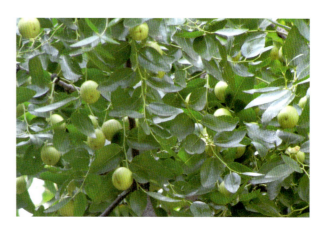

生境分布	生长于海拔1700米以下的山区、丘陵或平原，全国各地均有栽培，分布于河南、河北、山东、陕西等省。
性味归经	甘，温。归脾、胃、心经。
功能主治	补中益气，养血安神。用于脾虚食少，乏力便溏，妇人脏躁。

名方验方

附方1：腹泻

大枣10枚，薏苡仁20克，干姜3片，山药、糯米各30克，红糖15克，共煮粥服食。

附方2：贫血

大枣、绿豆各50克，同煮，加红糖适量服用，每日1次。

附方3：中老年人低血压

大枣20枚，太子参、莲子各10克，山药30克，薏苡仁20克，大米50克，煮粥食用。

附方4：病后体虚

大枣、花生各30克，羊肉100克，调料少许炖汤，喝汤食肉。

附方5：自汗、盗汗

大枣、乌梅各10个，或加桑叶10克，浮小麦15克，水煎服。

附方6：小儿过敏性紫癜

每日煮大枣500克，分5次食完。

图解百草良方

大黄

别名

将军、川军、锦文、雅黄、锦纹、锦纹大黄。

形态特征

掌叶大黄：多年生高大草木。叶多根生，根生具长柄，叶片广卵形，深裂至叶片1/2处。茎生叶较小，互生。花小紫红色，圆锥花序簇生。瘦果三角形有翅。唐古特大黄：与上种相似，不同处：叶片分裂极深，裂片成细长羽状。花序分枝紧密。常向上贴于茎。药用大黄：叶片浅裂达1/4处。花较大，黄色。

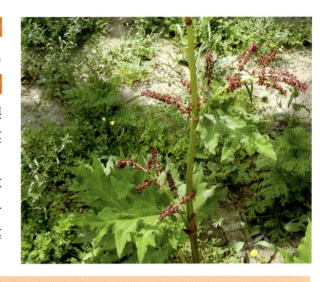

生境分布	生长于山地林缘半阴湿的地方。主产于四川、甘肃、青海、西藏等地。
性味归经	苦，寒。归脾、胃、大肠、肝、心包经。
功能主治	泻下攻积，清热泻火，凉血解毒，逐瘀通经，利湿退黄。用于实热积滞便秘，湿热痢疾，肠痈腹痛，黄疸尿赤，淋证，水肿，血热吐衄，目赤咽肿，痈肿疔疮，瘀血经闭，产后瘀阻，跌打损伤；外治烧烫伤。酒大黄善清上焦血分热毒。用于目赤咽肿，齿龈肿痛。熟大黄泻下力缓，泻火解毒。用于火毒疮疡。大黄炭凉血化瘀止血。用于血热有瘀出血症。

名方验方

附方1：湿热内蕴型胆结石

制大黄、枳实各9克，郁金、虎杖各15克，金钱草30克。水煎服，每日1剂，每日2次。

附方2：热性胃肠出血

大黄粉或片2～6克。水冲服，每日3次。

附方3：急性黄疸型肝炎

大黄9克，茵陈30克，栀子15克。水煎服，每日2～3次，连服10～15剂。

附方4：急性细菌性痢疾

生大黄、黄连各9克。水煎服，每日1剂，每日2次。病重者，宜日服2剂。

附方5：急性阑尾炎

大黄、丹皮、芒硝各9克，冬瓜子、桃仁各15克。水煎服，每日3次，宜连服3～5剂。

附方6：胆囊炎、胆石症

大黄、黄连各9克，枳壳、黄芩、木香各12克。水煎服，每日3次。

大蒜

别名

独头蒜、紫皮蒜。

形态特征

多年生草本，具强烈蒜臭气。鳞茎大形，具6～10瓣，外包灰白色或淡棕色干膜质鳞被。叶基生，实心，扁平，线状披针形，宽约2.5厘米左右，基部呈鞘状。花茎直立，高约60厘米；佛焰苞有长喙，长7～10厘米；伞形花序，小而稠密，具苞片1～3枚，片长8～10厘米，膜质，浅绿色；花小形，花间多杂以淡红色珠芽，长4毫米，或完全无珠芽；花柄细，长于花；花被6，粉红色，椭圆状披针形；雄蕊6，白色，花药突出；雌蕊1，花柱突出，白色，子房上位，长椭圆状卵形，先端凹入，3室。蒴果，1室开裂。种子黑色。花期夏季。

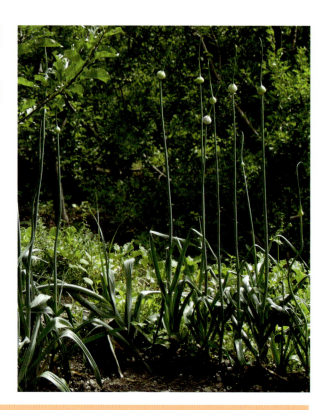

生境分布	全国各地均有栽培。
性味归经	辛，温。归脾、胃、肺经。
功能主治	解毒消肿，杀虫，止痢。用于痈疮肿毒，疥癣，肺痨，顿咳，泄泻，痢疾，白秃癣疮，蛇虫咬伤。

名方验方

附方1：疮疖初发

用独头蒜切片贴肿处。

附方2：皮肤或头癣瘙痒

大蒜切片外擦或捣烂外敷。

附方3：蛲虫病

新鲜大蒜，每50克加水200毫升，微火煮烂，纱布过滤，装瓶中备用。选用大号注射器接上导尿管，吸取煎液灌肠，每次注入10～15毫升，于下午4～5时或8～9时进行。

附方4：小儿真菌性肺炎

生大蒜6～9克，用冷开水洗净，捣碎，冲入沸水60毫升，浸泡1小时，去渣，分3次口服，以上为1岁小儿1日剂量，其他年龄的酌情增减。

大蓟

别名

马蓟、刺蓟、虎蓟、鸡项草、山牛蒡、鸡脚刺、野红花。

形态特征

多年生草本，高50～100厘米。根长圆锥形，丛生，肉质，鲜时折断可见橙红色油滴渗出茎直立，基部被白色丝状毛。基生叶有柄，倒卵状披针形或披针状长椭圆形，长10～30厘米，宽5～8厘米，羽状深裂，边缘不整齐，浅裂，齿端具针刺，上面疏生丝状毛。背面脉上有毛；茎生叶无柄，基部抱茎。头状花序，顶生或腋生；总苞钟状，有蛛丝状毛，总苞片多层，条状披针形。外层顶端有刺；花两性，全部为管状花，花冠紫红色。瘦果椭圆形，略扁，冠毛暗灰色，羽毛状，顶端扩展。大蓟草茎呈圆柱形，棕褐色或绿褐色，有纵直的棱线。质略硬而脆，断面灰白色，髓部疏松或中空。叶皱缩，多破碎，绿褐色，边缘具不等长针刺，茎、叶均被灰白色蛛丝状毛。质松脆。头状花序球形或椭圆形；总苞枯褐色；苞片披针形，先端微带紫黑色；花冠常脱落，露出黄白色羽状冠毛。气微，味淡。大蓟根呈纺锤形或长椭圆形，长5～10厘米，直径约1厘米，数枚丛生而扭曲。表面暗褐色。有不规则纵皱纹和细横皱纹。质坚脆，易折断，断面较粗糙，皮部薄，棕褐色，木部类白色。气特异，味微苦涩。

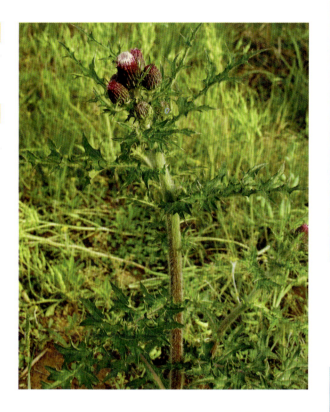

生境分布	生长于山野、路旁、荒地。全国大部分地区均产。
性味归经	甘、苦，凉。归心、肝经。
功能主治	凉血止血，散瘀解毒消痈。用于衄血，吐血，尿血，血淋，便血，肠风，肠痈，崩漏，外伤出血，痈肿疮毒。

名方验方

附方1：上消化道出血

大蓟根250克（研细粉），白糖50克，香料适量，混匀。每服3克，每日3次。

附方2：功能性子宫出血，月经过多

大蓟、小蓟、茜草、炒蒲黄各9克，女贞子、旱莲草各12克。水煎服。

附方3：产后流血不止

大蓟、杉木炭、百草霜各25克。水煎2次分服，每日1剂。

附方4：热结血淋

大蓟鲜根50～150克，洗净捣碎，酌冲开水炖一小时，饭前服，1日3次。

大腹皮

别 名

茯毛、槟榔皮、大腹毛、槟榔衣、大腹绒。

形态特征

为瓢状椭圆形、长椭圆形或长卵形，外凸内凹，长4～7厘米，少数为3厘米，最宽处达2～3.5厘米，厚0.2～0.5厘米。外界皮为深棕色至近黑色，稍嫩的有不规则的皱纹及横纹隆起，其他为近光滑或微带纵皱纹，稍显光泽；顶端有柱基痕，另一端是果柄及残存萼片。中果皮为黄白色至灰黄色的疏松纤维，纤维略呈纵向排列。内果皮凹陷，呈黄褐色或深褐色。表面略光滑呈硬壳状。体轻，质硬，可纵向撕裂。气微，味淡微涩。以身干、深褐色、长椭圆形、皱皮结实、有光泽者为佳。大腹毛（纤维性果肉）：为疏松纤维，略呈纵向排列或松散，长4～7厘米，厚0.3～0.6厘米。黄白色或淡棕色，间有粘附外界皮及硬壳状的内果皮碎片。体轻松，质柔韧，易纵向撕开，外层松散成缕，内层纤维较粗，呈棕毛状。气无，味淡。

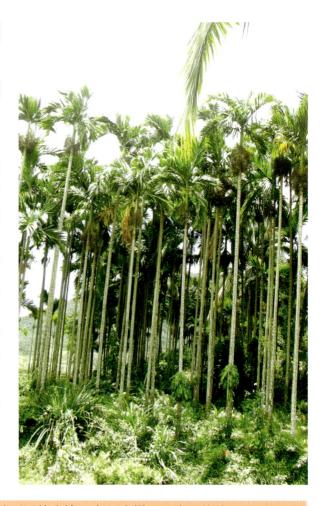

生境分布	生长于无低温地区和潮湿疏松肥沃的土壤、高环山梯田。产于海南、广西、云南等地。
性味归经	辛，微温。归脾、胃、大肠、小肠经。
功能主治	行气宽中，行水消肿。用于湿阻气滞，脘腹胀闷，大便不爽，水肿，脚气，小便不利。

名方验方

附方1：全身浮肿

大腹皮20克，陈皮、姜皮各1.25克，茯苓皮25克，桑白皮15克，水煎服。

附方2：妊娠气壅攻腰，疼痛不可忍

大腹皮（锉），郁李仁（汤浸，去皮尖，微炒）、泽泻各50克，上为散，每服20克，水1中盏，生姜0.25克，煎至6分，去滓温服，不拘时。

附方3：心中寒发痛甚

大腹皮（锉）25克，高良姜、芍药各50克，吴茱萸（汤浸1宿，焙干，炒）0.5克，每服10克，温酒调下，生姜汤亦可。

山豆根

别名

豆根、黄结、广豆根、南豆根、小黄连、山大豆根。

形态特征

为灌木,高1~2米。羽状复叶互生,小叶11~17,卵形或长圆状卵形,长1~2.5厘米,宽0.5~1.5厘米,顶端一小叶较大,上面疏生短柔毛,下面密生灰棕色短柔毛;小叶柄短,被毛。总状花序顶生及腋生,有毛;花萼阔钟形;花冠蝶形,黄白色;雄蕊10;子房密生柔毛,花柱弯曲,柱头上簇生长柔毛。荚果连珠状。花期5~6月,果期7~8月。

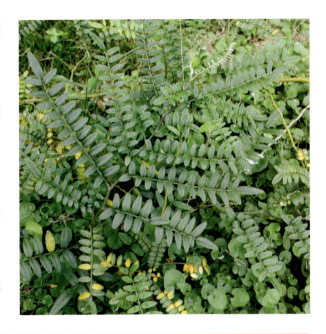

生境分布	生长于坡地、平原等地。产于广西、广东、江西、贵州等省(区)。
性味归经	苦,寒;有毒。归肺、胃经。
功能主治	清热解毒,消肿利咽。用于火毒蕴结,喘满热咳,乳蛾喉痹,咽喉肿痛,牙龈肿痛,口舌生疮。

名方验方

附方1:急性咽喉炎、扁桃体炎

山豆根、板蓝根各10克,金银花、连翘各12克,桔梗6克,甘草5克,水煎服。

附方2:慢性咽炎

山豆根、板蓝根、玄参各30克,麦门冬、生地、牛蒡子、黄芩各15克,桔梗、化橘红各12克,水煎服。

附方3:咽喉肿痛、口舌生疮、大便不通

山豆根12克,大黄、芒硝、升麻各6克,水煎服。

附方4:食管癌

山豆根、七叶一枝花、夏枯草各30克,水煎服。

附方5:热盛头痛

山豆根、白芷、栀子各10克,薄荷6克。共研细末,用浓茶调匀,敷于前额。

附方6:宫颈糜烂

山豆根适量。研成细粉,高压消毒。先以1:1000新洁尔灭消毒宫颈,后用棉球蘸山豆根粉涂宫颈糜烂处,1~3日1次,10次为1个疗程。

山茱萸

别名
药枣、枣皮、萸肉、山萸肉、蜀酸枣、天木籽、山芋肉、实枣儿。

形态特征
落叶小乔木。单叶对生，卵形至椭圆形，稀卵状披针形叶地生，长5～7厘米，全缘，脉腋间有黄褐色毛丛，侧脉5～8对，弧形平行排列。伞形花序，具卵状苞片4，花先叶开放，黄色。核果长椭圆形，熟时樱红色。

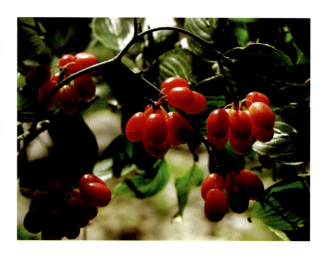

生境分布	生长于山沟、溪旁或较湿润的山坡。分布于浙江、安徽、河南、陕西等省。
性味归经	酸、涩，微温。归肝、肾经。
功能主治	补益肝肾，收涩固脱。用于眩晕耳鸣，腰膝酸痛，阳痿，遗精，遗尿尿频，妇人崩漏，带下清冷，大汗虚脱，内热消渴。

名方验方

附方1：自汗、盗汗

山茱萸、黄芪、防风各9克，水煎服。

附方2：大汗不止、四肢发冷、脉搏微弱、体虚欲脱

山茱萸50～100克，水煎服。

附方3：肩周炎

山茱萸35克，水煎分2次服，每日1剂；病情好转后，剂量减为10～15克，煎汤或代茶泡服。

附方4：遗尿

山茱萸、茯苓、覆盆子各10克，附子3克，熟地黄12克，水煎服。

附方5：阳痿

菟丝子、熟地黄各30克，山茱萸、巴戟天各15克。水煎取药汁。每日1剂，分次服用。

附方6：自汗

山茱萸、党参各25克，五味子15克，水煎服。

山药

别名
薯蓣、土薯、山薯、玉延、怀山药、淮山药。

形态特征
年生缠绕性宿根草质藤本。块茎长而粗壮，外皮灰褐色，有须根，茎常带紫色。单叶在茎下部互生，中部以上对生。少数为三叶轮生，叶片三角形至宽卵形或戟形，变异大。花极小，单性，雌雄异株，穗状花序，雄花序直立，聚生长于叶腋内。蒴果扁圆形，具三棱翅状，表面被白粉。种子扁圆形，四周有膜质宽翅。

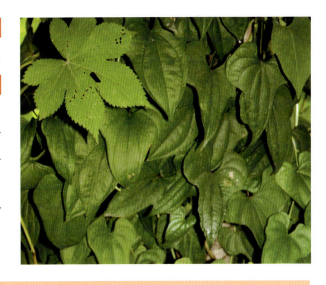

生境分布	生长于排水良好、疏松肥沃的壤土中。全国各地均有栽培。分布于河南焦作市，习称怀山药，质量最佳。
性味归经	甘，平。归脾、肺、肾经。
功能主治	补脾养胃，生津益肺，补肾涩精。用于脾虚食少，食欲不振，倦怠无力，久泻不止，肺虚喘咳，肾虚遗精，尿频，带下，腰膝酸软，虚热消渴。麸炒山药补脾健胃。用于脾虚食少，泄泻便溏，白带过多。

名方验方

附方1：久病咳喘、痰少或无痰、咽干口燥

鲜山药60克，切碎，捣烂，加甘蔗汁半碗和匀，火上炖熟服用。

附方2：健脾益肾、补肺定喘、润肤养颜

山药50克，核桃仁20克，大枣10克，小米30～50克，加水适量，煮至米烂汤黏，代粥佐餐。

附方3：遗尿

山药，炒研末，每次10克，每日3次，开水冲服。

附方4：白带过多、腰痛

生山药、生薏苡仁、芡实各30克，加水适量煮至米烂汤黏，分2次服下。

附方5：糖尿病

山药、天花粉、沙参各25克，知母、五味子各15克，水煎服。

附方6：慢性腹泻（脾胃虚型）

山药、党参、茯苓白术、炙甘草、诃子、莲肉各15克，赤石脂25克，水煎服。

山柰

别名

外方用名三赖、山辣、沙姜、三萘子。

形态特征

多年生宿根草本。块状根茎，单生或数枚连接，淡绿色或绿白色，芳香；根粗壮。无地上茎。叶2枚，几无柄，平卧地面上；圆形或阔卵形，长8～15厘米，宽5～12厘米，先端急尖或近钝形；基部阔楔形或圆形，质薄，绿色，有时叶缘及尖端有紫色渲染；叶脉10～12条；叶柄下延成鞘，长1～5厘米。穗状花序自叶鞘中出生，具花4～12朵，芳香；苞片披针形，绿色，长约2.5厘米，花萼与苞片等长；花冠管细长，长2.5～3厘米；花冠裂片狭披针形，白色.长1.2～1.5厘米；唇瓣阔大，径约2.5厘米，中部深裂，2裂瓣顶端各微凹白色，喉部紫红色；侧生的退化雄蕊花瓣状，倒卵形，白色，长约1.2厘米；药隔宽，顶部与方形冠筒连生；子房下位，3室，花柱细长，基部具二细长棒状附属物，柱头盘状，具缘毛。果实为蒴果。花期8～9月。

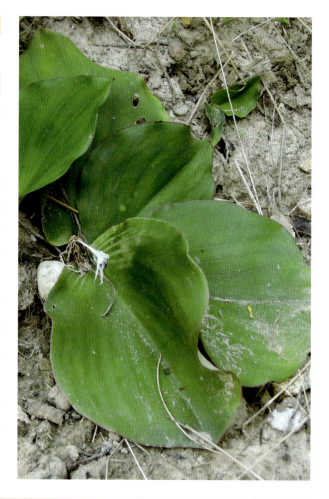

生境分布	产于台湾、广东、广西、云南等地。
性味归经	辛，温。归胃经。
功能主治	行气温中，消食，止痛。用于胸膈胀满，脘腹冷痛，肠鸣腹泻，不思饮食，停食不化。

名方验方

附方1：心腹冷痛

山柰、丁香、当归、甘草各等份，共为末，醋糊丸如梧子大，每服30丸，酒下。

附方2：感冒食滞、胸腹胀满、腹痛泄泻

山柰15克，山苍子根6克，南五味子根9克，乌药4.5克，陈茶叶3克，研末，每次15克，开水泡或水煎数沸后取汁服。

附方3：一切牙痛

山柰6克（用面裹煨熟），麝香1.5克，研为细末，每用1克，口含温水，搽于牙痛处，漱口吐去。

山楂

别名

山梨、酸查、山查、鼠楂、羊棣、茅楂、赤爪实、赤爪子、棠棣子。

形态特征

落叶乔木,高达7米。小枝紫褐色,老枝灰褐色,枝有刺。单叶互生或多数簇生长于短枝先端;叶片宽卵形或三角状卵形,叶片小,分裂较深。叶柄无毛。伞房花序,花白色,萼筒扩钟状。梨果近球形,深红色。

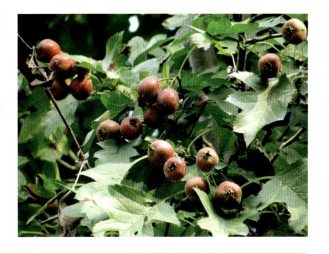

生境分布	生长于山谷或山地灌木丛中。全国大部分地区均产。
性味归经	酸、甘,微温。归脾、胃、肝经。
功能主治	消食健胃,行气散瘀,化浊降脂。用于肉食积滞,胃脘胀满,食积泻痢,腹痛,瘀血经闭,产后瘀阻,胸痹心痛,疝气疼痛,高脂血症。焦山楂消食导滞作用增强。

名方验方

附方1:消化不良

焦山楂10克,研末加适量红糖,开水冲服,每日3次。

附方2:痢疾初起

山楂30克,红、白蔗糖各15克,水煎冲细茶5克饮服。

附方3:产后腹痛

山楂30克,香附15克,浓煎顿服,每日2次。

附方4:闭经

山楂60克,鸡内金、红花各10克,红糖30克,水煎服,每日1剂。

附方5:腹泻

山楂炒焦研细末,白糖水送服,每次10克,每日3次。

附方6:小儿脾虚久泻

鲜山楂、淮山药各等量,加白糖调匀蒸服。

附方7:消化不良

生山楂、炒麦芽各10克,水煎服,每日2次。

山慈菇

别名

毛菇、山茨菇、毛慈菇、光慈菇、冰球子、山慈姑。

形态特征

陆生植物。假鳞茎聚生，近球形，粗1~3厘米。顶生1叶，很少具2叶；叶片椭圆形，长达45厘米，宽4~8厘米，先端急尖，基部收窄为柄。花葶侧生长于假鳞茎顶端，直立，粗壮，通常高出叶外，疏生2枚筒状鞘；总状花序疏生多数花；花偏向一侧，紫红色；花苞片狭披针形，等长于或短于花梗（连子房）；花被片呈筒状，先端略开展；萼片和花瓣近相等，倒披针形，长3.5厘米左右，中上部宽约4毫米，先端急尖；唇瓣近匙形，与萼片近等长，基部浅囊状，两侧边缘略向上反折，前端扩大并为3裂，侧裂片狭小，中裂片长圆形，基部具1个紧贴或多少分离的附属物；合蕊柱纤细，略短于萼片。花期6~8月。独蒜兰：陆生植物，高15~25厘米。假鳞茎狭卵形或长颈瓶状，长1~2厘米，顶生1枚叶，叶落后1杯状齿环。叶和花同时出现，椭圆状披针形，长10~25厘米，宽2~5厘米，先端稍钝或渐尖，基部收狭成柄抱花葶。花葶顶生1朵花。花苞片长圆形，近急尖，等于或长于子房；花淡紫色或粉红色；萼片直立，狭披针形，长达4厘米，宽5~7毫米，先端急尖；唇瓣基部楔形，先端凹缺或几乎不凹缺，边缘具不整齐的锯齿，内面有3~5条波状或近直立的褶片。花期4~5月，果期7月。

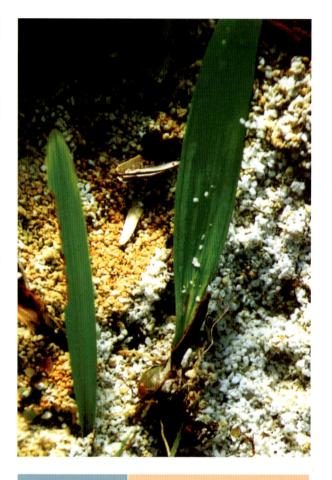

生境分布	生长于山坡及林下阴湿处。分布于长江流域以南地区及山西、陕西、甘肃等地。
性味归经	甘、微辛，凉。归肝、脾经。
功能主治	清热解毒，化痰散结。用于痈疽痛肿，疔毒，瘰疬痰核，癥瘕痞块，蛇虫咬伤。

名方验方

附方1：瘰疬

山慈姑12克，炙山甲、炒大黄各20克，草木鳖（去壳）18克，全蝎15克，红花6克，蜈蚣6条，诸药焙干研为细末，装胶囊吞服，每次6粒，温水冲服（或将上药分为16等份，每份分别装入2只倒出蛋清的鸡蛋内搅匀，用面粉包裹，煨熟食用，每次1只，日服2次），此为1个疗程之药量，儿童酌减。

千年健

别名

一包针、千颗针、千年见、丝棱线。

形态特征

多年生草本,根茎匍匐,细长,根肉质,密被淡褐色短绒毛,须根纤维状。鳃叶线状披针形,向上渐狭,锐尖,叶片膜质至纸质,箭状心形至心形。花序1～3,生鳞叶之腋,花序柄短于叶柄;佛焰苞绿白色,长圆形至椭圆形,花前度卷成纹锤形,盛花时上部略展开成短舟状。浆果,种子褐色,长圆形。

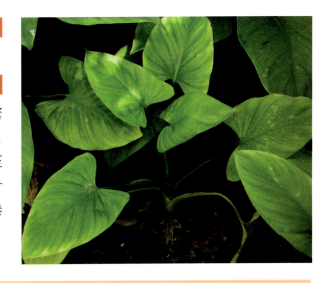

生境分布	生长于树木生长繁茂的阔叶林下、土质疏松肥沃的坡地、河谷或溪边阴湿地。主产于广西、云南等地。
性味归经	苦、辛,温。归肝、肾经。
功能主治	祛风湿,壮筋骨。用于风寒湿痹,腰膝冷痛,肢节酸痛,拘挛麻木,筋骨痿软,跌打损伤。

名方验方

附方1:风湿性关节炎

千年健、海风藤、青风藤、桑寄生各15克,独活、羌活各10克,水煎服。

附方2:跌打损伤、瘀滞肿痛

鲜千年健60克,捣烂调酒外敷。

附方3:肢体麻木、下肢无力

千年健、牛膝、五加皮、木瓜各15克,浸酒服。

附方4:跌打损伤、瘀滞肿痛

千年健、川芎各10克,红花8克,水煎服。

附方5:中风关节肿痛

千年健、伸筋草、当归尾、落得打、木瓜各20克,忍冬藤、地鳖虫、红花各15克,丝瓜络12克,煎煮取汁,放入治疗巾中敷于患处,每次20～30分钟。

附方6:骨折迟缓愈合

千年健、熟地黄、当归、白芍、党参、黄芪、肉苁蓉、枸杞子各9克,白术、补骨脂、陈皮各5克,鹿角片12克,上肢加桑枝,下肢加牛膝。

千里光

别名

九里明、九里光、黄花母、九龙光、九岭光。

形态特征

多年生草本，有攀援状木质茎，高1~5米，有微毛，后脱落。叶互生，卵状三角形或椭圆状披针形，长4~12厘米，宽2~6厘米，先端渐尖，基部楔形至截形，边缘有不规则缺刻状齿裂或微波状或近全缘，两面疏被细毛。状状花序顶生，排成伞房状；总苞筒形，总苞片1层；花黄色，舌状花雌性，管状花两性。瘦果圆柱形，有纵沟，被短毛，冠毛白色。花果期秋冬季至次年春。

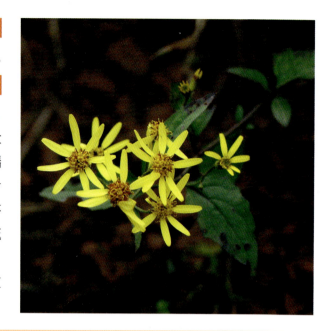

生境分布	生长于路旁及旷野间。分布于江苏、浙江、安徽、江西、湖南、四川、贵州、云南、广东、广西等地。
性味归经	苦，寒。归肺、肝经。
功能主治	清热解毒，明目，利湿。用于风热感冒，痈肿疮毒，目赤肿痛，泄泻痢疾，皮肤湿疹，疮疖。

名方验方

附方1：各种炎症性疾病

千里光片，每日4次，每次服3片（相当于生药50克）。

附方2：疖、痈、蜂窝织炎、丹毒等急性感染

千里光、三叉苦、六耳铃各5份，土荆芥2份。共研细粉，加适量米酒拌成湿粉状，再加适量凡士林调匀，涂患处。

附方3：皮肤瘙痒症，过敏性皮炎

千里光150克，煎水洗。

附方4：痈疽疮毒

千里光（鲜）50克，水煎服；另用千里光（鲜）适量，水煎外洗；再用千里光（鲜）适量，捣烂外敷。

附方5：干湿癣疮，湿疹日久不愈者

千里光，水煎二次，过滤，再将两次煎成之汁混合，文火浓缩成膏，用时稍加开水或麻油，稀释如稀糊状，搽擦患处，一日2次；婴儿胎癣勿用。

千金子

别　名

续随子、打鼓子、一把伞、小巴豆、看园老。

形态特征

二年生草木；高达1米，全株表面微被白粉，含白色乳汁；茎直立，粗壮，无毛，多分枝。单叶对生，茎下部叶较密而狭小，线状披针形，无柄；往上逐渐增大，茎上部叶具短柄，叶片广披针形，长5～15厘米，基部略呈心形而多少抱茎，全缘。花单性，成圆球形杯状聚伞花序，再排成聚伞花序；各小聚伞花序有卵状披针形苞片2枚，总苞杯状，4～5裂；裂片三角状披针形，腺体4，黄绿色，肉质，略成新月形；雄花多数，无花被，每花有雄蕊1枚，略长于总苞，药黄白色；雌花1朵，子房三角形，3室，每室具一胚珠，花柱3裂。蒴果近球形。

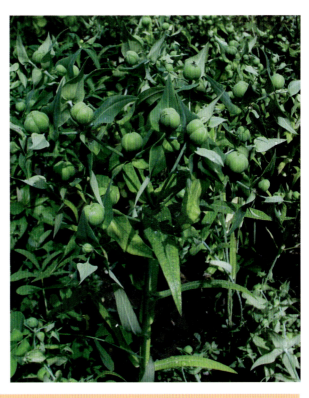

生境分布	生长于向阳山坡，各地也有野生。主产于河南、浙江、河北、四川、辽宁、吉林等地。
性味归经	辛，温；有毒。归肝、肾、大肠经。
功能主治	泻下逐水，破血消癥；外用疗癣蚀疣。用于小便不利，大便干结，痰饮，水肿，积滞胀满，血瘀经闭；外治顽癣，赘疣。

名方验方

附方1：血瘀经闭

千金子3克，丹参、制香附各9克，水煎服。

附方2：疣赘

千金子适量，熟时破开，搽患处。

附方3：水气

联步30克，去壳研，以纸裹，用物压出油，重研末，分作7服。每治1人，只可1服，丈夫生饼子酒下，妇人荆芥汤下。凡五更服之，至晚自止，后以厚朴汤补之，频吃益善。仍不用吃盐、醋100日。

附方4：小便不通，脐腹胀痛不可忍

续随子（去皮）30克，铅丹15克。上二味，先研续随细，次入铅丹，同研匀，用少蜜和作团，盛瓷罐内密封，于阴处掘地坑埋之，上堆冰雪，惟多为妙，腊月合，至春末取出，研匀，别炼蜜丸如梧桐子大。每服15丸至20丸，煎木通汤下，不拘时，甚者不过再服，要效速，即化破服。病急旋合亦得。

川木香

别名

木香、铁杆木香、槽子木香。

形态特征

多年生草本。主根圆柱形，直径1~2.5厘米，外皮褐色，少有分枝。叶基生，呈莲座状平铺地面，叶柄长8~20厘米；叶片卵形或长圆状披针形，长20~30厘米，宽10~20厘米，通常5~7羽状分裂，裂片卵状披针形，有细锯齿，两面均被伏毛，下面并疏生蛛丝状毛和腺点。头状花序单一或6~8个集生于枝顶，直径约3厘米，苞片有缺刻或齿裂，生于花序梗上，放射状排列在花序外围，总苞片4列，卵形至披针形；花全为管状花，紫色，长达4厘米。雄蕊5个，花药箭形，顶端有长尾，子房下位。瘦果扁平，具三棱，有宿存冠毛。冠毛多层，芒状不等长，最外层皱曲，先向下曲后又向上反折。花期7~8月，果期8~9月。

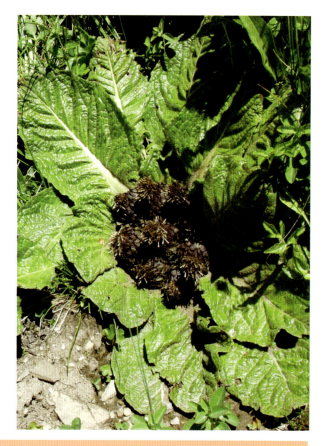

生境分布	生于海拔3700~3800米之间的高山草地。分布予四川西部及西藏。
性味归经	辛、苦，温。归脾、胃、大肠、胆经。
功能主治	行气止痛。用于脘腹胀痛，肠鸣腹泻，里急后重，两胁不舒，肝胆疼痛。

名方验方

附方1：腰痛

川木香5克，杜仲（炒去丝）、八角茴香各15克，水1盏，酒半盏，煎服，渣再煎。

附方2：肝炎

川木香研末，每日9~18克，分3~4次服用。

附方3：痢疾腹痛

川木香6克，黄连12克，水煎服。

附方4：胆绞痛

川木香10克，生大黄10~20克。加开水300毫升浸泡10分钟，频频饮服。

附方5：虫病、疠病刺痛、白喉、炭疽、黄水病及麻风病

川木香10克，黑草乌、诃子各37.5克，水菖蒲6克，麝香3克。共研细粉。

川木通

别名

花木通、油木通、白木通、山铁线莲。

形态特征

攀缘灌木。茎褐色或紫色，有条纹。三出复叶对生，小叶卵形，先端急尖或渐尖，3浅裂，边缘有锯齿，两面疏生短柔毛；叶柄长。花2～5朵簇生，花梗细长，疏生短柔毛；萼片4，白色，外面疏生短柔毛。瘦果扁卵形，无毛。花期5～7月，果期7～9月。生长于山地林边。

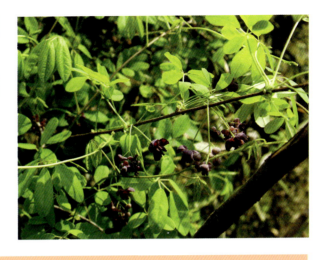

生境分布	生长于海拔1200～4000米的山坡、山谷灌木林中、林边或沟旁。分布于陕西南部、宁夏南部、甘肃南部、安徽、江西、福建北部、台湾、河南西部、湖北西部、湖南、四川、贵州、云南、西藏南部。
性味归经	苦，寒。归心、小肠、膀胱经。
功能主治	利尿通淋，清心除烦，通经下乳。用于淋证，水肿，湿热癃闭，心烦尿赤，口舌生疮，经闭，妇女乳难，湿热痹痛。

名方验方

附方1：湿热壅盛的水肿

与泽泻、赤小豆等合用。

附方2：湿热淋

可与瞿麦、车前子等合用。

附方3：下乳

与穿山甲、王不留行合用。

附方4：经闭

与生地、赤芍等合用。

附方5：痹证

可与桑枝、牛膝等合用。

川贝母

别名

川贝、青贝、松贝、炉贝。

形态特征

为多年生草本，鳞茎圆锥形，茎直立，高15～40厘米。叶2～3对，常对生，少数在中部间有散生或轮生，披针形至线形，先端稍卷曲或不卷曲，无柄。花单生茎顶，钟状，下垂，每花具狭长形叶状苞片3枚，先端多少弯曲成钩状。花被通常紫色，较少绿黄色，具紫色斑点或小方格，蜜腺窝在北面明显凸出。

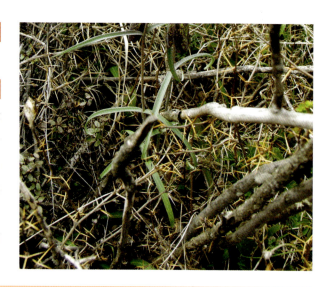

生境分布	生长于高寒地区、土壤比较湿润的向阳山坡。分布于四川、云南、甘肃等地。以四川产量较大。以松贝为贝母之佳品。此外，产于东北等地的平贝母的干燥鳞茎及产于青海、新疆等地的伊贝母（新疆贝母或伊犁贝母）的干燥鳞茎，均作为川贝母入药。
性味归经	苦、甘，微寒。归肺、心经。
功能主治	清热润肺，化痰止咳，散结消痈。用于肺热燥咳，干咳少痰，阴虚劳嗽，咳痰带血。瘰疬，喉痹，乳痈，肺痈。

名方验方

附方1：百日咳

川贝母、生甘草各10克，白花蛇舌草5克，共粉碎，过筛，混合均匀，口服，每次1.5～3克，每日3次。

附方2：下乳

川贝母、牡蛎、知母共为细末，同猪蹄汤调下。

附方3：乳腺炎

川贝母、金银花各10克，共为细末，每次10克，好酒调，饭后服。

附方4：气管炎

川贝母5克研末，用梨一个切开去核，将贝母粉填入梨空处合紧，蒸或煎水服均可。

附方5：婴幼儿消化不良

川贝母研成细末备用，按每日每千克体重0.1克计量，每日3次，一般情况下2～4日可愈。

附方6：暑咳

川贝母、香薷、桑叶、杏仁、炒牛蒡各10克，厚朴5克，鲜扁豆花20克，双花、连翘各15克，水煎服。

川牛膝

别名

甜牛膝、大牛膝、白牛膝、拐牛膝、龙牛膝、天全牛膝。

形态特征

多年生草本，高40～100厘米。主根圆柱形，直径0.8～1.5厘米，外皮棕色。茎下部近圆柱形，中部近四棱形，疏被糙毛，节处略膨隆。叶互生，椭圆形至狭椭圆形，长3～13厘米，宽1.5～5厘米，先端渐尖，基部楔形或宽楔形，全缘，上面密叠倒伏糙毛，下面密生长柔毛；叶柄长0.3～1.5厘米。花绿白色，头状花序数个于枝端排成穗状；苞片卵形，长3～5毫米，干膜质，先端具钩状芒刺；苞腋有花纹朵，能育花居中，不育花居两侧；不育花的花被退化为2～5枚钩状芒刺，能育花的花被5，2长3短；雄蕊5，花丝基部密被长柔毛；退化雄蕊5，长方形，狭细，长约0.3～0.4毫米，宽0.1～0.2毫米。先端齿状浅裂；雄蕊基部外侧围绕子房丛生的长柔毛较退化雄蕊为长；雌蕊子房上位，1室，花柱细。胞果长椭圆状倒卵形，长2～5毫米。种子卵形。花期6～7月，果期8～9月。

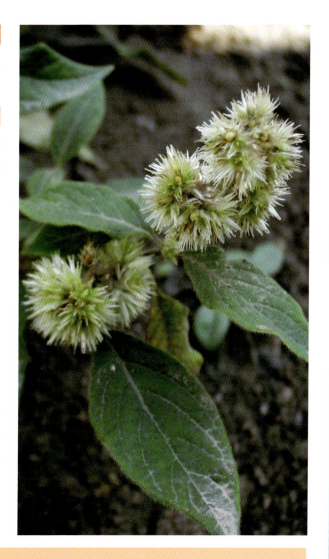

生境分布	野生长于林缘、草丛中或栽培。分布于四川。贵州、云南等地也产。
性味归经	甘、微苦，平。归肝、肾经。
功能主治	逐瘀通经，通利关节，利尿通淋。用于血瘀经闭，癥瘕积聚，胞衣不下，跌仆损伤，风湿痹痛，足痿筋挛，尿血血淋。

名方验方

附方1：高血压

川牛膝20克，牡丹皮、桃仁、当归、川芎、生龙骨、生牡蛎各15克，车前子10克，煎汤服用。

附方2：骨髓炎

川牛膝、紫花地丁各20克，黄芪20～30克，土茯苓、丹参各30克，金银花、山药各25克，蒲公英45克，当归、骨碎补各12克，黄柏10克，水煎服，每日1剂，连服10～20剂。

川乌

别名

铁花、五毒、鹅儿花。

形态特征

多年生草本，高60～150厘米。主根纺锤形倒卵形，中央的为母根，周围数个根（附子）。叶片五角形，3全裂，中央裂片菱形，两侧裂片再2深裂。总状圆锥花序狭长，密生反曲的微柔毛；片5，蓝紫色（花瓣状），上裂片高盔形，侧萼片近圆形；花瓣退化，其中两枚变成蜜叶，紧贴盔片下有长爪，距部扭曲；雄蕊多数分离，心皮3～5，通常有微柔毛。蓇葖果；种子有膜质翅。

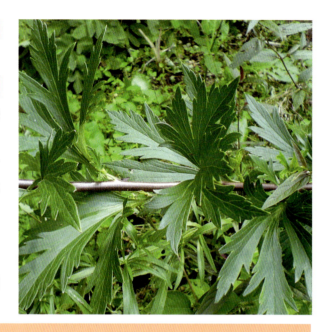

生境分布	生长于山地草坡或灌木丛中。主产于四川、陕西等地。
性味归经	辛、苦，热；有大毒。归心、肝、肾、脾经。
功能主治	祛风除湿，温经止痛。用于风寒湿痹，关节疼痛，心腹冷痛，寒疝疼痛及麻醉止痛。

名方验方

附方1：风湿关节痛

制乌头6克，麻黄8克，白芍、黄芪各12克，水煎服。

附方2：颈椎病

制乌头、制草乌各100克，丹参250克，川芎、白芷各50克，威灵仙500克，研碎调匀，装入布袋作枕用。

附方3：肩周炎

制乌头、樟脑、草乌各90克，白芷50克，共研粉。使用时根据疼痛部位大小取适量药粉，用食醋与蜂蜜调成糊状，外敷于肩周炎疼痛点，外用胶布固定。用热水袋外敷30分钟，每日1次，连用15日。

附方4：虚寒宫冷不孕

川乌、沉香、细辛、白豆蔻仁、甘草各3克。研细，每日1剂，行经后每日1剂，连服10日，下次行经后再服。

附方5：风寒关节炎

川乌、草乌、松节各30克，生半夏、生天南星各30克，研粗末酒浸，擦敷患处。

附方6：十二指肠溃疡

川乌、草乌各9克，白及、白芷各12克，研末和面少许，调合成饼，外敷于剑突下胃脘部，一昼夜后除去。

川芎

别名

天门冬、天文冬、肥天冬、大天冬、润天冬、鲜天冬、朱天冬。

形态特征

多年生草本。根茎呈不整齐的结节状拳形团块，有明显结节状，节盘凸出；茎下部的节明显膨大成盘状。叶2～3回单数羽状复叶，小叶3～5对，边缘又作不等齐的羽状全裂或深裂，叶柄基部成鞘状抱茎。复伞形花序生长于分枝顶端，伞幅细，有短柔毛；总苞和小总苞片线形；花白色。双悬果卵形，5棱。

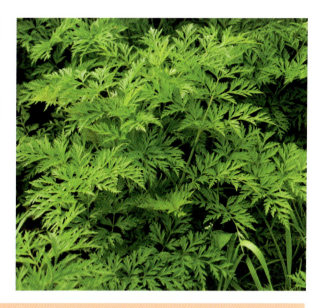

生境分布	生长于向阳山坡或半阳山的荒地或水地，以及土质肥沃、排水良好的沙壤土。分布于四川省的灌县、崇庆、温江，栽培历史悠久，野生者较少，为道地药材。西南及北方大部地区也有栽培。
性味归经	辛，温。归肝、胆、心包经。
功能主治	活血行气，祛风止痛。用于胸痹心痛，胸胁刺痛，跌打肿痛，月经不调，经闭痛经，癥瘕肿块，脘腹疼痛，头痛眩晕，风湿痹痛。

名方验方

附方1：风热头痛

川芎5克，茶叶10克，水一盏，煎五分，食前热服。

附方2：血虚头痛

川芎、当归各15克，水煎服。

附方3：头痛眩晕

川芎10克，蔓荆子、菊花各15克，荆芥穗1.25克，水煎服。

附方4：疟疾

川芎、白芷、桂枝、苍术各等量，共研细粉。取药粉3分，用棉花或纱布卷成条状，于疟疾发作前2小时，纳入一侧鼻孔，4小时后取出。小儿则将药粉撒于膏药上，于发作前4小时贴肚脐处。此药兼有预防疟疾作用。

附方5：化脓性副鼻窦炎

川芎25克，白芷、细辛、薄荷各10克，辛夷、黄连各15克，黄芩20克，水煎服，每日1剂。

附方6：晚期宫颈癌

川芎、柴胡、当归、白果、白芍、椿皮、熟地各6克，水煎服，每日1剂。

川楝子

别名

楝实、楝子、仁枣、金铃子、苦楝子、石茱萸、川楝实、川楝树子。

形态特征

核果呈类球形或椭圆形，长1.9～3厘米，直径1.8～3.2厘米。表面棕黄色或棕色，有光泽，具深棕色小点，微有凹陷和皱缩，顶端有点状花柱残痕，基部凹陷处有果柄痕。外果皮革质，与果肉间常成空隙，果肉松软，淡黄色，遇水润湿显粘性。果核类圆形或卵圆形，木质坚硬，两端平截，有6～8条纵棱，内分6～8室，每室含黑棕色长圆形的种子1粒。气特异，味酸、苦。

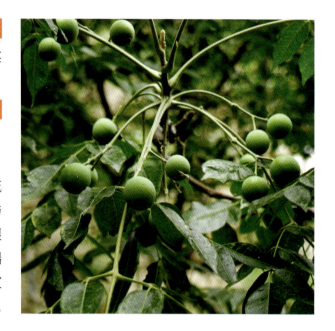

生境分布	生长于丘陵、田边；有栽培。我国南方各地均产，以四川产者为佳。
性味归经	苦，寒；有小毒。归肝、小肠、膀胱经。
功能主治	疏肝泄热，行气止痛，杀虫。用于肝郁化火，胸胁、脘腹胀痛，疝痛，虫积腹痛。

名方验方

附方1：慢性胃炎

川楝子、枳实、木香、白芍、柴胡、延胡索各10克，大血藤15克，甘草5克，水煎2次，每日1剂，早、晚分服。

附方2：头癣

川楝子30克，研成粉，与70克凡士林（或熟猪油）混匀，每日擦患处，早、晚各1次。搽药前，应用食盐水将患处洗净，有脓或痂者应清除。

附方3：胆道蛔虫偏热型

川楝子、槟榔各15克，乌梅30克，花椒10克，栀子20克，黄连、黄柏各9克，水煎服。

附方4：寒疝疼痛，睾丸肿硬，局部冷痛

川楝子（或苦楝子）15克，吴茱萸6克，小茴香10克，水煎服。

附方5：气滞胃痛

川楝子、延胡索各9克，每天1剂，水煎，分2次服。

附方6：胃十二指肠溃疡

川楝子、赤芍、白芍各5克～6克，每天1剂，水煎，分2次服。

广枣

别名
山枣、五眼果、人面子、山枣子。

形态特征
南酸枣，落叶乔木，高7～18米。茎直，树皮灰褐色，纵裂，枝紫黑色。单数羽状复叶互生；具长柄；小叶7～15，对生，斜长圆形至长圆状椭圆形，长4～10厘米，宽2～4.5厘米，先端长尖或渐尖，基部偏斜，全缘，两面无毛或下面叶腋有时具丛毛；小叶柄长3～5毫米，顶端的一片长10～15毫米。花杂性，异株；雄花和假两性花淡紫，直径3～4毫米，成聚伞状圆锥花序；雌花较大，单生长于上部叶腋，具梗；萼杯状，钝5裂；花瓣5；雄蕊10，花丝基部与10裂的花盘黏合，在假两性花中的约与花瓣等长，在雄花中的突出；子房上位，5室，每室有下垂之胚珠1颗，花柱5，分离。浆果椭圆形或卵形长2～3厘米，宽1.4～2.5厘米，成熟时黄色；核坚硬，近先端有4～5个显明的眼点。

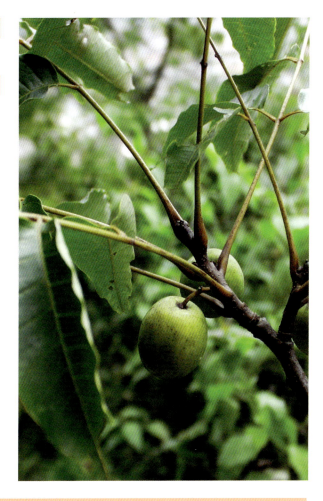

生境分布	分布于浙江、福建、湖北、湖南、广东、广西、贵州、云南等地。
性味归经	甘、酸，平。
功能主治	行气活血，养心，安神。用于气滞血瘀，胸痹作痛，心悸怔忡，胸闷气短，心神不安，失眠健忘。

名方验方

附方1：胸闷疼痛，心悸气短，心神不安，失眠健忘

广枣450克，木香、肉豆蔻、丁香、牛心粉、枫香脂、沉香各75克，以上七味，粉碎成细粉，过筛，混匀，每100克粉末加炼蜜80～100克制成大蜜丸，另取朱砂粉末包衣，即得。口服，每次1丸，每丸重6克，每日1～2次。

附方2：心肺火盛，胸闷不舒，胸胁闷痛，心悸气短

广枣、沉香各180克，檀香、红花、紫檀香各90克，天竺黄、肉豆蔻、北沙参各60克，以上八味，粉碎成细粉，过筛，混匀即可，口服，每次3克，每日1～2次。

广金钱草

别名
假花生、山地豆、落地金钱草。

形态特征

灌木状草本,高30～90厘米。茎直立,枝圆柱形,密被伸展的黄色短柔毛。通常有小叶1片,有时3小叶;顶端小叶圆形,革质,先端微凹,基部心形,长1.8～3.4厘米,宽2.1～3.5厘米,上面无毛,下面密被贴伏的茸毛,脉上最密;侧生小叶如存在时,荆远较顶生小叶为小,圆形或椭圆形,长1～1.5厘米;叶柄长1～1.8厘米;托叶小披针状钻形,具条纹。总状花序顶生或腋生,极稠密,长约2.5厘米;苞片卵形,被广金钱草毛;花梗长2～3毫米;花小,紫色,有香气;花萼被粗毛,萼齿披针形,长为萼筒的2倍;花冠蝶形,长约4毫米,旗瓣圆形或长圆形,基部渐狭成爪,翼瓣贴生长于龙骨瓣上;雄蕊10,2体;子房线形;荚果线状长圆形,被短毛,腹缝线直,背缝线浅波状,4～5个节,每节近方形。

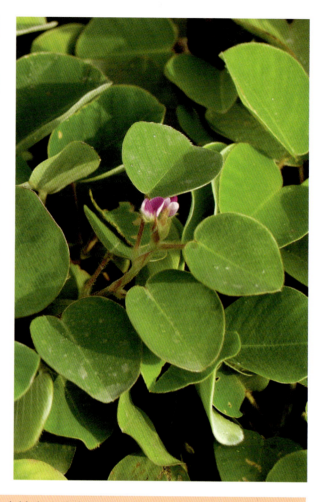

生境分布	生荒地草丛中,或经冲刷过的山坡上。分布福建、广东、广西、湖南等地。主产广东。福建、广金钱草。广西、湖南等地亦产。
性味归经	甘、淡,凉。归肝、肾、膀胱经。
功能主治	利湿退黄,利尿通淋。用于热淋,石淋,砂淋,黄疸尿赤,小便涩痛,水肿尿少。

名方验方

附方1:膀胱结石

广金钱草60克,海金砂15克,水煎服。

附方2:肾结石

广金钱草18克,大茴香、小茴香各7.5克,锦纹大黄15克(后下),萹蓄30克。净水3碗,煎至1碗服。并多饮黄豆卷汤,助肾结石加速排出。

附方3:黄疸

广金钱草30克,水煎服。

广藿香

别名

土藿香、山茴香、水排香草、兜娄婆香、大叶薄荷、猫尾巴香。

形态特征

一年生草本，高30～60厘米。直立，分枝，被毛，老茎外表木栓化。叶对生；叶柄长2～4厘米，揉之有清淡的特异香气；叶片卵圆形或长椭圆形，长5.7～10厘米，宽4.5～7.5厘米，先端短尖或钝圆，基部阔而钝或楔形而稍不对称，叶缘具不整齐的粗钝齿，两面皆被毛茸，下面较密，叶脉于下面凸起，下面稍凹下，有的呈紫红色；没有叶脉通走的叶肉部分则于上面稍隆起，故叶面不平坦。轮伞花序密集，基部有时间断，组成顶生和腋生的穗状花序式，长2～6厘米，直径1～1.5厘米，具总花梗；苞片长约13毫米；花萼筒状；花冠筒伸出萼外，冠檐近二唇形，上唇3裂，下唇全缘；雄蕊4，外伸，花丝被染色。花期4月。我国产者绝少开花。

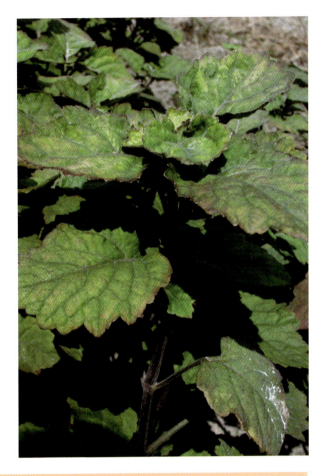

生境分布	我国福建、台湾、广东、海南与广西有栽培。
性味归经	辛，微温。归脾、胃、肺经。
功能主治	芳香化浊，和中止呕，发表解暑。用于湿浊中阻，脘痞呕吐，呃逆吐泻，湿温初起，发热倦怠，胸闷不舒，寒湿闭暑，腹痛，鼻渊头痛。

名方验方

附方1：胎气不安

广藿香、香附、甘草各10克，为末，每次10克，入盐少许，沸汤服之。

附方2：口臭

广藿香洗净，煎汤，漱口。

附方3：过敏性鼻炎

广藿香、苍耳子、辛夷、连翘各10克，升麻6克，将药材浸泡于水中，约半小时，用大火煮开，每日1～2次。

女贞子

别名
爆格蚤、冬青子。

形态特征
常绿乔木，树皮光滑不裂。叶对生，叶片卵圆形或常卵状披针形，全缘，无毛，革质，背面密被细小的透明腺点。圆锥花序顶生，花白色，花萼钟状，花冠裂片长方形。浆果状核果，成熟时蓝黑色，内有种子1~2枚。

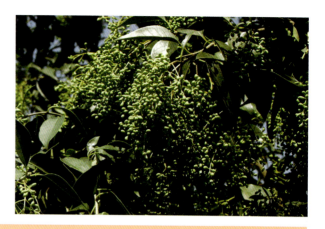

生境分布	生长于湿润、背风、向阳的地方，尤适合深厚、肥沃、腐殖质含量高的土壤中。我国各地均有栽培。
性味归经	甘、苦，凉。归肝、肾经。
功能主治	滋补肝肾，明目乌发。用于肝肾阴虚，头晕目眩，耳鸣耳聋，腰膝酸软，须发早白，目暗不明，内热消渴，骨蒸潮热。

名方验方

附方1：肾虚腰酸

女贞子9克，桑葚、墨旱莲、枸杞子各12克，水煎服，每日1剂。

附方2：肝虚视物模糊

女贞子、枸杞子、生地、菊花、刺蒺藜各10克，水煎服，每日1剂。

附方3：便秘

女贞子、黄芪各20克，桔梗9克，甘草、桂枝各6克，白芍、当归各15克，大枣12枚，生姜3片，饴糖适量，每日1剂，水煎服，10日为1疗程，一般服药1~2疗程。

附方4：神经衰弱

女贞子、桑葚、鳢肠各25克，水煎服。

附方5：慢性苯中毒

女贞子、旱莲草、桃金娘根各等量，共研细粉，炼蜜为丸，每丸10~15克。每服1~2丸，每日3次。10天为一个疗程。

附方6：慢性气管炎

女贞树皮100克，或枝叶150克（鲜品加倍）。水煎，加糖适量，分3次服。10天为一疗程，连服两个疗程。

附方7：先兆流产

女贞子、川续断、桑寄生各20克，水煎服。

小驳骨

别名

接骨草、小还魂、驳骨消、驳骨草、骨碎草、小接骨草、小叶金不换。

形态特征

常绿小灌木，高1～2厘米。茎直立，茎节膨大，青褐色或紫绿色。枝条对生，无毛。单叶，叶片披针形，长6～11厘米，宽1～2厘米。先端尖，基部狭，边缘全缘，两面均无毛。叶柄短。春夏开花，花白色带淡紫色斑点。排成花序生长于枝顶或上部叶腋，长2～5厘米，粗1～2厘米。苞片钻状，披针形，长约2毫米。花萼五裂，裂片条状披针形，与苞片同生有黏毛。花冠二唇形，长15～17厘米。雄蕊2枚。夏季结果，果实棒状，长约12毫米。

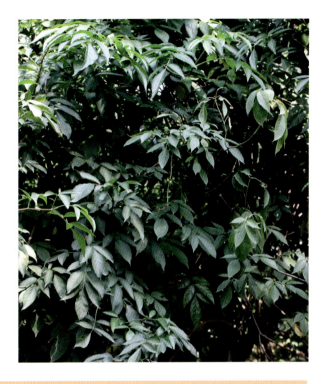

生境分布	生长于村旁或路边的灌丛中，亦有栽培。分布于台湾、广东、海南、广西、云南等地。
性味归经	辛，温。归肝、肾经。
功能主治	祛瘀止痛，续筋接骨。用于跌打损伤，筋伤骨折，风湿痹痛，血瘀经闭，月经不调，产后腹痛。

名方验方

附方1：骨折、无名肿毒

小驳骨鲜草捣烂或干草研末，用酒、醋调敷患处。

附方2：跌打扭伤、风湿性关节炎

小驳骨15～30克，水煎服。

附方3：腰扭伤

小驳骨根据地25克，猪肾1个，煎水冲酒服。

附方4：胸部打伤

小驳骨根50克，猪肺50，水3碗，煎至2碗，分2次服（早晚）。

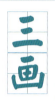

小茴香

别名

茴香、谷茴、土茴香、香丝菜、野茴香、谷茴香、大茴香。

形态特征

多年生草本，高1～2米，全株有香气。茎直立，有纵棱。叶互生，3～4回羽状全裂，裂片丝状线形；叶柄基部鞘状抱茎。复伞形态序顶生；花小、黄色。双悬果，每分果有5纵棱。本品呈小圆柱形，两端稍尖，长3～5毫米，径2毫米左右，基部有时带细长的小果柄，顶端有黄褐色柱头残基，新品黄绿色至棕色，陈品为棕黄色。分果容易分离，背面有5条略相等的果棱，腹面稍平；横切面略呈五角形。

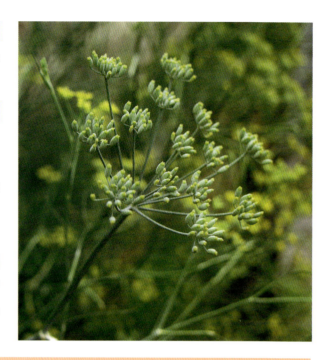

生境分布	全国各地均有栽培。我国南北各地均有栽培。
性味归经	辛，温。归肝、肾、脾、胃经。
功能主治	散寒止痛，理气和胃。用于寒疝腹痛，睾丸偏坠，少腹冷痛，脘腹胀痛，痛经，月经不调，食少吐泻。

名方验方

附方1：疝气、小腹冷痛、胀满

小茴香、胡椒各15克，酒糊为丸，每次3克，温酒送下。

附方2：肝胃气滞、脘腹胁下胀痛

小茴香30克，枳壳15克，微炒研末，每次6克，温开水送下。

附方3：痛经

小茴香、当归、川芎、香附各10克，淡吴茱萸3克，姜半夏、炒白芍各12克，党参、延胡各15克，炙甘草8克，加水煎成400毫升，温服，每日2次。

附方4：睾丸鞘膜积液

小茴香15～18克，川楝子（炒香）15克，橘核12～15克，猪苓18克，台乌药、海藻（另包，用水洗去盐分）各12克，青皮、赤芍各10克，蜜枣4枚。加水煎成400毫升，每日2次。

附方5：闪挫腰痛

小茴香，为末，酒服3～5克。

小通草

别名

小通花、鱼泡通、通草树、通条树、喜马拉雅旌节花。

形态特征

落叶灌木或小乔木，高可达 5 米。小枝密被白色小皮孔。叶互生，叶柄长 0.5～2 厘米，紫红色；叶坚纸质至草质，卵形、长圆形至长圆状披针形，长 6～14 厘米，宽 3.5～5.5 厘米，先端尾状长渐尖或渐尖。穗状花序腋生，长 5～12 厘米，多下垂，基部无叶。花先叶开放，黄色，无柄，子房卵状长圆形，连花柱长约 6 毫米。浆果近球形，直径 7～8 毫米，几无柄或具短柄，花柱宿存。花期 3～4 月，果期 7～9 月。

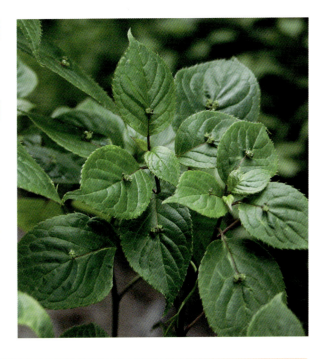

生境分布	生长于海拔 500～2900 米的山坡林中或林缘阴湿外。原产中国，长江流域及秦岭以南均可生长，喜光照，稍耐阴，适应性强，较耐寒，在排水良好的沙质土壤或轻质粘壤土中生长最佳。
性味归经	甘、淡，寒。归肺、胃经。
功能主治	清热，利尿，下乳。用于小便不利，热淋，乳汁不下。

名方验方

附方 1：小便黄赤

小通草 6 克，木通 4.5 克，车前子（布包）9 克，水煎服。

附方 2：热病烦躁，小便不利

小通草 6 克，知母、栀子、淡竹叶、生地、黄芩各 9 克，水煎服。

附方 3：小便不利

小通草、车前子、水菖蒲各 15 克，火酒草、生石膏各 3 克，水煎服。

附方 4：淋病，小便不利

小通草 9 克，滑石 30 克，甘草 6 克，水煎服。

附方 5：产后乳汁不通

小通草 6 克，王不留行 9 克，黄蜀葵根 12 克，煎水当茶饮。如因血虚乳汁多，加猪蹄 1 对，炖烂去药渣，吃肉喝汤。

小蓟

别名

刺菜、野红花、小刺盖、青刺蓟、千针草、刺蓟菜、刺儿菜。

形态特征

多年生草本，具长匍匐根。茎直立，高约50厘米，稍被蛛丝状绵毛。基生叶花期枯萎；茎生叶互生，长椭圆形或长圆状披针形，长5～10厘米，宽1～2.5厘米，两面均被蛛丝状绵毛，全缘或有波状疏锯齿，齿端钝而有刺，边缘具黄褐色伏生倒刺状牙齿，先端尖或钝，基部狭窄或钝圆，无柄。雌雄异株，头状花序单生长于茎顶或枝端，总苞钟状，苞片5裂，疏被绵毛，外列苞片极短，卵圆形或长圆状披针形，顶端有刺，内列的呈披针状线形，较长，先端稍宽大，干膜质；花冠紫红色；雄花冠细管状，长达2.5厘米，5裂，花冠管部较上部管檐长约2倍，雄蕊5，聚药，雌蕊不育，花柱不伸出花冠外；雌花花冠细管状，长达2.8厘米，花冠管部较上部管檐长约4倍，子房下位，花柱细长，伸出花冠管之外。瘦果长椭圆形，无毛，冠毛羽毛状，淡褐色，在果热时稍较花冠长或与之等长。花期5～7月，果期8～9月。

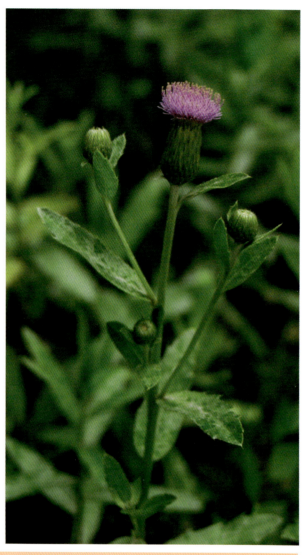

生境分布	生长于山坡、河旁或荒地、田间。全国大部分地区均产。
性味归经	甘、苦，凉。归心、肝经。
功能主治	凉血止血，散瘀解毒消痈。用于衄血，吐血，尿血，便血，血淋，崩漏下血，外伤出血，痈肿疮毒。

名方验方

附方1：传染性肝炎

鲜小蓟根状茎60克，水煎服。

附方2：吐血、衄血、尿血

鲜小蓟60克，捣烂绞汁，冲蜜或冰糖炖服。

附方3：高血压

鲜小蓟60克，榨汁，冰糖炖服。

马齿苋

别名

酸苋、马齿草、长命菜、马齿菜、马齿龙芽。

形态特征

一年生草本，长可达35厘米。茎下部匍匐，四散分枝，上部略能直立或斜上，肥厚多汁，绿色或淡紫色，全体光滑无毛。单叶互生或近对生；叶片肉质肥厚，长方形或匙形，或倒卵形，先端圆，稍凹下或平截，基部宽楔形，形似马齿，故名"马齿苋"。夏日开黄色小花。蒴果圆锥形，自腰部横裂为帽盖状，内有多数黑色扁圆形细小种子。

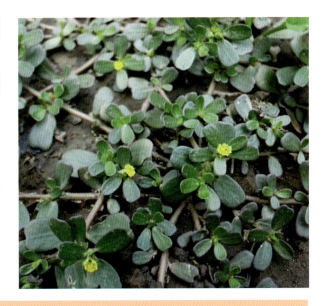

生境分布	生长于田野、荒芜地及路旁。南北各地均产。
性味归经	酸，寒。归肝、大肠经。
功能主治	清热解毒，凉血止血，止痢。用于热毒血痢，痈肿疔疮，湿疹湿疮，丹毒，蛇虫咬伤，便血，痔血，妇人崩漏。

名方验方

附方1：痢疾便血、湿热腹泻

马齿苋250克，粳米60克，粳米加水适量，煮成稀粥，马齿苋切碎后下，煮熟，空腹食。

附方2：赤白带

鲜马齿苋适量，洗净捣烂绞汁约60克，生鸡蛋2个，去黄，用蛋白和入马齿苋汁中搅和，开水冲服，每日1次。

附方3：痈肿疮疡、丹毒红肿

马齿苋120克，水煎内服，并以鲜品适量捣糊外敷。

附方4：尿血、便血（非器质性疾病引起的）

马齿苋、鲜藕分别绞取汁液，等量混匀，每次服2匙。

附方5：妇女带下

鲜马齿苋120克，粳米100克，山药30克，煮粥食，每日1剂。

附方6：湿热下注型痔疮便血

新鲜马齿苋100克，黄连5克，绿茶10克。将新鲜马齿苋拣去杂质后洗净，切成小段，与黄连一同放入纱布袋中，扎住袋口，再与绿茶同入沙锅，加水浓煎2次，每次20分钟，合并2次煎液即成。代茶，频频饮用。

马勃

别名

马、灰菇、药苞、灰菌、马屁勃、灰包菌、大气菌、鸡肾菌。

形态特征

子实体球形至近球形，直径15～45厘米或更大，无不孕基部或很小，由粗菌索与地面相连。包被白色，老后污白色初期有细纤毛，渐变光滑，包被两层，外包被膜状，内包被较厚，成熟后块状脱落，露出浅青褐色孢体。孢子形，具微细小疣，淡青黄色，抱丝分枝，横隔稀少。

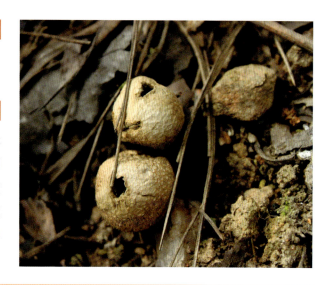

生境分布	生长于旷野草地上。分布于内蒙古、甘肃、吉林、辽宁等省（区）。
性味归经	辛，平。归肺经。
功能主治	清肺利咽，止血。用于风热郁肺咽痛，音哑，咳嗽；外治鼻衄，创伤出血，痈疽疮疖。

名方验方

附方1：外伤出血，鼻出血，拔牙后出血

马勃撕去皮膜，取内部海绵绒样物压迫出血部位。

附方2：痈疽疮疖

马勃孢子粉适量，以蜂蜜调和涂敷患处。

附方3：积热吐血

马勃研为末，加砂糖做成丸子，如弹子大，每次半丸，冷水化下。

附方4：失音

马勃、马牙硝，等份为末，加砂糖和成丸子，如芡子大，含服。

附方5：久咳

马勃研为末，加蜜做成丸子，如梧桐子大。每次20丸，白汤送下。

附方6：混合痔、肛瘘切除后出血

马勃海绵2～3片贴于创面。

附方7：直肠黏膜大量出血

马勃裹在凡士林纱布内纳入直肠黏膜出血处。

马钱子

别　　名

马前、大方八、马前子、油马钱子。

形态特征

乔木，高 10～13 米。树皮灰色，具皮孔，枝光滑。叶对生，叶柄长 4～6 毫米；叶片草质，广卵形或近于圆形，长 6～15 厘米，宽 3～8.5 厘米，先端急尖或微凹，基部广楔形或圆形，全缘，两面均光滑无毛，有光泽，主脉 5 条罕 3 条，在背面凸起，两侧者较短，不达叶端，细脉成不规则的网状，在叶的两面均明显；叶腋有短卷须。聚伞花序顶生枝端，长 3～5 厘米，直径 2.5～5 厘米，被短柔毛；总苞片及小苞片均小，三角形，先端尖，被短柔毛；花白色，几无梗，花萼绿色，先端 5 裂，被短柔毛；花冠筒状，长 10～12 毫米，先端 5 裂，裂片卵形，长约 2.5～4 毫米，内面密生短毛；雄蕊 5，花药黄色，椭圆形，无花丝；子房卵形，光滑无毛，花柱细长，柱头头状。浆果球形，直径 6～13 厘米，幼时绿色，成熟时橙色，表面光滑。种子 3～5 粒或更多，圆盘形，直径 1.5～2.5 厘米，表面灰黄色，密被银色茸毛，柄生长于一面的中央，另一面略凹入，有丝光。

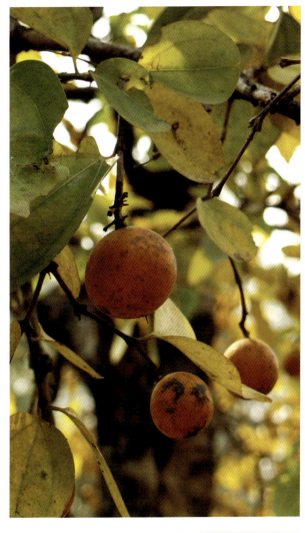

生境分布	生长于山地林中。前者主要产于印度、越南、缅甸、泰国等地，后者分布于云南、广东、海南等地。
性味归经	苦，温；有大毒。归肝、脾经。
功能主治	通络止痛，散结消肿。用于跌打损伤，骨折肿痛，风湿顽痹，肢体拘挛，麻木瘫痪，外伤肿痛，痈疽疮毒，咽喉肿痛。

名方验方

附方 1：喉炎肿痛

马钱子、青木香、山豆根各等份，为末，吹入喉中。

附方 2：面神经麻痹

马钱子适量，湿润后切成薄片，6 克可切 18～24 片，排列于橡皮膏上，贴敷于患侧面部（向左歪贴右，向右歪贴左），7～10 日调换 1 张，至恢复正常为止。

马兜铃

别　　名

兜铃、马铃果。

形态特征

多年生缠绕草本，基部木质化，全株无毛。根细长，在土下延伸，到处生苗。叶三角状椭圆形至卵状披针形或卵形，顶端短尖或钝，基部两侧有圆形的耳片。花单生长于叶腋；花柄长约1厘米，花被管状或喇叭状，略弯斜，基部膨大成球形，中部收缩成管状，缘部卵状披针形，上部暗紫色，下部绿色。

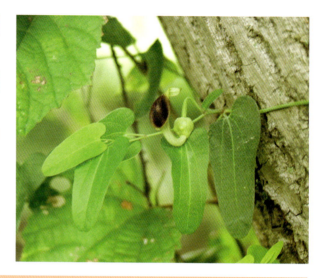

生境分布	生长于郊野林缘、路边、灌丛中散生。北马兜铃分布于黑龙江、吉林、河北等地；马兜铃分布于江苏、安徽、浙江等地。
性味归经	苦，微寒。归肺、大肠经。
功能主治	清肺降气，止咳平喘，清肠消痔。用于肺热喘咳，痰中带血，肠热泻痢，痔血，痔疮肿痛。

名方验方

附方1：肺热咳嗽

马兜铃、杏仁、甘草、桑白皮各10克，水煎服。

附方2：百日咳

马兜铃、百部各10克，大蒜3头，放碗内加水适量，蒸后取汁去渣服。

附方3：久水腹肚如大鼓者

马兜铃水煮服。

附方4：心痛

大马兜铃1个，灯上烧灰存性，研为末，温酒调服。附方5：百日咳：马兜铃6、百部各6克，大蒜3头，放碗内加水适量，蒸后取汁服。

附方6：肺热咳嗽，气管炎

马兜铃、甘草各6克，桑白皮10克，杏仁12克，水煎服。

附方7：肺热咳嗽气急，胸闷痰黄

马兜铃、牛蒡子各6克，桑白皮、紫苏子各10克，甘草5克，水煎服。

附方8：痔疮肿痛

马兜铃30克。水煎，趁热熏洗肛门。

马鞭草

别名

野荆芥、蜻蜓草、龙芽草、退血草、凤颈草、燕尾草、紫顶龙芽草。

形态特征

多年生草本，高30～120厘米；茎四方形，上部方形，老后下部近圆形，棱和节上被短硬毛。单叶对生，卵形至长卵形，长2～8厘米，宽1.5～5厘米，3～5深裂，裂片不规则的羽状分裂或不分裂而具粗齿，两面被硬毛，下面脉上的毛尤密。花夏秋开放，蓝紫色，无柄，排成细长、顶生或腋生的穗状花序；花萼膜质，筒状，顶端5裂；花冠长约4毫米，微呈二唇形，5裂；雄蕊4枚，着生长于冠筒中部，花丝极短；子房无毛，花柱短，顶端浅2裂。果包藏于萼内，长约2毫米，成熟时裂开成4个小坚果。

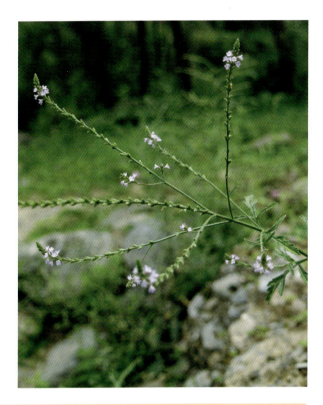

生境分布	全国各地均产。均为野生。
性味归经	苦，凉。归肝、脾经。
功能主治	活血散瘀，解毒，利水，退黄，截疟。用于癥瘕积聚，妇人疝痛，痛经经闭，喉痹，痈肿，水肿，黄疸，疟疾寒热。

名方验方

附方1：疟疾

鲜马鞭草100～200克(干草减半)，水煎浓缩至300毫升，于疟发前4小时、2小时各服1次，连服5～7日。

附方2：肝区疼痛

马鞭草、八月札、石燕各30克，每日1剂，水煎服。

附方3：痢疾

鲜马鞭草100克，土牛膝25克。水煎服，每日1剂。孕妇慎用。

附方4：丝虫病

马鞭草30克，苏叶25克，青蒿20克。加水150毫升，浓缩至80毫升。早、晚2次饭前服，小儿酌减。7～10天为一疗程。

四画

王不留行

别名

奶米、大麦牛、不母留、王母牛、禁宫花、剪金花、金盏银台。

形态特征

一年或二年生草本，高30～70厘米，全株无毛。茎直立，节略膨大。叶对生，卵状椭圆形至卵状披针形，基部稍连合抱茎，无柄。聚伞花序顶生，下有鳞状苞片2枚；花瓣粉红色，倒卵形，先端具不整齐小齿，基部具长爪。蒴果卵形，包于宿萼内，成熟后，先端十字开裂。

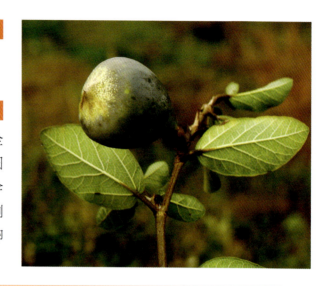

生境分布	生长于山地、路旁及田间。全国各地均产，分布于江苏、河北、山东，及东北等地。以河北产量为最大，习惯认为产于河北邢台者质优。
性味归经	苦，平。归肝、胃经。
功能主治	活血通经，下乳消肿，利尿通淋。用于经闭，痛经，乳汁不下，乳痈肿痛，血淋、石淋、热淋。

名方验方

附方1：急性乳腺炎

王不留行25克，蒲公英50克，每日1剂，水煎分两次服。

附方2：血栓性脉管炎

王不留行、茯苓、茜草、丹参各12克，黄柏、土鳖虫各6克，木瓜、清风藤、川牛膝各9克，薏苡仁20克，水煎服，每日1剂，每日2次。

附方3：产后缺乳

王不留行15克，猪蹄1只，穿山甲9克，通草10克，加水炖服。

附方4：鼻血不止

用王不留行连茎、叶阴干，煎成浓汁温服。很快见效。

附方5：头风白屑

王不留行、香白芷等分为末。干掺一夜，篦去。

天仙子

别名

莨菪子。

形态特征

两年生草本植物,高 15～70 厘米,有特殊臭味,全株被粘性腺毛。根粗壮,肉质,茎直立或斜上伸。密被柔毛。单叶互生,叶片长卵形或卵状长圆形,顶端渐尖,基部包茎,茎下部的叶具柄。花淡黄绿色,基部带紫色;花萼筒状钟形;花冠钟形;花药深紫色;子房略呈椭圆形。蒴果包藏于宿存萼内。种子多数,近圆盘形,淡黄棕色。

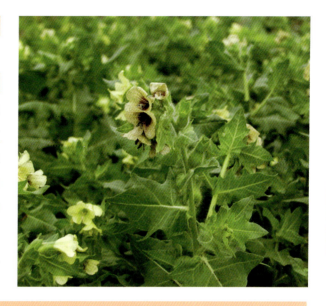

生境分布	生长在海拔 1700～2600 米的山坡,林旁和路边。分布于华北、东北、西北诸省(区),分布于河南、河北、辽宁省。
性味归经	苦、辛,温;有大毒。归心、胃、肝经。
功能主治	解痉止痛,平喘,安神。用于胃脘挛痛,喘咳,癫狂风痫。

名方验方

附方1:恶疮似癞者

烧天仙子末调敷。

附方2:风痹厥痛

天仙子 15 克(炒),大草乌头、甘草 25 克,五灵脂 50 克,研为细末,糊丸,梧子大,以螺青为衣,每服 10 丸,男以菖蒲酒下,女以芫花汤下。

附方3:积冷痃癖,不思饮食,四肢羸困

天仙子 1.5 克(水淘去浮者),大枣 49 枚,上药,以水 3000 毫升相和,煮至水尽,取枣去皮核,每于饭前吃 1 枚,也可用粥饮下,觉热即止。

附方4:石痈坚如石,不作脓者

醋和天仙子末,敷头上。

附方5:赤白痢,脐腹疼痛,肠滑后重

莨菪子 50 克,大黄 25 克,上捣罗为散,每服 5 克,饭前以米饮调下。

附方6:胃病

天仙子粉末 2 分,温开水送服,每日 2 次。

天仙藤

别名

香藤、都淋藤、兜铃苗、长痧藤、马兜铃藤、青木香藤、三百两银。

形态特征

草质藤本。根圆柱形。茎柔弱，无毛。叶互生；叶柄长1～2厘米，柔弱；叶片卵状三角形、长圆状卵形或戟形，长3～6厘米，基部宽1.5～3.5厘米，先端钝圆或短渐尖，基部心形，两侧裂片圆形，下垂或稍扩展；基出脉5～7条，各级叶脉在两面均明显。花单生或2朵聚生长于叶腋；花便长1～1.5厘米；小苞片三角形，易脱落；花被长3～5.5厘米，基部膨大呈球形，向上收狭成一长管，管口扩大成漏斗状，黄绿色，口部有紫斑，内面有腺体状毛；檐部一侧极短，另一侧渐延伸成舌片；舌片卵状披针形，顶端钝；花药贴生长于合蕊柱近基部；子房圆柱形，6棱；合蕊柱先端6裂，稍具乳头状凸起，裂片先端钝，向下延伸形成波状圆环。蒴果近球形，先端圆形而微凹，具6棱，成熟时由基部向上沿空间6瓣开裂；果梗长2.5～5厘米，常撕裂成6条。种子扁平，钝三角形，边线具白色膜质宽翅。花期7～8月，果期9～10月。

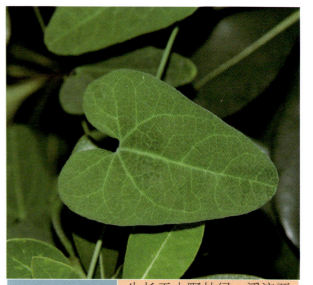

生境分布	生长于山野林绿，溪流两岸，沟边阴湿处，路旁及山坡灌丛中。分布于东北、华北及陕西、甘肃、宁夏、山东、河南、江西、湖北等地。
性味归经	苦，温。归肝、脾、肾经。
功能主治	行气活血，通络止痛。用于脘腹刺痛，疝气疼痛，风湿痹痛，产后腹痛。

名方验方

附方1：疝气作痛

天仙藤50克，好酒1碗，煮至半碗服用即可。

附方2：产后腹痛不止及一切血气腹痛

天仙藤250克，炒焦，研为细末，每服10克。腹痛，炒生姜、小便和酒调下；血气，温酒调服。

附方3：症瘕积聚及奔豚疝气

天仙藤（炒）50克，没药、乳香、玄胡索（醋炒）、吴茱萸、干姜各10克，小茴香15克，共为末，每服15克，好酒调服。

附方4：痰注臂痛

天仙藤、白术、羌活、白芷梢各15克，片姜黄30克，半夏（制）25克，锉细，每服15克，姜5片煎服。间下千金五苓丸。

别 名

天门冬、天文冬、肥天冬、大天冬、润天冬、鲜天冬、朱天冬。

形态特征

攀援状多年生草本。块根肉质，簇生，长椭圆形或纺锤形，灰黄色。茎细，常扭曲多分枝，有纵槽纹。主茎鳞片状叶，顶端尖长，叶基部伸长为2.5～3厘米飞硬刺，在分支上的刺较短或不明显，叶状枝2～3枚簇生叶腋，扁平有棱，镰刀状。花通常2朵腋生，淡绿色，单性，雌雄异株，雄花花被6，雄蕊6枚，雌花与雄花大小相似，具6枚退化雄蕊。浆果球形，熟时红色，有种子一粒。

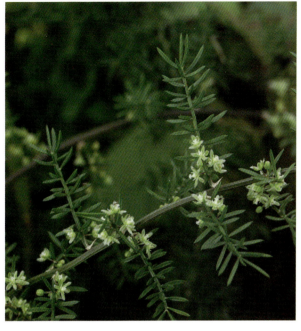

生境分布	生长于阴湿的山野林边、山坡草丛或丘陵地带灌木丛中。主产贵州、四川、广西、浙江、云南等地。陕西、甘肃、湖北、安徽、河南、江西也产。
性味归经	甘，苦，寒。归肺、肾经。
功能主治	养阴润燥，清肺生津。用于肺燥干咳，虚劳咳嗽，腰膝酸痛，骨蒸潮热，内热消渴，热病津伤，咽干口渴，肠燥便秘，心烦失眠。

名方验方

附方1：疝气

鲜天冬25～50克（去皮），水煎服，酒为引。

附方2：催乳

天冬100克，炖肉服。

附方3：风癫发作（耳如蝉鸣，两胁牵痛）

天冬（去心、皮），晒干，捣为末。每次1匙，酒送下，每日3次。

附方4：扁桃体炎、咽喉肿痛

天冬、山豆根、麦冬、桔梗、板蓝根各9克，甘草6克，水煎服。

附方5：气血双亏型肺癌

天冬、白术、茯苓各15克，灵芝、猪苓、黄芪、半枝莲、白花蛇舌草各30克，人参6克，当归、熟地黄各12克。水煎取药汁。每日1剂，分2次服用。

天花粉

别名

花粉、楼根、蒌粉、白药、瑞雪、栝楼根、天瓜粉、屎瓜根、栝蒌粉。

形态特征

多年生草质藤本，根肥厚。叶互生，卵状心形，常掌状3～5裂，裂片再分裂，基部心形，两面被毛，花单性雌雄异株，雄花3～8排，成总状花序，花冠白色，5深裂，裂片先端流苏状，雌花单生，子房卵形，果实圆球形，成熟时橙红色。

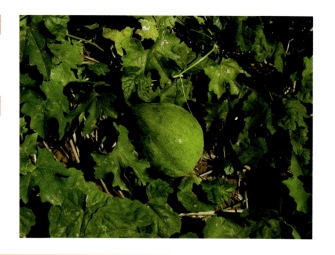

生境分布	生长于向阳山坡、石缝、山脚、田野草丛中。产于我国南北各地。
性味归经	甘、微苦，微寒。归肺、胃经。
功能主治	清热泻火，生津止渴，消肿排脓。用于热病烦渴，肺热燥咳，内热消渴，疔疮肿毒。

名方验方

附方1：肺燥咳嗽、口渴

天花粉、天门冬、麦门冬、生地黄、白芍、秦艽各等份，水煎服。

附方2：胃及十二指肠溃疡

天花粉10克，贝母6克，鸡蛋壳5个，共研粉，每服6克，每日3次。

附方3：天疱疮、痱子

天花粉、连翘、金银花、赤芍、淡竹叶、泽泻、滑石、车前子、甘草各等份，水煎服。

附方4：乳头溃疡

天花粉6克，研细末，鸡蛋清调敷。

附方5：肺热燥咳、干咳带血丝

天花粉、麦门冬各15克，仙鹤草12克，水煎服。

附方6：中、晚期小细胞肺癌

天花粉、川贝母各15克，党参、天冬各20克，杏仁10克，猪苓、白花蛇舌草各30克，生牡蛎60克。水煎取药汁。每日1剂，分2次服用。

附方7：急性淋巴结炎

天花粉30克，海藻、银花、连翘、昆布各15克，丹参、黄芩、生地黄、浙贝母各9克，夏枯草12克，穿山甲、青皮、皂角刺各6克，水煎取药汁。每日1剂，分2次内服，1周1个疗程。小儿剂量酌减。

天南星

别名

南星、白南星、蛇包谷、山苞米、山棒子。

形态特征

株高40~90厘米。叶一枚基生，叶片放射状分裂，披针形至椭圆形，顶端具线形长尾尖，全缘，叶柄长，圆柱形，肉质，下部成鞘，具白色和散生紫色纹斑。总花梗比叶柄短，佛焰苞绿色和紫色，肉穗花序单性，雌雄异株，雌花序具棒状附属器、下具多数中性花，无花被，子房卵圆形雄花序的附属器下部光滑和有少数中性花。浆果红色、球形。

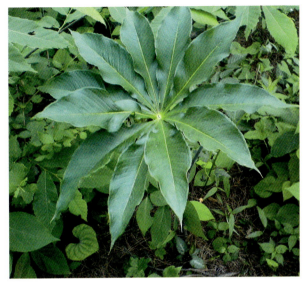

生境分布	生长于丛林之下或山野阴湿处。天南星分布于河南、河北、四川等地；异叶天南星分布于江苏、浙江等地；东北天南星分布于辽宁、吉林等地。
性味归经	苦、辛，温；有毒。归肺、肝、脾经。
功能主治	散结消肿。外用治痈疮肿毒，蛇虫咬伤。

名方验方

附方1：痰湿臂痛

天南星、苍术各等份，生姜3片，水煎服。

附方2：风痫

天南星（九蒸九晒）为末，姜汁糊丸，如梧桐子大，煎人参、菖蒲汤或麦冬汤下20丸。

附方3：诸风口噤

天南星（炮，锉），大人15克，小儿5克，生姜5片，苏叶5克，水煎减半，入雄猪胆汁少许，温服。

附方4：身面疣子

天南星末，醋调涂患处。附方5：中风：乌梅6克，天南星3克，冰片1.5克。共研细末。搽牙齿。

附方6：小儿支气管炎

天南星、天竺黄各10克，雄黄、朱砂各1克，丁香2克。共研细末，备用。取药末适量，填入小儿脐孔中，外用胶布固定，每日换药1次，10日为1个疗程。

附方7：眼镜蛇咬伤，其他毒蛇咬伤

天南星、瓜子金、雄黄各适量，共研细粉，用白酒调敷患处。

天麻

别名

神草、赤箭、离母、木浦、赤箭芝、独摇芝、鬼督邮、定风草。

形态特征

多年生寄生植物。寄主为密环菌，以密环菌的菌丝或菌丝的分泌物为营养源。块茎横生，椭圆形或卵圆形，肉质。茎单一，直立，黄红色。叶退化成膜质鳞片状，互生，下部鞘状抱茎。总状花序顶生；苞片膜质，披针形或狭叶披针形，膜质，具细脉。花淡绿黄色或橙红色，花被下部合生成歪壶状，顶端5裂；唇瓣高于花被管2/3，能育冠状雄蕊1枚，着生长于雄蕊上端子房柄扭转。蒴果长圆形或倒卵形。种子多而极小，成粉末状。

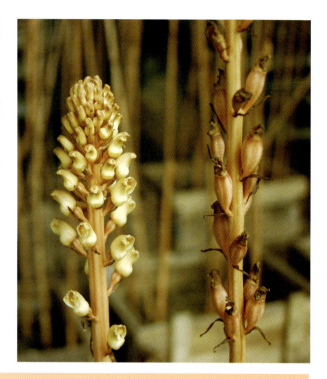

生境分布	生长于腐殖质较多而湿润的林下，向阳灌木丛及草坡也有。分布于四川、云南、贵州等地。
性味归经	甘，平。归肝经。
功能主治	息风止痉，平抑肝阳，祛风通络。用于小儿惊风，癫痫，破伤风，头痛头晕，眩晕耳鸣，手足不利，肢体麻木，风湿痹痛。

名方验方

附方1：头晕、肢体疼痛、皮肤瘙痒、偏头痛等

天麻9克，川芎6克，水煎2次，药液混合，早晚服用，每日1次。

附方2：风湿痹、四肢拘挛

天麻25克，川芎100克，共研为末，炼蜜做成丸子，如芡子大，每次嚼服1丸，饭后茶或酒送下。

附方3：半身不遂、风湿痹痛、坐骨神经痛、慢性腰腿痛

天麻、杜仲、牛膝各30克，枸杞50克，羌活20克，切片放中烧酒中，浸泡7日，每次服1小盅，每日2～3次。

附方4：中风所致的半身不遂

天麻9克，当归36克，全蝎去尾7.5克。共研极细末，备用。用时，取药末6克，煎汤服。每日2次。

附方5：高血压病，眩晕，失眠

天麻、黄芩、川牛膝各15克，钩藤、朱茯神、桑寄生、杜仲、益母草、夜交藤各20克，石决明25克，栀子10克，水煎服。

天葵子

别名

地丁子、天葵根、散血珠、天去子、紫背天葵子。

形态特征

多年生草本，高达40厘米。茎纤细，疏生短柔毛。基生叶有长柄，为三出复叶，小叶广楔形，3深裂，裂片疏生粗齿，下面带紫色；茎生叶较小，夏末茎叶枯萎。花小，单生长于叶腋或茎顶，白色微带淡红，萼片5，花瓣状；花瓣5，匙形，基部囊状；雄蕊8~14；心皮3~5。种子黑色。花期3~4月，立夏前果实成熟。

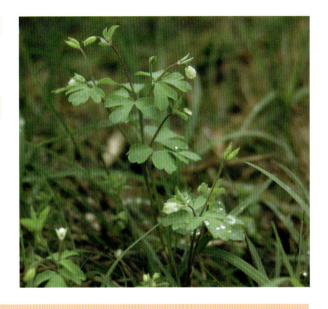

生境分布	生长于丘陵或低山林下、草丛、沟边等阴湿处。主产江苏、湖南、湖北等地。
性味归经	甘、苦，寒。归肝、胃经。
功能主治	清热解毒，消肿散结。用于痈肿疔疮，乳痈，痰核，瘰疬，蛇虫咬伤。

名方验方

附方1：小儿惊风

天葵子5克，研末，开水吞服。

附方2：胃热气痛

天葵子6克，捣烂，开水吞服。

附方3：虚咳、化痰

天葵子9克，炖肉吃。

附方4：骨折

天葵子、桑白皮、水冬瓜皮、玉枇杷各50克，捣绒，正骨后包患处；另取天葵子50克，泡酒500毫升，每次服药酒15毫升。

附方5：热毒型急性子宫颈炎

天葵子、蒲公英、野菊花、紫花地丁、白花蛇舌草各10克，金银花、败酱草各15克，水煎取药汁。口服，每日1剂。

附方6：淋巴结结核

天葵块根9~18克，捣烂，水酒各半冲服，亦可与鸡蛋2个，加水同煮，吃蛋喝汤。

天然冰片（右旋龙脑）

别名

龙脑、梅片、梅冰、片脑、瑞龙脑、梅花脑、冰片脑、梅花片脑。

形态特征

常绿乔木，高达5米，光滑无毛，树皮有凹入的裂缝，外有坚硬的龙脑结晶。叶互生，革质；叶柄粗壮；叶片卵圆形，先端尖；基部钝圆形或阔楔形，全缘，两面无毛，有光泽，主脉明显，侧脉羽状，先端在近叶缘处相连。圆锥状花序，着生长于枝上部的叶腋间，花两性，整齐；花托肉质，微凹；花萼5，覆瓦状排列，花后继续生长；花瓣5，白色；雄蕊多数，离生，略呈周位状，花药线状，药室内向，边缘开裂，药隔延长呈尖尾状，花丝短；雌蕊1，由3心皮组成，子房上位，中轴胎座，3室，每室有胚珠2枚，花柱丝状。干果卵圆形，果皮革质，不裂，花托呈壳斗状，边缘有5片翼状宿存花萼。种子1～2枚，具胚乳。

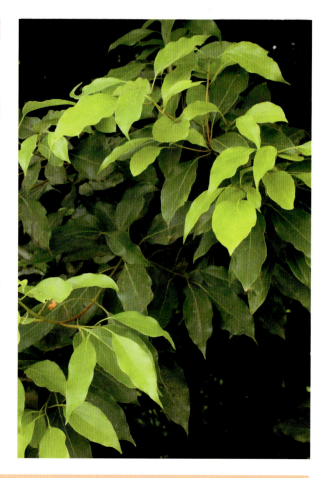

生境分布	分布南洋群岛一带。
性味归经	辛、苦，凉。归心、脾、肺经。
功能主治	开窍醒神，清热止痛。用于热病神昏、惊厥，中风痰厥，气郁暴厥，中恶昏迷，胸痹心痛，目赤，口疮痈疡，喉痹齿痛，耳道流脓。

名方验方

附方1：目赤肿痛

单用冰片点眼即可。

附方2：霉菌性阴道炎

冰片适量，研细末，局部敷用。

附方3：头晕

以神门、脑、心、交感等耳穴为主，每次选双耳的2～3穴，取米粒大小冰片用胶布贴于所选穴位上，3日更换1次，4次为1个疗程。

附方4：中耳炎、外耳道炎和耳部湿疹、耳道流脓、流水者

用冰片1份，配枯矾10份，或再加入硼砂，拭净耳脓后吹入耳内，效果良好。亦可用冰硼散。

云芝

别名

灰芝、瓦菌、红见手、千层蘑、黄云芝、杂色云芝、彩纹云芝。

形态特征

彩绒革盖菌子实体一年生。革质至半纤维质，侧生无柄，常覆瓦状叠生，往往左右相连，生长于伐桩断面上或倒木上的子实体常围成莲座状。菌盖半圆形至贝壳形，（1~6）厘米×（1~10）厘米，厚1~3毫米；盖面幼时白色，渐变为深色，有密生的细绒毛，长短不等，呈灰、白、褐、蓝、紫、黑等多种颜色，并构成云纹状的同心环纹；盖缘薄而锐，波状，完整，淡色。管口面初期白色，渐变为黄褐色、赤褐色至淡灰黑色；管口圆形至多角形，每1毫米间3~5个，后期开裂，菌管单层，白色，长1~2毫米。菌肉白色，纤维质，干后纤维质至近革质。孢子圆筒状，稍弯曲，平滑，无色，（1.5~2）微米×（2~5）微米。

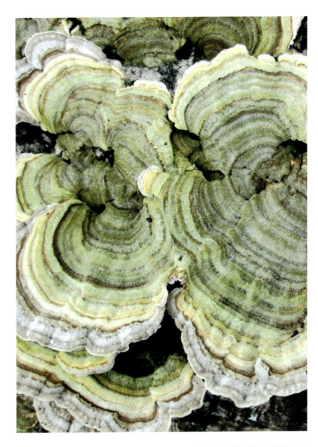

生境分布	常见大型真菌，主要是野生，生长于多种阔叶树木桩、倒木和枝上。世界各地森林中均有分布。
性味归经	甘，平。归心、脾、肝、肾经。
功能主治	健脾利湿，清热解毒。用于湿热黄疸，胁痛，癥瘕腹痛，纳差，倦怠乏力，咽喉肿痛。

名方验方

附方1：慢性活动性肝炎

云芝多糖（以粗提物的多糖含量折算）74克，蔗糖适量。取云芝多糖及蔗糖，混合，加水适量，制粒，50~60℃干燥，整粒，分装，制成1000克，每袋5克，含云芝多糖0.37克，温开水送服，每次1袋，每日2~3次。

附方2：慢性迁延性肝炎

云芝、香菇多糖清膏（3：2）适量（相当于蛋白多糖28克），蔗糖820克，糊精适量，制成1000克，取香菇、云芝多糖清膏，加蔗糖粉与糊精混匀，加水适量制成软材，制颗粒，在50~60℃干燥，整粒，分装，即得，每袋5克，每1克含蛋白多糖以葡萄糖计算，应不少于28毫克，口服，每次1袋，每日2次，开水冲服。

木瓜

别名

木梨、木李、楂、木瓜花、木瓜海棠、光皮木瓜。

形态特征

落叶灌木，高达2米，小枝无毛，有刺。叶片卵形至椭圆形，边缘有尖锐重锯齿；托叶大，肾形或半圆形，有重锯齿。花3～5朵簇生长于两年生枝上，先叶开放，绯红色稀淡红色或白色；萼筒钟状，基部合生，无毛。梨果球形或长圆形，木质，黄色或带黄绿色，干后果皮皱缩。

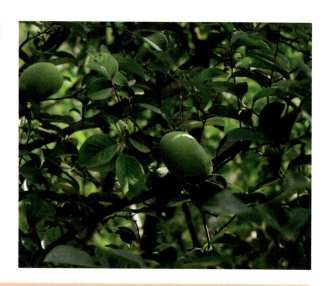

生境分布	生长于山坡地、田边地角、房前屋后。主产于山东、河南、陕西、安徽、江苏、湖北、四川、浙江、江西、广东、广西等地。
性味归经	酸，温。归肝、脾经。
功能主治	舒筋活络，和胃化湿。用于湿痹拘挛，腰膝酸软，关节酸重疼痛，暑湿吐泻，转筋挛痛，脚气水肿。

名方验方

附方1：消化不良

木瓜10克，麦谷芽各15克，木香3克，水煎服。

附方2：风湿性关节炎

木瓜，豨莶草、老鹳草各15克。水煎服。

附方3：脚气

干木瓜1个，明矾50克，煎水，乘热熏洗。

附方4：荨麻疹

木瓜18克，水煎，分2次服，每日1剂。

附方5：肩周炎，腰背劳损疼痛

木瓜、桑寄生各30克，红花15克。放入盛有开水的保温瓶内，浸泡20分钟。取汁代茶饮用，每日1剂，分服，连服15～30日。

附方6：湿热下注型直肠脱垂

木瓜（1／4个）、冰块各100克，鸡蛋黄1个，白砂糖35克，牛奶220克。将木瓜去皮、去子后，切成小块。木瓜、鸡蛋黄、白砂糖、牛奶一起放入粉碎机中，一面粉碎，一面倒入冰块，约5分钟即成，上、下午分别服用。

木芙蓉叶

别名

拒霜叶、芙蓉花叶、铁箍散。

形态特征

落叶灌木或小乔木，高6米，密被灰色星状短柔毛。单叶互生；具长柄，叶柄长达20厘米；叶片大，卵圆状心形，直径10～18厘米，掌状3～7裂，基部心形，裂片卵状三角形，边缘有钝齿，两面均被星状毛。花单生叶腋或簇生枝端，初放时白色，逐渐变为粉红色以至深红色，副萼10裂，裂片条形；花冠直径约9厘米，花瓣5或为重瓣，宽倒卵圆形，先端浑圆，边缘稍有波状弯曲，基部与雄蕊柱合生；花药多数，生于柱顶；雌蕊1枚，柱头5裂。蒴果近球形，径约3厘米，密生淡黄色刚毛及绵毛。种子肾形，被毛。花期夏秋。

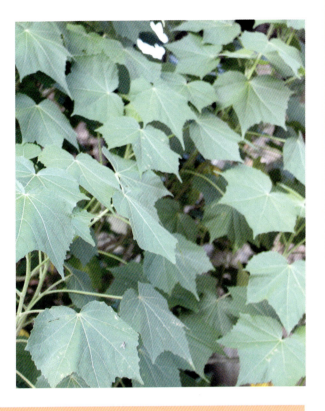

生境分布	生于山坡、路旁或水边砂质壤土上。分布于陕西、江苏、安徽、浙江、江西、福建、河南、湖北、湖南、广西、广东、四川和贵州等省区。
性味归经	辛，平。归肺、肝经。
功能主治	凉血，解毒，消肿，止痛。用于痈疽焮肿，缠身蛇丹，烫伤，目赤肿痛，跌打损伤。

名方验方

附方1：阳疮肿疡，根脚散漫

木芙蓉叶30克，五倍子50克（微炒），生大黄20克，醋1钟，熬滚，投药末搅匀，敷患处留顶，用纸盖上，干以醋洒之，亦可加寒食面25克，阴疽皮色不变、脓肿无头者忌用。

附方2：阳疮红焮，收根束毒

木芙蓉叶（秋采）30克，榆面100克，生大黄25克，皮硝50克，研细，葱汁、童便调敷，留顶。

附方3：烧烫伤

木芙蓉叶500克（鲜品加倍），加凡士林1000克，文火熬至叶枯焦，纱布过滤，制成碧绿色软膏。摊在消毒敷料上或制成芙蓉叶膏纱布外敷。对于1度烧伤亦可用芙蓉叶膏直接涂搽。

附方4：带状疱疹

木芙蓉鲜叶，阴干研末，调米浆外涂患处。

木香

别名
蜜香、五香、青木香、五木香。

形态特征
多年生草本，高1～2米。主根粗壮，圆柱形。基生叶大型，具长柄，叶片三角状卵形或长三角形，基部心形，边缘具不规则的浅裂或呈波状，疏生短刺；基部下延成不规则分裂的翼，叶面被短柔毛；茎生叶较小呈广椭圆形。头状花序2～3个丛生长于茎顶，叶生者单一，总苞由10余层线状披针形的薄片组成，先端刺状；花全为管状花。瘦果线形，有棱，上端着生一轮黄色直立的羽状冠毛。

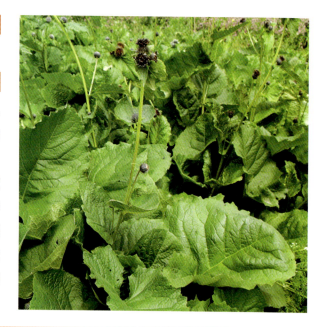

生境分布	生长于高山草地和灌木丛中。木香产于云南、广西者，称为云木香，产于印度、缅甸者，称为广木香。川木香主产四川、西藏等地。
性味归经	辛、苦，温。归脾、胃、大肠、三焦、胆经。
功能主治	行气止痛，健脾消食。用于胸胁、脘腹胀痛，泻痢后重，食积不消，呃逆呕吐，不思饮食。煨木香实肠止泻。用于泄泻腹痛。

名方验方

附方1：一切气不和

木香适量，温水磨浓，热酒调下。

附方2：肝炎

木香研末，每日9～18克，分3～4次服用。

附方3：痢疾腹痛

木香6克，黄连12克，水煎服。

附方4：糖尿病

木香10克，川芎、当归各15克，黄芪、葛根、山药、丹参、益母草各30克，苍术、赤芍各12克，水煎服。

附方5：便秘

木香、厚朴、番泻叶各10克，用开水冲泡，当茶饮。

木贼

别名

擦草、锉草、木贼草、无心草、节骨草、节节草、擦桌草。

形态特征

一年或多年生草本蕨类植物,根茎短,棕黑色,匍匐丛生;植株高达100厘米。枝端产生孢子叶球,矩形,顶端尖,形如毛笔头。地上茎单一枝不分枝,中空,有纵列的脊,脊上有疣状突起2行,极粗糙。叶成鞘状,紧包节上,顶部及基部各有一黑圈,鞘上的齿极易脱落。孢子囊生长于茎顶,长圆形,无柄,具小尖头。

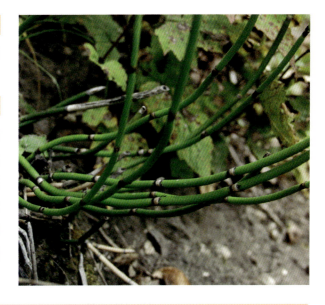

生境分布	生长于河岸湿地、坡林下阴湿处、溪边等阴湿的环境。产于东北、华北和长江流域各省。
性味归经	甘、苦,平。归肺、肝经。
功能主治	疏散风热,明目退翳。用于风热目赤,迎风流泪,目生云翳。

名方验方

附方1:肠风下血

木贼(去节,炒)30克,木馒(炒)、枳壳(制)、槐角(炒)、茯苓、荆芥各15克,上为末,每次6克,浓煎枣汤调下。

附方2:翳膜遮睛

木贼6克,蝉蜕、谷精草、黄芩、苍术各9克,蛇蜕、甘草各3克,水煎服。

附方3:目昏多泪

木贼、苍术各等份,共为末,温开水调服,每次6克,或为蜜丸服。

附方4:胎动不安

木贼(去节)、川芎等份,为末,每次9克,水1盏,入金银花3克煎服。

附方5:风热目赤,急性黄疸型肝炎

木贼30克,板蓝根、茵陈各15克,水煎服。

附方6:扁平疣

木贼、香附、夏枯草各30克。加水浓煎去渣,取药液洗患处,1天3~5次。

四画

木棉花

别名

吉贝、烽火、斑芝树、英雄树、攀枝花。

形态特征

落叶大乔木，高达25米。树皮深灰色，树干常有圆锥状的粗刺，分枝平展。掌状复叶；总叶柄长10～20厘米；小叶5～7枚，长圆形至长圆状披针形，长10～16厘米，宽3.5～5.5厘米；小叶柄长1.5～4厘米。花生长于近枝顶叶腋，先叶开放，红色或橙红色，直径约10厘米；萼杯状，厚，3～5浅裂；花瓣肉质，倒卵状长圆形，长8～10厘米，两面被星状柔毛；雄蕊多数，下部合生成短管，排成3轮，内轮部分花丝上部分2叉，中间10枚雄蕊较短，不分叉，最外轮集生成5束，花药1室，肾形，盾状着生；花柱长于雄蕊；子房5室。蒴果长圆形，木质，长10～15厘米，被灰白色长柔毛和星状毛，室背5瓣开裂，内有丝状绵毛。种子多数，倒卵形，黑色，藏于绵毛内。花期春季，果期夏季。

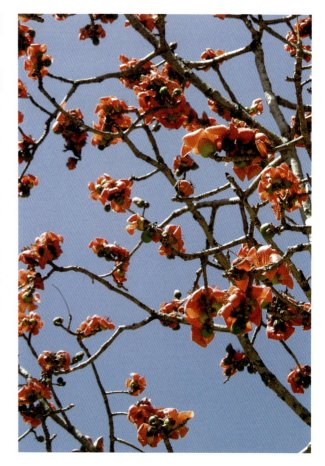

生境分布	生长于海拔1400～1700米以下的干热河谷、稀树草原、雨林沟谷、低山，次生林中及村边、路旁。分布于华南、西南及江西、福建、台湾等地。
性味归经	甘、淡，凉。归大肠经。
功能主治	清热利湿，解毒。用于泄泻，痢疾，痔疮出血，痈疮肿毒。

名方验方

附方1：痢疾

木棉花、金银花、凤尾草各15克，水煎服。

附方2：赤白痢疾

木棉花、茶叶各15～30克。水煎服。

附方3：湿热下痢

木棉花15克，鱼腥草12克，刺苋头30克。水煎服。

附方4：风湿性关节炎

木棉根15～30克，水煎或浸酒服。

木蝴蝶

别名

纸肉、故纸、千张纸、白玉纸、玉蝴蝶、云故纸、破布子、白故纸。

形态特征

叶对生，2～3回羽状复叶，着生长于茎的近顶端；小叶多数，卵形，全缘。总状花序顶生，长约25厘米。花大，紫红色，两性。花萼肉质，钟状。蒴果长披针形，扁平，木质。种子扁圆形，边缘具白色透明的膜质翅。

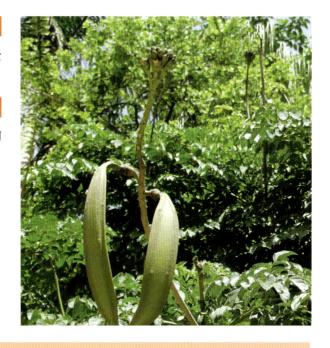

生境分布	生长于山坡、溪边、山谷及灌木丛中。分布于云南、广西、贵州等地。
性味归经	苦、甘，凉。归肺、肝、胃经。
功能主治	清肺利咽，疏肝和胃。用于肺热咳嗽，喉痹咽痛，音哑，肝胃气痛。

名方验方

附方1：久咳音哑

木蝴蝶、桔梗、甘草各6克，水煎服。

附方2：胁痛、胃脘疼痛

木蝴蝶2克，研粉，好酒调服。

附方3：慢性咽喉炎

木蝴蝶3克，金银花、菊花、沙参、麦冬各9克，煎水当茶饮。

附方4：久咳音哑

木蝴蝶6克，玄参9克，冰糖适量，水煎服。

附方5：干咳、音哑、咽喉肿痛

木蝴蝶、甘草各6克，胖大海9克，蝉蜕3克，冰糖适量，水煎服。

附方6：肝气痛

木蝴蝶20～30张，铜铫上焙燥研细，好酒调服。

木鳖子

别名

木鳖、漏苓子、糯饭果、藤桐子、番木鳖。

形态特征

叶互生，圆形至阔卵形，长7～14厘米，通常3浅裂或深裂，裂片略呈卵形或长卵形，全缘或具微齿，基部近心形，先端急尖，上面光滑，下面密生小乳突，3出掌状网脉；叶柄长5～10厘米，具纵棱，在中部或近叶片处具2～5腺体。花单性，雌雄同株，单生叶腋，花梗细长，每花具1片大型苞片，黄绿色；雄花：萼片5，革质，粗糙，卵状披针形，基部连合，花瓣5，浅黄色，基部连合，雄蕊5，愈合成3体；雌花：萼片线状披针形，花冠与雄花相似，子房下位。瓠果椭圆形，成熟后红色，肉质，外被软质刺突，种子略呈扁圆形或近椭圆形，边缘四周具不规则的突起，呈龟板状，灰棕色。

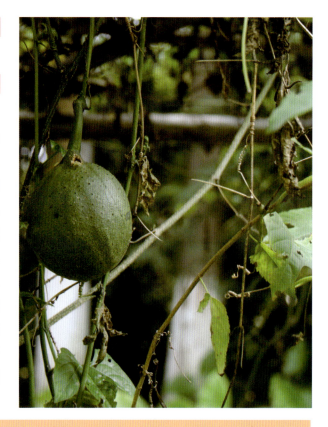

生境分布	生长于山坡、林缘，土层较深厚的地方。分布广西、四川、湖北、河南、安徽、浙江、福建、广东、贵州、云南等地。
性味归经	苦、微甘，凉；有毒。归肝、脾、胃经。
功能主治	散结消肿，攻毒疗疮。用于疮疡肿毒，乳痈，瘰疬，痔瘘，干癣，秃疮，风湿痹痛，筋脉拘挛。

名方验方

附方1：痔疮

木鳖子、荆芥、朴硝各等份，上药煎汤，放入瓶内，熏后，汤温洗之。

附方2：血管瘤

鲜木鳖子适量，去壳研如泥，以醋调敷患处，每日3～5次。

附方3：两耳卒肿热痛

木鳖子仁50克（研如膏），赤小豆末、川大黄末各25克，上药同研令匀，水，生油旋调涂之。

附方4：瘰疬发歇无已，脓血淋漓

木鳖仁2个，厚纸拭去油，研碎，以乌鸡子调和，磁盏盛之，甑内蒸热。每日食后服一次，服半月。

附方5：痔疮

木鳖子、荆芥、朴硝各等量，煎汤，入瓶内，熏洗。

五加皮

别名

五谷皮、南五加皮、红五加皮。

形态特征

落叶灌木，高2～3米，枝呈灰褐色，无刺或在叶柄部单生扁平刺。掌状复叶互生，在短枝上簇生，小叶5，稀3～4，中央一片最大，倒卵形或披针形，长3～8厘米，宽1～3.5厘米，边缘有钝细锯齿，上面无毛或沿脉被疏毛，下面腋脉有簇毛。伞形花序单生长于叶腋或短枝上，总花梗长2～6厘米，花小，黄绿色，萼齿、花瓣及雄蕊均为5数。子房下位，2室，花柱2，丝状分离。浆果近球形，侧扁，熟时黑色。

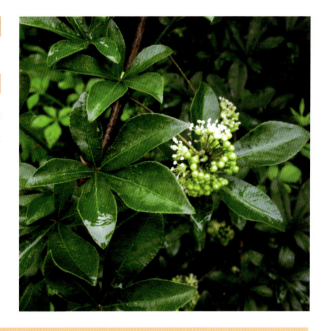

生境分布	生长于路边、林缘或灌丛中。主产于湖北、河南、辽宁、安徽等地。
性味归经	辛、苦，温。归肝、肾经。
功能主治	祛风除湿，补益肝肾，强筋壮骨，利水消肿。用于风湿痹病，筋骨痿软，腰膝疼痛，小儿行迟，体虚乏力，水肿，脚气，跌打损伤，阴下湿痒。

名方验方

附方1：腰脊脚膝筋骨弱而行迟

五加皮为末，粥引调下，每次3克，每日3次。

附方2：腰痛

五加皮、杜仲（炒）等份，为末，酒糊丸，如梧桐子大，每次30丸，温酒下。附方3：风寒湿引起的腰腿痛

五加皮100克，当归、川牛膝各50克，白酒1000毫升，诸药切碎浸酒中。7日后可服用，每次15毫升，每日2次。

附方4：水肿、小便不利

五加皮、大腹皮、陈皮、茯苓皮、生姜皮各9克，水煎服。

附方5：阴囊水肿

五加皮9克，仙人头30克，水煎服。

五味子

别名

玄及、会及、五味、五梅子、北五味、南五味、南五味子、北五味子、华中五味子。

形态特征

落叶木质藤本，长达8米。茎皮灰褐色，皮孔明显，小枝褐色，稍具棱角。叶互生，柄细长；叶片薄而带膜质；卵形、阔倒卵形以至阔椭圆形，长5～11厘米，宽3～7厘米，先端尖，基部楔形、阔楔形至圆形，边缘有小齿牙，上面绿色，下面淡黄色，有芳香。花单性，雌雄异株；雄花具长梗，花被6～9，椭圆形，雄蕊5，基部合生；雌花花被6～9，雌蕊多数，螺旋状排列在花托上，子房倒梨形，无花柱，受粉后花托逐渐延长成穗状。浆果球形，直径5～7毫米，成熟时呈深红色，内含种子1～2枚。花期5～7月，果期8～9月。

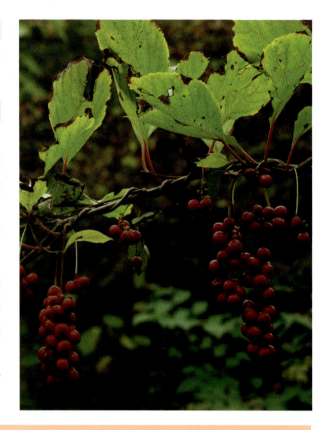

生境分布	生长于半阴阴湿的山沟、灌木丛中。北五味子为传统使用的正品。分布于东北、内蒙古、河北、山西等地。南五味子多产于长江流域以南及西南地区。
性味归经	酸、甘，温。归肺、心、肾经。
功能主治	收敛固涩，益气生津，补肾宁心。用于久嗽虚喘，久泻不止，梦遗滑精，遗尿尿频，自汗盗汗，津伤口渴，内热消渴，胸中烦热，心悸失眠。

名方验方

附方1：肾虚遗精、滑精、虚羸少气

五味子250克，加水适量，煎熬取汁，浓缩成稀膏，加适量蜂蜜，以小火煎沸，待冷备用。每次服1～2匙，空腹时沸水冲服。

附方2：失眠

五味子6克，丹参15克，远志3克，水煎服，午休及晚上睡前各服1次。

附方3：耳源性眩晕

五味子、山药、当归、枣仁各10克，桂圆肉15克，水煎2次，取汁40毫升，分早、晚2次服。

附方4：神经衰弱

五味子15～25克，水煎服；或五味子50克，用300毫升白酒浸7天，每次饮酒1酒盅。

五倍子

别名
角倍、肤杨树、盐肤子、盐酸白、五倍柴。

形态特征
角倍蚜：成虫有有翅型及无翅型两种。有翅成虫均为雌虫，全体灰黑色，长约2毫米，头部触角5节，第3节最长，感觉芽分界明显，缺缘毛。翅2对，透明，前翅长约3毫米，痣纹长镰状。足3对。腹部略呈圆锥形。无翅成虫，雄者色绿，雌者色褐，口器退化。倍蛋蚜：形态及生活史与上种相似，唯秋季迁移蚜的触角，第3节较第5节略短，感觉芽境界不明；虫瘿蛋形。寄主植物为青麸杨及红麸杨。

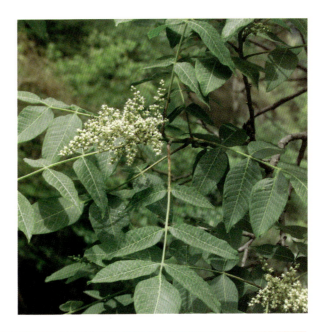

生境分布	生长于向阳的山坡。分布除东北、西北外，大部分地区均有，分布于四川。
性味归经	酸、涩，寒。归肺、大肠、肾经。
功能主治	敛肺降火，涩肠止泻，敛汗，止血，收湿敛疮。用于肺虚久咳，肺热痰嗽，久泻久痢，自汗盗汗，消渴，便血痔血，脱肛，遗精，白浊，外伤出血，痈肿疮毒，皮肤湿烂。

名方验方

附方1：癣疮

五倍子（去虫）、白矾（烧过）各等份，为末，搽之，干则油调。

附方2：行经流涎

五倍子12克，麦芽10克，水煎服。

附方3：盗汗

五倍子、荞面各适量，共研为末，水和作饼，煨熟，晚上当点心吃2～3个。

附方4：水田皮炎

五倍子500克研成细末，放入白醋4000毫升中溶解，在下水田前，涂抹四肢受水浸泡处，使呈一黑色保护层。如已患水田皮炎，涂抹后半至一天内，患处渗出停止，疼痛减轻。

附方5：宫颈糜烂

用五倍子、枯矾各等量研细末，加甘油调成糊剂，用带线的小纱布块涂药贴塞于宫颈糜烂处，12小时后取出。每周复查一次。

太子参

别名
童参、米参、孩儿参、双批七、四叶参。

形态特征
多年生草本，块根纺锤形，茎多单生直立，节部膨大。叶对生，下部的叶片窄小，长倒披针形，叶基渐狭，叶基渐狭，全缘；上部的叶片较大，卵状披针形或菱状卵形，叶基渐狭成楔形，叶缘微波状，茎顶端两对叶稍密集，叶大，呈十字型排列。花两型，茎下部腋生小的闭锁花，五花瓣；茎端的花大型，披针形。蒴果近球形。

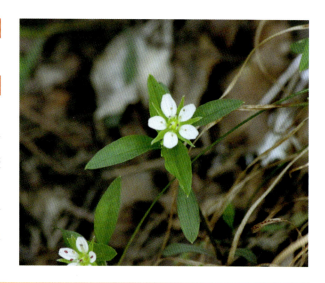

生境分布	生长于林下富腐殖质的深厚土壤中。分布于江苏、安徽、山东等地。
性味归经	甘、微苦。平。归脾、肺经。
功能主治	益气健脾，生津润肺。用于脾虚体倦，食欲不振，病后虚弱，气阴不足，自汗口渴，心悸怔忡，肺燥干咳。

名方验方

附方1：病后气血亏虚、神疲乏力

太子参15克，黄芪12克，五味子3克，炒白扁豆9克，大枣4枚，水煎代茶饮。

附方2：脾虚便溏、饮食减少

太子参12克，白术、茯苓各9克，陈皮、甘草各6克，水煎服。

附方3：神经衰弱、失眠

太子参15克，当归、远志、酸枣仁、炙甘草各9克，水煎服。

附方4：祛瘀消癥

太子参、桃仁、黄芪、郁金、丹参、凌霄花、制香附、八月札各9克，炙鳖甲12克，全蝎6克，水煎服，每日1剂。

附方5：气阴两虚

太子参、生黄芪、白芍、五味子、浮小麦、煅牡蛎各15～30克，水煎服。

附方6：形体消瘦、精神不振

太子参15克，山药、白术各10克，生黄芪15克，麦冬、黄芩各10克，黄精、鸡血藤各15克，水煎服，每周服1剂。

车前子

别名

车前实、虾蟆衣子、凤眼前仁、猪耳朵穗子。

形态特征

叶丛生，直立或展开，方卵形或宽卵形，长4～12厘米，宽4～9厘米，全缘或有不规则波状浅齿，弧形脉。花茎长20～45厘米，顶生穗状花序。蒴果卵状圆锥形，周裂。

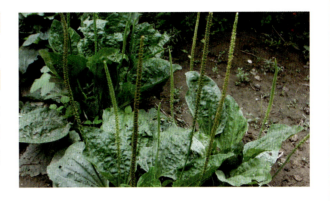

生境分布	生长于山野、路旁、沟旁及河边。分布于全国各地。
性味归经	甘，寒。归肝、肾、肺、小肠经。
功能主治	清热利尿通淋，渗湿止泻，明目，祛痰。用于热淋涩痛，淋浊带下，水肿胀满，暑湿泄泻，目赤肿痛，痰热咳嗽。

名方验方

附方1：高血压

车前子9～18克，水煎2次，每日当茶饮。

附方2：上消化道出血

车前子3克，大黄120克，煎为200毫升，4～6次服，每4～6小时服1次，首次量加倍。

附方3：急慢性细菌性痢疾

炒车前子2份，焦山楂1份。共研细末，每日3次，每次10克，用温开水送服，服药期间忌油腻及生冷食物。

附方4：腹泻

炒车前子、枯矾各10克，共研细末备用，每次1～2克，每日2次，饭前冲服，5日为1个疗程。

附方5：百日咳、急慢性气管炎

车前草60克，水煎服。附方6：外伤出血：车前草适量，捣烂敷患处。

附方6：高血压

车前草、鱼腥草各50克，水煎服。附方8：小儿痫病：车前草250克，绞汁，加冬蜜25克，开水冲服。

附方7：上呼吸道感染

车前草、古山龙、裸花紫珠、黑面叶各25克，水煎，浓缩成30毫升，分3次服。

附方8：泌尿系结石

车前草50～100克，石韦50～100克，栀子50克，甘草15～25克。水煎当茶饮。

瓦松

别名

瓦花、瓦玉、屋松、岩笋、塔松、瓦霜、向天草、昨叶荷草。

形态特征

为多年生肉质草本，高10～40厘米。茎略斜伸，全体粉绿色。基部叶成紧密的莲座状，线形至倒披针形，长2～3厘米，绿色带紫，或具白粉，边缘有流苏状的软骨片和1针状尖刺。茎上叶线形至倒卵形，长尖。花梗分枝，侧生长于茎上，密被线形或为长倒披针形苞叶，花成顶生肥大穗状的圆锥花序，幼嫩植株上则排列疏散，呈伞房状圆锥花序；花萼与花瓣通常均为5片，罕为4片；萼片卵圆形或长圆形，基部稍合生；花瓣淡红色，膜质，长卵状披针形或长椭圆形；雄蕊10，几与花瓣等长；雌蕊为离生的5心皮组成，花柱与雄蕊等长。果。花期7～9月，果期8～10月。

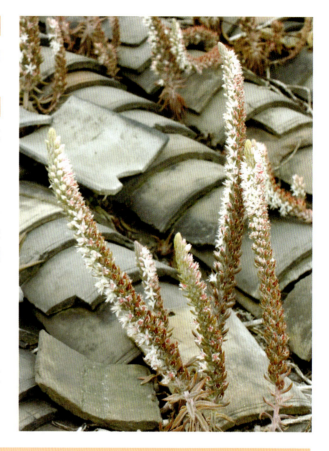

生境分布	生长于屋顶、墙头及石上。全国各地均有分布。
性味归经	酸、苦，凉。归肝、肺、脾经。
功能主治	凉血止血，解毒，敛疮。用于血痢，便血，痔血，吐血，鼻衄，湿疹，痈毒，疔疮，疮口久不愈合。

名方验方

附方1：痔疮

鲜瓦松适量，煎水熏洗患处。

附方2：唇裂生疮

瓦松、生姜各适量，入盐少许捣搽。

附方3：火淋，白浊

瓦松适量，熬水兑白糖服。

附方4：牙龈肿痛

瓦松、白矾各等份，水煎漱之。

瓦楞子

别名

蛤壳、瓦屋子、蜡子壳、瓦垄子、花蚬壳、瓦垄蛤皮、血蛤皮、毛蚶皮。

形态特征

毛蚶：成体壳长4～5厘米，壳面膨胀呈卵圆形，两壳不等，壳顶突出而内卷且偏于前方；壳面放射肋30～44条，肋上显出方形小结节；铰合部平直，有齿约50枚；壳面白色，被有褐色绒毛状表皮。泥蚶：贝壳极坚厚，卵圆形。两壳相等，极膨胀，尖端向内卷曲。韧带面宽、角质、有排列整齐的纵纹。壳表放射肋发达，肋上具颗粒状结节，故又名粒蚶。壳石灰白色，生长线明显。壳内面灰白色，无珍珠质层。铰合部直，具细而密的片状小齿。前闭壳肌痕呈三角形，后闭壳肌痕呈四方形。泥蚶血液中含有泥蚶血红素，呈红色，因而又称血蚶。魁蚶：大型蚶，壳高达8厘米，长9厘米，宽8厘米。壳质坚实且厚，斜卵圆形，极膨胀。左右两壳近相等。背缘直，两侧呈钝角，前端及腹面边缘圆，后端延伸。壳面有放射肋42～48条，以43条者居多。放射肋较扁平，无明显结节或突起。同心生长轮脉在腹缘略呈鳞片状。壳面白色，被棕色绒毛状壳皮，有的肋沟呈黑褐色。壳内面灰白色，其壳缘有毛、边缘具齿。铰合部直，铰合齿约70枚。

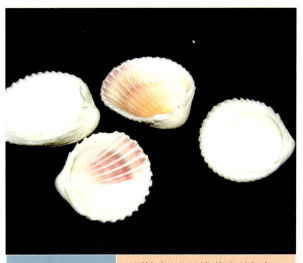

生境分布	毛蚶生活于浅海泥沙底，尤其喜在有淡水流入的河口附近。泥蚶生活于浅海软泥滩中。魁蚶生活于潮下带5米至10～30米深的软泥或泥沙质海底。产于各地沿海地区。
性味归经	咸，平。归肺、胃、肝经。
功能主治	消痰化瘀，软坚散结，制酸止痛。用于顽痰胶结，黏稠难咯，瘿瘤，瘰疬，乳癖，痰核，癥瘕块，胃痛泛酸。

名方验方

附方1：胃及十二指肠溃疡

瓦楞子（煅）150克，甘草30克，共研细末，每次10克，每日3次，饭前服；或每次20克，于节律性疼痛发作前20分钟服药。

附方2：淋巴结核

生瓦楞子、生牡蛎各30克，香附、昆布、象贝、海藻、当归、夏枯草、浮海石各10克，柴胡、陈皮、川芎各5克，水煎服。

附方3：肺癌胸痛

生瓦楞（先煎）60克，冬瓜仁、半边莲、白花蛇舌草各30克，麦冬、瓜蒌、北沙参、葶苈子、太子参各15克，杏仁、生甘草、野百合各10克，水煎服。

牛黄

别名

西黄、丑宝。

形态特征

牛：体长1.5～2米，体重一般在250千克左右。体格强壮结实，头大，额广，鼻阔，口大。上唇上部有2个大鼻孔，其间皮肤硬而光滑，无毛，称为鼻镜。眼、耳都很大。头上有角1对，左右分开，角之长短、大小随品种而异，弯曲，无分枝，中空，内有骨质角髓。四肢匀称。4趾，均有蹄甲，其后方2趾不着地，称悬蹄。尾端具丛毛。毛色大部为黄色，无杂毛掺混。

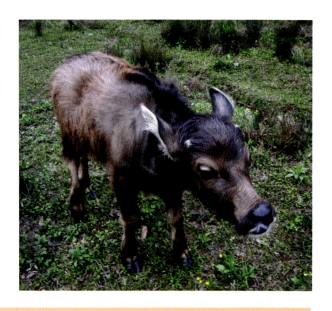

生境分布	主产我国西北、东北及河北等地。国外产于南美洲（金山牛黄）及印度（印度牛黄）等地。由牛胆汁或猪胆汁经提取加工而制成者称人工牛黄。近年又试对活牛进行手术方法培育天然牛黄，即在牛胆囊内埋置黄核，注入非致病性大肠杆菌，使胆汁中成分在黄核上沉淀附着，形成结石，称人工天然牛黄。
性味归经	甘，凉。归心、肝经。
功能主治	清心，豁痰，开窍，凉肝，息风，解毒。用于热病神昏，中风痰迷，惊痫抽搐，癫痫发狂，咽喉肿痛，口舌生疮，痈肿疔疮。

名方验方

附方1：冠心病

牛黄、熊胆、麝香、珍珠等药组成的活心丸，每次1丸，每日2次，2周为1个疗程。

附方2：小儿高热惊厥

以牛黄、麝香为主组成的牛黄千金散，用灯芯草、薄荷、金银花煎汤冲服，每次0.3克。

附方3：新生儿丹毒

牛黄0.3克，绿豆衣0.5克，生甘草1.5克，双花3克，共为细末，均分包装，每日1包，分2次服，7日服完。

附方4：皮肤感染性炎症

选用牛黄醒消丸（牛黄、雄黄、麝香、乳香、没药），每次1.5～3克，每日1～2次，小儿减半。

附方5：复发性口腔溃疡

用以牛黄、青黛为主的犀青散，每日用0.3克，分3～4次局部外搽，3～5日为1个疗程。

牛蒡子

别名

恶实、鼠粘子、毛然子、黍粘子、黑风子、大力子、毛锥子。

形态特征

两年生大形草本，高1~2米，上部多分枝，带紫褐色，有纵条棱。根粗壮，肉质，圆锥形。基生叶大形，丛生，有长柄。茎生叶互生，有柄，叶片广卵形或心形，长30~50厘米，宽20~40厘米，边缘微波状或有细齿，基部心形，下面密布白色短柔毛。茎上部的叶逐渐变小。头状花序簇生长于茎顶或排列成伞房状，花序梗长3~7厘米，表面有浅沟，密生细毛；总苞球形，苞片多数，覆瓦状排列，披针形或线状披针形，先端延长成尖状，末端钩曲。花小，淡红色或红紫色，全为管状花，两性，聚药雄蕊5；子房下位，顶端圆盘状，着生短刚毛状冠毛，花柱细长，柱头2裂。瘦果长圆形，具纵棱，灰褐色，冠毛短刺状，淡黄棕色。

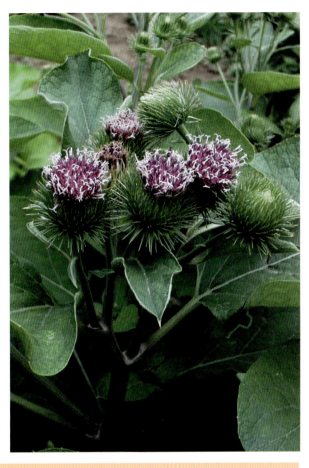

生境分布	生长于沟谷林边、荒山草地中；有栽培。全国各地均产，主产区为河北、吉林、辽宁、黑龙江、浙江，其中尤以东北三省产量为大。
性味归经	辛、苦，寒。归肺、胃经。
功能主治	疏散风热，宣肺透疹，解毒利咽。用于风热咳嗽，咽喉肿痛，麻疹，风疹，痄腮，丹毒，痈肿疮毒。

名方验方

附方1：吹乳

牛蒡子加麝、酒吞服。

附方2：喉痹

牛蒡子3克，马蔺子4克，上二味捣为散，空腹暖水送服1克，渐加至1.5克。

附方3：风热闭塞咽喉，遍身浮肿

牛蒡子1合，半生半熟，杵为末，热酒调下5克。

附方4：风龋牙痛

牛蒡子炒，煎水含漱。

牛膝

别名

牛茎、百倍、土牛膝、怀牛膝、淮牛膝、红牛膝。

形态特征

一年生草本，高40~100厘米。茎方形有棱角，节处稍膨大如牛的膝盖，节上有对生的分枝，叶为对生，叶片椭圆形或椭圆状披针形，两面有柔毛，全缘。穗状花序腋生兼顶生，花小，绿色，花下折，贴近花梗。果实长圆形，内有种子一枚，黄褐色。根细长，淡黄白色，花期8~9月，果期10月。

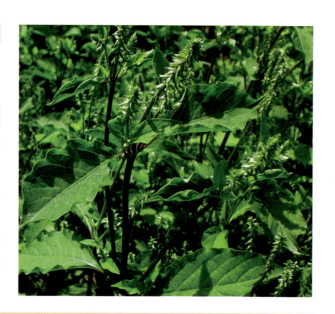

生境分布	生长于海拔200~1750米的地区，常生长在山坡林下。分布于中国除东北外全国各地等地。
性味归经	苦、甘、酸，平。归肝、肾经。
功能主治	逐瘀通经，补肝肾，强筋骨，利尿通淋，引血下行。用于经闭，痛经，产后腹痛，胞衣不下，腰膝酸痛，筋骨无力，下肢痿软，淋证，水肿，头痛，眩晕，牙痛，口疮，吐血，衄血，跌打损伤。

名方验方

附方1：血瘀闭经

牛膝、红花、桃仁、香附、当归各9克，水煎服。

附方2：尿道结石

牛膝30克，乳香9克，水煎服，重症每6小时1剂，轻症每日1~2剂。

附方3：功能性子宫出血

牛膝30~45克，每日水煎顿服或分2次服。

附方4：乳糜尿

牛膝90~120克，芹菜种子45~60克，水煎2次混匀，分2~3次服。一般连用3~4剂。

附方5：术后肠粘连

牛膝、木瓜各50克，浸泡于500毫升白酒中，7日后饮用，每晚睡前饮用1次，以能耐受为度。

附方6：胎位不正

牛膝、川芎、附子各10克，党参25克，当归15克，升麻3克，水煎服。

升麻

别名

龙眼根、莽牛卡架、窟窿牙根。

形态特征

大三叶升麻为多年生草木，根茎上生有多数内陷圆洞状的老茎残基。叶互生，2回3出复叶小叶卵形至广卵形，上部3浅裂，边缘有锯齿。圆锥花序具分枝3～20条，花序轴和花梗密被灰色，或锈色的腺毛及柔毛。花两性，退化雄蕊长卵形，先端不裂；能育雄蕊多数，花丝长短不一，心皮3～5，光滑无毛。蓇葖果无毛。兴安升麻与上种不同点是，花单性，退化雄蕊先端2深裂，裂片顶端常具一明显花药升麻与大三叶升麻不同点为，叶为数回羽状复叶，退化雄蕊先端2裂，不具花药。心皮及蓇葖果有毛。

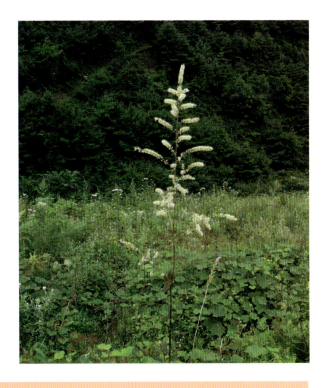

生境分布	生长在山坡、沙地。植物大三叶升麻的根茎为药材关升麻，分布于辽宁、吉林、黑龙江；植物兴安升麻的根茎为药材北升麻，分布于辽宁、黑龙江、河北、山西；植物升麻的根茎为药材西升麻或称川升麻，分布于陕西、四川。
性味归经	辛、微甘，微寒。归肺、脾、胃、大肠经。
功能主治	发表透疹，清热解毒，升举阳气。用于风热感冒，头痛，齿痛，口舌生疮，咽喉肿痛，麻疹不透，阳毒发斑，脱肛，子宫脱垂。

名方验方

附方1：子宫脱垂

升麻、柴胡各10克，黄芪60克，党参12克，山药30克，水煎服，连服1～3个月。

附方2：气虚乏力，中气下陷

升麻、人参、柴胡、橘皮、当归、白术各6克，黄芪18克，炙甘草9克，水煎服。

附方3：风热头痛，眩晕

升麻、薄荷各6克，白术10克，水煎服。附方4：口疮：升麻6克，黄柏、大青叶各10克，水煎服。附方5：牙周炎：升麻10克，黄连、知母各6克，水煎服。

附方4：麻疹、斑疹不透

（升麻葛根汤）升麻、赤芍、甘草各5克，葛根10克，水煎服。

月季花

别名

四季花，月月红，斗雪红。

形态特征

常绿或半落叶灌木，株高 1～2 米。小枝具钩状的皮刺，无毛。羽状复叶，小叶 3～5(7)，宽卵形或卵状长圆形，长 2～6 厘米，宽 1～3 厘米，先端渐尖，基部宽楔形，边缘具锯齿；上面暗绿色，有光泽；下面色较浅；两面无毛。叶柄与叶轴疏生皮刺及腺毛。托叶大部分与叶柄连生，边缘有羽状裂片和腺毛。花单生，或数朵聚生成伞房状。花直径 4～6 厘米，有微香或无香。花梗长 2～4 厘米，常有腺毛。萼片卵形，先端尾尖，羽状裂，边缘具腺毛。花重瓣，各色；花瓣倒卵形。雌蕊多数，包于花托底部，子房上位，有毛，花柱外伸。蔷薇果，卵圆形或梨形，红色，长 1.5～2 厘米，直径 1.2 厘米，萼片宿存。花期 5～6 月，果期 9 月。

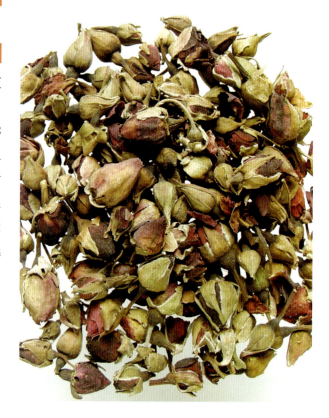

生境分布	生于山坡或路旁。全国各省区普遍栽培。
性味归经	甘，温。归肝经。
功能主治	活血调经，散毒消肿。用于肝郁不舒、经脉阻滞，月经不调，痛经，胸腹胀痛。外用于痈疖肿毒，淋巴结结核（未溃烂）。

名方验方

附方1：肺虚咳嗽咯血

月季花适量。合冰糖炖服。

附方2：筋骨痛

月季花适量。焙干研末，每服 3 克，黄酒调服。

附方3：高血压

月季花、槐花各 10 克。泡茶喝。

附方4：产后子宫脱垂

鲜月季花 30 克。与适量红酒炖服。

丹参

别　　名

赤参、山参、红参、郄蝉草、木羊乳、奔马草、紫丹参、活血根。

形态特征

多年生草本，高30～100厘米。全株密被淡黄色柔毛及腺毛。茎四棱形，具槽，上部分枝。叶对生，奇数羽状复叶；叶柄长1～7厘米；小叶通常5，稀3或7片，顶端小叶最大，侧生小叶较小，小叶片卵圆形至宽宽卵圆形，长2～7厘米，宽0.8～5厘米，先端急尖或渐尖，基部斜圆形或宽楔形，边具圆锯齿，两面密被白色柔毛。轮伞花序组成顶生或腋生的总状花序，每轮有花3～10朵，下部者疏离，上部者密集；苞片披针形，上面无毛，下面略被毛；花萼近钟状，紫色；花冠二唇形，蓝紫色，长2～2.7厘米，上唇直立，呈镰刀状，先端微裂，下唇较上唇短，先端3裂，中央裂片较两侧裂片长且大；发育雄蕊2，着生长于下唇的中部，伸出花冠外，退化雄蕊2，线形，着生长于上唇喉部的两侧，花药退化成花瓣状；花盘前方稍膨大；子房上位，4深裂，花柱细长，柱头2裂，裂片不等。小坚果长圆形，熟时棕色或黑色，长约3.2厘米，径1.5毫米，包于宿萼中。

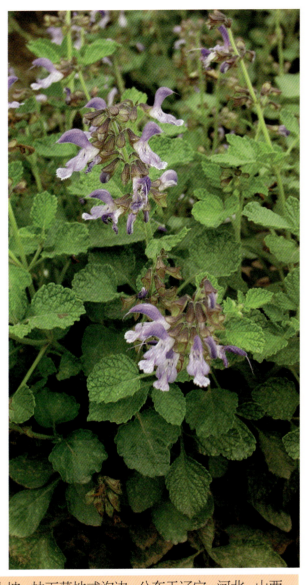

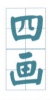

四画

生境分布	生长于海拔120～1300米的山坡、林下草地或沟边。分布于辽宁、河北、山西、陕西、宁夏、甘肃、山东、江苏、安徽、浙江、福建、江西、河南、湖北、湖南、四川、贵州等地。
性味归经	苦，微寒。归心、肝经。
功能主治	活血祛瘀，通经止痛，清心除烦，凉血消痈。用于胸痹心痛，胸胁刺痛，脘腹疼痛，癥瘕积聚，热痹疼痛，心烦不眠，月经不调，痛经经闭，疮疡肿痛。

名方验方

附方1：月经不调

丹参适量，研粉，每服6克，每日2次。

附方2：血瘀经闭、痛经

丹参60克，月季花、红花各15克，以白酒500毫升浸渍，每次饮1～2小杯。

乌药

别名

香叶子、细叶樟、铜钱树、斑皮柴、白背树、天台乌药。

形态特征

常绿灌木或小乔木，高可达5米，胸径4厘米；树皮灰褐色，根有纺锤状或结节状膨胀，外面棕黄色至棕黑色，表面有细皱纹；幼枝青绿色，具纵向细条纹，密被金黄色绢毛，后渐脱落；顶芽长椭圆形；叶互生，卵形，椭圆形至近圆形，先端长渐尖或尾尖，基部圆形，革质或有时近革质，上面绿色，有光泽，下面苍白色，幼时密被棕褐色柔毛，后渐脱落，偶见残存斑块状黑褐色毛片；花期3~4月，果期5~11月。

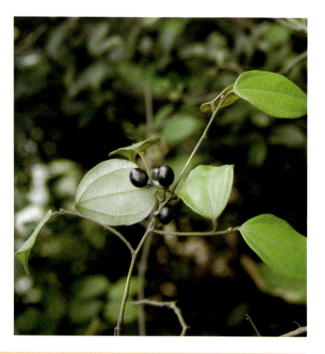

生境分布	生长于向阳山谷、坡地或疏林灌木丛中。分布于浙江、安徽、江西、陕西等地。以浙江天台产者质量最佳。
性味归经	辛，温。归肺、脾、肾、膀胱经。
功能主治	行气止痛，温肾散寒。用于寒凝气滞，胸腹胀痛，气逆喘急，膀胱虚冷，遗尿尿频，疝气疼痛，少腹冷痛，经闭痛经。

名方验方

附方1：小儿遗尿

乌药、益智仁、山药各适量，加桑螵蛸加减，水煎服。

附方2：原发性脾曲综合征

乌药、木香、延胡索、香附、陈皮、制厚朴各10克，砂仁6克，郁金、甘草各5克，每日1剂，水煎服，15日为1个疗程。

附方3：流行性出血热多尿期

乌药10克，熟地黄、山药各30克，桑螵蛸、益智仁各15克，每日1剂，水煎服。

附方4：疝痛

乌药6克，小茴香10克，黄皮果核15克，水煎服。

附方5：气滞胃痛，胸腹胀痛

乌药、南五味子根皮各等量，共研细粉，每次服3克，每日服3次，温开水送服。

乌梅

别名

梅、梅实、春梅、熏梅、桔梅肉。

形态特征

落叶小乔木或灌木。叶互生，托叶1对，早落，叶片阔卵形或卵形，先端尾状渐尖。花单生或2朵簇生枝上，先叶开放，白色或红色，花梗极短；花萼5；子房密被柔毛。核果球形，成熟时黄色。

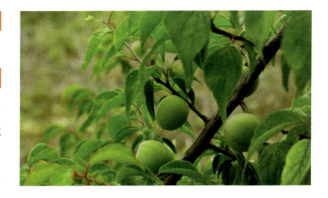

生境分布	喜温暖湿润气候，需阳光充足，花期温度对产量影响极大，全国各地均有栽培。主产浙江、福建、云南等地。
性味归经	酸、涩，平。归肝、脾、肺、大肠经。
功能主治	敛肺，涩肠，生津，安蛔。用于肺虚久咳，久疟久泻，痢疾，便血，尿血，虚热消渴，蛔厥呕吐腹痛。

名方验方

附方1：蛔虫病

乌梅若干，去核捣烂，每次6~9克，每日2次。

附方2：水气满急

乌梅、大枣各3枚，水4000毫升，煮1000克，纳蜜和匀，含咽之。

附方3：久泻久痢

乌梅15~20克，粳米100克，冰糖适量，将乌梅煎取浓汁去渣，入粳米煮粥，粥熟后加冰糖适量，稍煮即可，每日2次，温热食用。

附方4：胆道蛔虫病

乌梅、苦楝皮、白芍各15克，枳壳10克，柴胡1.25克，甘草5克。水煎服。每日1剂，早晚空腹服。便秘加大黄、芒硝；呕吐加黄连、生姜，舌苔白腻加川椒，腹痛剧烈配合注射阿托品。

附方5：胆囊炎、胆石症、胆道感染

乌梅、五味子各50克，红木香(长梗南五味子)25克。水煎2次，得400毫升，分2次服。

附方6：鼻瘜肉

乌梅肉炭、硼砂各15克，冰片3分，共研细末，撒患处，或用香油调搽。

附方7：阴茎癌，宫颈癌

乌梅27个，卤水1000毫升。放于砂锅或搪瓷缸内，煮沸后小火持续20分钟左右，放置24小时过滤备用。每服3毫升，每日6次，饭前、饭后各服1次。可同时外用做搽剂。服药期间禁吃红糖、白酒、酸、辣等刺激性食物。

火麻仁

别　　名

火麻、大麻仁、线麻子。

形态特征

一年生直立草本，高1~3米。掌状叶互生或下部对生，全裂，裂片3~11枚，披针形至条状披针形，下面密被灰白色毡毛。花单性，雌雄异株；雄花序为疏散的圆锥花序，黄绿色，花被片5；雌花簇生长于叶腋，绿色，每朵花外面有一卵形苞片。瘦果卵圆形，质硬，灰褐色，有细网状纹，为宿存的黄褐色苞片所包裹。

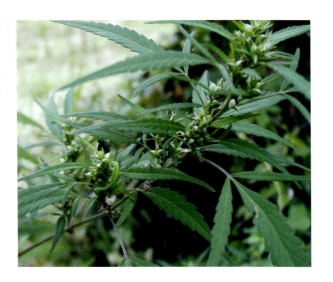

生境分布	生长于土层深厚、疏松肥沃、排水良好的沙质土壤或黏质土壤里。主产于东北、华北、华东、中南等地。
性味归经	甘，平。归脾、胃、大肠经。
功能主治	润肠通便。用于血虚津亏，肠燥便秘。

名方验方

附方1：大便不通

火麻仁适量，研末，同米煮粥食用。

附方2：烫伤

火麻仁、黄柏、黄栀子各适量，共研末，调猪油搽。

附方3：跌打损伤

火麻仁200克，煅炭，对黄酒服。

附方4：肠燥便秘

临床也常与杏仁、苏子、瓜蒌仁、郁李仁等同用；或与厚朴、大黄等配伍，以加强通便作用，如麻子仁丸。

附方5：呕逆

火麻仁三合，熬，捣，以水研取汁，着少盐吃。

附方6：虚劳，下焦虚热，骨节烦疼，肌肉急，小便不利，大便数少，吸吸口燥少气

火麻仁五合，研，水2升，煮去半，分服。

巴豆

别名

巴果、巴米、刚子、江子、老阳子、双眼龙、猛子仁。

形态特征

常绿小乔木。叶互生，卵形至矩圆状卵形，顶端渐尖，两面被稀疏的星状毛，近叶柄处有2腺性。花小，成顶生的总状花序，雄花生上，雌花在下；蒴果类圆形，3室，每室内含1粒种子。果实呈卵圆形或类圆形。长1.5～2厘米，直径1.4～1.9厘米。表面黄白色，有6条凹陷的纵棱线。去掉果壳有3室，每室有1枚种子。

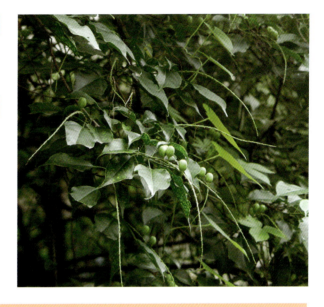

生境分布	多为栽培植物；野生长于山谷、溪边、旷野，有时也见于密林中。主产于四川、广西、云南、贵州等省。
性味归经	辛，热；有大毒。归胃、大肠经。
功能主治	外用蚀疮。用于恶疮疥癣，疣痣。

名方验方

附方1：寒实结胸，无热症者

巴豆0.5克（去心皮，熬黑，研如脂），桔梗、贝母各1.5克，白饮调服，强者1克，羸者减之。病在膈上必吐，在膈下必利。不利，则进热粥一杯，利过不止，进冷粥一杯。

附方2：寒癖宿食，久饮不消，大便秘

巴豆仁1000毫升，清酒5000毫升。煮三日三夜，研末，合酒微火煎，和丸如胡豆大，每服1丸，水送服，欲吐者服2丸。

附方3：小儿下痢赤白

巴豆（煨熟，去油）5克，百草霜（研末）10克，飞罗面煮糊为丸，如黍米大，量人用之。红痢用甘草汤送服，白痢用米汤送服，赤白痢用姜汤送服。

附方4：痞结癥瘕

巴豆5粒（纸裹打去油），红曲150克（炒），小麦麸皮50克（炒），俱研为细末，总和为丸，如黍米大，白汤空心服十丸。

附方5：阴毒伤寒心结，按之极痛，大小便秘，但出气稍暖者

巴豆10粒，研末，加面5克，捻作饼，安脐内，另外以小艾炷灸五壮。气达即通。

巴戟天

别名

糠藤、黑藤钻、鸡肠风、兔仔肠、鸡眼藤、三角藤。

形态特征

藤状灌木。根肉质肥厚，圆柱形，呈结节状，茎有纵棱，小枝幼时有褐色粗毛。叶对生，叶片长椭圆形，全缘，叶缘常有稀疏的短睫毛，下面中脉被短粗毛，托叶鞘状。头状花序有花2～10朵，排列与枝端，花序梗被污黄色短粗毛，花萼先端有不规则的齿裂或近平截，花冠白色，肉质。核果近球形，种子4粒。

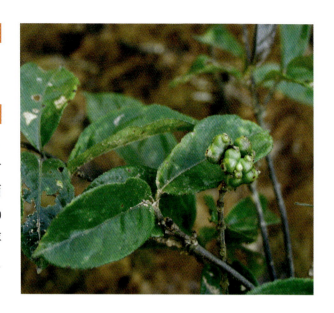

生境分布	生长于山谷、溪边或林下。主产广东高要、德庆，广西苍梧等地。
性味归经	甘、辛，微温。归肾、肝经。
功能主治	补肾阳，强筋骨，祛风湿。用于阳痿遗精，腰膝疼痛，筋骨痿软，宫冷不孕，月经不调，少腹冷痛，风湿痹痛。

名方验方

附方1：老人衰弱、足膝痿软

巴戟天、熟地黄各10克，人参4克（或党参10克），菟丝子、补骨脂各6克，小茴香2克，水煎服，每日1剂。

附方2：男子阳痿早泄、女子宫寒不孕

巴戟天、覆盆子、党参、神曲、菟丝子各9克，山药18克，水煎服，每日1剂。

附方3：遗尿、小便不禁

巴戟天、覆盆子各12克，益智仁10克，水煎服，每日1剂。

附方4：肾病综合征

巴戟天、山茱萸各30克，水煎服，每日1剂。

附方5：疝痛

巴戟天、小茴香各15克，橘核10克。水煎服。

水牛角

别名

牛角尖。

形态特征

水牛为大家畜,体壮,蹄大,额方,鼻宽,嘴向前伸,下额和颈几乎与地面平行。公母牛皆有角,角呈方楞状或成三角形,弧形对生,角面多带纹。上颚无门齿及犬齿,臼齿皆强大,颈较短。体躯肥满,腰隆凸,四肢强健,肢具四趾,各有蹄,前2趾着地,后2趾不着地而悬蹄。毛粗硬,稀疏,皮毛黑灰色而有光泽,冬季则为青灰色,品种不多,毛色以灰青、石板青为多,黑色、黄褐色为少,纯白色则较罕见。

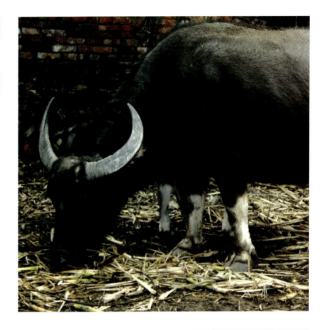

生境分布	全国各地均有饲养。主产华南、华东地区。
性味归经	苦,寒。归心、肝经。
功能主治	清热凉血,解毒,定惊。用于温病高热,神昏谵语,头痛,喉痹咽肿,发斑发疹,吐血衄血,惊风,癫狂。

名方验方

附方1:雀斑

水牛角60克,羌活、升麻、生地、防风各30克,川芎、白附子、红花、白芷、黄芩各15克,生甘草6克,将各药研成细末,蒸熟,作成小丸,每晚服10克,温开水送服。

附方2:过敏性紫癜

水牛角40～100克,生地黄10～30克,赤芍10～20克,丹皮10～20克,水牛角煎半小时以上,后下余药,半小时后取汁口服,每日1剂,重则2剂。

附方3:病毒性肝炎

水牛角粉50克,丹参、柴胡、黄芪、茯苓、甘草各15克,烘干碾成细粉,做成复方水牛角片,每片0.5克,含生药0.45克,每次10片,每日3次,30日为1个疗程。

水红花子

别名
河蓼子、水荭子、川蓼子、荭草实、水红子。

形态特征

一年生草本，高1~3米。茎直立，中空，多分枝，密生长毛。叶互生；叶柄长3~8厘米；托叶鞘筒状，下部膜质，褐色，上部草质，被长毛，上部常展开成环状翅；叶片卵形或宽卵形，长10~20厘米，宽6~12厘米，先端渐尖，基部近圆形，全缘，两面疏生软毛。总状花序由多数小花穗组成，顶生或腋生；苞片宽卵形；花淡红或白色；花被5深裂，裂片椭圆形；雄蕊通常7，长于花被；子房上位，花柱2。瘦果近圆形，扁平，黑色，有光泽。花期7~8月，果期8~10月。

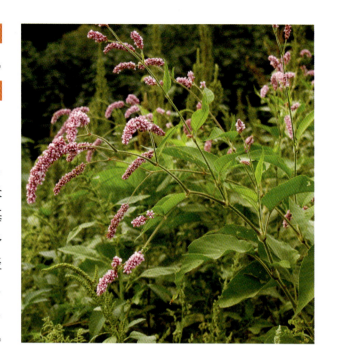

生境分布	生长于路旁和水边湿地。除西藏自治区外，分布几遍全国。
性味归经	咸，微寒。归肝、胃经。
功能主治	散血消癥，消积止痛，利水消肿。用于癥瘕痞块，瘿瘤，食积不消，食少腹胀，胃脘胀痛，水肿腹水。

名方验方

附方1：慢性肝炎、肝硬化腹水

水红花子15，大腹皮20克，黑丑9克，水煎服。

附方2：脾肿大，肚子胀

水红花子500克，水煎熬膏，每次1汤匙，每日2次，黄酒或开水送服。并用水红花子膏摊布上，外贴患部，每日换药1次。

水蛭

别名

马蛭、蚂蟥、烫水蛭。

形态特征

体长稍扁,乍视之似圆柱形,体长约 2 ~ 2.5 厘米,宽约 2 ~ 3 毫米。背面绿中带黑,有 5 条黄色纵线,腹面平坦,灰绿色,无解剖图杂色斑,整体环纹显著,体节由 5 环组成,每环宽度相似。眼 10 个,呈 ∩ 形排列,口内有 3 个半圆形的颚片围成一 Y 形,当吸着动物体时,用此颚片向皮肤钻进,吸取血液,由咽经食道而贮存于整个消化道和盲囊中。身体各节均有排泄孔,开口于腹侧。雌雄生殖孔相距 4 环,各开口于环与环之间。前吸盘较易见,后吸盘更显著,吸附力也强。

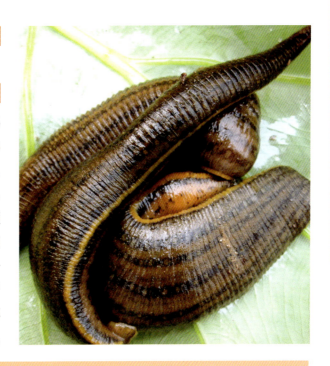

生境分布	生长于稻田、沟渠、浅水污秽坑塘等处,全国大部分地区均有出产,多属野生。主要产于我国南部地区。
性味归经	咸、苦,平;有小毒。归肝经。
功能主治	破血通经,逐瘀消癥。用于血瘀经闭,癥瘕痞块,腹痛,痈肿丹毒,中风偏瘫,跌仆损伤。

名方验方

附方 1:骨折

水蛭,新瓦上焙干,为细末,热酒调下 5 克。并及时固定骨折处。

附方 2:肝癌

水蛭、虻虫、土鳖虫、壁虎、蟾皮等量,炼蜜为丸,每丸 4.5 克,每次 9 克,每日 2 次。

附方 3:慢性前列腺炎

水蛭、黄柏、知母、穿山甲、沙苑子各 10 克,蒲公英、白茅根各 30 克,败酱草、王不留行各 20 克,水煎 2 次,分 2 次服,每日 1 剂。

附方 4:中风后遗症

水蛭 50 克,郁金 20 克,川芎 30 克,共研粉,温水冲服,每次 10 克,每日 3 次。

附方 5:小儿丹毒

用水蛭数条,放于红肿处,令吃出毒血。

五 画

玉竹

别　名
玉术、委萎、女萎、葳蕤、节地、乌萎、黄芝、山玉竹。

形态特征
多年生草本，根茎横生。茎单一，高20～60厘米。叶互生，无柄，叶片椭圆形至卵状长圆形。花腋生，通常1～3朵，簇生，花被筒状，白色，花丝丝状。浆果球形，成熟时蓝黑色。

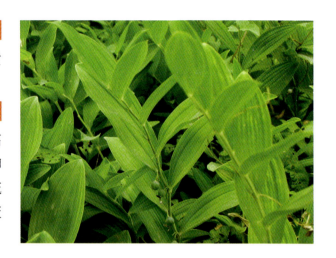

生境分布	生长于山野林下或石隙间，喜阴湿处。分布于湖南、河南、江苏、浙江。河南产量最大，浙江新昌产质最佳。
性味归经	甘，微寒。归肺、胃经。
功能主治	养阴润燥，生津止渴。用于肺胃阴伤，燥热咳嗽，咽干口渴，内热消渴，阴虚外感，头晕目眩。

名方验方

附方1：虚咳

玉竹25～50克，与猪肉同煮服。

附方2：发热口干、小便涩

玉竹250克，煮汁饮之。

附方3：久咳、痰少、咽干、乏力

玉竹、北沙参各15克，北五味子、麦冬各10克，川贝母5克，水煎服，每日1剂。

附方4：小便不畅、小便疼痛

玉竹30克，芭蕉120克，水煎取汁，冲入滑石粉10克，分作3次于饭前服。

附方5：肢体酸软、自汗、盗汗

玉竹25克，丹参13克，水煎服。

附方6：心悸、口干、气短、胸痛或心绞痛

玉竹、丹参、党参各15克，川芎10克，水煎服，每日1剂。

功劳木

别名

土黄柏、黄天竹、鼠不爬、山黄柏、大叶黄连、十大功劳。

形态特征

常绿灌木，高1～2米。茎直立，树皮灰色，多分枝。叶互生；奇数羽状复叶；叶柄基部膨大；叶革质，小叶5～13片，狭披针形至披针，长6～12厘米，宽0.7～1.5厘米，先端长尖而具锐刺，基部楔形，边缘每边有刺状锯齿6～13个，上面貌一新深绿色，有光泽，叶脉不明显，下面黄绿色；叶脉自基疗3出。总状花序自枝顶牙鳞腋间抽出，长3～6厘米，花梗基部具总苞，苞片卵状三角形；萼片9，花瓣状；花瓣6，黄色，长圆形，全缘；雄蕊6，花丝线形，花药瓣裂；子房卵圆形，无花柱，柱头头状。浆果卵圆形，熟果卵圆形，熟时蓝黑色，外被白粉。花期7～8月，果期8～10月。

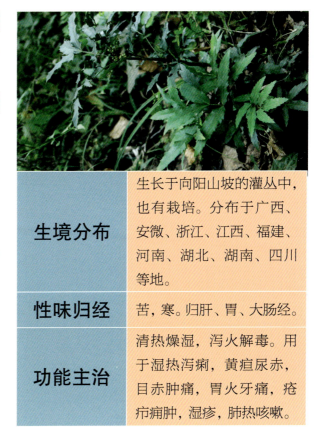

生境分布	生长于向阳山坡的灌丛中，也有栽培。分布于广西、安微、浙江、江西、福建、河南、湖北、湖南、四川等地。
性味归经	苦，寒。归肝、胃、大肠经。
功能主治	清热燥湿，泻火解毒。用于湿热泻痢，黄疸尿赤，目赤肿痛，胃火牙痛，疮疖痈肿，湿疹，肺热咳嗽。

名方验方

附方1：感冒发热口渴

鲜大大功劳叶30克，黄荆叶15克，水煎服。

附方2：咯血、失眠

十大功劳叶12克，水煎服。

附方3：慢性支气管炎

十大功劳叶、虎杖根、枇杷叶各30克，水煎服。

附方4：慢性胆囊炎

十大功劳根、过路黄各30克，栀子15克，南五味9克，水煎服。

附方5：咳嗽

十大功劳、百部、鱼腥草、枇杷叶各20克，石仙桃10克，七叶一枝花5克，水煎服。

附方6：风湿痛

十大功劳12克，羌活、独活各9克，水煎服。

附方7：咽喉肿痛

十大功劳根、枇杷叶各15克，桑叶9克，川贝6克，水煎服。

甘松

别名

香松、甘松香。

形态特征

多年生草本，高 20~35 厘米。基生叶较少而疏生，通常每丛 6~9 片，叶片窄线状倒披针形或倒长披针形，先端钝圆，中以下渐窄略成叶柄状，基部稍扩展成鞘，全缘，上面绿色，下面淡绿色；主脉三出。聚伞花序呈紧密圆头状，花萼 5 裂，齿极小，花粉红色，花冠筒状，花柱细长，伸出花冠外，柱头漏斗状。瘦果倒卵形，长约 3 毫米，萼突破存。

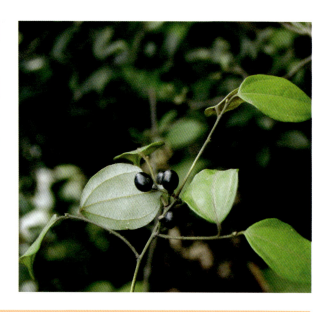

生境分布	生长于高山草原地带。分布于四川、甘肃、青海等地。
性味归经	辛、甘，温。归脾、胃经。
功能主治	理气止痛，开郁醒脾，外用祛湿消肿。用于寒凝气滞，脘腹胀满，食欲不振，呕吐，外用治牙痛，脚气肿毒。

名方验方

附方 1：神经性胃痛

甘松香、香附、沉香各适量，水煎服。

附方 2：神经衰弱、癔病、胃肠痉挛

甘松 18 克，广皮 4.5 克，水 500 毫升，浸于沸水 3 小时（每半小时煮沸 1 次），分 12 次服，每日 6 次。

附方 3：胃及十二指肠球部溃疡

甘松、白及、鹿角胶（冲）、元胡各 12~15 克，黄芪、海螵蛸各 20~30 克，白芍 15~18 克，甘草 6~9 克，每日 1 剂，水煎服，或研细末，炼蜜为丸，（每丸重 9 克），每次 1 丸，每日 2~3 次。

附方 4：病毒性心肌炎

甘松 6~9 克，生地、党参、炙甘草、丹参各 15~30 克，麦冬、桂枝各 6~9 克，苦参 9~12 克，紫石英 30 克，板蓝根 12~15 克，水煎服。

甘草

别名

美草、密甘、密草、国老、粉草、甜根子、甜草根、粉甘草、红甘草。

形态特征

甘草为多年生草本植物，高30～80厘米，根茎多横走，主根甚发达。外皮红棕色或暗棕色。茎直立，有白色短毛和刺毛状腺体。奇数羽状复叶互生，小叶7～17对，卵状椭圆形，全缘，两面被短毛及腺体。总状花序腋生，花密集。花萼钟状，外被短毛或刺状腺体，花冠蝶形，紫红色或蓝紫色。荚果扁平，呈镰刀形或环状弯曲，外面密被刺状腺毛，种子扁卵圆形，褐色。

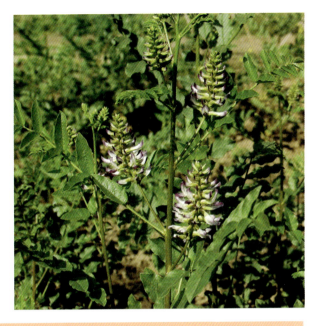

生境分布	生长于干旱、半干旱的荒漠草原、沙漠边缘和黄土丘陵地带。分布于内蒙古、山西、甘肃、新疆等地。以内蒙古伊克昭盟杭锦旗所产品质最优。
性味归经	甘，平。归心、肺、脾、胃经。
功能主治	补脾益气，清热解毒，祛痰止咳，缓急止痛，调和诸药。用于脾胃虚弱，倦怠乏力，心悸气短，咳嗽痰多，脘腹、四肢挛急疼痛，痈肿疮毒，缓解药物毒性、烈性。

名方验方

附方1：消化性溃疡

甘草粉，口服，每次3～5克，每日3次。

附方2：原发性血小板减少性紫癜

甘草12～20克，水煎，早、晚分服。

附方3：室性早搏

生甘草、炙甘草、泽泻各30克，水煎服，每日2剂，早、晚分服。

附方4：肺结核

甘草50克，每日1剂，煎汁分3次服用。

附方5：胃及十二指肠溃疡

甘草、海螵蛸各15克，白术、延胡索各9克，白芍12克，党参10克，水煎服。

附方6：前列腺炎尿闭

甘草梢20克。煎水服。

甘遂

别名

甘泽、猫儿眼、化骨丹、肿手花、萱根子。

形态特征

多年生草本，高25～40厘米，全株含白色乳汁。茎直立，下部稍木质化，淡红紫色，下部绿色，叶互生，线状披针形或披针形，先端钝，基部宽楔形或近圆形，下部叶淡红紫色。杯状聚伞花序，顶生，稀腋生；总苞钟状，先端4裂，腺体4；花单性，无花被；雄花雄蕊1枚，雌花花柱3，每个柱头2裂。蒴果近球形。

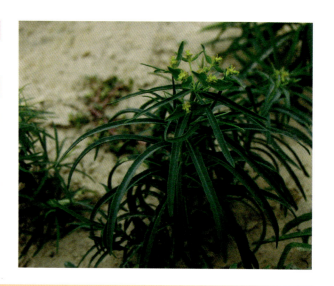

生境分布	生长于低山坡、沙地、荒坡、田边和路旁等。主产于陕西、河南、山西等地。
性味归经	苦，寒；有毒。归肺、肾、大肠经。
功能主治	泻水逐饮，消肿散结。用于水肿胀满，胸腹积水，痰饮积聚，气逆咳喘，二便不利，风痰癫痫，痈疮肿毒。

名方验方

附方1：渗出性胸膜炎、肝硬化腹水、血吸虫病腹水、慢性肾炎水肿、二便不通

甘遂、大戟、芫花各等份，大枣10枚，前三味混合研末，每次1～3克，大枣煎汤于清晨空腹送服。

附方2：癫痫

甘遂、朱砂各3克，将甘遂入鲜猪心中，煨熟，取出药，与朱砂研粉和匀，分作4丸，每次1丸，用猪心煎汤送下。

附方3：小儿睾丸鞘膜积液

甘遂、赤芍、枳壳、昆布各10克，甘草5克，水煎服，连用3～7日。

附方4：胸腔积液，腹水

甘遂、大戟、芫花各等量，共研细粉，每服0.5～5克，大枣10枚煎汤送服。

附方5：小儿支气管炎

甘遂、细辛各6克，白芥子20克，延胡索12克，樟脑3克，鸡蛋1个。将前5味共研细末，再与鸡蛋清调匀。敷于肺俞和中府穴。

附方6：哮喘

甘遂12克，白芥子、元胡各21克，细辛15克。研成细末，用姜汁调成糊状，备用。将药膏少许敷于肺俞、定喘、膻中、尺泽、足三里这几个穴位上，胶布固定，持续敷30～60分钟，擦掉药膏。每10日治疗1次。

艾叶

别　　名

冰台、艾蒿、医草、蕲艾、艾蓬、野莲头、阿及艾、狼尾蒿子。

形态特征

多年生草本，高 45～120 厘米；茎具明显棱条，上部分枝，被白色短绵毛。单叶，互生，茎中部叶卵状三角形或椭圆形，有柄，羽状深裂，两侧 2 对裂片椭圆形至椭圆状披针形，中间又常 3 裂，裂片边缘均具锯齿，上面暗绿色，密布小腺点，稀被白色柔毛，下面灰绿色，密被白色绒毛；茎顶部叶叶全缘或 3 裂。头状花序排列成复总状，总苞卵形，密被灰白色丝状茸毛；筒状小花带红色，外层雌性花，内层两性花。瘦果长圆形、无冠毛。

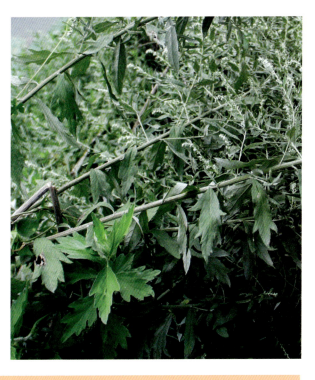

生境分布	生长于荒地、林缘，有栽培。全国大部分地区均产。全国大部分地区均产，以湖北蕲州产者为佳。
性味归经	辛、苦，温；有小毒。归肝、脾、肾经。
功能主治	温经止血，散寒止痛，外用祛湿止痒。用于吐血，衄血，便血，崩漏，月经过多，胎漏下血，少腹冷痛，经寒不调，痛经，宫冷不孕；心腹冷痛，久泻久痢，外治皮肤瘙痒。醋艾炭温经止血，用于虚寒性出血。

名方验方

附方 1：脾胃冷痛

　　艾叶 10 克，研为末，水煎服。

附方 2：鼻血不止

　　艾叶适量，水煎服。

附方 3：风寒感冒咳嗽（轻症）

　　艾叶、葱白、生姜各 10 克，水煎后温服。

附方 4：皮肤湿疹瘙痒

　　艾叶 30 克，煎煮后用水洗患处。

附方 5：皮肤溃疡

　　艾叶、茶叶、女贞子叶、皂角各 15 克，水煎外洗或湿敷患部，每日 3 次。

石韦

别名

石、石皮、石剑、潭剑、金星草、生扯拢、虹霓剑草。

形态特征

株高10～30厘米，根茎如粗铁丝，横走，密生鳞片。叶近两型，不育叶和能育叶同形，叶片披针形或长圆披针形，基部楔形，对称。孢子囊群在侧脉间紧密而整齐的排列，初为星状毛包被，成熟时露出，无盖。

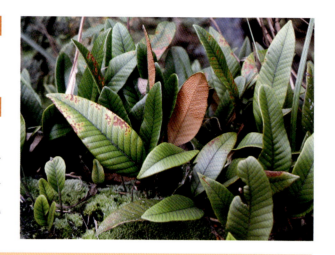

生境分布	生长于山野的岩石上或树上。主产于长江以南各地。
性味归经	甘、苦，微寒。归肺、膀胱经。
功能主治	利尿通淋，清肺止咳，凉血止血。用于热淋、血淋、石淋、小便不通、淋沥涩痛、肺热喘咳、吐血、衄血、尿血、崩漏、金疮、痈疽。

名方验方

附方1：慢性支气管炎、支气管哮喘

石韦、鱼腥草各15克，黄芩、浙贝母各8克，水煎服。

附方2：气热咳嗽

石韦、槟榔等份为末，每次10克，姜汤送下。

附方3：急性膀胱炎、尿路感染

石韦30克，车前草20克，滑石18克，甘草3克，水煎服。

附方4：急性结石发作，绞痛

石韦、乌药各60克，白芍90克，甘草10克，水煎服。

附方5：泌尿系结石

石韦、车前草各50～100克，栀子50克，甘草15～25克。水煎当茶饮。

附方6：尿路结石

石韦、车前草各50克，生栀子25克，甘草15克，水煎二次，早、晚各服一次。

附方7：心经蕴热，传于小肠，始觉小便微涩赤黄，渐渐不通，小腹膨脖

石韦（去毛，锉）、车前子（车前叶亦可）各等分，煮汁饮。

附方8：痢疾

石韦全草50克，煎水，调冰糖25克，饭前服。

石决明

别名

海决明、关海决、鲍鱼壳、真珠母、鳆鱼甲、鲍鱼皮、金蛤蜊皮。

形态特征

体长卵圆形，内面观略呈耳形，长7～9厘米，宽5～6厘米，高约2厘米。表面暗红色，有多数不规则的螺肋和细密生长线，螺旋部小，体螺部大，从螺旋部顶端开始向右排列有20余个疣状突起，末端6～9个开孔，孔口与壳面平。内面光滑，具珍珠样彩色光泽。壳较厚，稍光滑，质坚硬，不易破碎，断面厚0.5～10毫米，有较明显的层次。无臭，味微咸。

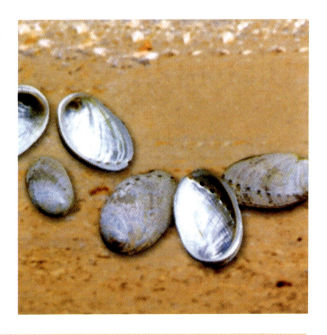

生境分布	分布于暖海地区，如福建平潭、厦门，广东捷胜、平海、宝安、上川岛、卤洲岛、涠洲岛以及海南崖县（三亚）、保平港等地。
性味归经	咸，寒。归肝经。
功能主治	平肝潜阳，清肝明目。用于肝阳上亢，头痛眩晕，目赤翳障，视物昏花，青盲雀目。

名方验方

附方1：畏光

石决明、黄菊花、甘草各5克，水煎，冷后服。

附方2：痘后目翳

石决明火煅过，研为末，加谷精草等份，共研细，以猪肝蘸食。

附方3：肝虚目翳

石决明（烧成灰）、木贼（焙）等份为末，每次10克，与姜、枣同用水煎，连渣服下，每日3次。

附方4：小便淋症

石决明去粗皮，研为末，水飞过，每次10克，熟水送下，每日2次。

附方5：阴虚阳亢所致的眩晕

石决明、生龙牡各30克，生熟地、夜交藤各15克，山茱萸肉、川牛膝各12克，牡丹皮10克，水煎服。

附方6：偏头痛

生石决明25克，白薇、当归、党参各10克。水煎服，每日1剂，分2次服。

石斛

别名

禁生、林兰、黄草、杜兰、金钗花、千年润、吊兰花。

形态特征

铁皮石斛：茎丛生，直立，高5～30厘米，径约5毫米，圆柱形，基部稍细，绿色并带紫色；多节，节间长1～2厘米。叶少数，生长于茎上部，无柄；叶片近卵形、卵状长圆形或近长圆形，长5～7厘米，宽1.5～2厘米，先端急尖而有偏斜状的凹缺，带革质；叶鞘膜质，紧抱节间，灰色，似不清洁状，干后深灰色。蒴果长圆形，长约2.5厘米，有三棱。

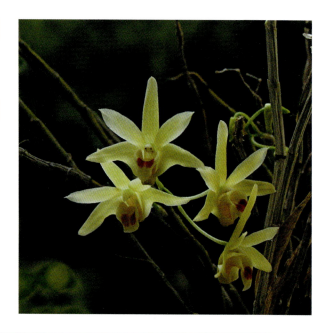

生境分布	生长于海拔100～3000米高度之间，常附生长于树上或岩石上。分布于四川、云南、贵州、广东、广西、湖北等地；陕西、河南、江西等地也产。
性味归经	甘，微寒。归胃、肾经。
功能主治	益胃生津，滋阴清热。用于热病津伤，口干烦渴，胃阴不足，食少干呕，病后虚热，虚劳消瘦，阴虚火旺，骨蒸劳热，目暗不明，筋骨痿软。

名方验方

附方1：胃酸缺乏

石斛、玄参各15克，白芍9克，麦门冬、山楂各12克，水煎服，每日1剂。

附方2：阴虚目暗，视物昏花

石斛、熟地各15克，枸杞子、山药各12克，山茱萸9克，白菊花6克，水煎服，每日1剂。

附方3：慢性胃炎

石斛、谷芽各25克，南沙参15克，白蜜30克，每日1剂，水煎，分3次服。

附方4：老年性口干

石斛、黄精、玉竹各15克，山药20克，每日1剂，水煎，分3次服。

附方5：热病伤阴口渴

石斛、麦冬各20克，鲜地黄50克，天花粉、桑叶、沙参各15克，水煎服。

附方6：壮阳补虚

石斛10克，冬虫夏草2克。煲汤服。

石榴皮

别名

石榴壳、酸榴皮、西榴皮、酸石榴皮。

形态特征

落叶灌木或乔木，高2～5米。树皮青灰色；幼枝近圆形或微呈四棱形，枝端通常呈刺状，无毛，叶对生或簇生；叶片倒卵形至长椭圆形，长2.5～6厘米，宽1～1.8厘米，先端尖或微凹；基部渐狭，全缘，上面有光泽，无毛，下面有隆起的主脉，具短柄。花1至数朵，生小枝顶端或腋生，花梗长2～3毫米；花的直径约3厘米；萼筒钟状，肉质而厚，红色，裂片6，三角状卵形；花瓣6，红色，与萼片互生，倒卵形，有皱纹；雄蕊多数，着生长于萼管中部，花药球形，花丝细短；雌蕊1，子房下位或半下位，上部6室，具侧膜胎座，下部3室，具中轴胎座，花柱圆形，柱头头状。浆果近球形，果皮肥厚革质，熟时黄色，或带红色，内具薄隔膜，顶端有宿存花萼。种子多数，倒卵形，带棱角。花期5～6月，果期7～8月。

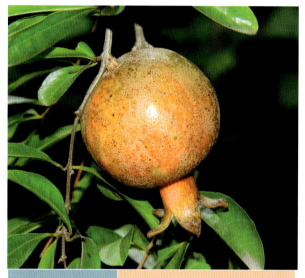

生境分布	生长于山坡向阳处或栽培于庭园。我国大部分地区有分布。
性味归经	酸、涩，温。归大肠经。
功能主治	涩肠止泻，止血，驱虫。用于久泻久痢，便血，脱肛，崩漏下血，带下，虫积腹痛。

名方验方

附方1：细菌性痢疾

石榴皮25克。水煎加红糖适量，分2次服，连服3～5日。

附方2：脱肛

石榴皮、红枣树皮(炒)各15克，白矾5克。共研细粉，每次便后先清洗肛门周围，然后敷患处。

附方3：蛲虫病

石榴皮5克，槟榔1.25克，水煎服；或石榴皮15克，煎汤约100毫升，睡前灌肠。

附方4：遗精

石榴皮15克，五加皮12克，每天1剂，水煎，分2次服。

附方5：稻田皮炎

石榴皮200克，水煎浸泡患处。

附方6：外痔

大黄、黄芩、石榴皮各12～15克，每天1剂，水煎，分2～3次服，连服5～7日。

布渣叶

别名

蓑衣子、破布叶、麻布叶、烂布渣、布包木、破布树。

形态特征

常绿灌木或小乔木。树皮灰黑色。叶互生，叶片常见穿孔，卵状长圆形至倒卵圆形，先端渐尖，基部圆形或稍偏斜，两面仅在脉上有疏毛，边缘有疏细齿，基出脉3条，网脉在下面明显凸起。叶柄被星状毛。托叶成对，线状披针形。花序顶生或生长于上部叶腋，由多个具2~3花的小聚伞花序排成圆锥花序，花序分枝，花梗和萼片外面密生星状柔毛。花淡黄色，萼片5，匙状长圆形；花瓣5，长为萼片的1/4~1/3；雄蕊多数；子房球形，3室，无毛，花柱锥尖。核果倒卵形，黑褐色。

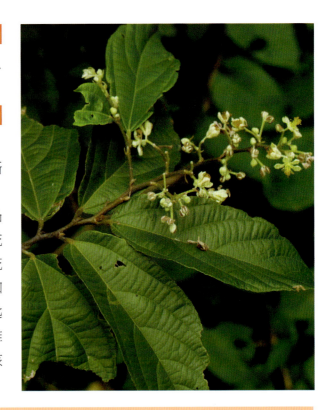

生境分布	全世界约60种，分布于非洲、印度、马来西亚。我国产2种，为破布叶和海南破布叶，主要分布于我国广东、海南、广西、云南等地。尤以广东省分布广，产量大，资源丰富，广东的阳西、湛江是主产地。生长于丘陵、山坡、林缘等处灌丛中或平地路旁或疏林下，少有栽培。
性味归经	微酸，凉。归脾、胃经。
功能主治	消食化滞，清热利湿。用于饮食积滞，感冒发热，湿热黄疸，湿热食滞之脘腹疼痛，食少泄泻。

名方验方

附方1：感冒、消化不良、腹胀

布渣叶15~30克，水煎服；或布渣叶、番石榴叶、辣蓼各18克，水煎服，每日2剂。

附方2：蜈蚣咬伤

布渣叶15~30克，水煎服。

附方3：黄疸

布渣叶、猪血各60克，水煎服，每日1次，连服6日；或布渣叶、田基黄、茵陈蒿各15~30克，水煎服。

附方4：热滞腹痛

布渣叶、鸭脚木皮、黄牛木叶、路兜簕根、岗梅根各等量，每用120~320克，水煎作茶饮。

龙胆

别名

陵游、胆草、草龙胆、龙胆草、地胆草、苦龙胆草。

形态特征

多年生草本，高35～60厘米。根茎短，簇生多数细长的根，根长可达25厘米，淡棕黄色。茎直立，粗壮，通常不分枝，粗糙，节间常较叶为短。叶对生，无柄，基部叶2～3对，甚小，鳞片状；中部及上部叶卵形、卵状披针形或狭披针形，长约3～8厘米，宽0.4～4厘米，先端渐尖或急尖，基部连合抱于节上，叶缘及叶脉粗糙，主脉3条基出。花无梗，数朵成束，簇生长于茎顶及上部叶腋；苞片披针形；花萼绿色，钟形，膜质，长约2.5厘米，先端5裂，裂片披针形至线形；花冠深蓝色至蓝色，钟形，长约5厘米，先端5裂，裂片卵形，先端锐尖，裂片间有5褶状三角形副冠片，全缘或偶有2齿；雄蕊5，着生长于花冠管中部的下方；子房长圆形，1室，花柱短，柱头2裂。蒴果长圆形，有短柄，成熟时2瓣裂。种子细小，线形而扁，褐色，四周有翅。花期9～10月。果期10月。

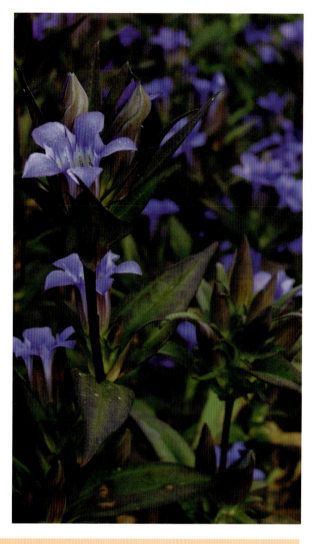

生境分布	生长于山坡草丛、灌木丛中及林缘。分布黑龙江、吉林、辽宁、内蒙古、河北、山东、江苏、安徽、浙江、福建、江西、湖南、湖北、贵州、四川、广东、广西等地。
性味归经	苦，寒。归肝、胆经。
功能主治	清热燥湿，泻肝胆火。用于湿热黄疸，小便淋痛，阴肿阴痒，湿热带下，湿疹瘙痒，肝火目赤，头胀头痛，耳鸣耳聋，胁痛口苦，强中，惊风抽搐。

名方验方

附方1：目赤肿痛

龙胆15～30克，捣汁服。

附方2：皮肤刀伤肿痛

龙胆适量，加茶油，捣烂，贴患处。

龙眼肉

别名

元肉、圆眼、龙目、桂圆、比目、龙眼干、桂圆肉、荔枝奴。

形态特征

常绿乔木,高达10米以上。幼枝被锈色柔毛。双数羽状复叶,互生,长15～20厘米;小叶2～5对,通常互生,革质,椭圆形至卵状披针形,长6～15厘米。先端短尖或钝,基部偏斜,全缘或波浪形,暗绿色,嫩时褐色,下面通常粉绿色。花两性,或单性花与两性花共存;为顶生或腋生的圆锥花序;花小,黄白色,直径4～5毫米,被锈色星状小柔毛;花萼5深裂,裂片卵形;花瓣5,匙形,内面有毛;雄蕊通常8;子房2～3室,柱头2裂。核果球形,直径1.5～2厘米,外皮黄褐色,粗糙,假种皮白色肉质,内有黑褐色种子1颗。花期3～4月,果期7～9月。

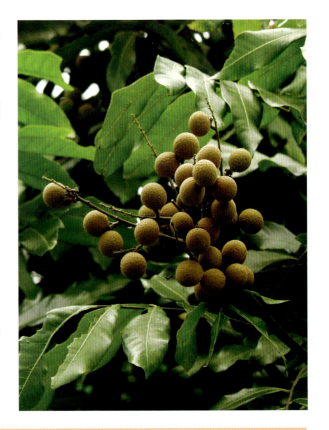

生境分布	生长于低山丘陵台地半常绿季雨林。分布于福建、广西、台湾、广东等地,云南、贵州、四川等地也有栽培。
性味归经	甘,温。归心、脾经。
功能主治	补益心脾,养血安神。用于气血不足,心悸怔忡,失眠健忘,血虚萎黄。

名方验方

附方1:产后浮肿

龙眼肉、大枣、生姜各等份,煎汤服。

附方2:虚弱衰老

龙眼肉30克,加白糖少许,一同蒸至稠膏状,分2次用沸水冲服。

附方3:贫血、神经衰弱、心悸怔忡、自汗盗汗

龙眼肉4～6枚,莲子、芡实各适量,加水炖汤于睡前服。

附方4:脾虚泄泻

龙眼干14粒,生姜3片,煎汤服。

附方5:思虑过度、劳伤心脾、虚烦不眠

龙眼干、芡实各15克,粳米60克,莲子10克,加水煮粥,并加白糖少许煮食。

平贝母

别名

平贝。

形态特征

多年生草本。地下鳞茎圆而扁平,直径10～14毫米,由2～3瓣鳞片组成。茎直立,光滑,高约40厘米。中部的叶轮生,上部的常成对或全为互生;叶条形,长达15厘米,宽2～6毫米,较生于上部的叶连同叶状苞片一起先端卷曲成卷须状。单生于叶腋,花梗细,全株有花1～3朵,下垂;花被窄钟形,外面污紫色,内面淡紫色并带有绛红色和散有黄色方格状的斑纹,花被片6,长圆状倒卵形,长2～3厘米,宽5～10毫米,外花被先端钝,内花被先端稍尖,外花被较内花被稍长;雄蕊6个,比花被片短,稍有毛。蒴果广倒卵形,具6圆棱。花期5月。

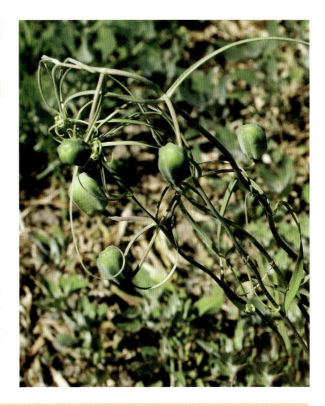

生境分布	生于林中湿润肥沃地上。或人工栽培。分布于黑龙江,吉林、辽宁等省。
性味归经	苦、辛;微寒。归肺经。
功能主治	清热润肺,化痰止咳。用于肺热燥咳,干咳少痰,阴虚劳嗽,咯痰带血,瘰疬,乳痈。

名方验方

附方1：慢性气管炎

平贝母、百合、苏叶、五味子、桔梗各250克,水煎2次,浓缩至5000克,加糖1000克,每次服15～20毫升,每日3次。

附方2：冷泪目昏

平贝母1枚,胡椒7粒,研为末点之。

附方3：小儿鹅口,满口白烂

平贝母2.5克,去心,研为末,水250克,蜜少许,煎三沸,缴净抹,1日4～5次。

附方4：小儿咳嗽喘闷

平贝母(去心,麸炒)半两,炙甘草0.5克,捣罗为散,视小儿大小加减量,一般2～3岁儿,服2克,水350克,煎至2克,去滓,入牛黄末少许,饭后分2次温服。

北沙参

别名

莱阳参、银沙参、海沙参、辽沙参。

形态特征

多年生草本，高5～35厘米。主根细长圆柱形。茎大部埋在沙中，一部分露出地面。叶基出，互生；叶柄长，基部鞘状；叶片卵圆形，3出式分裂至2回羽状分裂，最后裂片圆卵形，先端圆或渐尖，基部截形，边缘刺刻，质厚。复伞形花序顶生，具粗毛；伞梗10～20条，长1～2厘米；无总苞，小总苞由数个线状披针形的小苞片组成；花白色，每1小伞形花序有花15～20朵；花萼5齿裂，狭三角状披针形，疏生粗毛；花瓣5，卵状披针形；雄蕊5，与花瓣互生；子房下位，花柱基部扁圆锥形。果实近圆球形，具绒毛，果棱有翅。花期5～7月，果期6～8月。

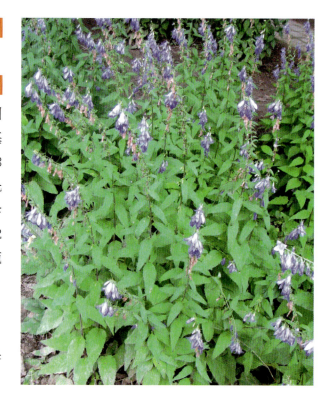

生境分布	生长于海边沙滩，或为栽培分布于山东、江苏、河北及辽宁等地，以山东莱阳胡城村产品最为著名。
性味归经	甘、微苦，微寒。归肺、胃经。
功能主治	养阴清肺，益胃生津。用于肺热燥咳，干咳少痰，劳嗽痰血，胃阴不足，热病津伤，咽干口渴。

名方验方

附方1：阴虚火炎，咳嗽无痰，骨蒸劳热，肌皮枯燥，口苦烦渴等

北沙参、麦门冬、知母、川贝母、怀熟地、鳖甲、地骨皮各120克，或作丸，或作膏，每早服15克，白汤下。

附方2：一切阴虚火炎，似虚似实，逆气不降，消气不升，烦渴咳嗽，胀满不食

北沙参15克，水煎服。

附方3：慢性胃炎

北沙参、淮山药各30克。将北沙参、淮山药分别洗净切碎，同入锅，加适量水，先浸渍2小时，再煎煮40分钟，取汁，药渣加适量水再煎煮30分钟，去渣取汁，合并2次药汁。每日1剂，分早晚2次温服。

附方4：肝炎

北沙参、麦冬、当归、枸杞子、生地、炙甘草各10克，小麦、大枣各20克，随症加减。水煎服，每日1剂。

四季青

别名

油叶树、红冬青、树顶子。

形态特征

常绿乔木，高可达12米。树皮灰色或淡灰色，无毛。叶互生；叶柄长5～15厘米；叶片革质，通常狭长椭圆形，长6～10厘米，宽2～3.5厘米，先端渐尖，基部楔形，很少圆形，边缘疏生浅锯齿，上面深绿色而有光泽，冬季变紫红色，中脉在下面隆起。花单性，雌雄异株，聚伞花序着生长于叶腋外或叶腋内；花萼4裂，花瓣4，淡紫色；雄蕊4；子房上位。核果椭圆形，长6～10毫米，熟时红色，内含核4颗，果柄长约5毫米。花期5月，果熟期10月。

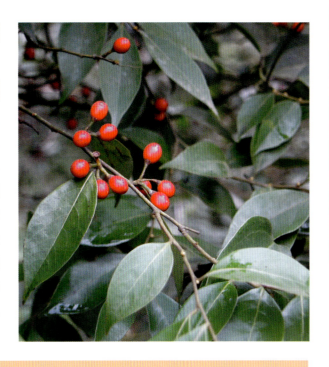

生境分布	生长于向阳山坡林缘、灌丛中。分布于江苏、浙江、广西、广东和西南各省（区）。
性味归经	苦、涩，凉。归肺、大肠、膀胱经。
功能主治	清热解毒，消肿祛瘀。用于肺热咳嗽，咽喉肿痛，痢疾，胁痛，热淋；外治烧烫伤，皮肤久溃不愈，创伤出血。

名方验方

附方1：热毒疮疖

四季青鲜叶洗净，加盐少许同捣敷。

附方2：外伤出血

四季青鲜叶捣敷或干叶研细外撒。

附方3：风热感冒

四季青、大青叶、鸭跖草各30克，紫苏梗、荆芥各15克，加清水500毫升，浓煎，每次10～15毫升，每日3～4次。

仙茅

别名

天棕、山棕、茅爪子、蟠龙草、风苔草、冷饭草、婆罗门参、独脚仙茅。

形态特征

多年生草本，根茎延长，长可达30厘米，圆柱状，肉质，外皮褐色；根粗壮，肉质，地上茎不明显。叶3～6片根出，狭披针形，长10～25厘米，先端渐尖，薹部下延成柄，再向下扩大呈鞘状，绿白色，边缘膜质，叶脉显明，有中脉，两面疏生长柔毛，后渐光滑。花腋生，藏在叶鞘内，花杂性，上部为雄花，下部为两性花；苞片披针形，绿色，膜质，被长柔毛。

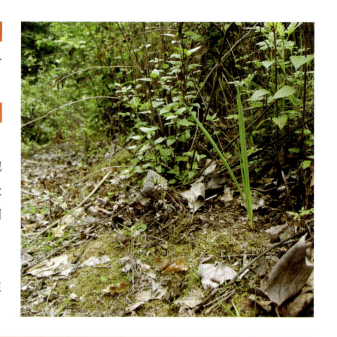

生境分布	生长于平原荒草地阳处或混生在山坡茅草及芒箕骨丛中。主产四川、云南、贵州；广东、广西、湖南、湖北也产。
性味归经	辛，热；有毒。归肾、肝、脾经。
功能主治	补肾阳，强筋骨，祛寒湿。用于阳痿精冷，筋骨痿软，腰膝冷痛，阳虚冷泻，小便失禁，崩漏。

名方验方

附方1：阳痿、耳鸣

仙茅、金樱子根及果实各25克，炖肉吃。

附方2：妇人红崩下血

仙茅（为末）15克，全当归、蛇果草各等份，将二味煎汤，点水酒将仙茅末送下。

附方3：老年遗尿

仙茅50克，泡酒服。

附方4：再生障碍性贫血之脾肾阳虚证

仙茅、仙灵脾、补骨脂、生地黄、熟地黄、枸杞子、菟丝子、肉苁蓉、黄芪各10克。水煎取药汁。每日1剂，分2次服用。

附方5：妇女更年期高血压

仙茅、仙灵脾、巴戟天、知母、黄柏、当归各10克。水煎取药汁。每日1剂，分2次服用，20日为1个疗程。

图解百草良方

仙鹤草

别名

狼牙草、龙牙草、脱力草。

形态特征

多年生草本，高30～90厘米，全株具白色长毛。根茎横走，圆柱形，秋末自先端生一圆锥形向上弯曲的白色冬芽。茎直立。单数羽状复叶互生，小叶大小不等，间隔排列，卵圆形至倒卵形，托叶卵形，叶缘齿裂，可制取黄色染料。穗状花序顶生或腋生，花小，黄色，萼筒外面有槽并有毛，顶端生一圈钩状刺毛。刺瘦果倒圆锥形，萼裂片宿存。

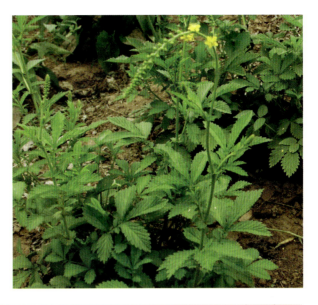

生境分布	生长于路旁、山坡或水边，也有栽培。全国大部分地区均有。
性味归经	苦、涩，平。归心、肝经。
功能主治	收敛止血，截疟，止痢，解毒，补虚。用于咯血，吐血，尿血，便血，崩漏下血，疟疾，血痢，痈肿疮毒，阴痒带下，脱力劳伤。

名方验方

附方1：细菌性痢疾

仙鹤草40克，地锦草30克，水煎，脓多加红糖，血多加白糖，分3次服。

附方2：妇女阴痒

仙鹤草60克，苦参30克，蛇床子10克，枯矾6克，每日1剂，煎汤外洗两次。

附方3：小儿多汗症

仙鹤草30～50克，大枣5～10枚，水煎。取煎液频饮，每日1剂，7日为1疗程。

附方4：鼻出血或齿龈出血

仙鹤草、白茅根各15克，焦山栀9克，水煎服。

附方5：滴虫阴道炎

仙鹤草鲜品200克（干品100克），煎汁外洗，每晚1次。

附方6：尿血

仙鹤草15克，淡竹叶12克，鲜茅根30克。水煎服。

白及

别名

甘根、白给、白根、白及、冰球子、羊角七、白乌儿头。

形态特征

多年生草本，高15～70厘米，根茎肥厚，常数个连生。叶3～5片，宽披叶形，长8～30厘米，宽1.5～4厘米。基部下延成长鞘状。总状花序，花紫色或淡红色。蒴果圆柱形，具6纵肋。

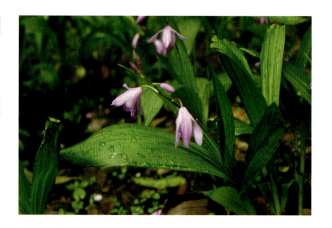

生境分布	生长于林下阴湿处或山坡草丛中。分布于四川、贵州、湖南、湖北、浙江等地。
性味归经	苦、甘、涩，微寒。归肺、肝、胃经。
功能主治	收敛止血，消肿生肌。用于痨嗽咳血，咯血，吐血，外伤出血，疮疡肿毒，皮肤皲裂。

名方验方

附方1：心气疼痛

白及、石榴皮各5克，为末，炼蜜丸如黄豆大，每次3丸，艾醋汤下。

附方2：手足皲裂

白及适量，研末，水调覆盖皲裂处，勿进水。

附方3：跌打骨折

白及末10克，酒调服。

附方4：鼻血不止

以水调白及末搽鼻梁上低处，另取白及末5克，水冲服。

附方5：化脓性鼻窦炎

白及适量，研末，酒糊丸，每次15克，黄酒送下。

附方6：肺结核咳血

白及、川贝母、百合各等量，共研细粉，每次服5克，每日2～3次。

附方7：支气管扩张咯血，肺结核咯血

白及、海螵蛸、三七各6两，共研细粉，每服15克，每日3次。

附方8：咯血，吐血，便血

白及、地榆各1000克，仙鹤草10,000克。将白及、地榆研粉，仙鹤草熬膏，混合，制成颗粒压片，每片0.3克，每次3片，每日3次。

白术

别名
冬术、浙术、种术、白荗、山蓟、天蓟、山姜、乞力伽。

形态特征
多年生草本，高30～60厘米，根状茎肥厚，略呈拳状，茎直立，上部分枝。叶互生，叶片3，深裂或上部茎的叶片不分裂，裂片椭圆形，边缘有刺。头状花序顶生，总苞钟状，花冠紫红色，瘦果椭圆形，稍扁。

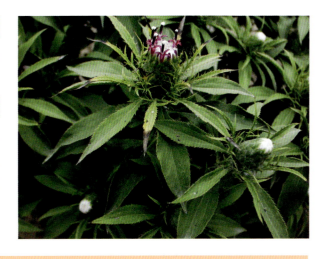

生境分布	原生长于山区丘陵地带，野生种在原产地几已绝迹。现广为栽培，主产于浙江、湖北、湖南等地。以浙江于潜产者最佳，称为"于术"。
性味归经	苦、甘，温。归脾、胃经。
功能主治	健脾益气，燥湿利水，止汗，安胎。用于脾虚食少，腹胀泄泻，痰饮眩晕，心悸不宁，水肿，自汗，胎动不安。

名方验方

附方1：久泻、久痢

白术300克，水煎浓缩成膏，放一夜，倾出上面清水，每次1～2匙，蜜汤调服。

附方2：小儿腹泻（消化不良性）

白术粉（米汤制）、槟榔粉各等份，每日3餐饭后服用，每次9克，连服3日。

附方3：小儿流涎

白术9克，捣碎，放细小碗中，加水适量蒸，再加食糖少许，分次灌服。

附方4：小儿积食

白术粉（麸制）、鸡内金粉各5克，拌入面粉内，加入芝麻适量，烤成薄饼食用，连用3日。

附方5：便秘

生白术60克，生地黄30克，升麻3克，将以上3味药先用冷水浸泡1小时，然后加水适量煎煮2次，早、晚各服1次，每日1剂。

附方6：小儿夜间磨牙

白术、柏子仁等量蒸食，每次6克，于每晚睡觉前服用，连服2周。

五画

白头翁

别名

翁草、白头公、野丈人、老翁花、犄角花、胡王使者。

形态特征

多年生草本,高达50厘米,全株密被白色长柔毛。主根粗壮,圆锥形。叶基生,具长柄,叶3全裂,中央裂片具短柄,3深裂,侧生裂片较小,不等3裂,叶上面疏被伏毛,下面密被伏毛。花茎1~2厘米,高10厘米以上,总苞由3小苞片组成,苞片掌状深裂。花单一,顶生,花被6,紫色,2轮,外密被长绵毛。雄蕊多数,雌蕊多数,离生心皮,花柱丝状,果期延长,密被白色长毛。瘦果多数,密集成头状,宿存花柱羽毛状。

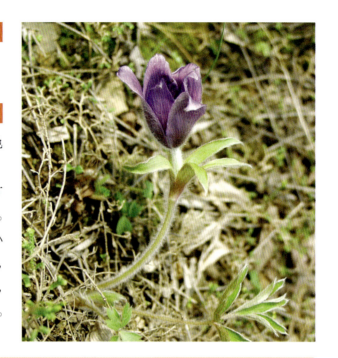

生境分布	生长于平原或低山山坡草地、林缘或干旱多岩石的坡地。分布于我国北方各省。
性味归经	苦,寒。归胃、大肠经。
功能主治	清热解毒,凉血止痢。用于热毒血痢,鼻衄,血痔,阴痒带下,痈疮。

名方验方

附方1:气喘

白头翁10克,水煎服。

附方2:外痔

白头翁全草,以根捣红贴痔上。

附方3:心烦口渴、发热、里急后重

白头翁9克,川黄连、川黄柏、秦皮各6克,水煎服。

附方4:细菌性痢疾

白头翁15克,马齿苋30克,鸡冠花10克,水煎服。

附方5:热痢下重

白头翁100克,黄连、黄柏、秦皮各150克,水7000毫升,煮至1000克,去滓,温服,1次1000毫升,不愈更服。

附方6:少小阴㿗

生白头翁根,多少随意,捣烂,敷患处,一宿当作疮,20日愈。

白芍

别名

白芍、杭芍、生白芍、大白芍、金芍药。

形态特征

多年生草本植物，根肥大。叶互生，下部叶为二回三出复叶，小叶片长卵圆形至披针形，先端渐尖，基部楔形，叶缘具骨质小齿，上部叶为三出复叶。花大，花瓣白色、粉红色或红色。蓇葖果。

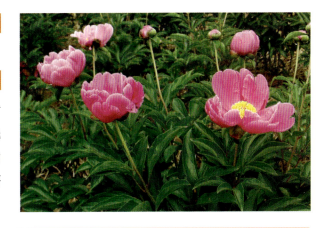

生境分布	生长于山坡、山谷的灌木丛或草丛中。分布于浙江、安徽、四川、山东等地，河南、湖南、陕西等地也有栽培。
性味归经	苦、酸，微寒。归肝、脾经。
功能主治	养血调经，敛阴止汗，柔肝止痛，平抑肝阳。用于血虚萎黄，月经不调，自汗盗汗，胸胁疼痛，泻痢腹痛，四肢挛痛，头痛眩晕，崩漏，带下。

名方验方

附方1：便秘

生白芍 20～40 克，生甘草 10～15 克，水煎服。

附方2：老年人体虚多汗

白芍 12 克，桂枝 10 克，甘草 6 克，加入切成厚片的生姜 3 片，大枣 5 个，水煎服。

附方3：肝癌晚期

白芍 12 克，炙甘草、柏子仁各 6 克，瘦肉适量、蜜刺 4 枚，盐少许，同瘦肉置瓦煲，加清水煲约两小时即成，喝汤吃肉。

附方4：血虚型妊娠下肢抽筋疼痛

白芍 30 克，炙甘草 10 克，水煎服，每日 1 剂，连服 2～3 剂。

白附子

别　　名

剪刀草、野半夏、玉如意、犁头尖、野慈菇。

形态特征

多年生草本，块茎卵圆形成或卵状椭圆形。叶根生，1～4片，戟状箭形，依生长年限大小不等，长9～45厘米，宽7～35厘米；叶柄肉质，基部鞘状。花葶7～17厘米，有紫斑，花单性，雌雄同株，肉穗花序，有佛焰苞，花单性，雌雄同株。雄花位于花序上部，雌花位于下部。浆果，熟时红色。块茎椭圆形或卵圆形，长2～5厘米；直径1～3厘米。表面白色或黄白色，有环纹及根痕，顶端显茎痕或芽痕。

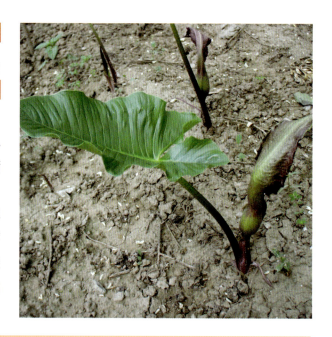

生境分布	生长于山野阴湿处。分布于河南、甘肃、湖北等地。河南产品称禹白附，品质最优。
性味归经	辛，温；有毒。归胃、肝经。
功能主治	祛风痰，定惊搐，解毒散结，止痛。用于中风痰壅，口眼斜，语言謇涩，惊风癫痫，破伤风，痰厥头痛，偏正头痛，瘰疬痰核，痈疽肿毒，毒蛇咬伤。

名方验方

附方1：颈淋巴结核

鲜白附子10～30克，洗净，水煎服，每日1剂，5日为1个疗程。

附方2：黄褐斑

白附子、白及、浙贝母各等份，研末调凡士林制成药膏，早晚各搽药1次。

附方3：面神经麻痹

制白附子、焙僵蚕、炙全蝎、双钩藤、香白芷各6克，川蜈蚣8条，共研成极细药末，此为成人2日量，每日早晚各服1次，饭后服，每次服时另用防风3～4克煎汁送服药未。孕妇及阴虚体弱者忌服。

附方4：三叉神经痛

白附子10克，白芷、川芎、僵蚕各200克，全蝎150克，分别研细末，拌匀成愈痛散。每日2次，每次2克，以热酒调服，10日为1个疗程，一般连用2～3个疗程。

附方5：斜视

白附子、蜈蚣、僵蚕、天麻、全蝎、钩藤各等份，共研细末，每日2次，成人每次7克，儿童酌减，用黄酒或白开水送服。

白果

别名

灵眼、银杏核、公孙树子、鸭脚树子。

形态特征

落叶乔木，高至数丈。叶扁圆，鸭脚形，叶脉平行，至秋则变黄色而脱落。夏季开淡春色花。结果如杏桃状，生时青色、熟呈淡黄色，核有两棱或三棱，中有绿白色仁肉，霜降后采集。其树质肌理白腻，为雕刻的绝好材料。

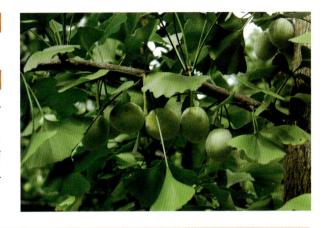

生境分布	生长于海拔500～1000米的酸性土壤，排水良好地带的天然林中。全国各地均有栽培，分布于广西、四川、河南、山东等地。以广西产者品质最优。
性味归经	甘、苦、涩，平；有毒。归肺、肾经。
功能主治	敛肺定喘，止带缩尿。用于痰多喘咳，带下，白浊，尿频遗尿。

名方验方

附方1：内耳性眩晕

白果仁60克，干姜12克，焙干共研细末，分成8份，每份9克，每日早晚于饭后以红枣12克，黄芪20克，煎水送服1份。

附方2：支气管哮喘

炒白果（打碎）、炙桑白皮各12克，炙麻黄、全瓜蒌、旋复花（包煎）各10克，炒杏仁9克，地龙30克，防风、全蝎、制僵蚕各15克，水煎服，每日1剂。

附方3：胸膜炎恢复期

白果、黄精、木瓜、紫草各9克，青黛3克，草蔻6克，水煎服。

附方4：空洞型肺结核

白果、蛤粉各30克，百部、百合、青黛各60克，儿茶25克，白矾15克，沙参120克，共研细粉，水泛为丸，每服6～9克，早晚各1次。

附方5：慢性支气管炎

白果、乌梅、黄芩、五味子各0.52克，天冬、贝母各0.64克，麻黄、防风各0.4克，用法：成人每次3片，每日3次，口服，10日为1个疗程，连用3个疗程。

附方6：阴道炎

白果、焦栀子、醋柴胡各10克，苍术、茯苓、芡实、车前子、鸡冠花各15克，龙胆草、山药各12克，薏苡仁30克，水煎服，每日1剂，15剂为1个疗程。

白屈菜

别名

地黄连、土黄连、断肠草、山西瓜、山黄连、假黄连。

形态特征

多年生草本。主根圆锥状，土黄色。茎直立，高30～100厘米，多分枝，有白粉，疏生白色细长柔毛，断之有黄色乳汁。叶互生，1～2回单数羽状全裂；基生叶长10～15厘米，全裂片2～5对，不规则深裂，深裂片边缘具不规则缺刻，顶端裂片广倒卵形，基部楔形而下延，上面近无毛，下面疏生短柔毛，有白粉；茎生叶与基生叶形相同。花数朵，近伞状排列，苞片小，卵形，长约1.5毫米，花柄丝状，有短柔毛；萼片2，早落，椭圆形，外面疏生柔毛；花瓣4，黄色，卵圆形，长约9毫米；雄蕊多数，花丝黄色；雌蕊1，无毛，花柱短。蒴果条状圆柱形，长达3.5厘米。种子多数，卵形，细小，黑褐色。有光泽及网纹。花期5～7月，果期6～8月。

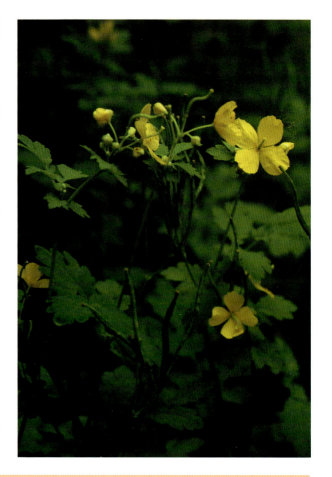

生境分布	生长于山坡或山谷林边草地。产于东北、内蒙古、河北、河南、山东、山西、江苏、江西、浙江等地。
性味归经	苦，凉；有毒。归肺、胃经。
功能主治	解痉止痛，止咳平喘。用于胃脘挛痛，咳嗽气喘，百日咳，疥癣疮肿。

名方验方

附方1：胃炎、胃溃疡、腹痛

白屈菜9克，水煎服。

附方2：肠炎、痢疾

白屈菜15克，水煎服。

附方3：顽癣

鲜白屈菜用50%的酒精浸泡，擦患处。

附方4：疮肿

鲜白屈菜捣烂敷患处。

白前

别名

石蓝、嗽药、水杨柳、草白前、鹅白前、白马虎。

形态特征

多年生草本，高30～60厘米，根茎匍匐，茎直立，单一，下部木质化。单叶对生，具短柄；叶片披针形至线状披针形，先端渐尖，基部渐狭，边缘反卷，下部的叶较短而宽，顶端的叶渐短而狭。聚伞花序腋生，总花梗长8～15毫米，中部以上着生多数小苞片，花萼绿色，裂片卵状披针形。蓇葖果角状，长约7厘米。种子多数，顶端具白色细绒毛。

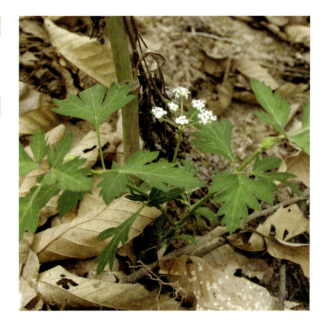

生境分布	生长于山谷中阴湿处、江边砂碛之上或溪滩。分布于浙江、安徽、江苏等省。湖北、福建、江西、湖南、贵州等地也产。
性味归经	辛、苦，微温。归肺经。
功能主治	降气，消痰，止咳。用于肺气壅实，咳嗽痰多，胸满喘急。

名方验方

附方1：跌打胁痛

白前25克，香附15克，青皮5克，水煎服。

附方2：胃脘痛、虚热痛

白前、重阳木根各25克，水煎服。

附方3：疟疾（脾肿大）

白前25克，水煎服。

附方4：小儿疳积

白前、重阳木或兖州卷柏全草各15克，水煎服。

附方5：久咳咯血

白前15克，桔梗、桑白皮各10克，甘草（炙）5克，上四味切，以水2升，煮取半升，空腹顿服。忌猪肉、海藻、菘菜。

白扁豆

别名

眉豆、树豆、藤豆、豆、沿篱豆、蛾眉豆、火镰扁豆。

形态特征

一年生缠绕草本。三出复叶，先生小叶菱状广卵形，侧生小叶斜菱状广卵形，长6～11厘米，宽4.5～10.5厘米，顶端短尖或渐尖，两面沿叶脉处有白色短柔毛。总状花序腋生，花2～4朵丛生长于花序轴的节上。花冠白色或紫红色；子房有绢毛，基部有腺体，花柱近顶端有白色髯毛。

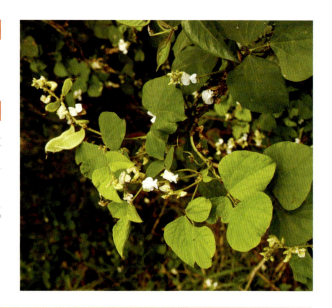

生境分布	均为栽培品，主产湖南、安徽、河南等地。
性味归经	甘，微温。归脾、胃经。
功能主治	健脾化湿，和中消暑。用于脾胃虚弱，食欲不振，大便溏泻，白带过多，暑湿吐泻，胸闷，脘腹胀痛。炒白扁豆健脾化湿。用于脾虚泄泻，白带过多。

名方验方

附方1：脾虚水肿

炒扁豆30克，茯苓15克，研为细末，每次3克，加红糖适量，用沸水冲调服。

附方2：妇女脾虚带下

扁豆子60克（或嫩扁豆荚果120克），以食油、食盐煸炒后，加水煮熟食，每日2次，连食1周。

附方3：呕吐腹泻，小便不利

扁豆30克，香薷15克，加水煎汤，分2次服。

附方4：急性胃炎

白扁豆15克，香薷8克，黄连3克，厚朴6克。水煎2次，分上、下午服，每日1剂。

附方5：慢性结膜炎

白扁豆、青葙子各15克，玄明粉（冲）4.5克，酸枣仁、茯苓各12克，密蒙花、决明子各9克。水煎服。

白蔹

别名

兔核、昆仑、白根、猫儿卵、见肿消、鹅抱蛋、穿山老鼠。

形态特征

木质藤本，茎多分枝，带淡紫色，散生点状皮孔，卷须与叶对生。掌状复叶互生，一部分羽状分裂，一部分羽状缺刻，边缘疏生粗锯齿，叶轴有宽翅，裂片基部有关节，两面无毛。聚伞花序与叶对生，序梗细长而缠绕，花淡黄色，花盘杯状，边缘稍分裂。浆果球形或肾形，熟时蓝色或白色，有针孔状凹点。

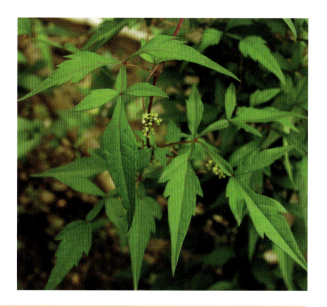

生境分布	生长于荒山的灌木丛中。产于东北、华北、华东及河北、陕西、河南、湖北、四川等省（区）。
性味归经	苦，微寒。归心、胃经。
功能主治	清热解毒，消痈散结，敛疮生肌。用于痈疽发背，疔疮，瘰疬，烧烫伤，湿疮，肠风，跌打损伤，外伤出血。

名方验方

附方1：水火烫伤

白蔹、地榆各等份，共为末，适量外敷，或麻油调敷患处。

附方2：急慢性细菌性痢疾

白蔹适量，焙干研末，每次1～3克，每日3次。

附方3：聤耳出脓血

白蔹、黄连（去须）、龙骨、赤石脂、乌贼鱼骨（去甲）各50克，上五味，捣罗为散。先以棉拭脓干，每次用药3克，棉裹塞耳中。

附方4：痈肿

白蔹、乌头（炮）、黄芩各等份，捣末筛，和鸡子白敷上。

附方5：温热白带

白蔹、苍术各10克，研细末，每服5克，每日2次，白糖水送下。

附方6：皮肤中热痱、瘰疬

白蔹、黄连各100克，生胡椒粉50克，上捣筛，溶脂调和敷之。

白鲜皮

别名

藓皮、臭根皮、北鲜皮、白膻皮。

形态特征

多年生草本，基部木本，高可达1米，全株有强烈香气。根肉质，黄白色，多分枝。茎幼嫩部分密被白色的长毛及凸起的腺点。单数羽状复叶互生，小叶9~13，卵形至卵状披针形，边绷有馈齿，沿脉被柔毛，密布腺点（油室），叶柄及叶轴两侧有狭翅。总状花序顶生，花梗具条形苞片1枚，花白色，有淡红色条纹，萼片5，花瓣5，雄蕊10，蒴果5裂，密被棕黑色腺点及白色预想毛。皮呈卷筒状，少有双卷筒状，长5~15厘米，直径1~2厘米，厚2~5毫米。外表面灰白色或淡灰黄色，具细纵纹及细根痕，常有突起的颗粒状小点，内表面类白色，平滑。质松脆，易折断，折断时有白粉飞扬，断面乳白色，略带层片状，迎光可见细小亮点。

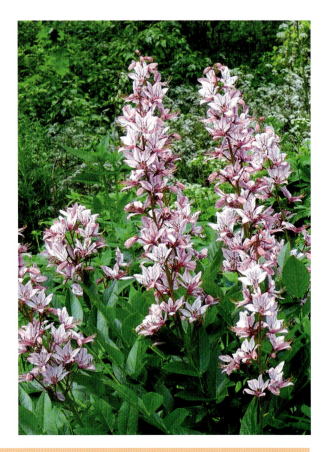

生境分布	生长于土坡、灌木丛中、森林下及山坡阳坡。产于辽宁、河北、四川、江苏等地。
性味归经	苦，寒。归脾、胃、膀胱经。
功能主治	清热燥湿，祛风解毒。用于湿热疮毒，黄水淋漓，湿疹，风疹，疥癣疮癞，风湿热痹，关节肿痛，黄疸尿赤。

名方验方

附方1：慢性湿疹

白鲜皮、防风各9克，当归、薄荷、甘草各6克，沙苑子12克，水煎服。

附方2：疥癣、慢性湿疹

白鲜皮、地肤子、苦参、蛇床子各10克，水煎熏洗患处。

附方3：湿热黄疸

白鲜皮、茵陈各9克，水煎服。

附方4：脚癣、湿疹、疥癣

白鲜皮50克，鲜木槿皮150克，加95%乙醇1000毫升浸泡数日即得，每日外搽患处数次。

附方5：外伤出血

白鲜皮研细粉，敷患处。

白薇

别　名

春草、芒草、白微、白幕、薇草、骨美、龙胆白薇。

形态特征

多年生草本，高50厘米。茎直立，常单一，被短柔毛，有白色乳汁。叶对生，宽卵形或卵状长圆形，长5～10厘米，宽3～7厘米。两面被白色短柔毛。伞状聚伞花序，腋生，花深紫色，直径1～1.5厘米，花冠5深裂，副花冠裂片5，与蕊柱几等长。雄蕊5，花粉块每室1个，下垂。骨葖果单生，先端尖，基部钝形。种子多数，有狭翼，有白色绢毛。蔓生白薇与上种不同点：半灌木状，茎下部直立，上部蔓生，全株被绒毛，花被小，直径约1毫米，初开为黄色，后渐变为黑紫色，副花冠小，较蕊柱短。白薇根茎呈类圆柱形，有结节，长1.5～5厘米，直径0.5～1.2厘米。上面可见数个圆形凹陷的茎痕，直径2～8毫米，有时尚可见茎基，直径在5毫米以上，下面及两侧簇生多数细长的根似马尾状。根呈圆柱形，略弯曲，长5～20厘米，直径1～2毫米；表面黄棕色至棕色，平滑或具细皱纹。质脆，易折断，折断面平坦，皮部黄白色或淡色，中央木部小，黄色。气微、味微苦。蔓生白薇根茎较细，长2～6厘米，直径4～8毫米。残存的茎基也较细，直径在5毫米以下。根多弯曲。

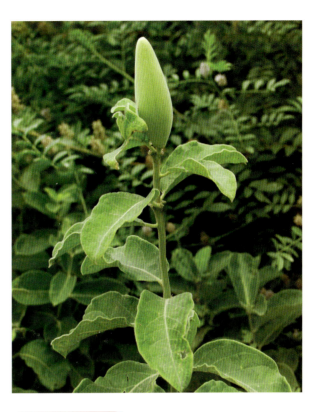

生境分布	生长于树林边缘或山坡。主产于山东、安徽、辽宁、四川、江苏、浙江、福建、甘肃、河北、陕西等地。
性味归经	苦、咸，寒。归胃、肝、肾经。
功能主治	清热凉血，利尿通淋，解毒疗疮。用于温邪伤营发热，阴虚发热，骨蒸劳热，产后血虚发热，热淋、血淋，痈疽肿毒，疔疮。

名方验方

附方1：产后血虚发热

白薇9克，当归12克，人参5克，甘草6克，水煎服。

附方2：虚热盗汗

白薇、地骨皮各12克，鳖甲、银柴胡各9克，水煎服。

附方3：尿路感染

白薇9克，石韦12克，滑石15克，木通10克，生甘草5克，水煎服；或白薇25克，车前草50克，水煎服。

附方4：咽喉肿痛

白薇9克，甘草3克，桔梗6克，射干、金银花、山豆根各10克，水煎服。

附方5：肺实鼻塞

白薇、款冬花、贝母（去心）各50克，百部100克，上为末，每次5克，米饮调下。

瓜子金

别名

辰砂草、金锁匙、瓜子草、挂米草、金牛草、竹叶地丁。

形态特征

多年生草本,高10～30厘米。根圆柱形,表面褐色,有纵横皱纹和结节,支根细。茎丛生,微被灰褐色细毛。叶互生,带贰质,卵状披针形,长1～2厘米,宽0.5～1厘米,侧脉明显,有细柔毛。总状花序腋生,花紫色;萼片5,不等大,内面2片较大,花瓣状;花瓣3,基部与雄蕊鞘相连,中间1片较大,龙骨状,背面先端有流苏状附属物;雄蕊8,花丝几全部连合成鞘状;子房上位,醉头2裂,不等长。蒴果广卵形,顶端凹,边缘有宽翅,具宿萼。种子卵形,密被柔毛。花期4～5月,果期5～7月。

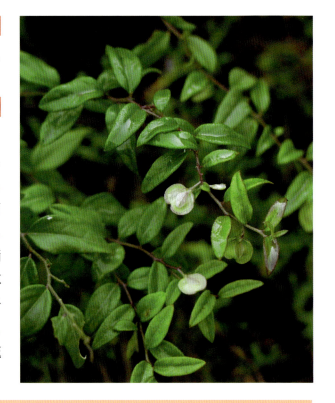

生境分布	生长于山坡草丛中,路边。主产安徽、浙江、江苏。
性味归经	辛、苦,平。归肺经。
功能主治	祛痰止咳,活血消肿,解毒止痛。用于咳嗽痰多、咽喉肿痛、喉痹;外治跌打损伤、疔疮疖肿、痈疽、蛇虫咬伤。

名方验方

附方1:骨髓炎、骨关节结核、多发性脓肿

瓜子金干草250克,加酒2000毫升,蒸制成药酒,每日2次,每次15～30克;亦可服药片,每次5片,或流浸膏每次20毫升,每日3次(儿童及经期妇女酌减)。

附方2:毒蛇咬伤

用新鲜瓜子金30克捣烂,外敷于咬伤处,每日换药1次。

附方3:小儿疳积

瓜子金30克,猪肝60克,蒸热去药渣,食肝及汁,连服3剂。

附方4:失眠

瓜子金全草干品50克或鲜品100克,用沙锅大火煎煮2次,药液过滤合并,小火浓缩再过滤,加单糖浆适量使成60毫升,临睡前顿服。

冬虫夏草

别名

虫草、冬虫草。

形态特征

冬虫夏草菌子囊菌之子座出自寄主幼虫的头部，单生，细长如棒球棍状，长4～11厘米。上部为子座头部，稍膨大，呈圆柱形，褐色，密生多数子囊壳。子囊壳大部分陷入子座中，先端突出于子座之外，卵形或椭圆形；每一子囊壳内有多数细长的子囊，每一子囊内有8个具有隔膜的子囊孢子，一般只有2个成活，线形。寄主为鳞翅目、鞘翅目等昆虫的幼虫，冬季菌丝侵入蛰居于土中的幼虫体内，使虫体充满菌丝而死亡。夏季长出子座。

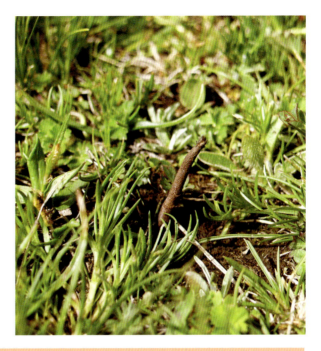

生境分布	生长于海拔3000～4500米的高山草甸区。分布于四川、青海、西藏等地。云南、甘肃、贵州也有。
性味归经	甘，平。归肺、肾经。
功能主治	补肾益肺，止血化痰。用于肾虚精亏，阳痿遗精，头昏耳鸣，腰膝酸痛，久咳虚喘，劳嗽咯血，体虚自汗。

名方验方

附方1：肺结核咳嗽、咯血

冬虫夏草30克，贝母15克，百合12克，水煎服。

附方2：肾虚腰痛

冬虫夏草、枸杞子各30克，黄酒2斤，浸泡1周，每次1小盅，每日2次。

附方3：阳痿、遗精

冬虫夏草3～9克，枸杞子、山药、山萸肉各10克，水煎服，每日1剂。

附方4：阳痿、遗精、自汗盗汗、胃寒怕冷

冬虫夏草10克，公鸡1只，炖熟分次食之。

附方5：病后虚损

冬虫夏草三、五枚，老雄鸭一只，去肚杂，将鸭头劈开，纳药于中，仍以线扎好，酱油酒如常蒸烂食之。

附方6：虚喘

冬虫夏草25～50克，配老雄鸭蒸服。

冬凌草

别名

冰凌花、冰凌草、六月令、彩花草、山香草、雪花草。

形态特征

为多年生草本植物或亚灌木，一般高30～130厘米。叶对生，有柄，叶片皱缩，展平后呈卵形或棱状卵圆形，长2～6厘米，宽1.5～3厘米，先端锐尖或渐尖，基部楔形，骤然下延成假翅，边缘具粗锯齿，齿尖具胼胝体，上表面为棕绿色，有腺点，疏被柔毛，下表面淡绿色。茎直立，茎高30～100厘米，最高150厘米，地上茎部分木质化，中空，基部浅褐色，上部浅绿色至浅紫色；无毛纵向剥落，茎上部表面红紫色，有柔毛；质硬脆，断面淡黄色。根系庞大，单墩毛根达200～1000条，可有效地固结土壤。冬凌草的根系为浅根系，多分布在0～20厘米的土壤表层中，呈水平状纵横交错，构成密集的根网，根长为0.3～0.7米，野外单层根幅25×30厘米，幼根黄白色，老根黑褐色。聚散花序3～5花。花冠淡兰色或淡紫红色，二唇形，上唇外反，先端具4圆裂，下唇全缘，通常较上唇长，常呈舟状，花冠基部上方常呈浅囊状；雄蕊4，2强，伸出花冠外，花柱先端相等2浅裂，花盘杯状。小坚果倒卵状三棱形，褐色无毛。花期8～10月，果期9～11月。

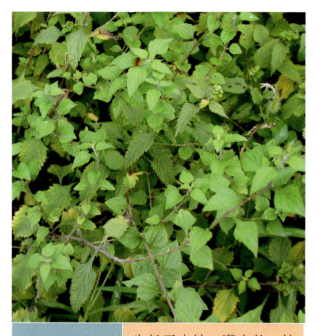

生境分布	生长于山坡、灌木丛、林地及路边向阳处。分布于河北、山西、陕西、甘肃、安徽、浙江、江西、河南、湖北、湖南、广西、四川、贵州。
性味归经	苦、甘，微寒。归肺、胃、肝经。
功能主治	清热解毒，活血止痛。用于咽喉肿痛，癥腹痛，蛇虫咬伤。

名方验方

附方1：感冒、头痛

冬凌草全株250克，水煎洗患处。

附方2：风湿骨痛，关节炎

冬凌草全株90克，泡酒500毫升，早晚各服50毫升。

冬葵果

别名
葵子、葵菜子、冬葵子。

形态特征

一年生草本，不分枝。茎被柔毛。叶柄细瘦，被疏柔毛；叶片圆形，5～7裂，直径5～8厘米，基部心形、边缘具细锯齿，特别皱曲。花白色。果扁球形，直径约8毫米，分果10～11，网状，具细柔毛。种子直径约1毫米，暗黑色。花期6～9月。

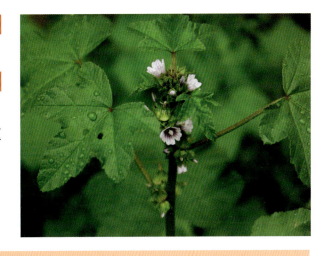

生境分布	我国西南及河北、甘肃、江西、湖北、湖南等地种植。
性味归经	甘、涩，凉。归肝、大肠、膀胱经。
功能主治	清热利尿，消肿。用于尿闭，水肿，口渴；尿路感染。

名方验方

附方1：泌尿系结石

冬葵子、当归、王不留行、陈皮、石韦、滑石各15克，水煎服。

附方2：乳腺炎、乳少

乳腺炎初期，乳汁稀少或排乳困难，乳房肿痛，冬葵子30克，水、酒各半煎服，或以本品配砂仁各等量，为末，热酒冲服。

附方3：便秘

冬葵子15克，薏苡仁100克。冬葵子洗净切碎，煮沸10～15分钟后，再放入薏苡仁共煮，熬成粥，空腹服用。

附方4：咽喉肿痛

冬葵叶、花，阴干，煎水含漱。

附方5：诸瘘

先以泔清温洗，以棉拭水，取冬葵叶微火暖贴之疮，引脓，200～300百叶，脓尽即肉生。忌诸杂鱼蒜、房室等。

附方6：肺炎

冬葵菜煮稀饭服。

附方7：蛇蝎螫

熟捣冬葵取汁摅。

玄参

别名

元参、黑参、鹿肠、玄台、逐马、浙玄参、乌元参、野脂麻。

形态特征

多年生草本，根肥大。茎直立，四棱形，光滑或有腺状毛。茎下部叶对生，近茎顶互生，叶片卵形或卵状长圆形，边缘有细锯齿，下面疏生细毛。聚伞花序顶生，开展成圆锥状，花冠暗紫色，5裂，上面2裂片较长而大，侧面2裂片次之，最下1片裂片最小，蒴果卵圆形，萼宿存。

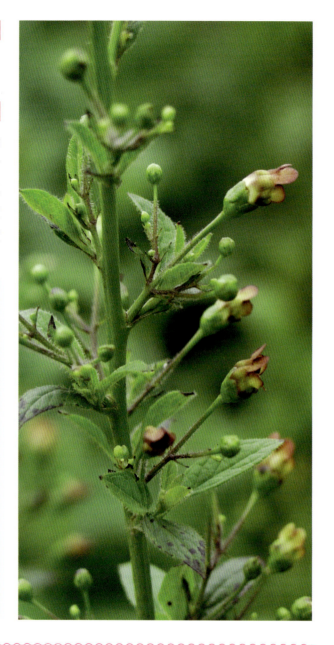

生境分布	生长于溪边、山坡林下及草丛中。产于我国长江流域及陕西、福建等省，野生、家种均有。
性味归经	甘、苦、咸，微寒。归肺、胃、肾经。
功能主治	清热凉血，滋阴降火，解毒散结。用于温邪入营，内陷心包，温毒发斑，热病伤阴，舌绛烦渴，津伤便秘，骨蒸劳嗽，目赤，咽痛，白喉，瘰疬，痈肿疮毒。

名方验方

附方1：慢性咽喉肿痛

玄参、生地黄各15克，连翘、麦冬各10克，水煎服。

附方2：热毒壅盛、气血两燔、高热神昏、发斑发疹

玄参、甘草各10克，石膏30克，知母12克，水牛角60克，粳米9克，水煎服。

附方3：瘰疬、颈部淋巴结肿大

玄参、牡蛎、贝母各等份，研粉，炼蜜为丸，每服9克，每日2次。

附方4：腮腺炎

玄参15克，板蓝根12克，夏枯草6克，水煎服。

半边莲

别名

瓜仁草、急解索、长虫草、半边花、细米草、蛇舌草。

形态特征

为多年生小草本,高约10厘米,有乳汁。茎纤细,稍具2条纵棱,近基部匍匐,节着地生根。叶互生,狭披针形至线形,长0.7~2厘米,宽3~7毫米,全缘或疏生细齿;具短柄或近无柄。花单生叶腋,花梗长2~3厘米;花萼筒喇叭形,先端5裂;花冠淡红色或淡紫色,先端5裂,裂片披针形,长8~10毫米,均偏向一侧;雄蕊5,聚药,花丝基部分离;子房下位,2室。蒴果倒圆锥形。种子多数,细小,椭圆形,褐色。花期5~8月,果期8~10月。

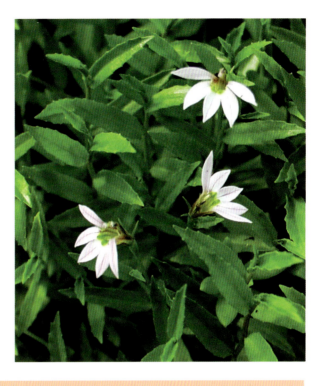

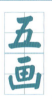

生境分布	生长于阳光或局部阴凉环境和肥沃、潮湿、多有机质、排水良好的土壤里。主产于安徽、江苏及浙江等地。
性味归经	辛,平。归心、小肠、肺经。
功能主治	清热解毒,利尿消肿。用于痈肿疔疮,毒蛇咬伤,腹胀水肿,湿热黄疸,湿疹湿疮,足癣。

名方验方

附方1:毒蛇咬伤

半边莲、天胡荽、连钱草(均用鲜品)各等量,共捣烂绞汁内服,并用药渣外敷伤口周围。

附方2:毒蛇咬伤

半边莲8两,巴豆霜、青木香、黄柏、姜半夏各200克,共研粉制丸。成人内服1克,严重者加倍,儿童减半,一般内服1次即可,如服药6小时后,大便仍不通者,可重复应用,直至水泻为止。其后,如出现便秘或大便干燥,应酌情应用,以保持大便稀薄为原则。孕妇或患严重胃肠病者慎用;局部伤处采用刀刺排毒疗法及配合外敷其他有关治蛇伤草药。

附方3:小儿多发性疖肿

半边莲50克,紫花地丁25克,野菊花15克,金银花10克。水煎服,取第3次煎汁洗患处。

附方4:晚期血吸虫病肝硬化腹水

半边莲30克,水煎服。

半枝莲

别名

半向花、半面花、偏头草、挖耳草、通经草、狭叶韩信草。

形态特征

一二年生草本花卉，株高30～40厘米。茎下部匍匐生根，上部直立，茎方形、绿色。叶对生，叶片三角状卵形或卵圆形，边缘有波状钝齿，下部叶片较大，叶柄极短。花小，2朵对生，排列成偏侧的总状花序，顶生；花梗被黏性短毛；苞片叶状，向上渐变小，被毛。花萼钟状，外面有短柔毛，二唇形，上唇具盾片。花冠唇形，蓝紫色，外面密被柔毛；雄蕊4，二强；子房4裂，柱头完全着生在子房底部，顶端2裂。小坚果卵圆形，棕褐色。花期5～6月，果期6～8月。

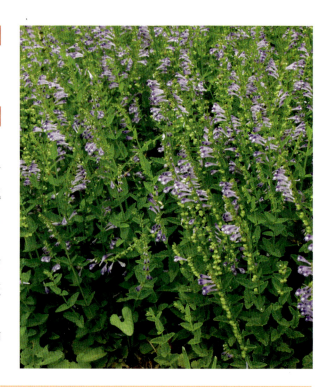

生境分布	多见于沟旁、田边及路旁潮湿处。分布于江苏、江西、福建、广东、广西等省(区)。
性味归经	辛、苦，寒。归肺、肝、肾经。
功能主治	清热解毒，化瘀利尿。用于疔疮肿毒，咽喉肿痛，毒蛇咬伤，跌仆伤痛，水肿，黄疸。

名方验方

附方1：各种癌症

半枝莲、石见穿各50克，煎汤代茶，每日1剂，长期服用。

附方2：绒毛膜上皮癌，恶性葡萄胎肺转移

半枝莲、蒲葵子、八月炸、穿破石各100克，水6碗煎至1碗服，药渣再煎服1次，10天为一疗程。或同时并用化疗。

附方3：痈肿疮疖初起

鲜半枝莲、生南星适量打烂，加雄黄少许，调敷患处，1日2～3次。

附方4：吐血，咯血

鲜半枝莲50～100克，捣烂绞汁，调蜜少许，炖热温服，日2次。

附方5：尿道炎，小便血尿疼痛

鲜半枝莲50克，洗净，煎汤，调冰糖服，日2次。

半夏

别名

地文、示姑、水玉、守田、地茨菇、老黄嘴、野芋头。

形态特征

多年生小草本，高15～30厘米。块茎近球形。叶基生，一年生的叶为单叶，卵状心形；2～3年后，叶为3小叶的复叶，小叶椭圆形至披针形，中间小叶较大，全缘，两面光滑无毛。叶柄长10～20厘米，下部有1株芽。花单性同株，肉穗花序，花序下部为雌花，贴生长于佛焰苞，中部不育，上部为雄花，花序中轴先端附属物延伸呈鼠尾状，伸出在佛焰苞外。浆果卵状椭圆形，绿色，成熟时红色。

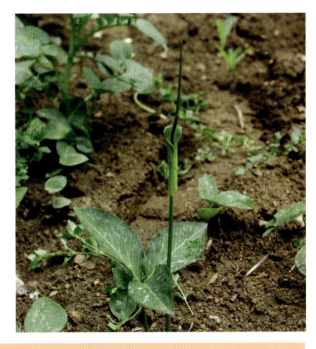

生境分布	生长于山坡、溪边阴湿的草丛中或林下。我国大部分地区均有。分布于四川、湖北、江苏、安徽等地。以四川、浙江产者量大质优。
性味归经	辛、温；有毒。归脾、胃、肺经。
功能主治	燥湿化痰，降逆止呕，消痞散结。用于湿痰寒痰，咳喘痰多，痰饮眩晕，心悸不宁，痰厥头痛，呕吐反胃，胸脘痞闷，梅核气；外治痈肿痰核。

名方验方

附方1：湿痰喘急，止心痛

半夏适量，香油炒，研末，作丸梧桐子大，每次30～50丸，姜汤下。

附方2：时气呕逆不下、吐呕

半夏15克，生姜、茯苓各10克，水煎服。

附方3：癫狂痫证

半夏15克，秫米30克，蜂蜜20克，水煎服。

附方4：肝风化火生痰引起眩晕

半夏、茯苓、陈皮各15克，干姜、天南星各10克，水煎服。

附方5：咳嗽，呕吐

清半夏、陈皮、茯苓各15克，炙甘草5克。水煎服。

附方6：神经性呕吐

半夏、茯苓、生姜各15克，反酸烧心加黄连5克、吴茱萸3分，舌红苔少加麦冬、枇杷叶各15克，水煎服。

六 画

老鹳草

别　名

贯筋、老鹳嘴、老鸦嘴、老贯筋、老牛筋、老观草。

形态特征

多年生草本，高35～80厘米。茎伏卧或略倾斜，多分枝。叶对生，叶柄长1.5～4厘米，具平伏卷曲的柔毛，叶片3～5深裂，近五角形，基部略呈心形，裂片近菱形，先端钝或突尖，边缘具整齐的锯齿，上面绿色，具伏毛，下面淡绿色，沿叶脉被柔毛。花小，径约1厘米，每1花梗2朵，腋生，花梗细长；花萼5，卵形或卵状披针形，疏生长柔毛，先端有芒；花瓣5，倒卵形，白色或淡红色，具深红色纵脉；雄蕊10，全具花药；花柱5裂，延长并与果柄连合成喙。蒴果先端长喙状，成熟时裂开，喙部由下而上卷曲。种子长圆形，黑褐色。花期5～6月，果期6～7月。

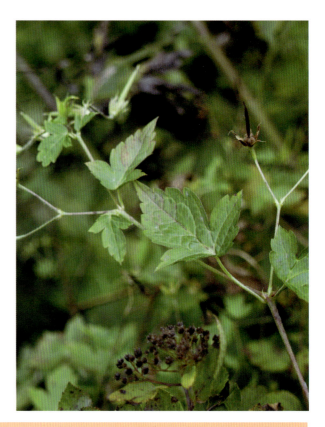

生境分布	生长于山坡、田野间。分布黑龙江、吉林、辽宁、河北、河南、山东、安徽、江苏、浙江、湖北、江西、四川、贵州、云南、山西、陕西、甘肃、青海、内蒙古等地。老鹳草：生长于山坡、草地及路旁。分布辽宁、吉林、黑龙江、河北、江苏、安徽、浙江、湖南、四川、贵州、云南等地。
性味归经	辛、苦，平。归肝、肾、脾经。
功能主治	祛风湿，通经络，止泻痢。用于风湿痹痛，肢体关节麻木拘挛，筋骨酸痛，泄泻痢疾。

名方验方

附方1：慢性乙型肝炎

老鹳草口服液，每次10毫升，每日2次，30日为1个疗程，连用2个疗程。

附方2：急慢性菌痢，急慢性肠炎，阿米巴痢疾等

用野老鹳草制成100%煎剂，每次40毫升，口服2～3次，或用老鹳草60～90克，每日煎服1剂。

附方3：痢疾带菌者及慢性菌痢

老鹳草30克，水煎2次，3次分服，4～6日为1个疗程。

地龙

别名

蚯蚓、抽串、坚蚕、引无、却行、黄犬。

形态特征

参环毛蚓：体较大，长110～380毫米，宽5～12毫米。体背部灰紫色，腹面稍淡。前端较尖，后端较圆，长圆柱形。头部退化，口位在体前端。全体由100多个体节组成。每节有一环刚毛，刚毛圈稍白。第14～16节结构特殊，形成环带，无刚毛。雌性生殖孔1个位于第14节腹面正中，雄性生殖也1对位于第18节腹面两侧，受精囊孔3对位于6～7，7～8，8～9节间。通俗环毛蚓：本种身体大小、色泽及内部构造与威廉环毛蚓相似。唯受精囊腔较深广，前后缘均隆肿，外面可见腔内大小乳突各一。雄交配腔也深广，内壁多皱纹，有平顶乳突3个，位置在腔底，有一突为雄孔所在处，能全部翻出。

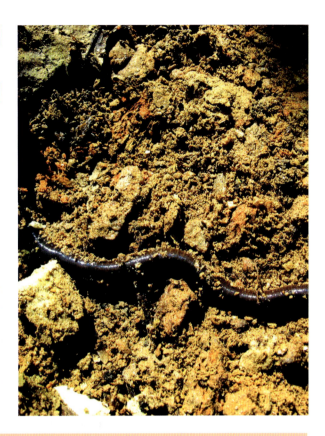

生境分布	广地龙生长于潮湿、疏松之泥土中，行运迟缓，主产于广东、广西、福建等地；沪地龙生活于潮湿多有机物处，主产于上海一带。
性味归经	咸，寒。归肝、脾、膀胱经。
功能主治	清热定惊，通络，平喘，利尿。用于高热神昏，惊厥抽搐，癫痫，关节痹痛，肢体麻木，半身不遂，肺热喘咳，水肿尿少。

名方验方

附方1：头痛

地龙、野菊花各15克，白僵蚕10克，水煎服，每日2次。

附方2：婴幼儿抽搐

地龙5～10条，捣烂如泥，加少许食盐，搽囟门。

附方3：神经性皮炎

地龙、当归、苦参、乌梢蛇各15克，刺蒺藜、焦山楂、冬凌草、制首乌、生地黄各30克，川芎、苍术、红花各10克，黄芩20克，水煎取药汁，每日1剂，分2次服用。

附方4：慢性支气管炎兼气喘

地龙6克，旋覆花、百部各10克，黄芪24克。水煎服，每日1剂，分2次服。

地肤子

别　　名

扫帚子、扫帚菜子。

形态特征

一年生草本，茎直立，秋后常变为红色。叶互生，线形或披针形，长2～5厘米，宽0.3～0.7厘米，无毛或被短柔毛，全缘，边缘常具少数白色长毛。花两性或雌性，单生或2朵生长于叶腋，集成稀疏的穗状花序。种子横生，扁平。

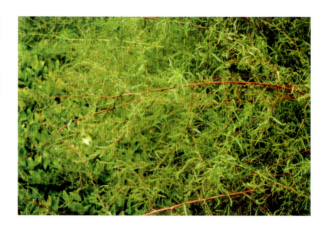

生境分布	生长于山野荒地、田野、路旁，栽培于庭园。全国大部分地区有产。
性味归经	辛、苦，寒。归肾、膀胱经。
功能主治	清热利湿，祛风止痒。用于小便淋漓涩痛，阴痒，带下，风疹，湿疹，皮肤瘙痒。

名方验方

附方1：孕期尿路感染

地肤子12克，水煎服。

附方2：疝气

地肤子炒香，研末，每次3克，酒送服。

附方3：风疹瘙痒

地肤子、荆芥各15克，蝉蜕6克，生地黄20克，水煎服。

附方4：急性乳腺炎

地肤子50克，红糖适量，将地肤子水煎后加入红糖，趁热服下，取微汗，每日1剂。

附方5：顽固性阴痒

地肤子、黄柏各20克，地丁、白鲜皮各30克，白矾10克，清水浸泡10分钟，再煎沸25分钟，药温后擦洗患处，每日早晚各1次。

附方6：痔疮

地肤子适量，新瓦上焙干，捣罗为散，每次服9克，每日3次，用陈粟米饮调下。

附方7：荨麻疹

地肤子30克，加水500毫升，煎至250毫升，冲红糖30克，乘热服下，盖被使出汗。

附方8：皮肤湿疹

地肤子、白鲜皮各25克，白矾15克，水煎，熏洗。

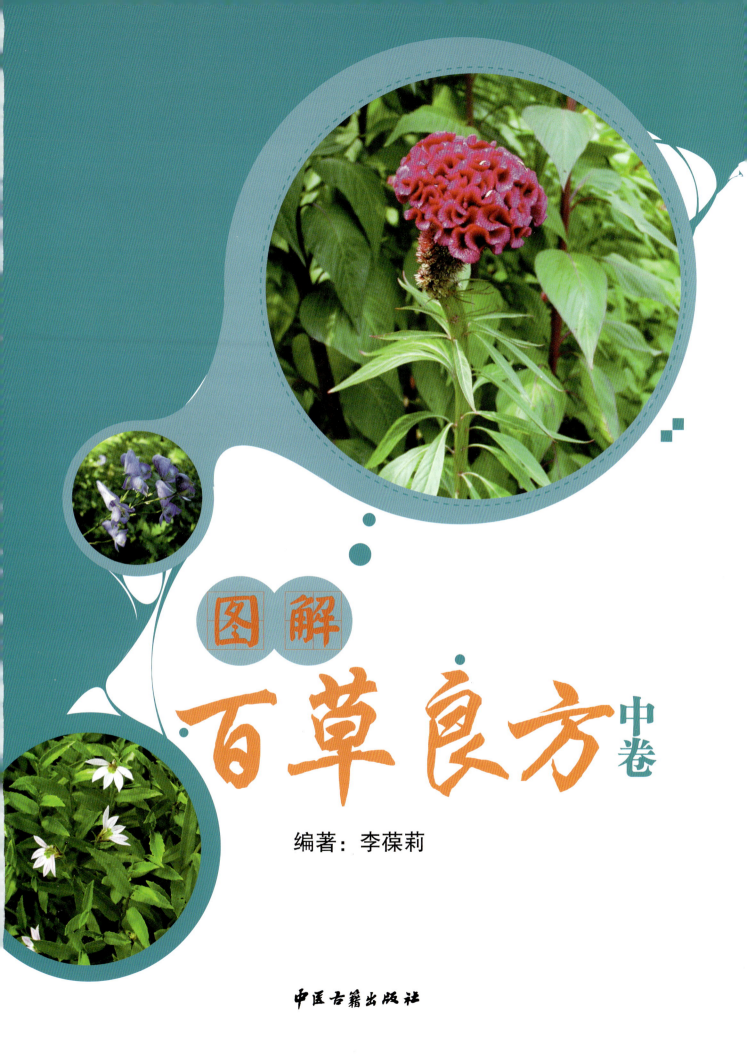】

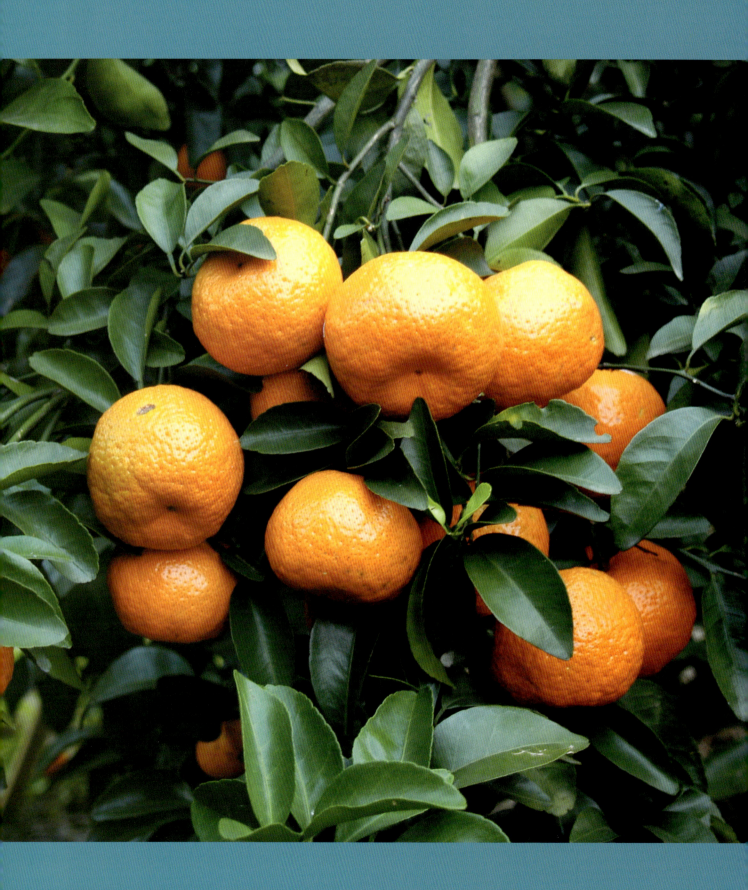

地骨皮

别名

杞根、地辅、地骨、地节、枸杞根、枸杞根皮。

形态特征

灌木，高1～2米。枝细长，常弯曲下垂，有棘刺。叶互生或簇生长于短枝上，叶片长卵形或卵状披针形，长2～5厘米，宽0.5～1.7厘米，全缘，叶柄长2～10毫米。花1～4朵簇生长于叶腋，花梗细；花萼钟状，3～5裂；花冠漏斗状，淡紫色，5裂，裂片与筒部几等长，裂片有缘毛；雄蕊5，子房2室。浆果卵形或椭圆状卵形，长0.5～1.5厘米，红色，内有多数种子，肾形，黄包。

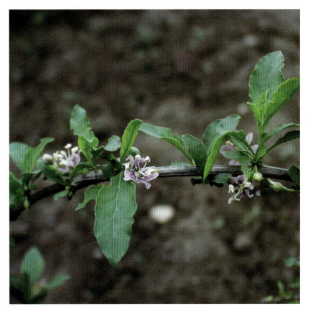

生境分布	生长于田野或山坡向阳干燥处；有栽培。主产于河北、河南、陕西、四川、江苏、浙江等地。
性味归经	甘，寒。归肺、肝、肾经。
功能主治	凉血除蒸，清肺降火。用于阴虚潮热，骨蒸盗汗，肺热咳嗽，痰中带血，咯血，衄血，内热消渴。

名方验方

附方1：疟疾

鲜地骨皮50克，茶叶5克，水煎后于发作前2～3小时顿服。

附方2：鼻出血

地骨皮、侧柏叶各15克，水煎服。

附方3：肺热咳嗽、痰黄口干

地骨皮、桑叶各12克，浙贝母8克，甘草3克，水煎服。

附方4：血尿（非器质性疾病引起的）

地骨皮9克，酒煎服；或新地骨皮加水捣汁，加少量酒，空腹温服。

附方5：外阴肿痒

地骨皮30克，枯矾9克，煎水熏洗。

附方6：荨麻疹及过敏性紫癜

地骨皮30克，徐长卿15克，水煎服。

地黄

别名

生地黄、鲜生地、山菸根。

形态特征

多年生草本，全株有白色长柔毛和腺毛。叶基生成丛，倒卵状披针形，基部渐狭成柄，边缘有不整齐钝齿，叶面皱缩，下面略带紫色。花茎由叶丛抽出，花序总状；萼5浅裂；花冠钟形，略2唇状，紫红色，内面常有黄色带紫的条纹。蒴果球形或卵圆形，具宿萼和花柱。花期4～6月，果期7～8月。

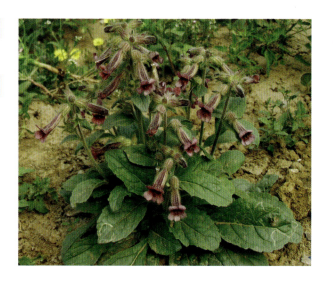

生境分布	喜温和气候及阳光充足之地，分布于我国河南、河北、东北及内蒙古，大部分地区有栽培。尤以河南产怀地黄为地道药材。
性味归经	鲜地黄甘、苦，寒。归心、肝、肾经。生地黄甘，寒。归心、肝、肾经。
功能主治	鲜地黄清热生津，凉血，止血。用于热病伤阴，舌绛烦渴，温毒发斑，吐血，衄血，喉痹，咽痛。生地黄清热凉血，养阴生津。用于热入营血，温毒发斑，吐血衄血，热病伤阴，舌绛烦渴，津伤便秘，阴虚发热，五心烦热，骨蒸劳热，内热消渴。

名方验方

附方1：病后虚汗、口干心躁

熟地黄250克，水煎分3次服，1日服完。

附方2：吐血咳嗽

熟地黄末，酒服5克，每日3次。

附方3：血热生癣

地黄汁频服之。

附方4：肝肾阴亏、虚热动血，胸腹膨胀

地黄、白茅根各30克，丹参15克，川楝子9克，水煎服。

附方5：风湿性关节炎

4干地黄90克，切碎，加水600～800毫升，煮沸约1小时，滤去药液约300毫升，为1日量，1次或2次服完。

附方6：遗尿

熟地黄12克，山茱萸、茯苓、覆盆子各10克，附子3克，水煎服。

地榆

别名
黄瓜香、猪人参、山地瓜、血箭草。

形态特征
为多年生草本，高50～100厘米，茎直立，有细棱。奇数羽状复叶，基生叶丛生，具长柄，小叶通常4～9对，小叶片卵圆形或长卵圆形，边缘具尖锐的粗锯齿，小叶柄基部常有小托叶；茎生叶有短柄，托叶抱茎，镰刀状，有齿。花小暗紫红色，密集成长椭圆形穗状花序。瘦果暗棕色，被细毛。

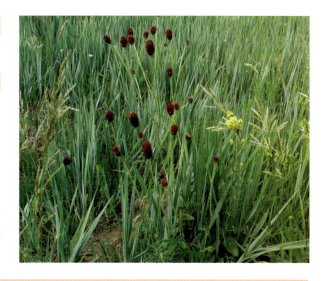

生境分布	生长于山地的灌木丛、山坡、草原或田岸边。全国均产，以浙江、江苏、山东、安徽、河北等地产量多。
性味归经	苦、酸、涩，微寒。归肝、大肠经。
功能主治	凉血止血，解毒敛疮。用于便血，痔血，血痢，崩漏，水火烫伤，痈肿疮毒。

名方验方

附方1：鼻衄、功能性子宫出血、尿血

地榆、飞廉、茜草各15克，水煎服。

附方2：便血

地榆、槐花各10克，五倍子5克。水煎服。

附方3：胃肠炎

地榆15～25克，兰香草全草50克。水煎服。

附方4：胃及十二指肠球部溃疡出血

地榆75克，制成煎剂200毫升，每次10毫升，每日3次。或用本品配黄连须、侧柏叶、海螵蛸，浓煎冷服，如复方黄连汤。

附方5：肺结核咯血

干地榆1500克，加水煎煮2次，过滤，浓缩至1200毫升，成人每次30毫升，每日4次。或制成浸膏片，每片含地榆生药1.5克，成人每次服5片，每日4次，一般连服4～5日。

附方6：结核性脓疡及慢性骨髓炎

用地榆制成注射液，每2毫升含生药2克，每日1次，每次4毫升，肌肉注射；或用地榆15克浓煎口服，每日1剂，小儿酌减。也可肌肉注射与口服交替进行。一般1个月为1疗程。

地锦草

别名

血见愁、奶汁草、莲子草、血经基、红莲草、小红筋草、铁线马齿苋。

形态特征

一年生匍匐草本。茎纤细,近基部分枝,带紫红色,无毛。叶对生;叶柄极短;托叶线形,通常3裂;叶片长圆形,长4~10毫米,宽4~6毫米,先端钝圆,基部偏狭,边缘有细齿,两面无毛或疏生柔毛,绿色或淡红色。杯状花序单生长于叶腋;总苞倒圆锥形,浅红色,顶端4裂,裂片长三角形;腺体4,长圆形,有白色花瓣状附属物;子房3室;花柱3,2裂。蒴果三棱状球形,光滑无毛;种子卵形,黑褐色,外被白色蜡粉,长约1.2毫米,宽约0.7毫米。花期6~10月,果实7月渐次成熟。

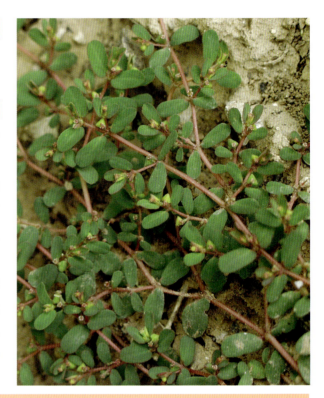

生境分布	生长于田野路旁及庭院间。全国各地均有分布,尤以长江流域及南方各省(区)为多。
性味归经	辛,平。归肝、大肠经。
功能主治	清热解毒,凉血止血,利湿退黄。用于痢疾,泄泻,咯血,尿血,便血,崩漏,疮疖痈肿,湿热黄疸。

名方验方

附方1:细菌性痢疾,肠炎

地锦草500克,加30%乙醇1000毫升,浸泡24小时过滤,每次服15~20毫升,每日3次。

附方2:细菌性痢疾,肠炎

地锦草、铁苋菜、凤尾草各1250克,加水8000毫升,煎至3000毫升。加调味剂,防腐剂适量,备用。每次口服30~40毫升,每日3~4次。

附方3:血痢不止

地锦草晒研,每服10克,空心米饮下。

附方4:胃肠炎

鲜地锦草50~100克。水煎服。

附方5:感冒咳嗽

鲜地锦草50克,水煎服。

西河柳

别名
柽柳、山川柳、三春柳、西湖柳、赤柽柳。

形态特征
柽柳为落叶灌木或小乔木。柽柳的老枝红紫色或淡棕色。叶互生,披针形,鳞片状,小而密生,呈浅蓝绿色。总状花序集生长于当年枝顶,组成圆锥状复花序;花小而密,花粉红色。

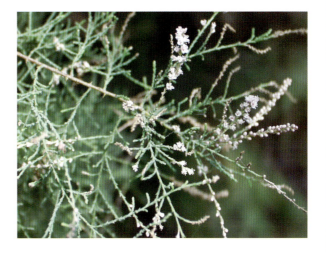

生境分布	生长于坡地、沟渠旁。全国各地均有分布,分布于河北、河南、山东、安徽、江苏、湖北、云南、福建、广东等地。
性味归经	甘、辛,平。归心、肺、胃经。
功能主治	发表透疹,祛风除湿。用于麻疹不透,风湿痹痛。

名方验方

附方1:慢性气管炎

鲜柽柳100克(干者减半),白矾3克,水煎2次(白矾分两次入煎),药液混合,早、晚分服。

附方2:肾炎

柽柳30克,水煎,分2次空腹温服,15日为1个疗程,连服1～4个疗程。

附方3:慢性气管炎

柽柳(细粉)500克,白矾(细粉)100～200克,混合制成水丸,每次10克,每日2次。

附方4:麻疹不透

柽柳、芫荽、浮萍、樱桃核各10克。水煎服。

附方5:感冒、发热、头痛

柽柳、薄荷、绿豆衣各9克,生姜3克,水煎服。

附方6:麻疹透发不快

柽柳叶15克(鲜枝叶30克),荸荠90克,水煎服,每日分2次服用。

附方7:牙龈出血

柽柳9克,芦根30克,水煎服。

西洋参

别名

洋参、花旗参、美国人参。

形态特征

多年生草本。茎单一，不分枝。一年生无茎，生三出复叶一枚，二年生有二枚三出或五出复叶；3至5年轮生三、五枚掌状复叶，复叶中两侧小叶较小，中间一片小叶较大，小叶倒卵形，边缘具细重锯齿，但小叶下半部边缘的锯齿不明显。总叶柄长4～7厘米。伞状花序顶生，总花梗常较叶柄略长。花6～20朵，花绿色。浆果状核果，扁圆形，熟时鲜红色，种子二枚。

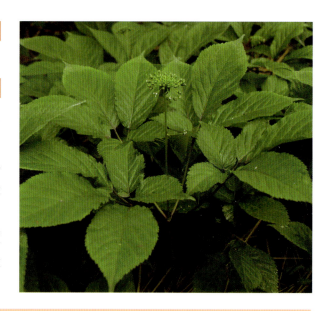

生境分布	均系栽培品，生长于土质疏松、土层较厚、肥沃、富含腐殖质的森林沙质壤上。分布于美国、加拿大及法国，我国也有栽培。
性味归经	甘、微苦，凉。归心、肺、肾经。
功能主治	补气养阴，清热生津。用于气虚阴亏，虚热烦倦，咳喘痰血，内热消渴，口燥咽干。

名方验方

附方1：失眠

西洋参3克，灵芝15克，水煎代茶饮。

附方2：便秘

西洋参粉1小茶匙（粉干），用开水在下午14时服下。

附方3：低血压症

西洋参5克，桂枝15克，制附子12克，生甘草10克。用开水泡服。代茶频饮，每日1剂。血压恢复正常为止。

附方4：晚期胃癌日久或化疗毒副反应出现胃阴亏虚症状者

西洋参、炙甘草各10克，麦冬、白扁豆、玉竹、大枣、生地黄各15克，麦芽12克，姜半夏5克。水煎取药汁。每日1剂，分2次服用。

附方5：小儿遗尿

西洋参3克，鸡蛋1个，将生鸡蛋敲一个小洞，然后将切成碎片的西洋参放入鸡蛋中，将孔堵上，用湿纸包裹，埋在热的草木炭中至蛋熟，即可服食。每日1个，连服1周。

百合

别名

强瞿、山丹、番韭、倒仙。

形态特征

多年生球根草本花卉，株高40～60厘米，还有高达1米以上的。茎直立，不分枝，草绿色，茎秆基部带红色或紫褐色斑点。地下具鳞茎，鳞茎由阔卵形或披针形，白色或淡黄色，直径由6～8厘米的肉质鳞片抱合成球形，外有膜质层。单叶，互生，狭线形，无叶柄，直接包生长于茎秆上，叶脉平行。花着生长于茎秆顶端，呈总状花序，簇生或单生，花冠较大，花筒较长，呈漏斗形喇叭状，六裂无萼片，因茎秆纤细，花朵大，开放时常下垂或平伸。

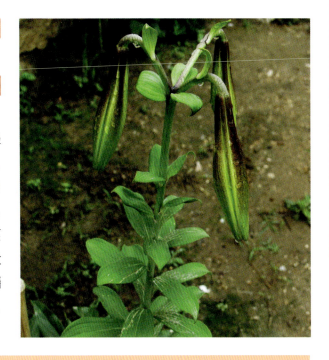

生境分布	生长于山野林内及草丛中。全国大部分地区均产，分布于湖南、浙江、江苏、陕西、四川等地。
性味归经	甘，寒。归心、肺经。
功能主治	养阴润肺，清心安神。用于阴虚燥咳，劳嗽咳血，虚烦惊悸，失眠多梦，精神恍惚。

🔴 名方验方

附方1：神经衰弱、心烦失眠

百合25克，菖蒲6克，酸枣仁12克，水煎，每日1剂。

附方2：天疱疮

生百合适量，捣烂，敷于患处，每日1～2次。

附方3：肺脓肿、化脓性肺炎

百合30～60克，捣研绞汁，白酒适量，以温开水饮服。

附方4：老年慢性支气管炎伴有肺气肿

百合2～3个，洗净捣汁，以温开水服，每日2次。

附方5：肺结核咳嗽咯血

百合40克，麦冬、玄参、芍药各15克，生地黄20克，熟地黄30克，当归、甘草、桔梗各7.5克，贝母10克。水煎服。

百部

别名

百奶、肥百部、制百部、百条根、九丛根、一窝虎、野天门冬。

形态特征

多年生草本，高60~90厘米，全体平滑无毛。根肉质，通常作纺锤形，数个至数十个簇生。茎上部蔓状，具纵纹。叶通常4片轮生；卵形或卵状披针形，长3~9厘米，宽1.5~4厘米，先端锐尖或渐尖，全缘或带微波状，基部圆形或近于截形，偶为浅心形，中脉5~9条；叶柄线形，长1.5~2.5厘米。花梗丝状，长1.5~2.5厘米，其基部贴生长于叶片中脉上，每梗通常单生1花；花被4片，淡绿色，卵状披针形至卵形；雄蕊4，紫色，花丝短，花药内向，线形，顶端有一线形附属体；子房卵形，甚小，无花柱。蒴果广卵形而扁；内有长椭圆形的种子数粒。花期5月，果期7月。

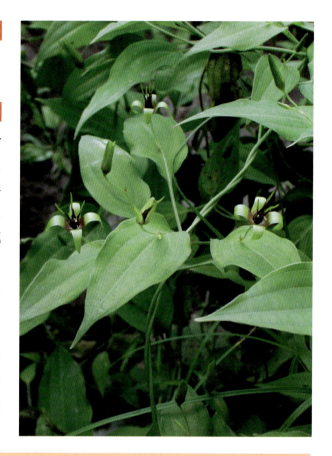

生境分布	生长于阳坡灌木林下或竹林下。分布于安徽、江苏、湖北、浙江、山东等地。
性味归经	甘、苦，微温。归肺经。
功能主治	润肺下气止咳，杀虫灭虱。用于新久咳嗽，肺痨咳嗽，顿咳；外用于头虱、体虱，蛲虫病，阴痒。蜜百部润肺止咳。用于阴虚劳嗽。

名方验方

附方1：剧烈咳嗽

百部根浸酒，温服，每日3次。

附方2：熏衣虱

百部、秦艽各等份，共研为末，烧烟熏衣，虱自落。用上两药煮汤洗亦可。

附方3：手癣（鹅掌风）

百部、皂角、威灵仙各9克，土槿皮、白鲜皮各9克，醋60毫升，加水1000毫升煎，先熏后洗，每日5次。

附方4：小儿百日咳

蜜炙百部、夏枯草各9克，水煎服。

当归

别名

云归、秦归、西当归、岷当归。

形态特征

多年生草本，茎带紫色，有纵直槽纹。叶为二至三回奇数羽状复叶，叶柄基部膨大呈鞘，叶片卵形，小叶片呈卵形或卵状披针形，近顶端一对无柄，一至二回分裂，裂片边缘有缺刻。复伞形花序顶生，无总苞或有2片。双悬果椭圆形，分果有5棱，侧棱有翅，每个棱槽有1个油管，结合面2个油管。

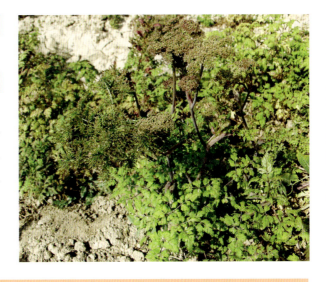

生境分布	生长于高寒多雨的山区；多栽培。分布于甘肃省岷县（古秦州），产量大质优。其次四川、云南、湖北、陕西、贵州等地也有栽培。
性味归经	甘、辛，温。归肝、心、脾经。
功能主治	补血活血，调经止痛，润肠通便。用于血虚萎黄，眩晕心悸，月经不调，经闭痛经，虚寒腹痛，风湿痹痛，跌扑损伤，痈疽疮疡，肠燥便秘。酒当归活血通经。用于经闭痛经，风湿痹痛，跌扑损伤。

名方验方

附方1：痛经

当归（米醋微炒）、延胡索、红花、没药各等份，为末，每次10克，温酒调下。

附方2：经闭

当归、茜草各30克，泽兰15克，每日1剂，水煎，分3次服，经来则止后服。

附方3：大便不通

当归、白芷各等份，为末，每次10克，米汤下。

附方4：月经前后眩晕头痛

当归头12克，丹参15克，土茯苓20克，水煎服。

附方5：经前小腹胀、月经量少

当归尾、丹参各15克，益母草20克，水煎服。

附方6：孕妇虚燥心烦腰倦

当归身、白莲须各10克，川杜仲12克，水煎服。

肉苁蓉

别名

大芸（淡大芸）、寸芸、苁蓉（甜苁蓉、淡苁蓉）、地精、查干告亚。

形态特征

多年生寄生草本，高80～100厘米。茎肉质肥厚，不分枝。鳞叶黄色，肉质，覆瓦状排列，披针形或线状披针形。穗状花序顶生长于花茎；每花下有1苞片，小苞片2，基部与花萼合生；背面被毛，花萼5浅裂，有缘毛；花冠管状钟形，黄色，顶端5裂，裂片蓝紫色；雄蕊4。蒴果卵形，褐色。种子极多，细小。花期5～6月。肉苁蓉不分枝，下部较粗。叶肉质，鳞片状，螺旋状排列，淡黄白色，下部叶紧密，宽卵形或三角状卵形，上部叶稀疏，披针形或窄披针形。穗状花序顶生，伸出地面，有多数花；苞片线状披针形或卵状披针形，小苞片卵状披针形或披针形，与花萼近等长；花萼钟状，5浅裂，裂片近圆形；花冠管状钟形，长3～4厘米，淡黄白色。蒴果卵圆形，2瓣裂，褐色；种子多数，微小，椭圆状卵圆形或椭圆形，表面网状，具光泽。

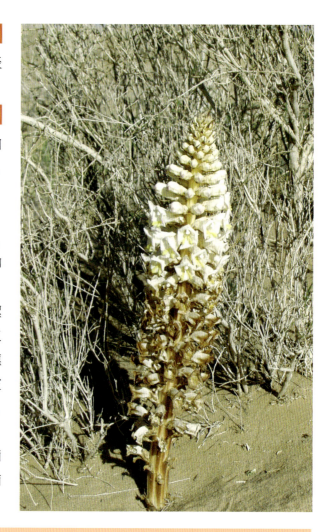

生境分布	生长于盐碱地、干河沟沙地、戈壁滩一带。寄生在红沙、盐爪爪、着叶盐爪、珍珠、西伯利亚白刺等植物的根上。分布内蒙古、陕西、甘肃、宁夏、新疆等地。管花肉苁蓉生长于水分较充足的柽柳丛中及沙丘地，常寄生长于柽柳属植物的根上。广泛分布于非洲北部、阿拉伯半岛、巴基斯坦、印度及前苏联中亚地区。
性味归经	甘、咸，温。归肾、大肠经。
功能主治	补肾阳，益精血，润肠通便。用于肾阳不足，精血亏虚，阳痿不孕，腰膝酸软，筋骨无力，肠燥便秘。

名方验方

附方1：阳痿、遗精、腰膝痿软

肉苁蓉、韭菜子各9克，水煎服。

附方2：神经衰弱、健忘、听力减退

肉苁蓉、枸杞子、五味子、麦冬、黄精、玉竹各适量，水煎服。

肉豆蔻

别　　名

肉叩、肉扣、肉蔻、肉果、玉果。

形态特征

高大乔木，全株无毛。叶互生，革质，叶柄长4～10毫米，叶片椭圆状披针形或椭圆形，长5～15厘米，先端尾状，基部急尖，全缘，上面暗绿色，下面常粉绿色并有红棕色的叶脉。花单性，雌雄异株，总状花序腋生，具苞片。浆果肉质，梨形或近于圆球形，黄棕色，成熟时纵裂成两瓣，露出绯红色肉质的假种皮，内含种子1枚，种皮壳状，木质坚硬。

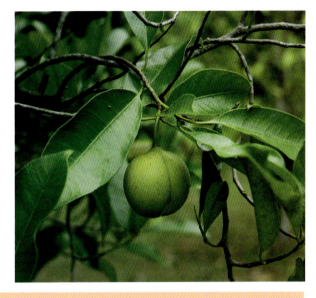

生境分布	在热带地区广为栽培。分布于马来西亚、印度尼西亚；我国广东、广西、云南等省（区）也有栽培。
性味归经	辛，温。归脾、胃、大肠经。
功能主治	温中行气，涩肠止泻。用于脾胃虚寒，久泻不止，脘腹胀痛，食少呕吐。

名方验方

附方1：脾虚泄泻、肠鸣不食

肉豆蔻1枚，挖小孔，入乳香3小块在内，以面裹煨，面熟为度，去面，碾为细末。每次5克，米饮送下，小儿0.25克。

附方2：五更泄泻

肉豆蔻10克，吴茱萸、五味子各6克，补骨脂8克，水煎服。

附方3：脾肾虚寒，黎明腹泻

肉豆蔻、五味子、枣肉各100克，补骨脂200克，吴茱萸50克。共研细粉，另取生姜100克榨汁酌加冷开水泛为小丸，每服15克，每日1～2次。

附方4：寒泻

肉豆蔻9克，升麻3克，共压碾成细末，每次2克～3克，每天2次，开水送服。

附方5：反胃

肉豆蔻、石莲肉各取少许，共压碾成细末，用米汤调服。

附方6：呕吐清水痰涎

肉豆蔻1枚，红枣（去核）1枚，生姜2片，将豆蔻置于红枣中，加入生姜灰中煨熟，食棘枣。

肉桂

别名

玉桂、牡桂、菌桂、筒桂、大桂、辣桂。

形态特征

常绿乔木，树皮灰褐色，幼枝多有4棱。叶互生，叶片革质长椭圆形或近披针形，先端尖，基部钝，全缘，3出脉于背面明显隆起。圆锥花序腋生或近顶生，花小白色，花被6片，能育雄蕊9，子房上位，胚珠1枚。浆果椭圆形，长1厘米，黑紫色，基部有浅杯状宿存花被。

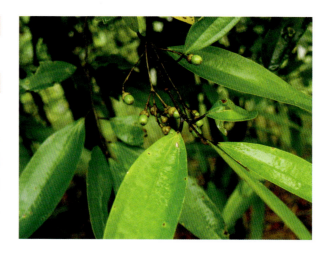

生境分布	多为栽培。主产广东、海南、云南等地。
性味归经	辛、甘，大热。归肾、脾、心、肝经。
功能主治	补火助阳，引火归元，散寒止痛，温通经脉。用于阳痿宫冷，腰膝冷痛，肾虚作喘，虚阳上浮，眩晕目赤，心腹冷痛，虚寒吐泻，寒疝腹痛，痛经经闭。

名方验方

附方1：面赤口烂、腰痛足冷

肉桂、细辛各3克，玄参、熟地黄、知母各15克，水煎服。

附方2：腹寒腹痛

肉桂、丁香、吴茱萸等量，研细末，水调饼，贴于脐部。

附方3：腰痛

肉桂5克，杜仲15克，牛膝12克，水煎服。

附方4：胸痛、跌打损伤

肉桂、三七各5克，研末酒冲服。

附方5：冻疮

肉桂、干姜、辣椒各适量，浸茶油，外搽。

附方6：神经性皮炎

肉桂200克，研细末，装瓶备用。用时根据病损大小，取药粉适量用好醋调成糊状，涂敷病损处，2小时后糊干即除掉。若未愈，隔1周后如法再涂1次。

附方7：绿脓杆菌感染

将0.5%的肉桂油置于消毒容器内，消毒纱布浸药液敷创面或塞入创口及瘘管内，每日1次，也可用喷雾器喷洒创面，每日3次。

竹节参

别名

明七、白三七、竹根七、萝卜七、蜈蚣七、竹节人参。

形态特征

多年生草本，野生高50～80厘米，栽培植株高可达150厘米。根茎横卧，呈竹鞭状，肉质肥厚，白色，结节间具凹陷茎痕，栽培品根茎可重达1千克，叶为掌状复叶，3～5枚轮生长于茎顶；叶柄长8～11厘米；小叶通常5，叶片膜质，倒卵状椭圆形至长圆状椭圆形，长5～18厘米，宽2～6.5厘米，先端渐尖，稀长尖，基部楔形至近圆形，边缘具细锯齿或重锯齿，上面叶脉无毛或疏生刚毛，下面无毛或疏生密毛。伞形花序单生长于茎顶，通常有花50～80朵，栽培品可达2500朵，总花梗长12～70厘米，无毛或有疏短柔毛；花小，淡绿色，小花梗长约10毫米；花萼绿色，先端5齿，齿三角状卵形；花瓣5，长卵形，覆瓦状排列；竹节参，源自湖北恩施雄蕊5，花丝较花瓣短；子房下位，2～5室，花柱2～5，中部以下连合，上部分离，果时外弯。核果状浆果，球形，初熟时红色，全熟时顶部紫黑色，直径5～7毫米。种子2～5，白色，三角状长卵形，长约4.5毫米。花期5～6月，果期7～9月。

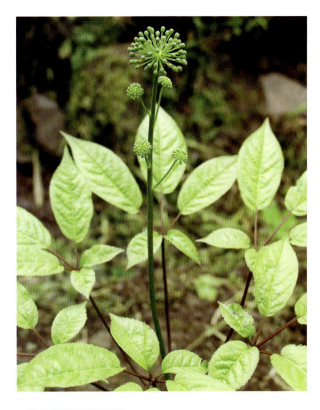

生境分布	生长于海拔1800～2600米的山谷阔叶林中。分布于西南及陕西、甘肃、安徽、浙江、江西、福建、河南、湖南、湖北、广西、西藏等地。
性味归经	甘、微苦，温。归肝、脾、肺经。
功能主治	散瘀止血，消肿止痛，祛痰止咳，补虚强壮。用于痨嗽咯血，跌仆损伤，咳嗽痰多，病后虚弱

名方验方

附方1：肺结核吐血

竹节参、白茅根、茜草根、麦冬、天冬各15克。水煎服。

附方2：跌打损伤

竹节参、当归、川芎各15克，红花、桃仁各10克。水煎服。

附方3：病后虚弱

竹节参15克，炖肉吃或水煎服。

附方4：脾胃虚弱，食欲不振

竹节人参、土炒白术、酒炒蒲公英根各9克，水煎，分3次于饭前半小时服。

附方5：虚劳咳嗽

竹节参15克，煎水当茶饮。

附方6：吐血

竹节参9克，麦冬6克，丝毛根9克。水煎服。

竹茹

别名

竹皮、青竹茹、嫩竹茹、细竹茹、淡竹茹、淡竹皮茹。

形态特征

单丛生，秆高6～8米，直径3～4.5厘米。节间壁厚，长30～36厘米，幼时被白粉。节稍隆起。分枝常于秆基部第一节开始分出，数枝簇生节上。秆箨早落。箨鞘背面无毛，干时肋纹稍绽起，先端呈不对称的拱形，外侧一边稍下斜至箨鞘全长的1/10～1/8。箨耳稍不等大，靠外侧1枚稍大，卵形，略波褶，边缘被波曲状刚毛，小的1枚椭圆形。箨舌高2.5～3.5毫米，边缘被短流苏毛，片直，呈不对称三角形或狭三角形，基部两侧与耳相连，连接部分宽约0.5毫米。叶披针形至狭披针形，长10～18厘米，宽11～17毫米，背面密生短柔毛。

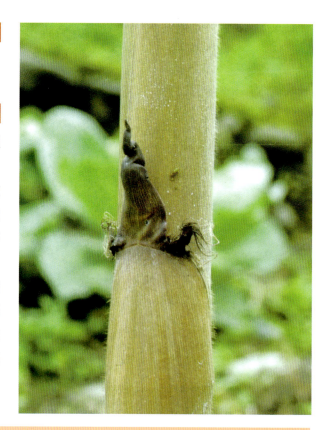

生境分布	生长于路旁、山坡，也有栽培的。分布于长江流域和南方各省。
性味归经	甘，微寒。归肺、胃、心、胆经。
功能主治	清热化痰，除烦，止呕。用于痰热咳嗽，胆火挟痰，惊悸不宁，心烦失眠，中风痰迷，舌强不语，胃热呕吐，妊娠恶阻，胎动不安。

名方验方

附方1：肺热咳嗽，咳吐黄痰

竹茹10克，水煎服。

附方2：急性胃肠炎，泻次不多，呕吐恶心较重

竹茹10克，生姜6克，水煎服。

附方3：神经官能症

竹茹、陈皮、炒枳实、姜半夏、茯苓各10克，甘草6克，生姜3片，大枣3枚，水煎服。

附方4：胃脘痛

姜竹茹、半夏、茯苓、陈皮、枳壳各10克，黄连3～9克，炙甘草6克，每日1剂，水煎服。

附方5：眩晕

竹茹、桂枝、半夏、陈皮、天麻各9克，茯苓30克，白术、党参各12克，川附片、砂仁、甘草各6克，生姜3片，大枣7枚，水煎服，随证加减。

延胡索

别名

元胡、延胡、玄胡索、元胡索。

形态特征

多年生草本，高9～20厘米。地下块茎球形，外皮灰棕色，内面浅黄色。茎直立，纤细，单生或于上部分枝，折断后有黄色汁液流出。叶互生，有长柄；为二回三出全裂，末回裂片披针形或窄卵形，长1.2～3厘米，宽3.5～8毫米，先端尖或钝，基部有柄，全缘或顶端有大小不等的缺刻，下面粉白色。白色、紫色或绿白色花，总状花序顶生或与叶对生，苞片卵形、窄卵形或窄倒卵形，全缘或有少数牙齿；花萼早落；花瓣4，大小不等，先端微凹，其中1片基部微膨大或有距。雄蕊6，花丝连合成2束，每束具3花药；子房扁柱形，花柱细短，柱头2，似小蝴蝶状。蒴果长圆状椭圆形。花期夏季。

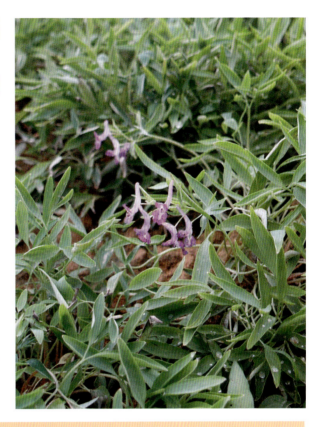

生境分布	生长于稀疏林、山地、树林边缘的草丛中。分布于浙江，江苏、湖北、湖南、安徽、江西等地大面积有栽培。本品为浙江特产，尤以金华地区产品最佳。
性味归经	辛、苦，温。归肝、脾经。
功能主治	活血，行气，止痛。用于胸胁、脘腹疼痛，胸痹心痛，经闭痛经，产后瘀阻，跌仆肿痛。

名方验方

附方1：尿血（非器质性疾病引起的）

延胡索50克，朴硝37.5克，共研为末，每次20克，水煎服。

附方2：产后恶露下不尽、腹内痛

延胡索末，以温酒调下5克。

附方3：跌打损伤

延胡索炒黄研细，每次5～10克，开水送服，也可加黄酒适量同服。

附方4：疝气危急

延胡索（盐炒）、全蝎（去毒，生用）各等份，为末，每次2.5克，空腹盐酒下。

附方5：血瘀经闭、腹痛

延胡索、红花各15克，三棱10克，丹参25克，赤芍、香附各20克。水煎服。

血竭

别名

海蜡、骐驎竭、麒麟血、木血竭。

形态特征

云状复叶在枝梢互生,基部有时近于对生;叶柄和叶轴均被稀疏小刺,小叶片多数,互生,条形至披针形。花单性,雌雄异株,肉穗花序形大,具有圆锥状分枝;基部外被长形苞包,花黄色。果实核果状,阔卵形或近球形,果皮猩红色,表皮密被复瓦状鳞片。

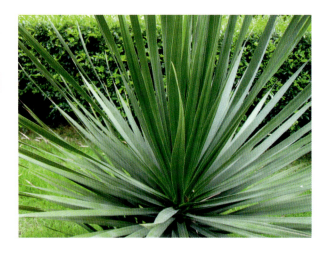

生境分布	多为栽培,分布于马来西亚、印度尼西亚、伊朗等地,我国广东、台湾等地也有栽培。
性味归经	甘、咸,平。归心、肝经。
功能主治	活血定痛,化瘀止血,生肌敛疮。用于跌打损伤,心腹瘀痛,外伤出血,疮疡不敛。

名方验方

附方1:跌打损伤瘀滞疼痛或外伤出血

血竭30克,麝香0.15克,冰片0.36克,乳香、红花、没药各4.5克,朱砂3.6克,儿茶7.2克,研为极细末,密贮,每服0.21克,冲酒服或开水送服,或用烧酒调敷患处。

附方2:上消化道出血

血竭粉1克,每日4次,大便潜血转阴后改服1克,每日2次,潜血转阴两日后停药,并适当配合补液,一般1~7日大便潜血转阴,血竭粉累积量12~30克。

附方3:痈疽溃后久不收口

血竭、没药、儿茶、象皮、乳香、赤石脂、龙骨各30克,冰片9克,研为细末,洗净患处后撒敷,或用温开水调敷。

附方4:子宫内膜炎、慢性附件炎或盆腔炎、功能性子宫出血、子宫肌瘤

血竭(或末3克吞服),制没药、生甘草各4.5克,荠菜、马齿苋、仙鹤草各30克,艾叶炭3克,赤白芍9克。经前1~2克水煎服,5剂为1个疗程,共1~2个疗程,连服2~3个月。

全蝎

别名

全虫、钳蝎、蝎子。

形态特征

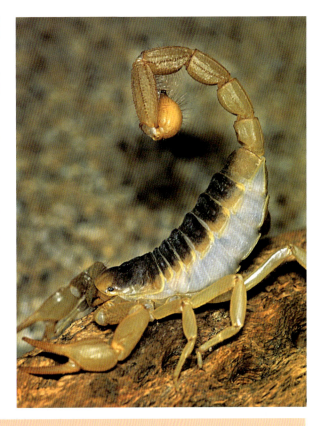

钳蝎体长约6厘米，分为头胸部及腹部2部。头胸部较短，7节，分节不明显，背面覆有头胸甲，前端两侧各有1团单眼，头胸甲背部中央处，另有1对，如复眼。头部有附肢2对，1对为钳角，甚小；1对为强大的脚须，形如蟹螯。胸部有步足4对，每足分为7节，末端各有钩爪2枚。腹部甚长，分前腹及后腹两部，前腹部宽广，共有7节，第1节腹面有一生殖厣，内有生殖孔；第2节腹面有1对栉板，上有齿16～25个；第3～6节的腹面，各有肺书孔1对。后腹部细长，分为5节和1节尾刺，后腹部各节皆有颗粒排列而成的纵棱数条。尾刺呈钩状，上屈，内有毒腺。卵胎生。

生境分布	生长于阴暗潮湿处。分布于河南、山东、湖北、安徽等地。
性味归经	辛，平；有毒。归肝经。
功能主治	息风镇痉，通络止痛，攻毒散结。用于肝风内动，痉挛抽搐，小儿惊风，中风口㖞，半身不遂，破伤风，风湿顽痹，偏正头痛，疮疡，瘰疬。

名方验方

附方1：风牙疼痛

全蝎3个，蜂房10克，炒研，擦牙。

附方2：关节疼痛、筋节挛疼

全蝎7个（炒），麝香0.2克，研匀，空腹，温酒调服。

附方3：偏头痛

全蝎、藿香、麻黄、细辛各等份，共研细末，每次3克，开水送服。

附方4：痈疮肿毒

全蝎、栀子各10克，麻油煎黑去滓，入黄蜡，化成膏敷之。

附方5：阴囊湿疹成疮

全蝎、延胡索、杜仲（炒）各15克，水煎服。

合欢皮

别名
合昏皮、夜合皮、合欢木皮。

形态特征
落叶乔木，伞形树冠。叶互生，伞房状花序，雄蕊花丝犹如缕状，半白半红，故有"马缨花"、"绒花"之称。树干浅灰褐色，树皮轻度纵裂。枝粗而疏生，幼枝带棱角。叶为偶数两面羽状复叶，小叶10对～30对，镰刀状圆形，昼开夜合。伞房花序头状，萼及花瓣均为黄绿色，五裂，花丝上部为红色或粉红色丝状，簇结成球，花期6～7月。果实为荚果，成熟期为10月。

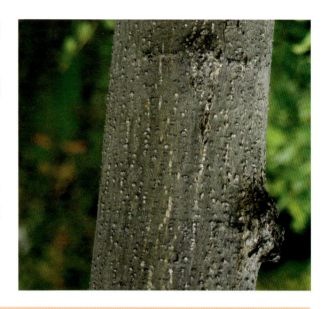

生境分布	生长于山谷、林缘、坡地，南北多有栽培。分布于辽宁、河北、陕西、甘肃、宁夏、新疆、山东、江苏、安徽、江西、福建、河南、湖北、湖南、广西、广东、四川、贵州、云南等省区。
性味归经	甘，平。归心、肝、肺经。
功能主治	解郁安神，活血消肿。用于心神不安，忧郁失眠，肺痈，疮肿，跌仆伤痛。

名方验方

附方1：心烦失眠

合欢皮9克，夜交藤15克，水煎服。

附方2：夜盲

合欢皮、千层塔各9克，水煎服。

附方3：跌打损伤、瘀血肿痛

合欢皮15克，川芎、当归各10克，没药、乳香各8克，水煎服。

附方4：疮痈肿痛

合欢皮、紫花地丁、蒲公英各10克，水煎服。

附方5：肺痈（肺脓肿）咳吐脓血

合欢皮、芦根、鱼腥草各15克，桃仁、黄芩各10克，水煎服。

附方6：神经衰弱、郁闷不乐、失眠健忘

合欢皮或花、夜交藤各15克，酸枣仁10克，柴胡9克，水煎服。

合欢花

别名
绒花树、夜合欢、乌绒树、夜合树、苦情花。

形态特征
落叶乔木，高可达 16 米。树皮灰褐色，小枝带棱角。二回羽状复叶互生，利片 4～12 对；小叶 10～30 对，镰状长圆形，两侧极偏斜，长 6～12 毫米。宽 1～4 毫米，先端急尖，基部楔形。花序头状，多数，伞房状排列，腋生或顶生；花萼筒状，5 齿裂；花冠漏斗状，5 裂，淡红色；雄蕊多数而细长，花丝基部连合。荚果扁平，长椭圆形，长 9～15 厘米。花期 6～7 月，果期 9～11 月。

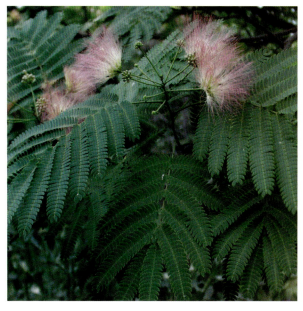

生境分布	生长于路旁、林边及山坡上。分布于华东、华南、西南及辽宁、河北、河南、陕西。
性味归经	甘，平。归心、肝经。
功能主治	解郁安神。用于心神不安，忧郁失眠。

名方验方

附方 1：心肾不交失眠

合欢花、官桂、黄连、夜交藤各适量，水煎服。

附方 2：风火眼疾

合欢花配鸡肝、羊肝或猪肝，蒸服。

附方 3：眼雾不明

合欢花、一朵云各适量，泡酒服。

附方 4：跌打搞损疼痛

合欢花末，酒调服 10 克。

附方 5：小儿撮口风

合欢花枝煮成浓汁，揩洗口腔。

附方 6：神经衰弱、失眠

合欢花、大枣加水 350 毫升，煮沸 3 分钟。分 2 次温服、食枣，每日 1 剂。服 10 剂后，改用百合花 15 克，以后交替续服。

决明子

别名
羊明、羊角、草决明、还瞳子、马蹄决明。

形态特征

决明：一年生半灌木状草本；高1~2米，上部多分枝，全体被短柔毛。双数羽状复叶互生，有小叶2~4对，在下面两小叶之间的叶轴上有长形暗红色腺体；小叶片倒卵形或倒卵状短圆形，长1.5~6.5厘米，宽1~3厘米，先端圆形，有小突尖，基部楔形，两侧不对称，全缘。幼时两面疏生柔毛。花成对腋生，小花梗长1~2.3厘米；萼片5，分离；花瓣5，黄色，倒卵形，长约12毫米，具短爪，最上瓣先端有凹，基部渐窄；发育雄蕊7，3枚退化。子房细长弯曲，柱头头状。荚果4棱柱状，略扁，稍弯曲。长15~24厘米，果柄长2~4厘米。种子多数，菱状方形，淡褐色或绿棕色，有光泽，两侧面各有一条线形的宽0.3~0.5毫米浅色斜凹纹。

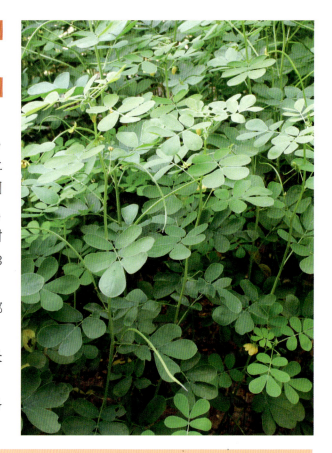

生境分布	生长于村边、路旁和旷野等处。分布于安徽、广西、四川、浙江、广东等省（区），南北各地均有栽培。
性味归经	甘、苦、咸，微寒。归肝、肾、大肠经。
功能主治	清肝明目，润肠通便。本品苦寒可降泄肝经郁热，清肝明目作用好而为眼科常用药；味甘质润而有润肠通便之功。

名方验方

附方1：肥胖症

决明子、泽泻各12克，番泻叶1.5克，水煎取药汁。每日1剂，分2次服用。

附方2：夜盲症

决明子、枸杞子各9克，猪肝适量，水煎，食肝服汤。

附方3：雀目

决明子100克，地肤子50克，上药捣细罗为散，每于食后，以清粥饮调。

附方4：习惯性便秘

决明子、郁李仁各18克，沸水冲泡代茶。

冰片

别名

片脑、桔片、龙脑香、梅花脑、冰片脑、梅花冰片、羯布罗香。

形态特征

常绿乔木，高达5米，光滑无毛，树皮有凹入的裂缝，外有坚硬的龙脑结晶。叶互生，革质；叶柄粗壮；叶片卵圆形，先端尖；基部钝圆形或阔楔形，全缘，两面无毛，有光泽，主脉明显，侧脉羽状，先端在近叶缘处相连。圆锥状花序，着生长于枝上部的叶腋间，花两性，整齐；花托肉质，微凹；花萼5，覆瓦状排列，花后继续生长；花瓣5，白色；雄蕊多数，离生，略呈周位状，花药线状，药室内向，边缘开裂，药隔延长呈尖尾状，花丝短；雌蕊1，由3心皮组成，子房上位，中轴胎座，3室，每室有胚珠2枚，花柱丝状。干果卵圆形，果皮革质，不裂，花托呈壳斗状，边缘有5片翼状宿存花萼。种子1～2枚，具胚乳。

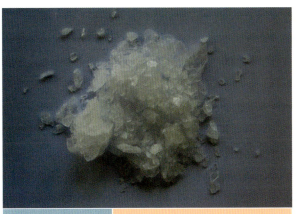

生境分布	生长于热带雨林。龙脑香分布于东南亚地区，我国台湾有引种；艾纳香分布于广东、广西、云南、贵州等地。
性味归经	辛、苦，微寒。归心、脾、肺经。
功能主治	开窍醒神，清热止痛。用于热病神昏、惊厥，中风痰厥，气郁暴厥，中恶昏迷，胸痹心痛，目赤，口疮，咽喉肿痛，耳道流脓。

名方验方

附方1：头晕

以神门、脑、心、交感等耳穴为主，每次选双耳的2～3穴，取米粒大小冰片用胶布贴于新选穴位上，3日更换1次，4次为1个疗程。

附方2：中耳炎、外耳道炎和耳部湿疹、耳道流脓、流水者

冰片1份，枯矾10份，或再加入硼砂，拭净耳脓后吹入耳内。

附方3：过敏性鼻炎

冰片2克，扑尔敏0.4克，共研极细末，取少许，用一侧鼻孔猛吸一下，另一鼻再吸入等量，每日2～3次。

附方4：肛裂

冰片、煅龙骨各6克，朱砂7.5克，煅甘石60克，煅石膏135克，均研细末与360克凡士林混合搅拌，加适量麻油调成软膏（生肌膏）。局部用红汞消毒后，用探针挑适量生肌膏搽满肛裂面，然后用干棉球覆盖，借探针把部分棉球推入肛内，最后用纱布盖于肛门口，胶布固定。上药12小时内控制大便，次日排便后用高锰酸钾溶液坐浴后再换药，一般需上药3～5次。

关黄柏

别名

关柏、檗木。

形态特征

乔木，高10~25米。树皮淡黄褐色或淡灰色，木栓层厚而软，有规则深纵沟裂。叶对生，羽状复叶，小叶5~13厘米，卵形或卵状披针形，长5~12厘米，宽3~4.5厘米，边缘具细锯齿或波状，有缘毛，上面暗绿色，下面苍白色。圆锥花序顶生，雌雄异株，花小而多，黄绿色。浆果状核果球形，紫黑色，有香气。

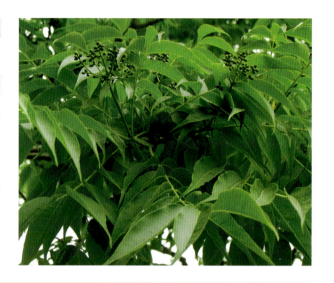

生境分布	生长于深山、河边、溪旁林中。主产辽宁、吉林、河北。
性味归经	苦，寒。归肾、膀胱经。
功能主治	清热燥湿，泻火除蒸，解毒疗疮。用于湿热泻痢，黄疸尿赤，带下阴痒，热淋涩痛，脚气痿躄，骨蒸劳热，盗汗，遗精，疮疡肿毒，湿疹湿疮。盐关黄柏滋阴降火。用于阴虚火旺，盗汗骨蒸。

名方验方

附方1：水火烫伤

黄柏、甘草各等份，共为细末。在炎热季节酌加5%~10%的冰片（寒冷季节酌加2%~4%）。用时以芝麻油调匀敷患处，有水疱者可先用三棱针刺破，然后敷药。每日1次，一般连用2~5次。适用于1~2度的烧烫伤，3度以上烫伤者兼服清热解毒中药。

附方2：甲沟炎

黄柏30克，加水200毫升，煎取药液50毫升。将脚洗净后，用脱脂棉花，浸泡黄柏液，将患趾四周包裹，外用塑料薄膜包扎，胶布固定，使药物不得外溢。首次用药后疼痛即可明显减轻，次晨换药重新包扎，中午可打开晾1小时，继续换药包扎，一般轻者包扎2日即可痊愈。

附方3：足癣

黄柏适量研粉，撒于患处。趾间湿烂严重者用黄柏、地肤子、白鲜皮各20克，苦参30克，枯矾15克，水煎，去渣放温后浸泡患处，每日数次，每次30分钟。

附方4：耳部湿疹

黄柏粉1份，香油1.2份调成糊状，每日搽药1次，一般用药1~2次后，湿烂面开始干燥结痂，5~7日后基本好转或痊愈。

灯心草

别名

蔺草、灯芯草、龙须草、野席草、马棕根、野马棕。

形态特征

多年生草本，高40～100厘米，根茎横走，密生须根，茎簇生，直立，细柱形。叶鞘红褐色或淡黄色，叶片退化呈刺芒状。花序假侧生，聚伞状，多花，密集或疏散，花淡绿色，具短柄。蒴果长圆状，先端钝或微凹，长约与花被等长或稍长，内有3个完整的隔膜。

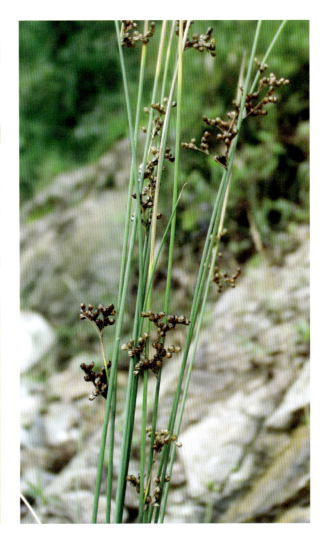

生境分布	生长于池旁、河边、稻田旁、水沟边、草地上或沼泽湿处。分布于江苏、四川、云南等地。
性味归经	甘、淡，微寒。归心、肺、小肠经。
功能主治	清心火，利小便。用于心烦失眠，尿少涩痛，口舌生疮。

名方验方

附方1：水肿

灯心草90克，水煎服。

附方2：膀胱炎、尿道炎、肾炎水肿

鲜灯心草30～60克，鲜车前草60克，海金沙、薏苡仁各30克，水煎服。

附方3：小儿心烦夜啼

灯心草15克，煎2次，分2次服。

附方4：失眠

灯心草适量，煎水代茶喝。

附方5：急慢性咽炎

灯心草、红花各适量烧灰，酒送服5克。

附方6：湿热黄疸

灯草根200克，加酒、水各半，煮半日，露一夜，温服。

安息香

别名

野茉莉、拙贝罗香。

形态特征

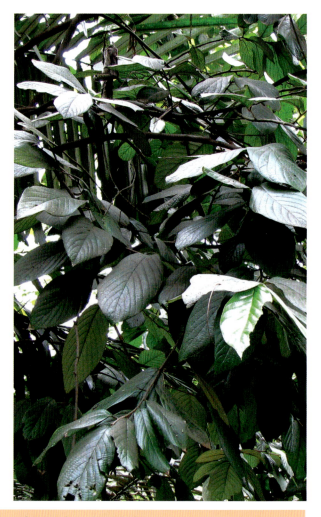

乔木,高5～20米。树皮灰褐色,有不规则纵裂纹;枝稍扁,被褐色长绒毛,后变为无毛。叶互生;柄长8～15毫米,密被褐色星状毛;叶片椭圆形、椭圆状卵形至卵形,长5～18厘米,宽4～10厘米,先端短渐尖,基部圆形或楔形,上面无毛或嫩叶脉上被星状毛,下面密被灰色至粉绿色星状绒毛,边全缘,幼叶有时具2～3个齿裂,侧脉5～6对。顶生圆锥花序较大,长5～15厘米,下部的总状花序较短,花梗和花序梗密被黄褐色星状短柔毛;萼杯状,5齿裂;花白色,长1.2～2.5厘米,5裂,裂片卵状披针形;花萼及花冠均密被白色星状毛;雄蕊10,等长,花丝扁平,疏被白色星状毛,下部联合成筒;花柱长约1.5厘米。果实近球形,直径约1厘米,外面密被星状绒毛。种子卵形,栗褐色,密被小瘤状突起和星状毛。花期4～6月,果期8～10月。

生境分布	分布于越南、老挝及泰国等地,我国云南、广西也产。
性味归经	辛、苦,平。归心、脾经。
功能主治	开窍醒神,行气活血,止痛。用于中风痰厥,气郁暴厥,中恶昏迷,心腹疼痛,产后血晕,小儿惊风。

名方验方

附方1:小儿肚痛

安息香酒蒸成膏,沉香、丁香、木香、藿香、八角茴香各15克,缩砂仁、香附子、炙甘草各25克,为末,以膏和炼蜜丸,如芡子大,每次5克,紫苏汤送下。

附方2:妇人产后血晕、血胀

安息香5克,五灵脂(水飞净末)25克,共和匀,每次5克,炒姜汤调下。

附方3:妇人赤白带下

炙补骨脂、安息香(研)各30克,胡桃仁60克,蜂蜜适量。先将前3味捣研极细,炼蜜调为稀饧。每服5毫升,空心温酒下。

防己

别名

解离、石解、石蟾蜍、粉防己、倒地拱、载君行。

形态特征

木质藤本，主根为圆柱形。单叶互生，长椭圆形或卵状披针形，先端短尖，基部圆形，全缘，下面密被褐色短柔毛总状花序，有花1～3朵，被毛花被下部呈弯曲的筒状，长约5厘米，上部扩大，三浅裂，紫色带黄色斑纹，子房下位。蒴果长圆形，具6棱，种子多数。根呈圆柱形或半圆柱形，直径1.5～4.5厘米，略弯曲，弯曲处有横沟。表面粗糙，灰棕色或淡黄色质坚硬不易折断，断面粉性，可见放射状的木质部（俗称车轮纹）。

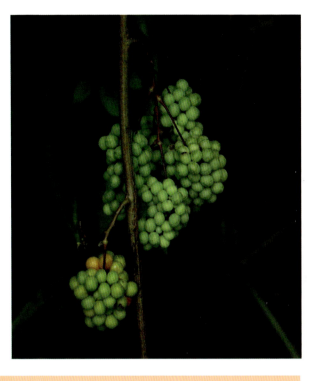

生境分布	生长于山野丘陵地、草丛或矮林边缘。主产于安徽、浙江、江西、福建等地。
性味归经	苦，寒。归膀胱、肺经。
功能主治	祛风止痛，利水消肿。用于风湿痹痛，水肿脚气，小便不利，湿疹疮毒。

名方验方

附方1：风湿性关节炎、风湿性心肌炎对湿热身痛者

常用木防己与薏苡仁、滑石、蚕砂、杏仁、连翘、山栀子、制半夏、赤小豆配伍，如宣痹汤；对肌肉疼痛、麻木者，用木防己9克，或配用灵仙12克，蚕砂9克，鸡血藤15克，水煎服。

附方2：各种神经痛

汉防己3克，苯海拉明25毫克，1次口服，每日2～3次。

附方3：肝硬化水肿及腹水、肺原性心脏病水肿、肾炎水肿及小便不利，对于实证

粉防己、大黄、椒目、葶苈子各30克，研末，水泛为丸，如绿豆大，每次1～2丸，每日2～3次。

附方4：冠心病心绞痛

汉防己甲素120毫克／20毫升生理盐水静注，每日2次，2周为1个疗程。

附方5：高血压

汉防己6～12克，常与其他降压药配用。

防风

别名
屏风、铜芸、百种、回云、百枝、回草、风肉。

形态特征
多年生草本，高达80厘米，茎基密生褐色纤维状的叶柄残基。茎单生，二歧分枝。基生叶有长柄，2～3回羽裂，裂片楔形，有3～4缺刻，具扩展叶鞘。复伞形花序，总苞缺如，或少有1片；花小，白色。双悬果椭圆状卵形，分果有5棱，棱槽间，有油管1，结合面有油管2，幼果有海绵质瘤状突起。

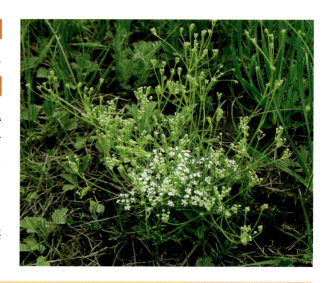

生境分布	生长于丘陵地带山坡草丛中或田边、路旁，高山中、下部。分布于黑龙江、吉林、辽宁、内蒙古、河北、山西、河南等省（区）。
性味归经	辛、甘，微温。归膀胱、肝、脾经。
功能主治	祛风解表，胜湿止痛，止痉。用于感冒头痛，风湿痹痛，风疹瘙痒，破伤风。

名方验方

附方1：感冒头痛

防风、白芷、川芎各15克，荆芥10克。水煎服。

附方2：风湿性关节炎

防风、茜草、苍术、老鹳草各25克，白酒1000克，浸泡7日，每服10～15毫升，每日3次。

附方3：风热头痛，胸腹痞闷

防风、荆芥、连翘、炙大黄各25克，石膏、桔梗、甘草各50克。共研细末，每服10克，或作丸，每次吞服10～15克，用温开水送下。

附方4：麻疹、风疹不透

防风、荆芥、浮萍各10克，水煎服。

附方5：霉菌性阴道炎

防风、大戟、艾叶各25克，水煎，熏洗，每日1次。

附方6：下肢痿弱无力

防风、赤芍各5克，生黄芪60克，水煎服，每日1剂。

附方7：四时外感、表实无汗

防风、羌活、苍术、白芷、生地、黄芩各9克，甘草、细辛各3克，水煎服。

红花

别名

草红、杜红花、刺红花、金红花。

形态特征

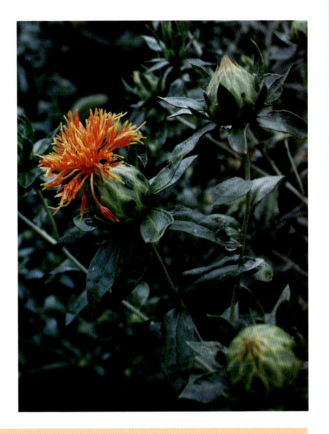

一年生草本,高30～90厘米,全体光滑无毛。茎直立,基部木质化,上部多分枝。叶互生,质硬,近于无柄而抱茎;卵形或卵状披针形,长3.5～9厘米,宽1～3.5厘米,基部渐狭,先端尖锐,边缘具刺齿;上部叶逐渐变小,成苞片状,围绕头状花序。花序大,顶生,总苞片多列,外面2～3列呈叶状,披针形,边缘有针刺;内列呈卵形,边缘无刺而呈白色膜质;花托扁平;管状花多数,通常两性,橘红色,先端5裂,裂片线形;雄蕊5,花药聚合;雌蕊1,花柱细长,伸出花药管外面,柱头2裂,裂片短,舌状。瘦果椭圆形或倒卵形,长约5毫米,基部稍歪斜,白色,具4肋。花期6～7月,果期8～9月。

生境分布	全国各地多有栽培。
性味归经	辛,温。归心、肝经。
功能主治	活血通经,散瘀止痛。用于经闭,痛经,恶露不行,癥瘕痞块,胸痹心痛,瘀滞腹痛,胸胁刺痛,跌仆损伤,疮疡肿痛。

名方验方

附方1:痛经

红花6克,鸡血藤24克,水煎,调黄酒适量服。

附方2:关节炎肿痛

红花炒后研末适量,加入等量的地瓜粉,盐水或烧酒调敷患处。

附方3:产后腹痛

红花、川芎、炙甘草、炮姜各10克,桃仁、蒲黄(包煎)各15克,五灵脂20克(包煎),水煎服。

附方4:喉痛、音哑

红花、枳壳、柴胡各5克,桃仁、桔梗、甘草、赤芍各10克,生地20克,当归、玄参各15克,水煎服。

附方5:冻疮

红花10克,川椒、苍术、侧柏叶各20克,泡酒,用药酒擦手足。

红豆蔻

别名

红豆、红扣、良姜子。

形态特征

果实呈长球形,中部略细,长 0.7～1.2 厘米,直径 0.5～0.7 厘米。表面红棕色或暗红色,略皱缩,顶端有黄白色管状宿萼,基部有果梗痕。果皮薄,易破碎。种子 6,扁圆形或三角状多面形,黑棕色或红棕色,外被黄白色膜质假种皮,胚乳灰白色。气香,味辛辣。

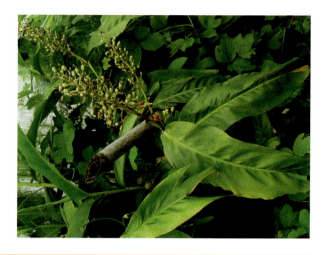

生境分布	生长于山坡、旷野的草地或灌丛中。分布于广东、海南、广西、云南。
性味归经	辛,温。归脾、肺经。
功能主治	散寒燥湿,醒脾消食。用于脘腹冷痛,食积胀满,呕吐泄泻,饮酒过多。

名方验方

附方 1:风寒牙痛

红豆蔻研为末,以少许搐鼻中,并掺牙取涎,或加麝香。

附方 2:消化不良、胃肠胀痛,呕吐、腹泻

红豆蔻 3 克,煎水,加红糖送服。

附方 3:消化不良、胃肠胀痛,呕吐、腹泻

红豆蔻、香附、生姜各 9 克,煎水,分 2 次服下,1 日 1 剂。

附方 4:慢性气管炎、咳痰不爽

红豆蔻 3 克,莱菔子、苏子各 6 克,煎水服,白天,2 次分服。

附方 5:胃寒痛、呃逆不已

红豆蔻、柿蒂各 6 克,丁香 10 克,水煎服。

附方 6:脘腹疼痛,呕吐酸水

红豆蔻 6 克,煅牡蛎 15 克(先煎),吴茱萸 10 克,水煎服。

附方 7:腹寒痛,泄泻不止,尿短少

红豆蔻、干姜各 6 克,吴茱萸 10 克,水煎服。

附方 8:酒毒寒湿停蓄胃脘、呕吐不能食、食则作呕

红豆蔻 6 克,神曲 15 克,草果 10 克,水煎服。

七 画

麦冬

别　名
玉银、麦门冬、沿阶草。

形态特征
多年生草本植物，地上匍匐茎细长。叶丛生，狭线形，草质，深绿色，平行脉明显，基部绿白色并稍扩大。花葶常比叶短，总状花序轴长2～5厘米，花1～2朵，生长于苞片腋内，花梗长2～4毫米，关节位于近中部或中部以上，花微下垂，花被片6枚，披针形，白色或淡紫色。浆果球形，成熟时深绿色或蓝黑色。

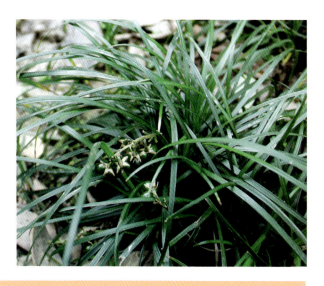

生境分布	生长于土质疏松、肥沃、排水良好的壤土和沙质土壤。分布于浙江、四川等地。
性味归经	甘、微苦，微寒。归心、肺、胃经。
功能主治	养阴生津，润肺清心。用于肺燥干咳，阴虚痨嗽，喉痹咽痛，津伤口渴，内热消渴，心烦失眠，肠燥便秘。

名方验方

附方1：慢性支气管炎

麦冬、五味子各100克，泡入1000克蜂蜜中，浸泡6日后开始服用，每日早晨或中午服1次，每次1大汤匙，每次服后接着含服1小片人参，吃2瓣大蒜，3颗核桃。

附方2：百日咳

麦冬、天冬各20克，百合15克，鲜竹叶10克，水煎服。

附方3：阴虚燥咳、咯血等

麦冬、川贝母、天冬各9克，沙参、生地黄各15克，水煎服。

附方4：萎缩性胃炎

麦冬、党参、玉竹、沙参、天花粉各9克，知母、乌梅、甘草各6克，水煎服。

附方5：慢性咽炎

麦冬、玄参各30克，桔梗、前胡各12克，甘草3克，陈皮、牵牛子、杏仁各9克，川贝母10克。水煎取药汁。每日1剂，分2次服用。

麦芽

别名

麦蘖、大麦蘖、大麦芽、大麦毛、扩麦蘖、草大麦。

形态特征

越年生草本。秆粗壮，光滑无毛，直立，高50～100厘米。叶鞘松弛抱茎；两侧有较大的叶耳；叶大麦作物舌膜质，长1～2毫米；叶片扁平，长9～20厘米，宽6～20毫米。穗状花序长3～8厘米（芒除外），径约1.5厘米小穗稠密，每节着生3枚发育的小穗，小穗通常无柄，长1～1.5厘米（除芒外）；颖线状披针形，微具短柔毛，先端延伸成8～14毫米的芒；外稃背部无毛，有5脉，顶端延伸成芳，芒长8～15厘米，边棱具细刺，内稃与外稃等长。颖果腹面有纵沟或内陷，先端有短柔毛，成熟时与外稃粘着，不易分离，但某些栽培品种容易分离。花期3～4月，果期4～5月。

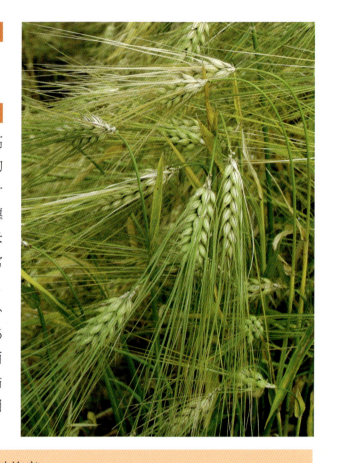

生境分布	我国各地普遍栽培。全国各地均产。
性味归经	甘，平。归脾、胃经。
功能主治	行气消食，健脾开胃，回乳消胀。用于食积不消，脘腹胀痛，脾虚食少，乳汁郁积，乳房胀痛，妇女断乳，肝郁胁痛，肝胃气痛。生麦芽健脾和胃，疏肝行气。用于脾虚食少，乳汁郁积。炒麦芽行气消食回乳。用于食积不消，妇女断乳。焦麦芽消食化滞。用于食积不消，脘腹胀痛。

名方验方

附方1：急慢性肝炎

麦芽研末制成糖浆服用。

附方2：乳腺增生

麦芽50克，山楂、五味子各15克，每日1剂，水煎分2次服，10剂为1个疗程，连用2～8个疗程。

附方3：消化不良

用温开水浸出麦芽浓液冲服，或研末冲服；又多与神曲、陈皮等药同用。对于某些慢性消耗性疾病，消化功能减退，营养不良，体质虚弱，消瘦乏力，食欲不振者，可服用麦芽浸膏，又常与茯苓、山药，党参等配用。

远志

别名

葽绕、棘菀、蕀蒬、细草、小鸡腿、小鸡眼、小草根。

形态特征

多年生草本，高20～40厘米。根圆柱形，长达40厘米，肥厚，淡黄白色，具少数侧根。茎直立或斜上，丛生，上部多分枝。叶互生，狭线形或线状披针形，长1～4厘米，宽1～3毫米，先端渐尖，基部渐窄，全缘，无柄或近无柄。总状花序长约2～14厘米，偏侧生与小枝顶端，细弱，通常稍弯曲；花淡蓝紫色，长6毫米；花梗细弱，长3～6毫米；苞片3，极小，易脱落；萼片的外轮3片比较小，线状披针形，长约2毫米，内轮2片呈花瓣状，成稍弯些的长圆状倒卵形，长5～6毫米，宽2～3毫米；花瓣的2侧瓣倒卵形，长约4毫米，中央花瓣较大，呈龙骨瓣状，背面顶端有撕裂成条的鸡冠状附属物；雄蕊8，花丝连合成鞘状；子房倒卵形，扁平，花柱线形，弯垂，柱头二裂。蒴果扁平，卵圆形，边有狭翅，长宽均约4～5毫米，绿色，光滑无睫毛。种子卵形，微扁，长约2毫米，棕黑色，密被白色细绒毛，上端有发达的种阜。花期5～7月，果期7～9月。

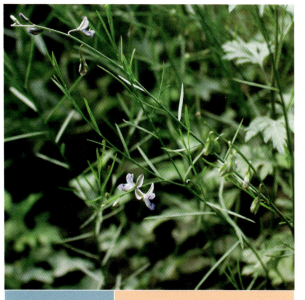

生境分布	秦岭南北坡均产，生长于海拔400～1000米的山坡草地或路旁。分布于山西、陕西等地。
性味归经	苦、辛，温。归心、肾、肺经。
功能主治	安神益智，交通心肾，祛痰，消肿。用于心肾不交引起的失眠多梦、健忘惊悸、神志恍惚，咳痰不爽，疮疡肿毒，乳房肿痛。

名方验方

附方1：脑风头痛

远志末适量，吸入鼻中。

附方2：喉痹作痛

远志末适量，吹喉，涎出为度。

附方3：乳腺炎

远志焙干研细，酒冲服10克，药渣敷患处。

附方4：神经衰弱、健忘心悸、多梦失眠

远志研粉，每次5克，每日2次，米汤冲服。

赤小豆

别名

赤豆、红小豆、野赤豆。

形态特征

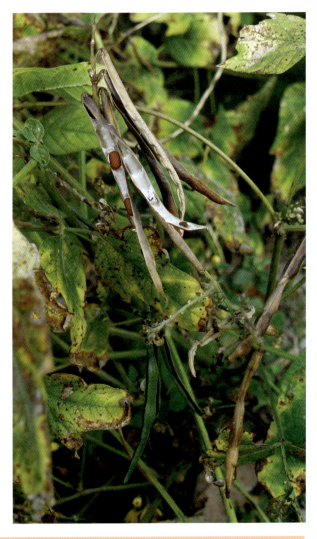

红小豆属豆科，菜豆属，一年生草本植物。主根不发达，侧根细长，株高80～100厘米，有直立丛生型、半蔓生型及蔓生缠绕型。叶为3小叶组成的复叶。小叶圆头型或剑头型。花梗自叶腋生出，梗的先端，着生数花，为自花授粉作物，花小，开黄花或淡灰色花，龙骨瓣呈螺旋形，每花梗上结荚1～5个，荚长7～16厘米，果荚内包着4～18粒椭圆或长椭圆形种子。种子多为赤褐色，也有黑、灰、白、绿杂、浅黄色等。种子千粒重50～210克，大多在130克左右。赤豆为一年生直立草本，高可达90厘米。茎上有显著的长硬毛。三出复叶互生；顶生小叶卵形，长5～10厘米，宽2～5厘米，先端渐尖，侧生小叶偏斜，全缘或3浅裂，两面疏被白色柔毛；托叶卵形。总状花序腋生；花萼5裂；花冠蝶形，黄色，旗瓣具短爪，龙骨瓣上部卷曲；雄蕊10，二体。荚果圆柱形，长5～8厘米。种子6～8粒。花期6～7月，果期7～8月。

生境分布	全国各地普遍栽培。主产吉林、北京、天津、河北、陕西、山东、安徽、江苏、浙江、江西、广东、四川。
性味归经	甘、酸，平。归心、小肠经。
功能主治	利水消肿，解毒排脓。用于水肿胀满，脚气浮肿，黄疸尿赤，风湿热痹，痈肿疮毒，肠痈腹痛。

名方验方

附方1：利水消肿

赤小豆同鲤鱼（或鲫鱼）煮汤服食。

附方2：水肿

赤小豆200克，煮汤当茶饮。

附方3：乳汁不足

赤小豆250克，煮粥食。

赤芍

别名
赤芍、木芍药、红芍药、臭牡丹根。

形态特征
川赤芍为多年生草本。茎直立。茎下部叶为2回3出复叶，小叶通常二回深裂，小裂片宽0.5～1.8厘米。花2～4朵生茎顶端和其下的叶腋；花瓣6～9，紫红色或粉红色；雄蕊多数；心皮2～5。果密被黄色绒毛。根为圆柱形，稍弯曲。表面暗褐色或暗棕色，粗糙，有横向突起的皮孔，手搓则外皮易破而脱落（俗称糟皮）。

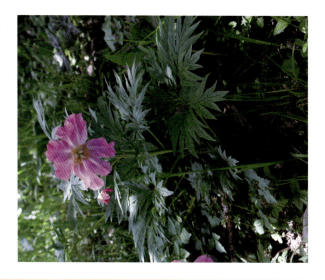

生境分布	生长于山坡林下草丛中及路旁。分布于内蒙古、四川及东北各地。
性味归经	苦，微寒。归肝经。
功能主治	清热凉血，散瘀止痛。用于热入营血，温毒发斑，吐血衄血，目赤肿痛，肝郁胁痛，经闭痛经，癥瘕腹痛，跌仆损伤，痈肿疮疡。

名方验方

附方1：血瘀疼痛、血瘀痛经

赤芍、延胡索、香附、乌药、当归各6克，水煎服。

附方2：胁肋瘀痛

赤芍9克，青皮、郁金各6克，水煎服。

附方3：血瘀头痛

赤芍、川芎各9克，当归、白芷、羌活各6克，水煎服。

附方4：冠心病、心绞痛

赤芍10克，丹参20克，降香、川芎各15克，水煎服。

附方5：子宫肌瘤

赤芍、茯苓、桂枝各15克，丹皮10克，桃仁、莪术、三棱各12克，水煎服，每日1剂。

芫花

别名

莞花、南芫花、芫花条、药鱼草、头痛花、闷头花、老鼠花。

形态特征

本品为落叶灌木，幼枝密被淡黄色绢毛，柔韧。单叶对生，稀互生，具短柄或近无柄。叶片长椭圆形或卵状披针形，长2.5～5厘米，宽0.5～2厘米，先端急尖，基部楔形，幼叶下面密被淡黄色绢状毛。花先叶开放，淡紫色或淡紫红色，3～7朵排成聚伞花丛，顶生及腋生，通常集于枝顶；花被筒状，长1.5厘米，外被绢毛，裂片4，卵形，约为花全长的1/3；雄蕊8枚，2轮，分别着生长于花被筒中部及上部；子房密被淡黄色柔毛。核果长圆形，白色。

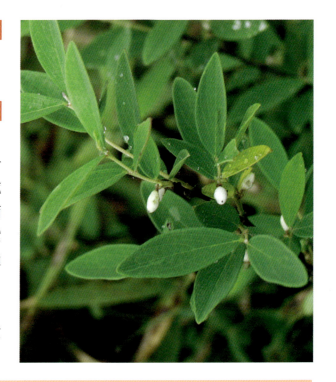

生境分布	生长于路旁及山坡林间。分布于长江流域以南及山东、河南、陕西。
性味归经	苦、辛，温；有毒。归肺、脾、肾经。
功能主治	泻水逐饮；外用杀虫疗疮。用于水肿胀满，胸腹积水，痰饮积聚，气逆咳喘，二便不利；外治疥癣秃疮，痈肿，冻疮。

名方验方

附方1：牙痛难忍

芫花末擦牙令热，痛定后，以温水漱口。

附方2：痈肿初起

芫花末和胶搽搽。

附方3：水肿胀满

芫花、枳壳各等份，先以醋把芫花煮烂，再加枳壳煮烂，一起捣匀做丸子，如梧子大，每次30丸，白汤送下。

附方4：狂躁型精神病

芫花及叶2.5克，逐渐增量3克、6克、9克，研末1次冲服，隔日1剂，连服3～5剂，必要时可连服10余剂。

附方5：皮肤病

芫花研末，或配雄黄用猪脂调敷。

花椒

别名

香椒、青椒、山椒、蜀椒、红椒、大花椒、青花椒、红花椒、大红袍。

形态特征

灌木或小乔木，高约3～6米。茎枝疏生略向上斜的皮刺，基部侧扁；嫩枝被短柔毛。叶互生；单数羽状复叶，长8～14厘米，叶轴具狭窄的翼，小叶通常5～9片，对生，几无柄，叶片卵形；椭圆形至广卵形，长2～5厘米，宽1.5～3厘米，先端急尖；通常微凹，基部为不等的楔形，边缘钝锯齿状，齿间具腺点，下面在中脉基部有丛生的长柔毛。伞房状圆锥花序，顶生或顶生长于侧枝上；花单性，雌雄异株，花轴被短柔毛；花被片4～8，三角状披针形；雄花具雄蕊5～7，花药矩圆形，药隔近顶端具腺点，花丝线形，退化心皮2，先端2叉裂；雌花心皮通常3～4，子房背脊上部有凸出的腺点，花柱略外弯，柱头头状，子房无柄。成熟心皮通常2～3。果实红色至紫红色，密生疣状突起的腺点。种子1，黑色，有光泽。花期3～5月，果期7～10月。

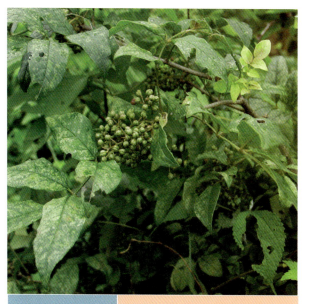

生境分布	生长于温暖湿润、土层深厚肥沃的壤土、沙壤土中。我国大部分地区有分布，但以四川产者为佳。
性味归经	辛，温。归脾、胃、肾经。
功能主治	温中止痛，杀虫止痒。用于脘腹冷痛，呕吐泄泻，虫积腹痛；外治湿疹，阴痒。

名方验方

附方1：胃腹冷痛

花椒、干姜各10克，党参20克，煎后去渣，加入饴糖少许温服。

附方2：蛔虫性肠梗阻

花椒15克，麻油200克。将麻油放锅中煎熬，投入花椒至微焦为止，捞出冷却，去花椒服油，一次服完。如梗阻时间过长，中毒症状明显，并有肠坏死或有阑尾蛔虫可能者，皆不宜服用。

附方3：早、中期血吸虫病

花椒，去椒目及杂质，小火微炒约10分钟，磨成细粉，装入胶囊，每粒含量为0.4克。成人每日5克（儿童酌减），分3次服。20～25天为一个疗程。

附方4：丝虫病

花椒用小火炒焦或在烤箱内烤焦（不可炭化），磨成细粉装入胶囊内。每服5克，每日3次。6日为一个疗程。按病情可增加药量和疗程。

芥子

别名

芥菜子、青菜子、黄芥子、白芥子。

形态特征

一年生草本，高50～150厘米。无毛，有时具刺毛，常带粉霜。茎有分枝。基生叶叶柄有小裂片；叶片宽卵形至倒卵形，长15～35厘米，宽5～17厘米，先端圆钝，不分裂或大头羽裂，边缘有缺刻或齿牙；下部叶较小，边缘有缺刻，有时具圆钝锯齿，不抱茎；上部叶窄被针形至条形，具不明显疏齿或全缘。总状花序花后延长；花淡黄色；花瓣4，鲜黄色，宽椭圆形或宽楔形，长达1.1～1.4厘米，先端平截，全缘，基部具爪；雄蕊6，4长2短，长雄蕊长8毫米，短雄蕊长6毫米；雌蕊1，子房圆柱形，长约1毫米，花柱细，柱头头状。长均果条形，长3～5.5厘米，具细喙，长6～12毫米；果梗长5～15毫米。种子近球形，直径1～1.8毫米，鲜黄色至黄棕色，少数为暗红棕色，表面具网纹。花期4～5月，果期5～6月。

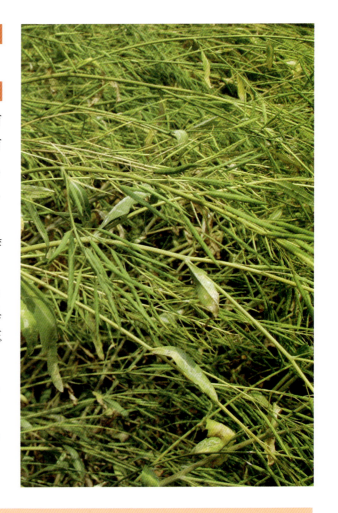

生境分布	主产于安徽、河南、河北、山西、山东、四川等地。
性味归经	辛，温。归肺经。
功能主治	温肺豁痰利气，散结通络止痛。用于寒痰咳嗽，胸胁胀痛，痰滞经络，关节麻木、疼痛，痰湿流注，阴疽肿毒。

名方验方

附方1：面神经麻痹

白芥子适量，开水洗净，研细加开水呈糊状，搽患者面部（口角左歪搽右侧，右歪搽左侧），再用注射针头划破患侧颊粘膜，搽少量芥汁，一般搽药6～8小时后面部呈紫褐色，严重时起水泡，此时将药除去，如水泡破裂可按一般外伤处理。

附方2：百日咳

白芥子25克，蜜炙枇杷叶、苦参各15克，麻黄7.5克，大黄2.5～5克，前三味用水350毫升，煎沸后入麻黄、大黄再煎至45毫升，此为1周岁小儿1日量，分次温服。

苍术

别名

赤术、青术、仙术。

形态特征

茅苍术：为多年生草本，高达80厘米；根茎结节状圆柱形。叶互生，革质，上部叶一般不分裂，无柄，卵状披针形至椭圆形，长3～8厘米，宽1～3厘米，边缘有刺状锯齿，下部叶多为3～5深裂，顶端裂片较大，侧裂片1～2对，椭圆形。头状花序顶生，叶状苞片1列，羽状深裂，裂片刺状；总苞圆柱形，总苞片6～8层，卵形至披针形；花多数，两性，或单性多异株，全为管状花，白色或淡紫色；两性花有多数羽毛状长冠毛，单性花一般为雌花，具退化雄蕊5枚，瘦果有羽状冠毛。

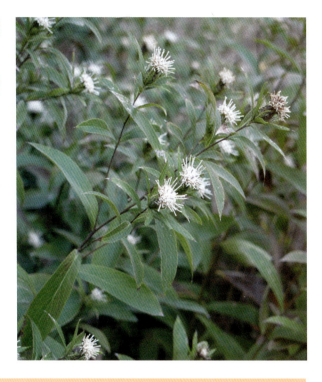

生境分布	生长于山坡、林下及草地。茅苍术分布于江苏、湖北、河南等地，以产于江苏茅山一带者质量最好。北苍术分布于河北、山西、陕西等地。
性味归经	辛、苦，温。归脾、胃、肝经。
功能主治	燥湿健脾，祛风散寒，明目。用于湿阻中焦，脘腹胀满，泄泻，水肿，脚气痿躄，风湿痹痛，风寒感冒，夜盲，眼目昏涩。

名方验方

附方1：小儿腹泻

苍术、胡黄连粉各9～10克，以糯米酒糟捣泥，与药粉共捏作圆饼状，外敷于患儿脐部神阙穴，外用塑料薄膜覆盖，绷带固定，每日敷贴1～2次，每次4～6小时。

附方2：烫伤

苍术适量，研成细末，用时与白芝麻油调成稀糊状后，涂在烧、烫伤部位，每日1～2次，直至愈合为止。轻者3～4日结痂，7～10日结痂愈合，重者疗程稍长。不必包扎。

附方3：细菌性痢疾

炒苍术90克，炙大黄、炙草乌、炒杏仁、川羌活各30克，共为细末，每服1.5克，每日2次。

附方4：感冒

苍术50克，细辛10克，侧柏叶15克，共研细末，每日4次，每次7.5克，开水冲服，葱白为引，生吃。

苍耳子

别名

苍子、葈耳实、牛虱子、胡寝子、苍郎种、胡苍子、苍棵子。

形态特征

一年生草本，高30～90厘米，全体密被白色短毛。茎直立。单叶互生，具长柄；叶片三角状卵形或心形，通常3浅裂，两面均有短毛。头状花序顶生或腋生。瘦果，纺锤形，包在有刺的总苞内。

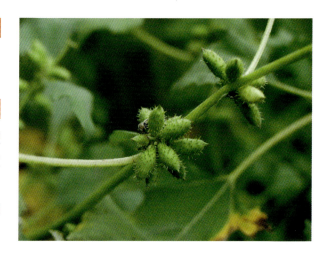

生境分布	生长于荒地、山坡等干燥向阳处。分布于全国各地。
性味归经	辛、苦，温；有毒。归肺经。
功能主治	散风寒，通鼻窍，祛风湿。用于风寒头痛，鼻塞流涕，鼻鼽，鼻渊，风疹瘙痒，湿痹拘挛。

名方验方

附方1：慢性鼻炎，鼻窦炎

苍耳子20克，辛夷、白芷各15克，薄荷1.25克，葱白3根，茶叶1撮。水煎服。另有一方，复方苍耳子膏，每服10毫升，每日2次，温开水冲服。

附方2：深部脓肿

苍耳草100克，水煎服。如发热加鸭跖草50克。

附方3：疟疾

鲜苍耳150克，洗净捣烂，加水煎15分钟去渣，打鸡蛋2～3个于药液中，煮成糖心蛋（蛋黄未全熟），于发作前吃蛋，1次未愈，可继续服用。

附方4：流行性腮腺炎

苍耳子、马蓝、金银花、板蓝根各25克，防风、薄荷各10克。每日1剂，分2次煎服。

附方5：功能性子宫出血

苍耳草50克（鲜品100克）。水煎服，每日1剂。轻者服3～5日，重者7～10日。

附方6：麻风

先将鲜苍耳草煎制成浸膏，然后将浸膏制成丸。浸膏丸的分量按煎制生药的重量来计算，每丸含生药50～100克，开始治疗时，每次服1～2丸，每日1次。3日后根据患者体质的强弱和病情的轻重，逐渐加量，最多每日可服8丸，分2次服。

芡实

别名
肇实、鸡头米、鸡头苞、鸡头莲、刺莲藕。

形态特征
一年生水生草本，具白色须根及不明显的茎。初生叶沉水，箭形；后生叶浮于水面，叶柄长，圆柱形中空，表面生多数刺，叶片椭圆状肾形或圆状盾形，直径65～130厘米，表面深绿色，有蜡被，具多数隆起，叶脉分歧点有尖刺，背面深紫色，叶脉凸起，有绒毛。花单生；花梗粗长，多刺，伸出水面；萼片4，直立，披针形，肉质，外面绿色，有刺，内面带紫色；花瓣多数，分3轮排列，带紫色；雄蕊多数；子房半下位，8室，无花柱，柱头红色。浆果球形，海绵质，污紫红色，外被皮刺，上有宿存萼片。种子球形，黑色，坚硬，具假种皮。花期6～9月，果期7～10月。

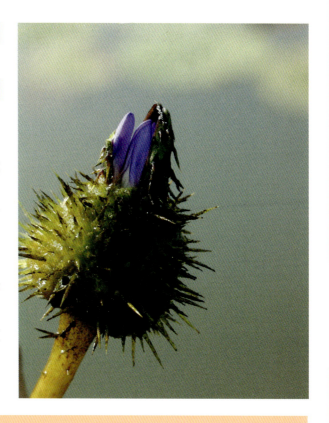

生境分布	生长于池沼湖泊中。主产湖南、江苏、安徽、山东等地。
性味归经	甘、涩，平。归脾、肾经。
功能主治	益肾固精，补脾止泻，除湿止带。用于遗精滑精，遗尿尿频，脾虚久泻，白浊，带下。

名方验方

附方1：白浊

芡实、茯苓各适量，为蜜丸服。

附方2：尿频

芡实、桑螵蛸、益智仁各适量，水煎服。

附方3：梦遗、早泄

生芡实、生牡蛎、生龙骨、生莲子各30克，知母、麦冬各20克，五味子15克；夫妻分居或未婚者，加滑石30克，竹叶10克，以引火从小便出；肝肾不足者，加炒黄柏10克，生杭芍20克；精关不固较重者，加生山药45克，菟丝子20克，水煎2次，每次约50分钟，两次煎液混合，每日分3次温服，每日1剂。

附方4：白带症

芡实、桑螵蛸各30克，白芷20克，共为细末，以醋调敷脐部，每日1换，连用1周。

芦荟

别名

卢会、象胆、讷会、奴会、劳伟。

形态特征

多年生草本。茎极短。叶簇生长于茎顶，直立或近于直立，肥厚多汁；呈狭披针形，长15~36厘米，宽2~6厘米，先端长渐尖，基部宽阔，粉绿色，边缘有刺状小齿。花茎单生或稍分枝，高60~90厘米；总状花序疏散；花点垂，长约2.5厘米，黄色或有赤色斑点；花被管状，6裂，裂片稍外弯；雄蕊6，花药丁字着生；雌蕊1，3室，每室有多数胚珠。蒴果，三角形，室背开裂。花期2~3月。

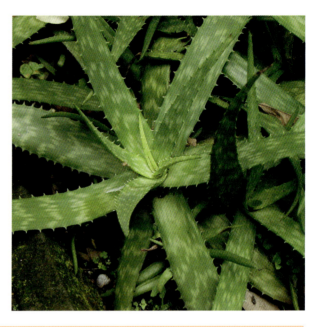

生境分布	生长于排水性能良好、不易板结的疏松土质中。福建、台湾、广东、广西、四川、云南等地有栽培。
性味归经	苦，寒。归肝、胃、大肠经。
功能主治	泻下通便，清肝泻火，杀虫疗癣。用于热结便秘，惊痫抽搐，小儿疳积；外治癣疮。

名方验方

附方1：便秘

芦荟鲜叶5克，蜂蜜30克，每晚睡前开水冲服。

附方2：咯血、吐血、尿血

芦荟花6~10克，水浸泡去黏汁，水煎服。可加白糖适量。

附方3：脚癣

用白酒泡芦荟，待芦荟色泽由绿变黄，取酒滴于脚癣患处，每日数次。

附方4：蚊虫叮咬

新鲜芦荟叶片洗净，从中间分开，剪去边上的刺，直接搽在被叮咬处。

附方5：匿齿

芦荟2克，杵末，先刷牙，然后敷少末于牙齿。

附方6：小儿脾疳

芦荟、使君子各等分，为细末，米饮调下5~10克。

芦根

别名

苇根、芦头、芦柴根、芦菇根、芦茅根、苇子根、芦芽根、甜梗子。

形态特征

多年生高大草本,具有匍匐状地下茎,粗壮,横走,节间中空,每节上具芽。茎高2～5米,节下通常具白粉。叶2列式排列,具叶鞘;叶鞘抱茎,无毛或具细毛;叶灰绿色或蓝绿色,较宽,线状披针形,粗糙,先端渐尖。圆锥花序大形,顶生,直立,有时稍弯曲,暗紫色或褐紫色,稀淡黄色。

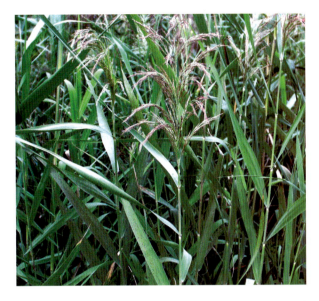

生境分布	生长于池沼地、河溪地、湖边及河流两岸沙地及湿地等处,多为野生。全国各地均有分布。
性味归经	甘,寒。归肺、胃经。
功能主治	清热泻火,生津止渴,除烦,止呕,利尿。用于热病烦渴,肺热咳嗽,肺痈吐脓,胃热呕哕,热淋涩痛。

名方验方

附方1：肺热咳嗽,痰多黄稠

芦根、瓜蒌各12克,半夏、黄芩各10克,甘草6克,水煎服。

附方2：风疹不透

芦根、柽柳各30克,胡荽10克,煎汤内服或外洗。

附方3：胃热呕吐

芦根15克,竹茹、葛根各10克,生姜、甘草各3克,水煎服。

附方4：胃热呃逆、呕吐

芦根汁、姜汁各适量,口服。

附方5：肺脓肿,咳嗽胸痛,吐腥臭脓痰

芦根30克,薏苡仁20克,桃仁6克,冬瓜仁9克,水煎服。

苏木

别名

苏枋、苏方、苏方木。

形态特征

常绿小乔木，高可达5～10米。树干有小刺，小枝灰绿色，具圆形凸出的皮孔，新枝被微柔毛，其后脱落。叶为2回双数羽状复叶，全长达30厘米或更长；羽片对生，9～13对，长6～15厘米，叶轴被柔毛；小叶9～16对，长圆形，长约14毫米，宽约6毫米，先端钝形微凹，全缘，上面绿色无毛，下面具细点，无柄，具锥刺状托叶。圆锥花序，顶生，宽大多花，与叶等长，被短柔毛；花黄色，径10～15毫米；萼基部合生，上部5裂，裂片略不整齐；花瓣5，其中4片圆形，等大，最下1片较小，上部长方倒卵形，基部约1/2处窄缩成爪状；雄蕊10，花丝下部被棉状毛；子房上位，1室。荚果长圆形，偏斜，扁平，厚革质，无刺，无刚毛，顶端一侧有尖喙，长约7.5厘米，直径约3.5厘米，成熟后暗红色，具短茸毛，不开裂，含种子4～5。花期5～6月，果期9～10月。

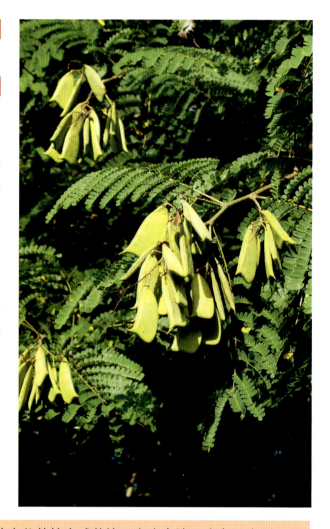

生境分布	生长于海拔200～1050米的山谷丛林中或栽培。主产台湾、广东、广西、云南等地。
性味归经	甘、咸、辛，平。归心、肝、脾经。
功能主治	活血祛瘀，消肿止痛。用于跌打损伤，骨折筋伤，瘀滞肿痛，经闭痛经，产后瘀阻，胸腹刺痛，痈疽肿痛。

名方验方

附方1：产后气滞作喘

苏木、人参、麦门冬各适量，水煎服。

附方2：跌打损伤

苏木（槌烂，研）100克，用酒2000毫升，煎取1000毫升，分3服，空心、午时、夜卧各1服。

附方3：偏坠肿痛

苏木100克，好酒一壶，煮熟频饮。

苏合香

别名

苏合油、帝油流、苏合香油、流动苏合香。

形态特征

苏合香树为乔木，高10~15米。叶互生，具长柄，叶片掌伏，多为3~5裂，裂片卵形或长方卵形，边缘有锯齿；花单性，雌雄花序常并生长于叶液，小花多数集成圆头状花序，黄绿色；雄花的圆头状花序成总状排列，花有小苞片，无花被，雄蕊多数，花丝短；雌花序单生，总花梗下垂，花被细小，雌蕊由2心皮合成，子房半下位，2室。果序球形，直径约2.5厘米，由多数蒴果聚生，蒴果先端喙状，熟时顶端开裂，种子1或2粒。

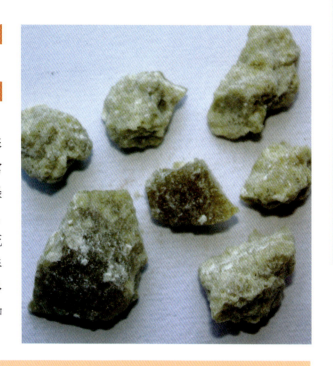

生境分布	喜生长于湿润肥沃的土壤。分布于非洲、印度及土耳其等地，我国广西有栽培。
性味归经	辛，温。归心、脾经。
功能主治	开窍，辟秽，止痛。用于中风痰厥，猝然昏倒，胸痹心痛，胸腹冷痛，惊痫。

名方验方

附方1：小儿喘息

苏合香丸，每服1/3丸，每日2次。

附方2：冠心病、心绞痛

多用复方制剂如冠心苏合丸、苏冰滴丸等，对解除胸闷、缓解心绞痛，改善心电图有一定疗效。苏冰滴丸在发病时立即含服1~2粒，能迅速缓解症状。

附方3：寒气犯胃呃逆症

苏合香丸，每服1丸，每日3次。

附方4：三叉神经痛

苏合香丸，每服1丸，每日2次，连服5日。

附方5：双眼挤动症

苏合香丸，以菊花10克，荆芥穗5克，煎汤送服，每次2/3丸，每日2次，服1周后，症状明显减轻，双眼挤动次数减为每分钟12次，连服9日。

杜仲

别名

胶树、棉树皮、丝棉皮、丝楝树皮。

形态特征

落叶乔木,高达20米。树皮和叶折断后均有银白色细丝。叶椭圆形或椭圆状卵形,先端长渐尖,基部圆形或宽楔形,边缘有锯齿。花单性,雌雄异株,无花被,先叶或与叶同时开放,单生长于小枝基部。翅果长椭圆形而扁。长约3.5厘米,先端凹陷,种子1粒。

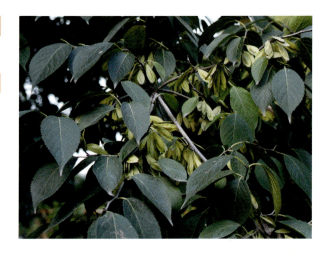

生境分布	生长于山地林中或栽培。分布于四川大巴山区、陕西、贵州、河南伏牛山区、湖南湘西苗族自治州、常德、湖北恩施。此外,广西、浙江、甘肃也产。
性味归经	甘,温。归肝、肾经。
功能主治	补肝肾,强筋骨,安胎。用于肝肾不足,腰膝酸痛,筋骨无力,头晕目眩,妊娠漏血,胎动不安。

名方验方

附方1:腰痛

杜仲(炒去丝)、八角茴香各15克,川木香5克,水一盅,酒半盅,煎服,渣再煎。

附方2:小便淋漓、阴部湿痒

杜仲15克,丹参10克,川芎、桂枝各6克,细辛3克,水煎服,每日1剂。

附方3:肾炎

杜仲30克,盐肤木根二层皮30克,加猪肉酌量炖服。

附方4:预防流产

杜仲、当归各10克,白术8克,泽泻6克,加水煎至150毫升,每日1剂,分3次服。

附方5:筋脉挛急、腰膝无力

杜仲15克,川芎6克,炙附子3克,水煎服,每日1剂。

附方6:胎动不安

杜仲焙干,研为细末,煮枣肉糊丸,每丸10克,早、晚各服1丸。

附方7:早期高血压

生杜仲12克,桑寄生15克,生牡蛎20克,白菊花、枸杞子各10克。水煎服。

杠板归

别　名
河白草、蛇倒退、梨头刺、蛇不过。

形态特征
多年生蓼生草本。茎有棱，红褐色，有倒生钩刺。叶互生，盾状着生；叶片近三角形，长4～6厘米，宽5～8厘米，先端尖，基部近心形或截形，下面沿脉疏生钩刺，托叶鞘近圆形，抱茎；叶柄长，疏生倒钩刺。花序短穗状；苞片圆形；花被5深裂，淡红色或白色，结果时增大，肉质，变为深蓝色；雄蕊8；花柱3裂。瘦果球形，包于蓝色多汁的花被内。花期6～8月，果期9～10月。

生境分布	生长于山谷、灌木丛中或水沟旁。主产江苏、浙江、福建、江西、广东、广西、四川、湖南、贵州。
性味归经	酸，微寒。归肺、膀胱经。
功能主治	清热解毒，利水消肿，止咳。用于咽喉肿痛，肺热咳嗽，小儿顿咳，水肿尿少，湿热泻痢，湿疹，疖肿，蛇虫咬伤。

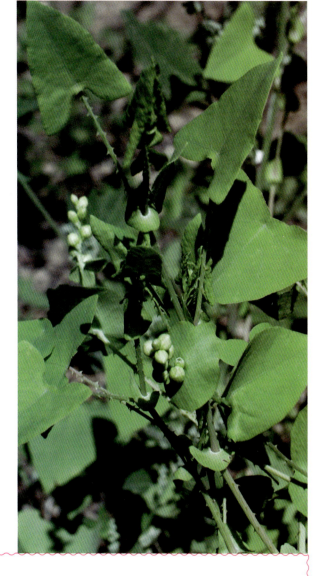

名方验方

附方1：颈淋巴结炎

杠板归9～30克，水煎服，每日1剂；外用鲜全草适量，捣烂敷患处，每日1次。

附方2：带状疱疹

杠板归、羊蹄、两面针、虎杖各15克，穿心莲9克，共研细末，用麻油调和成软膏状，搽擦患处，每日3次。

附方3：百日咳

杠板归、海浮石各30克，黛蛤散（冲服）、百部各15克，朱砂1.5克（冲服）。上药除黛蛤散、朱砂（研细）外，余药水煎取汁，冲朱砂黛蛤散服，每日1剂，分2次服。

附方4：上呼吸道感染

杠板归、一枝黄花、大蓟、火炭母各50克，桔梗18克，加水200毫升，小火煎成100毫升，早晚分服。小儿酌减。

豆蔻

别名

紫蔻、漏蔻、十开蔻、白豆蔻、圆豆蔻、原豆蔻。

形态特征

多年生草本。叶披针形，顶端有长尾尖，除具缘毛外，两面无毛；无叶柄。叶舌初被疏长毛，后脱落而仅有疏缘毛；叶鞘口无毛；穗状花序圆柱形；苞片卵状长圆形；花萼管被毛；花冠白色或稍带淡黄；唇瓣椭圆形，稍凹入，淡黄色，中脉有带紫边的桔红色带；雄蕊1；子房被长柔毛。花期2~5月，果期6~8月。

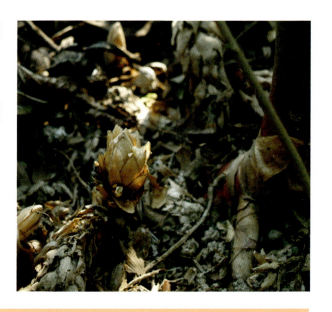

生境分布	生长于山沟阴湿处，我国多栽培于树荫下。海南、云南、广西有栽培。原产于印度尼西亚。
性味归经	辛，温。归肺、脾、胃经。
功能主治	化湿行气，温中止呕，开胃消食。用于湿浊中阻，不思饮食，湿温初起，胸闷不饥，寒湿呕逆，胸腹胀痛，食积不消。

名方验方

附方1：消化不良，口臭

白豆蔻1克，分数次含于口中，缓缓咀嚼，既助消化，又除口臭。

附方2：胃腹胀满、呕吐

白豆蔻3克，藿香、生姜各6克，半夏、陈皮各4.5克，水煎服。

附方3：食管癌

白豆蔻、砂仁各2克，荷叶半张。荷叶洗净，切碎，与洗净的白豆蔻、砂仁同放入沙锅，加足量水，大火煮沸，改用小火煨煮20分钟，用洁净纱布过滤，取汁。代茶，每日分2次服用。服时视需要可温服。

附方4：胃寒作吐及作痛者

白豆蔻仁9克，为末，酒送下。

附方5：产后呃逆

白豆蔻、丁香各19克。研细，桃仁汤服3.7克，少顷再服。

两头尖

别名

风花、银莲花、草乌喙、复活节花、竹节香附。

形态特征

为多年生草本，高10~25厘米。根茎横走或斜生，细纺缍形，长1.5~3厘米，直径3~8毫米，暗褐色，顶端具数枚黄白色大形膜质鳞片。基生叶为三出复叶，通常1枚；叶柄长10~15厘米，无毛或疏被长柔毛；小叶具柄，柄长约1厘米；小叶片通常3深裂或近全裂，裂片倒卵形，3裂或缺刻状，先端钝，基部楔形，两面无毛或仅基部疏被长柔毛。花茎单一，直立，疏被长柔毛，较基生叶高，有叶状总苞片3枚，总苞片长圆形或狭倒卵形，具数个缺刻状圆齿，长1.5~3.5厘米，宽0.5~1.5厘米；花单朵，顶生，直径2.5~3.5厘米；萼片花瓣状，长圆形，10~15片，白色，外侧略带紫晕，两面无毛；雄蕊多数，花药黄色，椭圆形，花丝细长；雌蕊多数，子房被长柔毛，花柱稍弯，无毛。瘦果具细毛。花期4~5月，果期5~6月。

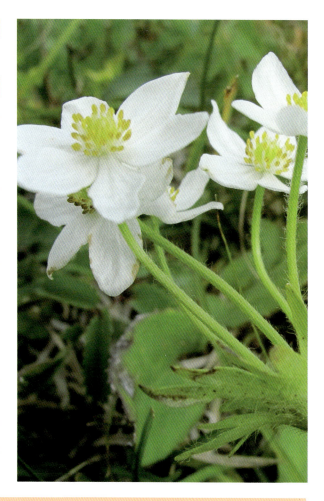

生境分布	生长于海拔800米左右的山地林中或草地阴处。分布于东北、河北、山东、山西等地。
性味归经	辛，热；有毒。归脾经。
功能主治	祛风湿，消痈肿。用于风寒湿痹，四肢拘挛，骨节疼痛，痈肿溃烂。

名方验方

附方1：痈疽疮疡

两头尖4克，金银花、地丁各50克，水煎服。

附方2：慢性关节疼痛

两头尖4克，防风15克，牛膝、威灵仙各20克，松节10克，鸡血藤25克，水煎服。

附方3：瘫痪顽疾（百节疼痛，下元虚冷，一切风疮）

用草乌头、川乌头、两头尖各9克，硫黄、麝香、丁香各3克，木鳖子5个，共研为末，再以熟艾揉软，合在一起用草纸包裹。烧熏痛处。

两面针

别名

两背针、双面针、双面刺、叶下穿针、入地金牛、红心刺刁根。

形态特征

木质藤本；茎、枝、叶轴下面和小叶中脉两面均着生钩状皮刺。单数羽状复叶，长7～15厘米；小叶3～11，对生，革质，卵形至卵状矩圆形，无毛，上面稍有光泽，伞房状圆锥花序，腋生；花4数；萼片宽卵形。果成熟时紫红色，有粗大腺点，顶端正具短喙。

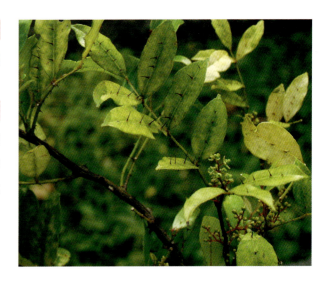

生境分布	生长于山野。产于华南各省及台湾、云南各地。
性味归经	苦、辛，平；有小毒。归肝、胃经。
功能主治	活血化瘀，行气止痛，祛风通络，解毒消肿。用于跌仆损伤，胃痛，牙痛，风湿痹痛。毒蛇咬伤；外治烧烫伤。

名方验方

附方1：神经痛、头痛、风湿痛和胃肠绞痛

用两面针注射液每次肌注2毫升，每日1～2次，一般用药5～10分钟即可止痛。

附方2：胃、十二指肠溃疡

两面针根、圆叶千金藤、单根木（海南狗牙花根）各等量。共研细粉，每服0.5～1.0克，儿童酌减，每日3次。

附方3：胆道蛔虫病、溃疡病、肠蛔虫病

用两面针和七叶莲制成注射液，每次肌注2毫升。

附方4：急性盆腔炎

两面针12克，白花蛇舌草30克，珍珠草20克，每天1剂，水煎，分2～3次服。

附方5：阴道滴虫

两面针叶、苦参各100克，蛇床子、杏仁各20克，艾叶、白鲜皮各50克，桃叶200克。将上药用水煎汤，过滤去渣，待稍温洗阴部，然后将桃叶捣烂，以消毒纱布卷成棒状，先搽上凡士林再纳入阴道，每日1次。

附方6：慢性盆腔炎

两面针30克，三棱、莪术各9克，黄芪、山药各12克，黄柏、鸡内金各6克。用水煎服。

连翘

别名

连壳、青翘、落翘、黄花条、黄奇丹。

形态特征

落叶灌木，高2～3米。茎丛生，小枝通常下垂，褐色，略呈四棱状，皮孔明显，中空。单叶对生或3小叶丛生，卵形或长圆状卵形，长3～10厘米，宽2～4厘米，无毛，先端锐尖或钝，基部圆形，边缘有不整齐锯齿。花先叶开放。一至数朵，腋生，金黄色，长约2.5厘米。花萼合生，与花冠筒约等长，上部4深裂；花冠基部联合成管状，上部4裂，雄蕊2枚，着生花冠基部，不超出花冠，子房卵圆形，花柱细长，柱头2裂。蒴果狭卵形，稍扁，木质，长约1.5厘米，成熟时2瓣裂。种子多数，棕色、扁平，一侧有薄翅。

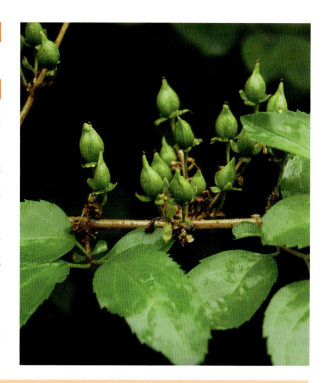

生境分布	生长于山野荒坡或栽培。主产于山西、河南、陕西等地。
性味归经	苦，微寒。归肺、心、小肠经。
功能主治	清热解毒，消肿散结，疏散风热。用于痈疽，瘰疬，乳痈，丹毒，风热感冒，温病初起，温热入营，高热烦渴，神昏发斑，热淋涩痛。

名方验方

附方1：肠痈

连翘15克，黄芩、栀子各12克，金银花18克，水煎服。

附方2：舌破生疮

连翘25克，黄柏15克，甘草10克，水煎含漱。

附方3：麻疹

连翘6克，牛蒡子5克，绿茶1克，研末，沸水冲泡。

附方4：阴道滴虫

连翘100克，放砂锅中加水600～700毫升，煎取200毫升，过滤去渣，温度适宜时用小块无菌纱布浸药汁后塞入阴道，每日1次，每次保留3～4小时，连用至愈。

附方5：风热感冒

连翘、金银花各10克，薄荷6克，水煎服。

吴茱萸

别名

吴萸、茶辣、漆辣子、米辣子、臭辣子树、左力纯幽子。

形态特征

灌木或小乔木，全株具臭气，幼枝、叶轴及花序轴均被锈色长柔毛。叶对生，单数羽状复叶，小叶5～9，椭圆形至卵形，全缘或有微小钝据齿，两面均密被长柔毛，有粗大腺点。花单性，雌雄异株；聚伞状圆锥花序顶生，花白色，5数。蓇葖果，成熟时紫红色，表面有粗大的腺点；每心皮具种子1枚。果实略呈扁球形，直径2～5毫米。表面绿黑色或暗黄绿色，粗糙，有多数凹下细小油点，顶平，中间有凹窝及5条小裂缝，有的裂成5瓣。基部有花萼及短果柄，果柄蜜生毛茸。

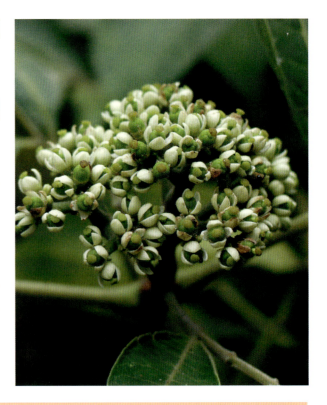

生境分布	生长于温暖地带路旁、山地或疏林下。多为栽培。分布于贵州、广西、湖南、云南、四川、陕西南部及浙江等地。以贵州、广西产量较大，湖南常德产者质量佳。
性味归经	辛、苦，热；有小毒。归肝、脾、胃、肾经。
功能主治	散寒止痛，降逆止呕，助阳止泻。用于厥阴头痛，寒疝腹痛，寒湿脚气，经行腹痛，脘腹胀痛，呕吐吞酸，五更泄泻。

名方验方

附方1：呕吐、吞酸

吴茱萸6克，黄连2克，水煎少量频服。

附方2：头痛（以下午及夜间剧烈）

吴茱萸16克，生姜31克，将吴茱萸研末，生姜捣烂，共炒热，喷白酒一口在药上，包于足心涌泉穴处。

附方3：腹泻

吴茱萸适量，研细粉，用白酒调成糊状，稍加热后敷于脐部，纱布包裹，胶布固定，每日更换1次。

附方4：黄水疮、湿疹及神经性皮炎

吴茱萸、硫磺各等量；同置一碗中，加酒精适量，点燃，不时搅拌，待烧至焦黑再研为细末，用凡士林调成1/10软膏，外搽患处。

牡荆叶

别名

黄荆柴、黄荆条、荆条棵、五指柑。

形态特征

落叶灌木或小乔木，植株高1～5米。多分枝，具香味。小枝四棱形，绿色，被粗毛，老枝褐色，圆形。掌状复叶，对生；小叶5，稀为3，中间1枚最大；叶片披针形或椭圆状披针形，基部楔形，边缘具粗锯齿，先端渐尖，表面绿色，背面淡绿色，通常被柔毛。圆锥花序顶生，长10～20厘米；花萼钟状，先端5齿裂；花冠淡紫色，先端5裂，二唇形。果实球形，黑色。花、果期7～10月。

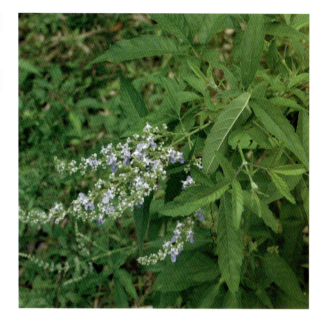

生境分布	生长于低山向阳的山坡路边或灌丛中。分布于华东及河北、湖南、湖北、广东、广西、四川、贵州。
性味归经	微苦、辛，平。归肺经。
功能主治	祛痰，止咳，平喘。用于咳嗽痰多。

名方验方

附方1：风寒感冒

鲜牡荆叶24克，或加紫苏鲜叶12克，水煎服。

附方2：预防中暑

牡荆干嫩叶6～9克，水煎代茶饮。

附方3：痧气腹痛及胃痛

鲜牡荆叶20片，放口中，嚼烂咽汁。

附方4：久痢不愈

牡荆鲜茎叶15～24克，和冰糖，冲开水炖1小时，饭前服，每日2次。

附方5：脚气肿胀

牡荆茎叶60克，丝瓜络、紫苏、水菖蒲根、艾叶各21克，水煎熏洗。

附方6：血丝虫病急性期，怕冷发热，肢体起红线或片状红肿（流火）

牡荆叶、威灵仙各15克，青蒿30克，水煎服，每日1服。

牡蛎

别名
蛎蛤、牡蛤、海蛎子、海蛎子壳、海蛎子皮。

形态特征
近江牡蛎：呈圆形、卵圆形或三角形等。右壳外面稍不平，有灰、紫、棕、黄等色，环生同心鳞片，幼体者鳞片薄而脆，多年生长后鳞片层层相叠，内面白色，边缘有时淡紫色。

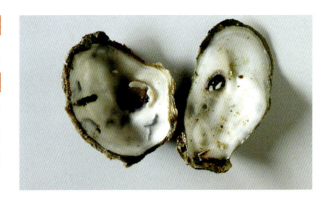

生境分布	生活于低潮线附近至水深7米左右的江河入海近处，适盐度为10%～25%。我国沿海均有分布，山东、福建、广东沿海已人工养殖。
性味归经	咸，微寒。归肝、胆、肾经。
功能主治	重镇安神，潜阳补阴，软坚散结。用于惊悸失眠，眩晕耳鸣，瘰疬痰核，癥瘕痞块。煅牡蛎收敛固涩，制酸止痛。用于自汗盗汗，遗精滑精，崩漏带下，胃痛吞酸。

名方验方

附方1：心脾气痛（气实有痰者）

牡蛎煅粉，酒服10克。

附方2：产后盗汗

牡蛎粉、麦麸（炒黄）等份，每次5克，用猪肉汁调下。

附方3：小便频多

牡蛎250克，烧灰，小便3升，煎2升，分3服。

附方4：金疮出血

牡蛎粉外敷。

附方5：妊娠下肢抽筋疼痛

牡蛎（先煎）30克，当归身、炙甘草各9克，炒白芍、鸡血藤各15克，水煎服，每日1贴，连服3～5剂。

附方6：眩晕

牡蛎18克，龙骨18克，菊花9克，枸杞子12克，何首乌12克。水煎服。

附方7：久病阴血虚亏，妇女崩漏失血，体虚少食，营养不良

鲜牡蛎250克，猪瘦肉100克，切薄片。拌少许淀粉，放沸水中煮熟即成。略加食盐调味，吃肉、饮汤。

附方8：小儿体虚，肺门淋巴结核、颈淋巴结核，或有阴虚潮热盗汗，心烦不眠

蛎肉250克，海带50克。将海带用水发胀，洗净，切细丝，放水中煮至熟软后，再放入牡蛎肉同煮沸，以食盐、猪脂调味即成。

何首乌

别　名

交茎、交藤、夜合、多花蓼、紫乌藤、桃柳藤、九真藤。

形态特征

年生缠绕草本。根细长，末端成肥大的块根，外表红褐色至暗褐色。茎基部略呈木质，中空。叶互生，具长柄，叶片狭卵形或心形，长4～8厘米，宽2.5～5厘米，先端渐尖，基部心形或箭形，全缘或微带波状，上面深绿色，下面浅绿色，两面均光滑无毛。托叶膜质，鞘状，褐色，抱茎，长5～7毫米。花小，直径约2毫米，多数，密聚成大形圆锥花序，小花梗具节，基部具膜质苞片；花被绿白色，花瓣状，5裂，裂片倒卵形，大小不等，外面3片的背部有翅；雄蕊8，比花被短；雌蕊1，子房三角形，花柱短，柱头3裂，头状。瘦果椭圆形，有3棱，长2～3.5毫米，黑色光亮，外包宿存花被，花被成明显的3翅，成熟时褐色。花期10月，果期11月。

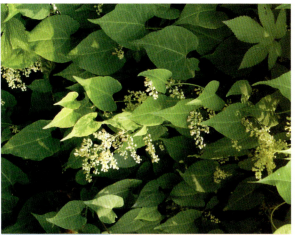

生境分布	生长于墙垣、叠石之旁。分布于河南、湖北、广西、广东、贵州、四川、江苏等地，全国其他地区也有栽培。
性味归经	苦、甘、涩，微温。归肝、心、肾经。
功能主治	毒，消痈，截疟，润肠通便。用于疮痈，瘰疬，风疹瘙痒，久疟体虚，肠燥便秘。

名方验方

附方1：肝肾精血不足、眩晕耳鸣、须发早白

制何首乌、熟地各25克，沸水浸泡，代茶饮或煎汤饮。

附方2：肝肾虚损、早衰发白

制何首乌15克，枸杞子30克，黑豆250克，何首乌、枸杞子煎水取汁，下黑豆，并加水适量煮至豆熟透、汁收尽。每日早、晚食豆10克。

附方3：疟疾

何首乌20克，甘草2克（小儿酌减），浓煎2小时，分3次食前服用，连用2日。

附方4：白发

制首乌、熟地各30克，当归15克，浸于1000毫升的烧酒中，10～15日后开始饮用，每日15～30毫升。

附方5：腰膝酸痛，遗精

何首乌25克，牛膝、菟丝子、补骨脂、枸杞各15克。水煎服。

附方6：心肌梗塞

何首乌、沙参各25克，麦冬、玉竹、五味子各15克，水煎服（适用于阴虚型）。

皂角刺

别名

皂刺、天丁、皂针、皂荚刺、皂角针。

形态特征

高达15厘米。刺粗壮，通常分枝，长可达16厘米，圆柱形。小枝无毛。一回偶数羽状复叶，长12~18厘米；小叶6~14片，长卵形、长椭圆形至卵状披针形，长3~8厘米，宽1.5~3.5厘米，先端钝或渐尖，基部斜圆形或斜楔形，边缘有细锯齿，无毛。花杂性，排成腋生的总状花序；花萼钟状，有4枚披针形裂片；花瓣4，白色；雄蕊6~8；子房条形，沿缝线有毛。荚果条形，不扭转，长12~30厘米，宽2~4厘米，微厚，黑棕色，被白色粉霜。花期4~5月，果期9~10月。

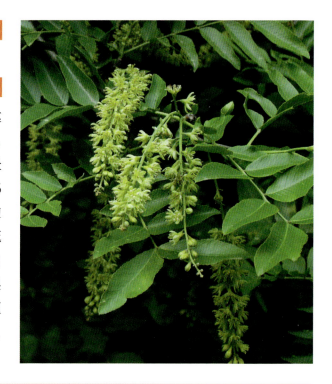

生境分布	生长于路边、沟旁、住宅附近、山地林中。分布于江苏、湖北、河北、山西、河南、山东。此外，广东、广西、四川、安徽、浙江、贵州、陕西、江西、甘肃等地亦产。
性味归经	辛，温。归肝、胃经。
功能主治	消肿托毒，排脓，杀虫。用于痈疽初起或脓成不溃；外治疥癣麻风。

名方验方

附方1：小便淋闭

皂角刺9克，金钱草、车前草各20克，草鞋跟、雷公根、玉米须各15克，王不留行、桃仁各10克，水煎服，每日1剂，连服1~2周。

附方2：泌尿系结石

皂角刺9克，金钱草30克，海金沙20克，马蹄金、石苇、玉米须、车前草、滑石各15克，桃仁10克，水煎服，每日1剂，分3次月。

附方3：肺痈

皂角刺9克，芦根、广地丁、蒲公英、白及各15克，鱼腥草30克，桔梗、薏苡仁、古山龙、金银花、连翘各12克，水煎服，每日1剂，分3次服。

佛手

别名

九爪木、五指橘、佛手柑。

形态特征

常绿小乔木或灌木。老枝灰绿色,幼枝略带紫红色,有短而硬的刺。单叶互生;叶柄短,长3~6毫米,无翼叶,无关节;叶片革质,长椭圆形或倒卵状长圆形,长5~16厘米,宽2.5~7厘米,先端钝,有时微凹,基部近圆形或楔形,边缘有浅波状钝锯齿。花单生,簇生或为总状花序;花萼杯状,5浅裂,裂片三角形;花瓣5,内面白色,外面紫色;雄蕊多数;子房椭圆形,上部窄尖。柑果卵形或长圆形,先端分裂如拳状,或张开似指尖,其裂数代表心皮数,表面橙黄色,粗糙,果肉淡黄色。种子数颗,卵形,先端尖,有时不完全发育。花期4~5月,果期10~12月。

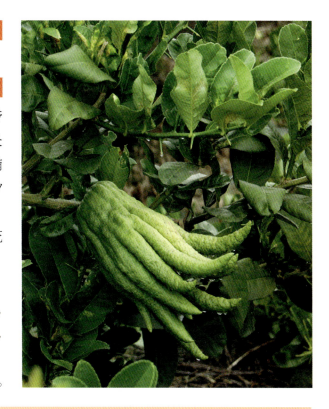

生境分布	生长于果园或庭院中。分布于广东、福建、云南、四川等地。
性味归经	辛、苦、酸,温。归肝、脾、胃、肺经。
功能主治	疏肝理气,和胃止痛,燥湿化痰。用于肝胃气滞,胸胁胀痛,胃脘痞满,食少呕吐,咳嗽痰多。

名方验方

附方1:白带过多

佛手20克,猪小肠适量,共炖,食肉饮汤。

附方2:老年胃弱、消化不良

佛手30克,粳米100克,共煮粥,早、晚分食。

附方3:恶心呕吐

佛手15克,生姜3克,陈皮9克,水煎服。

附方4:哮喘

佛手15克,姜皮3克,广藿香9克,水煎服。

附方5:肝郁气滞、胸胁胀痛、饮食减少

佛手10克,玫瑰花5克,沸水浸泡饮。

余甘子

别名

油甘、牛甘、余甘果、余柑子、油柑子、油甘果、油甘子。

形态特征

小枝被锈色短柔毛。叶互生，二列，条状长圆形，革质，全缘。花小，黄色，有短梗，簇生长于下部的叶腋。蒴果肉质，扁球形。种子稍带红色。花期3~4月。

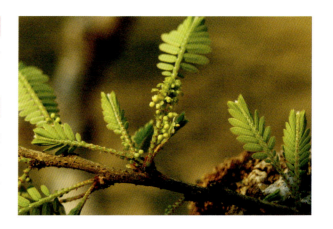

生境分布	一般在年均温20℃左右生长良好，0℃左右即有受冻现象。我国野生分布在云南、广西、福建、海南、台湾、海南、四川、贵州等省，江西、湖南、浙江等省部分地区也有分布。
性味归经	甘、酸、涩，凉。归肺、胃经。
功能主治	清热凉血，消食健胃，生津止咳。用于血热血瘀，消化不良.腹胀，咳嗽，喉痛，口干。

名方验方

附方1：感冒发热，咳嗽，咽喉痛，口干烦渴，维生素C缺乏症

鲜余甘子果10~30个，水煎服。

附方2：白喉

余甘子500克，玄参、甘草各50克，冷开水泡至起霜花，取霜用棉纸铺开晒干后，加马尾龙胆粉6克，冰片0.5克，炒白果仁粉15克，吹喉用。

附方3：哮喘

余甘子20个，先煮猪心肺，去浮沫再加橄榄煮熟连汤吃。

附方4：河豚鱼中毒

余甘子生吃吞汁，并可治鱼骨哽喉。

谷芽

别名

蘖米、谷蘖、稻蘖、稻芽。

形态特征

粟茎秆圆柱形，高 60～150 厘米，基部数节可生出分蘖，少数品种上部的节能生出分枝。每节一叶，叶片条状披针形，长 10～60 厘米，有明显的中脉。须根系，茎基部的节还可生出气生根支持茎秆。穗状圆锥花序。穗的主轴生出侧枝，因第 1 级侧枝的长短和分布不同而形成不同的穗形。在第 3 级分枝顶部簇生小穗和刺毛（刚毛），这是粟种的特征。每个小穗具花 2 朵，下面的一朵退化，上面的一朵结实。子粒为颖果，直径 1～3 毫米，千粒重 2～4 克。成熟后稃壳呈白、黄、红、杏黄、褐黄或黑色。包在内外稃中的子实俗称谷子，子粒去稃壳后称为小米，有黄、白、青等色。

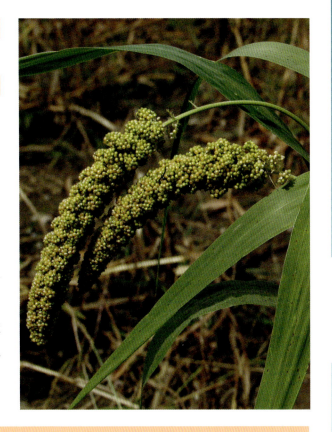

生境分布	栽培于水田中。我国各地均产。
性味归经	甘，温。归脾、胃经。
功能主治	消食和中，健脾开胃。用于食积不消，腹胀口臭，脾胃虚弱，不饥食少。炒谷芽偏于消食，用于不饥食少。焦谷芽善化积滞，用于积滞不消。

名方验方

附方 1：食滞胀满，食欲不振

谷芽适量，水煎服。

附方 2：小儿外感风滞有呕吐、发热

谷芽、紫苏梗各 15 克，藿香 6 克，蝉蜕 4.5 克，防风 0.5 克，茯苓 7 克，薄荷 3 克（后下），黄连 2.1 克，水煎服。

附方 3：老年性便秘

焦谷芽、松子仁各 10 克，当归 15 克，郁李仁、麻仁、冬瓜仁、黑芝麻、炒枳壳、桃仁、杏仁各 9 克，瓜蒌仁 12 克，制大黄 6 克。水煎服。

附方 4：消化不良

麦谷芽 15 克，木瓜 10 克，木香 3 克，水煎服。

谷精草

别名

谷精珠、戴星草、文星草、流星草、珍珠草、鱼眼草、天星草。

形态特征

多年生草本；叶通常狭窄，密丛生；叶基生，长披针状线形，有横脉。花小，单性，辐射对称，头状花序球形，顶生，总苞片宽倒卵形或近圆形，花苞片倒卵形，顶端聚尖，蒴果膜质，室背开裂；种子单生，胚乳丰富。蒴果长约1毫米，种子长椭圆形，有毛茸。

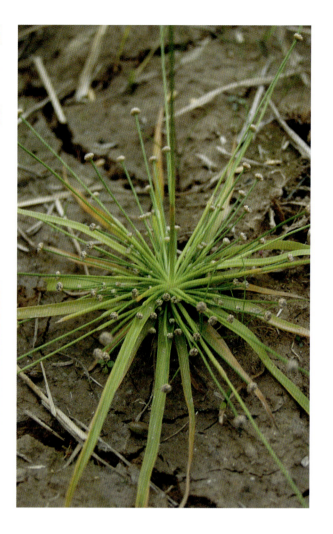

生境分布	生长于溪沟、田边阴湿地带。分布于浙江、江苏、安徽、江西、湖南、广东、广西等省（区）。
性味归经	辛、甘、平。归肝、肺经。
功能主治	疏散风热，明目退翳。用于风热目赤，肿痛羞明，眼生翳膜，风热头痛。

名方验方

附方1：偏正头痛

谷精草适量，研为末，加白面糊调匀摊纸上贴痛处，干了再换。

附方2：鼻血不止

谷精草为末，每次10克，熟面汤送下。

附方3：夜盲症

谷精草、苍术各15克，夜明砂9克，猪肝200克，同煮，空腹食肝喝汤。

附方4：目中翳膜

谷精草、防风各等份，为末，米汤冲服。

附方5：糖尿病合并视网膜病变

谷精草、麦冬、枸杞、北沙参、青葙子、当归、川楝子各10克，生地黄、熟地黄、葛根各15克，丹参、决明子各30克，菊花12克，水煎取药汁。每日1剂，分2次服用。

龟甲

别名

龟板、下甲、血板、烫板、乌龟壳、乌龟板。

形态特征

乌龟体呈扁圆形，腹背均有坚硬的甲，甲长约12厘米，宽8.5厘米，高5.5厘米。头形略方，头部光滑，后端具小鳞，鼓膜明显。吻端尖圆，颌无齿而形成角质喙；颈能伸缩。甲由真皮形成的骨板组成，骨板外被鳞甲，也称角板；背面鳞甲棕褐色，顶鳞甲后端宽于前端；中央为5枚脊鳞甲，两侧各有4枚肋鳞甲，缘鳞甲每侧11枚，肛鳞甲2枚。腹面鳞甲12枚，淡黄色。背腹鳞甲在体侧相连。尾短而尖细。四肢较扁平，指、趾间具蹼，后肢第5趾无爪，余皆有爪。多群居，常栖息在川泽湖池中，肉食性，常以蠕虫及小鱼等为食。生活力很强，数月断食，可以不死。

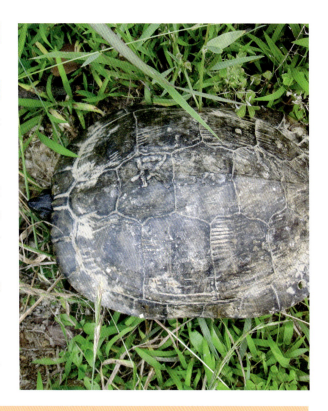

生境分布	生长于江河、水库、池塘、湖泊及其他水域。分布于河北、河南、江苏、山东、安徽、广东、广西、湖北、四川、陕西、云南等地。
性味归经	咸、甘，微寒。归肝、肾、心经。
功能主治	滋阴潜阳，益肾强骨，养血补心，固经止崩。用于阴虚潮热，骨蒸盗汗，头晕目眩，虚风内动，筋骨痿软，心虚健忘，崩漏经多。

名方验方

附方1：白带过多兼见面色苍白、手脚发冷、腰酸脚软、精神萎靡

龟甲、海螵蛸各500克，熬浓汁，调和成丸，如绿豆大，每次5克，每日2次，开水送下。

附方2：女性不孕症

龟板（炙）、枸杞子、乌药、菟丝子、益智仁、五味子、车前子、覆盆子各12克，水煎服，每日1剂，日服2次。

附方3：月经过多

龟板、牡蛎各90克，研末，每次2～3克，酒调服，每日3次。

附方4：气血两虚之遗精

龟板、远志、当归各30克，党参、桑螵蛸、菖蒲、女贞子、刺五加各25克，夜交藤35克。上药共研细末。每次9克，冲蜂蜜服，每日3次。

七画

辛夷

别名

木栏、桂栏、杜兰、木兰、紫玉兰、毛辛夷、辛夷桃。

形态特征

望春花：落叶乔木，干直立，小枝除枝梢外均无毛；芽卵形，密被淡黄色柔毛。单叶互生，具短柄；叶片长圆状披针形或卵状披针形，长10～18厘米，宽3.5～6.5厘米，先端渐尖，基部圆形或楔形，全缘，两面均无毛，幼时下面脉上有毛。花先叶开放，单生枝顶，直径6～8厘米，花萼线形，3枚；花瓣匙形，白色，6片，每3片排成1轮；雄蕊多数；心皮多数，分离。武当玉兰：与望春花相似，但叶倒卵形或倒卵状长圆形，长7～15厘米，宽5～9厘米，先端钝或突尖，叶背面中脉两侧和脉腋密被白色长毛。花大，直径12～22厘米，萼片与花瓣共12片，二者无明显区别，外面粉红色，内面白色。玉兰：叶片为倒卵形或倒卵状矩圆形，长10～18厘米，宽6～10厘米，先端宽而突尖，基部宽楔形，叶背面及脉上有细柔毛。春季开大形白色花，直径10～15厘米，萼片与花瓣共9片，大小近相等，且无显著区别，矩圆状倒卵形。

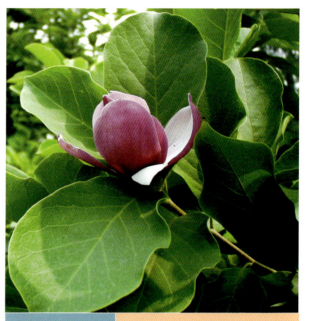

生境分布	生长于较温暖地区，野生较少。分布于河南、四川、安徽、浙江、陕西、湖北等省。
性味归经	辛，温。归肺、胃经。
功能主治	散风寒，通鼻窍。用于风寒头痛，鼻塞流涕，鼻衄，鼻渊。

名方验方

附方1：感冒头痛鼻塞

辛夷花、白芷、苍耳子各9克，水煎服。

附方2：副鼻窦炎

辛夷15克，野菊花、金银花各30克，炙甘草、细辛各6克，防风、羌活、黄芩、白芷、川芎、生地各10克。剂量酌情增减，随证加减，水煎服，每日1剂。

附方3：鼻塞

辛夷、皂角、石菖蒲各等份，为末，绵裹塞鼻中。

附方4：鼻炎

辛夷花6克，苏叶9克，姜、葱适量，上几味共制成粗末，用纱布包好，以沸水冲泡服。

羌活

别名

羌青、羌滑、黑药、护羌使者、胡王使者、退风使者。

形态特征

羌活为多年生草本，高 60～150 厘米；茎直立，淡紫色，有纵沟纹。基生叶及茎下部叶具柄，基部两侧成膜质鞘状，叶为 2～3 回羽状复叶，小叶 3～4 对，卵状披针形，小叶 2 回羽状分裂至深裂，最下一对小叶具柄；茎上部的叶近无柄，叶片薄，无毛。复伞形花序，伞幅 10～15；小伞形花序约有花 20～30 朵，花小，白色。双悬果长圆形，主棱均扩展成翅，每棱槽有油管 3 个，合生面有 6 个。宽叶羌活与上种区别点为：小叶长圆状卵形至卵状披针形，边缘具锯齿，叶脉及叶缘具微毛。复伞形花序，伞幅 14～23；小伞形花序上生多数花，花淡黄色。双悬果近球形，每棱槽有油管 3～4 个，合生面有 4 个。

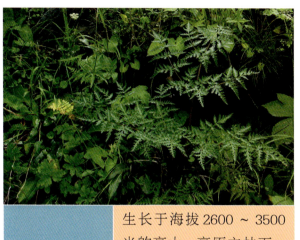

生境分布	生长于海拔 2600～3500 米的高山、高原之林下、灌木丛、林缘、草甸。分布于四川、甘肃、青海、云南等地。
性味归经	辛、苦，温。归膀胱、肾经。
功能主治	解表散寒，祛风除湿，止痛。用于风寒感冒，头痛项强，风湿痹痛，肩背酸痛。

名方验方

附方 1：风寒感冒

羌活 10 克，绿茶 3 克，用 300 毫升开水冲泡后饮用。

附方 2：产感冒发热、扁桃体炎

羌活 5 克，板蓝根、蒲公英各 6 克，水煎，每日 1 剂，分 2 次服。

附方 3：中风口噤，四肢强直，角弓反张

羌活 15 克，防风 10 克，黑豆（去皮炒令熟）30 克，黄（米）酒 200 毫升。共研为粗末，用酒浸，置火上候沸即止，去渣，候温，饮用。

附方 4：风湿性关节炎

羌活、当归、桂枝各 6 克，松子仁 10～15 克，加黄酒和水等量合煎，每日 1 剂，分 2 次服。

附方 5：头痛

羌活 12 克，绿豆根 15 克，五味子 3 克，水煎服，每日 1～2 次。

附方 6：感冒头痛

羌活、紫苏叶各 8 克，防风、荆芥各 10 克，水煎服。

沙苑子

别名

潼蒺藜、夏黄草、蔓黄芪、沙苑蒺藜。

形态特征

多年生草本。茎较细弱，略扁，基部常倾卧，有白色柔毛。羽状复叶互生；小叶椭圆形，下面有白色柔毛；托叶小，披针形。总状花序腋生，有花3~7朵；花萼钟形，与萼筒近等长，有白色柔毛；花冠蝶形，浅黄色。荚果膨胀，纺锤形，长2~3.5厘米，先端有喙。

生境分布	生长于山野、路旁；多栽培。主产陕西大荔、兴平等地。四川也有出产。
性味归经	甘，温。归肝、肾经。
功能主治	补肾助阳，固精缩尿，养肝明目。用于肾虚腰痛，遗精早泄，遗尿尿频，白浊带下，眩晕，目暗昏花。

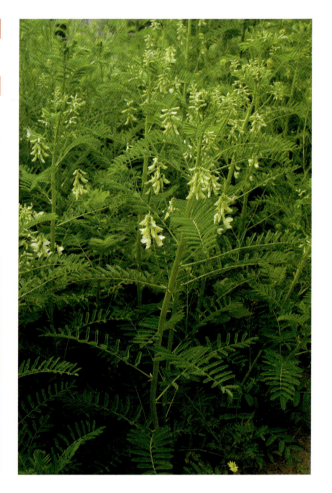

名方验方

附方1：精滑不禁

沙苑子(炒)、芡实(蒸)、莲须各100克，龙骨(酥炙)、牡蛎(盐水煮24小时，煅粉)各50克，共为末，莲子粉糊为丸，盐汤下。

附方2：肾虚腰疼

沙苑子50克，水煎，每日2次。

附方3：阳痿

沙苑子、淫羊藿、仙茅、枸杞各12克，柴胡、白芍、枳壳、佛手、香橼各10克，玫瑰花、合欢花各6克，炙蜈蚣1克，水煎服，每日1剂。

附方4：目暗不明

沙苑子、青葙子各15克，茺蔚子10克，共研细末，每次5克，每日2次。

附方5：白癜风

沙苑子50~60克，炒后压碾成细面，猪肝1个，煮熟切片，蘸沙苑子面吃，每日吃1~2次，每次蘸药面3~6克，如将煮肝的汤同时喝下效果更好。

沙棘

别名

达尔、醋柳、沙枣、醋柳果、酸刺子、酸柳柳。

形态特征

落叶灌木或乔木，高 1～5 米，高山沟谷可达 18 米。棘刺较多，粗壮，顶生或侧生；嫩枝褐绿色，密被银白色而带褐色鳞片或有时具白色星状毛，老枝灰黑色，粗糙；芽大，金黄色或锈色。单叶通常近对生；叶柄极短；叶片纸质，狭披针形或长圆状披针形，长 3～8 厘米，宽约 1 厘米，两端钝形或基部近圆形，上面绿色，初被白色盾形毛或星状毛，下面银白色或淡白色，被鳞片。花黄色，花瓣 4 瓣，花芯淡绿色，花苞球状，嫩绿色；果实圆球形，直径 4～6 毫米，橙黄色或橘红色；果梗长 1～2.5 毫米。种子小，黑色或紫黑色，有光泽。花期 4～5 月，果期 9～10 月。

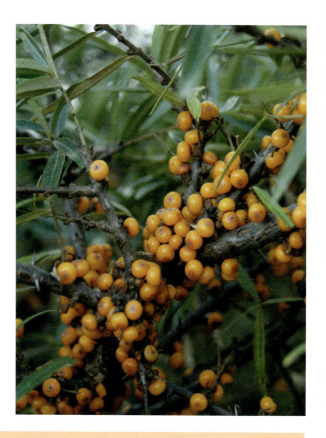

生境分布	生长于海拔 800～3600 米的阳坡、沙漠地区河谷阶地、平坦沙地和砾石质山坡。分布于华北、西北及四川等地。
性味归经	酸、涩，温。归脾、胃、肺、心经。
功能主治	健脾消食，止咳祛痰。活血散瘀。用于脾虚食少，食积腹痛，咳嗽痰多，胸痹心痛，瘀血经闭，跌仆瘀肿。

名方验方

附方 1：慢性气管炎

沙棘精每次口服 15 毫升，每日 3 次，3 周为 1 个疗程。

附方 2：慢性肝炎

沙棘糖浆每次 30 毫升，每日 3 次口服。冲剂每次 15 克，每日 3 次温开水冲服小儿剂量酌减。

附方 3：返流性食管炎

沙棘籽油，每次 3～5 毫升，每日 3 次，饭前半小时口服，夜晚入睡前加服 1 次。

附方 4：造血功能障碍

沙棘油 10 毫升，每日 3 次口服，3～6 月为 1 个疗程。

沉香

别名
蜜香、沉水香。

形态特征

常绿乔木，高达30米。幼枝被绢状毛。叶互生，稍带革质；具短柄，长约3毫米；叶片椭圆状披针形、披针形或倒披针形，长5.5～9厘米，先端渐尖，全缘，下面叶脉有时被绢状毛。伞形花序，无梗，或有短的总花梗，被绢状毛；花白色，与小花便等长或较短；花被钟形，5裂，裂片卵形，长0.7～1厘米，喉部密被白色绒毛的鳞片10枚，外被绢状毛，内密被长柔毛，花冠管与花被裂片略等长；雄蕊10，着生长于花被管上，其中有5枚较长；子房上位，长卵形，密被柔毛，2室，花柱极短，柱头扁球形。

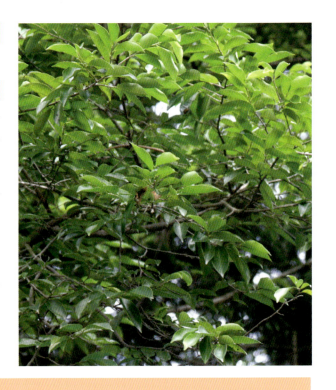

生境分布	生长于中海拔山地、丘陵地。分布于海南、广东、云南、台湾等地。
性味归经	辛、苦，微温。归脾、胃、肾经。
功能主治	行气止痛，温中止呕，纳气平喘。用于胸腹胀闷疼痛，胃寒呕吐呃逆，肾虚气逆喘急。

名方验方

附方1：腹胀气喘，坐卧不安

沉香、枳壳、木香各25克，莱菔子（炒）50克，每次25克，姜三片，水煎服。

附方2：哮喘

沉香100克，莱菔子（淘净，蒸熟，晒干）250克，研为细末，调生姜汁为细丸，每次3克，开水送下。

附方3：哮喘气逆

沉香1.5克，侧柏叶3克，共研为粉末，临睡前顿服。

附方4：胸闷疼痛，心神不安，心跳气短，失眠健忘

沉香、肉豆蔻、木香、丁香、枫香脂、牛心粉各1克，广枣5克。共研细粉，1剂量分3次，每次3克，开水送服。

附方5：梅核气

沉香5克，常山、甘草各15克，礞石（先煎）、党参、乌梅各30克，橘核60克，黄芩20克，大黄3克（后下）。水煎服，2日1剂，分6次温服。

没药

别名

末药、明没药、生没药、生明没药。

形态特征

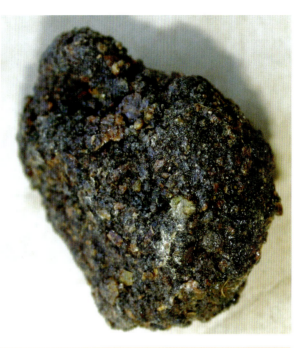

本植物为灌木或矮乔木，高3米。树干粗，具多数不规则尖刺状粗枝；树皮薄，光滑，常有片状剥落。叶单生或丛生，多为3出复叶，小叶倒长卵形或倒披针形，中央1片较大；叶柄短。总状花序腋生或丛生长于短枝上，花杂性，萼杯状，宿存；花冠4瓣，白色，雄蕊8；子房3室。核果卵形，棕色。种子1~3枚。本品呈不规则颗粒状或粘结成团块，状似红砂糖。大小不一，一般直径为2.5厘米。表面红棕色或黄棕色，凹凸不平，被有粉尘。

生境分布	生长于海拔500~1500米的山坡地。分布于非洲索马里、埃塞俄比亚以及印度等地。
性味归经	辛、苦，平。归心、肝、脾经。
功能主治	散瘀定痛，消肿生肌。用于胸痹心痛，胃脘疼痛，痛经经闭，产后瘀阻，癥瘕腹痛，风湿痹痛，跌打损伤，痈肿疮疡。

名方验方

附方1：高脂血症

没药胶囊（每粒含没药浸膏0.1克），每次2~3粒，每日3次，全日量相当于原生药2~3克，连用2个月。

附方2：软组织损伤

没药、乳香、土鳖虫、三七各50克，纯蜂蜜2000克，中药研粉，置蜂蜜于铝锅内煎熬后加入药粉，搅拌均匀离火，放进24厘米×50厘米的纱条，浸透后装入盘内备用，用时先行手法整复术，使其筋脉通顺后，外敷浸药纱条3~5层，绷带包扎，5日换药1次。

附方3：乳痈

没药、乳香、大黄、蜂房各10克，蜂蜜适量，前4味药混合研为细末后加适量蜂蜜捣如泥状，敷盖于乳房结块处，约超出肿胀范围5厘米左右，敷料覆盖，胶布固定。

附方4：血栓性外痔

没药、乳香各20克，大枣20枚，将上3味药捣碎成膏并完全融合为一体，备用，用时取上药适量作成饼状，敷贴于外痔表面，再外敷纱布，用胶布固定，每日换药1次。

诃子

别名

诃黎、诃梨、诃黎勒、随风子。

形态特征

为落叶乔木，新枝绿色，被褐色短柔毛。单叶互生或近对生，革质，椭圆形或卵形，全缘，叶基两边各有1枚腺体。圆锥花序顶生，有数个穗状花序组成；花小，两性，无柄，淡黄色，萼杯状。核果，倒卵形或椭圆形，无毛，干时有5纵棱，呈黑褐色。

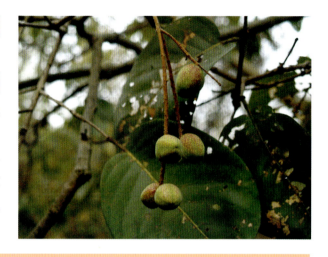

生境分布	生长于疏林中或阳坡林缘。分布于云南、广东、广西等地。
性味归经	苦、酸、涩，平。归肺、大肠经。
功能主治	涩肠止泻，敛肺止咳，降火利咽。用于久泻久痢，便血脱肛，肺虚喘咳，久嗽不止，咽痛音哑。

名方验方

附方1：大叶性肺炎

诃子肉、瓜蒌各15克，百部9克，为1日量，水煎分2次服。

附方2：慢性湿疹

诃子10克，捣烂，加水1500毫升，小火煎至500毫升，再加米醋500毫升，煮沸即可，取药液浸渍或湿敷患处，每次30分钟，每日3次，每日1剂。

附方3：失音

诃子肉12克，桔梗15克，甘草5克，射干10克，前三味各一半炒一半生用，合射干共水煎服。

附方4：胃、十二指肠溃疡

诃子6克，白及、甘草各1克，延胡索2克，莨菪子(天仙子)0.15克，共研细粉，炼蜜为丸(以上为一丸量)。每次1丸，每日3～4次。

附方5：胃肠炎

诃子30克，干姜15克，共压碾成细末，每次2克，每天服2次。

附方6：声音嘶哑

诃子6克～9克，蝉蜕2克～3克，每天1剂，水煎，分2～3次服。

附方7：失音，不能语言

诃子10克，桔梗15克，甘草6克，水煎服。

补骨脂

别名

骨脂、故子、故纸、故脂子、破故脂、破故纸、破骨子。

形态特征

一年生草本,高60~150厘米,全株有白色毛及黑褐色腺点。茎直立。叶互生,多为单叶,仅枝端的叶有时侧生1枚小叶;叶片阔卵形至三角状卵形,先端钝或圆,基部圆或心形,边缘有不整齐的锯齿。花多数,密集成近头状的总状花序,腋生;花冠蝶形,淡紫色或白色。荚果近椭圆形,果皮黑色,与种子黏贴。

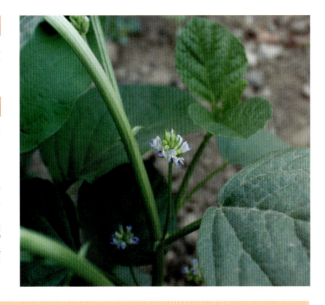

生境分布	生长于山坡、溪边、田边。主要分布于河南、四川两省,陕西、山西、江西、安徽、广东、贵州等地也有分布。
性味归经	辛、苦,温。归肾、脾经。
功能主治	温肾助阳,纳气平喘,温脾止泻;外用消风祛斑。用于肾阳不足,阳痿遗精,遗尿尿频,腰膝冷痛,肾虚作喘,五更泄泻;外用治白癜风,斑秃。

名方验方

附方1:肾虚遗精

补骨脂、青盐各等份,研末,每次6克,每日2次。

附方2:肾虚型慢性气管炎

五味子、麻黄、当归、补骨脂、半夏各15克。

附方3:阳痿

补骨脂50克,杜仲、核桃仁各30克,共研细末,每次9克,每日2次。

附方4:慢性腹泻

补骨脂、神曲各15克,白尤、党参各20克,炮姜、炙甘草各10克。水煎服。

附方5:腰膝酸软,遗精

补骨脂、枸杞子、炒杜仲各15克,沙苑子、菟丝子各25克,水煎服。

附方6:肾虚腰痛

补骨脂、核桃仁各150克,金毛狗脊100克。共研细粉,每服15克,每日2次,温开水送服。

附方7:脾肾虚寒泄泻

补骨脂、肉豆蔻各15克。水煎服。或研末制成丸,每次服15克,每日2次。

灵芝

别名

赤芝、红芝、木灵芝、菌灵芝、万年蕈、灵芝草。

形态特征

大多为一年生,少数为多年生。菌盖的质地为革质、木质或木栓质,其大小差异甚大。子实体最大的是树舌,直径可达1米以上;最小的灵芝子实体直径只有2～3厘米。菌盖形状有圆形、半圆形、马蹄形、漏斗形数种,表面有或无光泽,有或无辐射状皱纹与环带。菌肉木材色、浅白色或褐色。子实体腹面有菌管,每毫米有菌管4～6个。管孔内着生孢子,孢子卵形、壶形或椭圆形,孢子壁双层。菌丝在斜面培养基上呈贴生,生长后期表面菌丝纤维化,呈浅棕色或灰褐色,坚牢。灵芝属真菌的子实体一年生或多年生,有柄或无柄,木栓质或木质,常具坚硬皮壳。菌盖表面有或无漆样光泽。菌肉1层或具不同颜色的2～3层。菌管一层或多层,管口通常略呈圆形或其他形状。菌柄侧生、偏生、中生、背生、背侧生或平侧生。皮壳构造常呈拟子实层型、毛皮层型或其他类型。担子短棍棒状至芜菁状,具4个小梗。孢子卵形至椭圆形或顶端平截,双层壁。假芝属真菌的子实体一年生,多数有柄、纸质、革质、木栓质或木质。菌盖圆形或其他形状,单生或合生,表面颜色从淡黄色、淡乳黄色至淡黑色,各种色彩大多呈暗色,若干种有光光泽有或无环带,或皱或平滑。菌肉质地均匀、硬或绵软,淡白色至暗褐色,遇氢氧化钾溶液变黑或不变黑,厚度不等。菌管单层,长度不等,管口圆形或多角形,管口直径大者可达2毫米孢子近球形至球形,偶尔近椭圆形,双层壁,内壁有或无小刺。典型种有假芝。

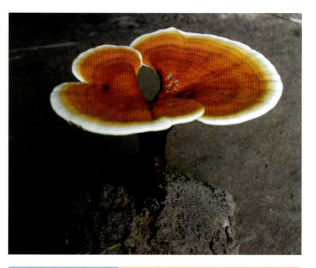

生境分布	全国大部分地区有栽培,南方庐山最为出名。
性味归经	甘,平。归心、肺、肝、肾经。
功能主治	补气安神,止咳平喘。用于心神不宁,失眠心悸,肺虚咳喘,虚劳短气,不思饮食。

名方验方

附方1:神经衰弱,心悸头晕,夜寐不宁

灵芝1.5～3克,水煎服,每日2次。

附方2:慢性肝炎、肾盂肾炎、支气管哮喘

灵芝焙干研末,开水冲服。

附方3:过敏性哮喘

灵芝、紫苏叶各6克,半夏4.5克,厚朴3克,茯苓9克,水煎加冰糖服。

附方4:失眠

灵芝15克,西洋参3克,水煎代茶饮。

附方5:气血双亏型肺癌

灵芝、猪苓、黄芪、半枝莲、白花蛇舌草各30克,人参6克,白术、茯苓、天冬各15克,当归、熟地黄各12克。水煎取药汁。每日1剂,分2次服用。

阿胶

别名

驴皮胶、傅致胶、盆覆胶。

形态特征

驴为我国的主要役用家畜之一。一般体重约200千克左右。头大，眼圆，耳长。面部平直，头颈高扬，颈部较宽厚，肌肉结实。鬣毛稀少。四肢粗短，蹄质坚硬。尾基部粗而末档细。体形成横的长方形。毛色有黑色、栗色、灰色三种。毛厚而短。全身背部及四肢外侧、面颊部如同身色，唯颈背部有一条短的深色横纹。咀部有明显的白色咀圈。耳廓背面如同身色，内面色较浅，尖端色较深，几呈黑褐色。腹部及四肢内侧均为白色。

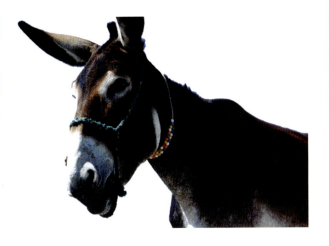

生境分布	分布于山东的东阿市、浙江。上海、北京、天津、武汉、沈阳、河南禹州等地也产。
性味归经	甘，平。归肺、肝、肾经。
功能主治	补血滋阴，润燥，止血。用于血虚萎黄，眩晕心悸，肌痿无力，心烦不眠，虚风内动，肺燥咳嗽，劳嗽咯血，吐血尿血，便血崩漏，妊娠胎漏。

名方验方

附方1：月经不调

阿胶5克，加蛤粉（炒成珠）适量，共研为末，热酒送服。

附方2：多年咳嗽

阿胶（炒）、人参各100克，研细。每次15克，加豉汤一碗、葱白少许，煎服，每日3次。

附方3：安胎

阿胶（炙）、当归、人参、川芎、艾叶各6克，大枣4枚，加入酒和水各300毫升，加热煮后五味药至减半，滤去药渣，对入阿胶溶化，分2次服用。

附方4：血小板少症，面生瘀斑，伤损愈和慢诸证

阿胶20克，红糖10克，粳米150克，黄酒30毫升。先将粳米煮粥，粥熟，将阿胶研细，与糖酒兑入粥中食用。

附方5：神经衰弱

阿胶1块。砸碎炖化，加入川连、白芍、川芎水煎液，另加鸡蛋黄2个，搅匀，适量服用。

阿魏

别名

阿虞、薰渠、哈昔尼。

形态特征

多年生草本，初生时只确有根生叶，至第5年始抽花茎；花茎粗壮，高达2米，具纵纹。叶近于肉质，早落，近基部叶为3～4回羽状复叶，长达50厘米，叶柄基部略膨大；最终裂片长方披针形或椭圆披针形，灰绿色，下面常有毛。花单性或两性，复伞形花序，中央花序有伞梗20～30枝，每枝又有小伞梗多枝；两性花与单性花各成单独花序或两性花序中央着生1个雌花序，两性花黄色。双悬果背扁，卵形、长卵形或近方形，背面有毛，棕色。

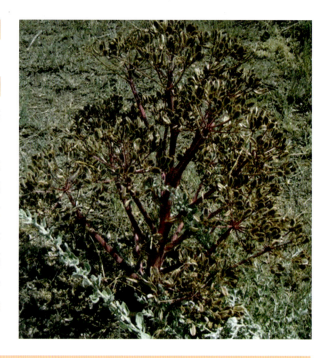

生境分布	生长于多沙地带。产于我国新疆。
性味归经	苦、辛，温。归脾、胃经。
功能主治	消积开胃，祛痰除湿，杀虫。本品辛能行滞，苦能燥湿，温可散寒。归脾、胃经，能行脾、胃之食物积滞，温胃散寒，健脾开胃。温燥寒湿以祛痰湿之邪。用于肉食积滞，瘀血癥瘕，腹中痞块，虫积腹痛。

名方验方

附方1：疟疾

阿魏、干姜各3克，细辛2.5克，肉桂1.5克，白芥子6克，共为细末，用风湿膏两张，将药粉分放在两张膏药上，再用斑蝥2只，去头足壳，压碎、每张膏药放1只，病发前6小时贴"神阙""命门"两穴，贴24小时取下。

附方2：血管瘤

阿魏、柴胡、甘草各15克，当归尾、赤芍各6克，桔梗3克，水煎服，每日1剂，须连续服15～30剂。

附方3：牙齿虫痛

阿魏、臭黄各等份，研为细末，加糊做成丸子，如绿豆大，每取1丸，棉裹纳入齿痛一侧的耳中。

附方4：预防麻疹

阿魏0.2～0.4克，置于如铜币大的小膏药中心，中心要对准易感儿的脐眼。紧密贴上，注意保护，不使脱落。

陈皮

别　名

橘皮、贵老、柑皮、红皮、黄橘皮、广橘皮、新会皮、广陈皮。

形态特征

常绿小乔木，高约3米。小枝柔弱，通常有刺。叶互生，叶柄细长，翅不明显，叶革质，披针形或卵状披针形，长5.5～8厘米，宽2.5～4厘米，先端渐尖，基部楔形，全缘或有钝齿，上面深绿色，下面淡绿色，中脉稍突起。春季开黄白色花，单身或簇生叶腋，芳香。萼片5，花瓣5，雄蕊18～24，花丝常3～5枚合生，子房9～15室，柑果扁圆形或圆形，直径5～7厘米，橙黄色或淡红色，果皮疏松，肉瓤极易分离。种子卵形，白黄色，先端有短嘴状突起。

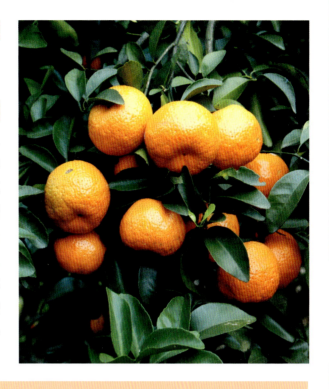

生境分布	栽培于丘陵、低山地带、江河湖泊沿岸或平原。分布于广东、福建、四川、重庆、浙江、江西、湖南等地。其中以广东新会、四会、广州近郊产者质佳，以四川、重庆等地产量大。
性味归经	苦、辛，温。归肺、脾经。
功能主治	理气健脾，燥湿化痰。用于脘腹胀满，食少吐泻，咳嗽痰多。

名方验方

附方1：霍乱呕吐

陈皮15克，广藿香10克。因寒者，配干姜、砂仁各5克；因热者，配黄连、滑石、黄芩各5克。水煎服。

附方2：萎缩性胃炎

陈皮30克，炒小茴香12克，干姜3克，早、晚水煎服，每日2剂。

附方3：风寒感冒

陈皮15～20克，生姜数片，葱头适量，煎水，加少许白糖，早上空腹服用。

附方4：急性乳腺炎肝郁证

陈皮、青皮、麦芽各12克，蒲公英60克，乳香、没药9克，水煎服。

附方5：咳嗽

玉米须30克，陈皮10克。水煎服。

附子

别名

侧子、刁附、虎掌、漏篮子、黑附子、明附片、川附子、熟白附子。

形态特征

本植物为多年生草本，高 60～150 厘米。主根纺锤形至倒卵形，中央的为母根，周围数个子根（附子）。叶片五角形，3 全裂，中央裂片菱形，两侧裂片再 2 深裂。总状圆锥花序狭长，密生反曲的微柔毛；萼片 5，蓝紫色（花瓣状），上裂片高盔形，侧萼片近圆形；花瓣退化，其中两枚变成蜜叶，紧贴盔片下有长爪，距部扭曲；雄蕊多数分离，心皮 3～5，通常有微柔毛。果；种子有膜质翅。根呈瘦长圆锥形，中部多向一侧膨大，顶端有残存的茎基，长 2～7.5 厘米，直径 1.5～4 厘米。外表棕褐色，皱缩不平，有瘤状侧根及除去子根后的痕迹。

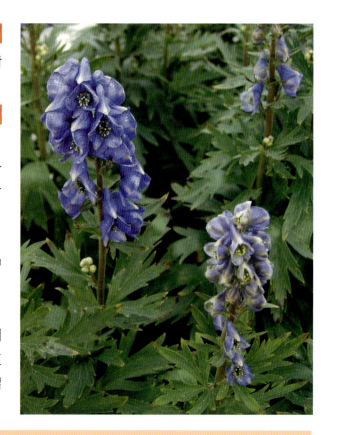

生境分布	生长于山地草坡或灌木丛中。分布于四川，湖北、湖南等省也有栽培。
性味归经	辛、甘、大热；有毒。归心、肾、脾经。
功能主治	回阳救逆，补火助阳，散寒止痛。用于亡阳虚脱，肢冷脉微，心阳不足，胸痹心痛，虚寒吐泻，脘腹冷痛，肾阳虚衰，阳痿宫冷，阴寒水肿，阳虚外感，寒湿痹痛。

名方验方

附方 1：血栓闭塞性脉管炎

附子、大黄、丹参、细辛、赤芍、黄芪、肉桂、甘草、当归、海马、桃仁、银花各适量，水煎服，并外敷莘荑膏。

附方 2：风湿性关节炎、肌肉风湿病

附子、甘草、白术、桂枝配伍，如《伤寒论》甘草附子汤。

附方 3：小儿长期腹泻

熟附子、伏龙肝、赤石脂、丁香、肉蔻、莲肉、黄芩等同用。

附方 4：胃下垂

淡附片 9～30 克（先煎 30 分钟），炒白术 9～15 克，焦艾叶 12～30 克，水煎服，每日 1 剂，连服 50 日。

忍冬藤

别名

忍冬、银花藤、金银藤、金钗股、金银花藤。

形态特征

多年生半常绿缠绕木质藤本，长达9米。茎中空，多分枝，幼枝密被短柔毛和腺毛。叶对生；叶柄长4～10厘米，密被短柔毛；叶纸质，叶片卵形、长圆卵形或卵状披针形，长2.5～8厘米，宽1～5.5厘米，先端短尖、渐尖或钝圆，基部圆形或近心形，全缘，两面和边缘均被短柔毛。花成对腋生，花梗密被短柔毛和腺毛；总花梗通常单生长于小枝上部叶腋，与对柄等长或稍短，生长于下部者长2～4厘米，密被短柔毛和腺毛；苞片2枚，叶状，广卵形或椭圆形，长约3.5毫米，被毛或近无毛；小苞片长约1毫米，被短毛及腺毛；花萼短小，萼筒长约2毫米，无毛，5齿裂，裂片卵状三角形或长三角形，先端尖，外面和边缘密被毛；花冠唇形，长3～5厘米，上唇4浅裂，花冠筒细长，外面被短毛和腺毛，上唇4裂片先端钝形，下唇带状而反曲，花初开时为白色，2～3天后变金黄色；雄蕊5，着生长于花冠内面筒口附近，伸出花冠外；雌蕊1，子房下位，花柱细长，伸出。浆果球形，直径6～7毫米，成熟时蓝黑色，有光泽。花期4～7月，果期6～11月。

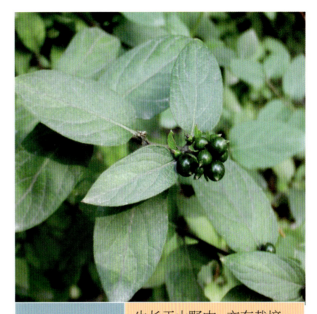

生境分布	生长于山野中，亦有栽培。分布辽宁、河北、河南、山东、安徽、江苏、浙江、福建、广东、广西、江西、湖南、湖北、四川、贵州、云南、陕西、甘肃等地。
性味归经	甘，寒。归肺、胃经。
功能主治	清热解毒，疏风通络。用于温病发热，热毒血痢，痈肿疮疡，风湿热痹，关节红肿热痛。

名方验方

附方1：四时外感、发热口渴，或兼肢体酸痛者

干忍冬藤（带叶或花）50克（鲜者150克），煎汤当茶频饮。

附方2：风湿性关节炎

忍冬藤50克，稀莶草、白薇各20克，鸡血藤、老鹤草各25克，水煎服。

附方3：一切痈疽

忍冬藤（生取）150克，大甘草节50克，水二碗，煎成一碗，加无灰好酒一碗，再煎数沸，去渣，分3次服，一昼夜饮尽，病重者昼夜二剂，至大小便通利为度；另用忍冬藤一把烂研末，酒少许敷四周。

鸡内金

别名
鸡肫、鸡胗、鸡肫皮、鸡黄皮。

形态特征
嘴短而坚,略呈圆锥状,上嘴稍弯曲。鼻孔裂状,被鸡内金有鳞状瓣。眼有瞬膜。头上有肉冠,喉部两侧有肉垂,通常呈褐红色;肉冠以雄者为高大,雌者低小;肉垂也以雄者为大。翼短;羽色雌、雄不同,雄者羽色较美,有长而鲜丽的尾羽;雌者尾羽甚短。足健壮,跗、跖及趾均被有鳞板;趾4,前3趾,后1趾,后趾短小,位略高,雄者跗跖部后方有距。

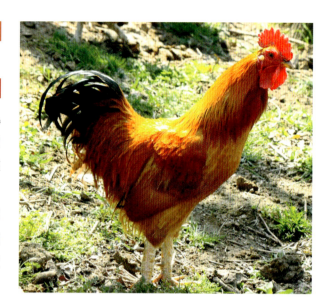

生境分布	各地均产。
性味归经	甘,平。归脾、胃、小肠、膀胱经。
功能主治	健脾消食、固精止遗、通淋化石。用于食积不消,呕吐泻痢,小儿疳积,遗尿,遗精,石淋涩痛,胆胀胁痛。

名方验方

附方1:疳积

鸡内金30克,烘干研细末,每次3克,温开水送服,每日2次,连服5~7日。

附方2:夜梦遗精

鸡内金50克,焙干研为细末,每日早、晚空腹各3克,用白酒或黄酒送下。

附方3:扁平疣

鸡内金100克,浸泡于装有300毫升米醋的广口瓶内,浸泡30小时。用消毒棉球蘸药液搽擦患处,每日3次,10日为1个疗程。

附方4:烦渴不止

生鸡内金6克,知母18克,生山药30克,生黄芪15克,葛根5克,五味子、天花粉各9克。水煎服,每日1剂。

附方5:胆石症

鸡内金、柴胡、茵陈、香附各15克,厚朴、郁金、大黄(后下)、枳壳各12克,半夏10克,金钱草30克,白芍20克。水煎服。

鸡血藤

别名

红藤、活血藤、大血藤、血风藤、猪血藤、血龙藤。

形态特征

木质大藤本,长达数十米,老茎扁圆柱形,稍扭转。三出复叶互生,有长柄,小叶宽卵形,先端短尾尖,基部圆形或浅心形,背脉腋间常有黄色簇毛,小托叶针状。大型圆锥花序生枝顶叶腋。花近无柄,单生或2~3朵簇生长于序轴的节上成穗状,花萼肉质筒状,被白毛,蝶形花冠白色,肉质。荚果扁平,刀状,长8~10.5厘米,宽2.5~3厘米。

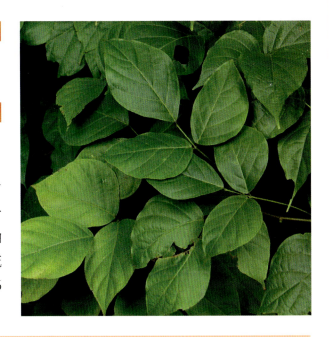

生境分布	生长于灌木丛中或山野间。分布于广西、广东、江西、福建、云南、四川等地。
性味归经	苦、甘,温。归肝、肾经。
功能主治	活血补血,调经止痛,舒筋活络。用于月经不调,痛经,经闭,风湿痹痛,麻木瘫痪,血虚萎黄。

名方验方

附方1:手脚痛

鸡血藤100克,水煎服。

附方2:贫血

鸡血藤、土党参各30克,水煎服。

附方3:风湿性关节炎

鸡血藤、老鹳草各15克,忍冬藤30克,茜草、白薇各12克,水煎服。

附方4:腰痛

鸡血藤、生筋草各9克,水煎服。

附方5:贫血

鸡血藤30克,水煎服,或熬膏服。

附方6:白细胞减少症

鸡血藤、黄芪各15克,大枣10枚,水煎服。

鸡骨草

别名

大黄草、石门坎、黄食草、红母鸡草、细叶龙鳞草。

形态特征

木质藤本，长达1米，常披散地上或缠绕其他植物上。主根粗壮，长达60厘米。茎细，深红紫色，幼嫩部分密被黄褐色毛。双数羽状复叶，小叶7～12对，倒卵状矩圆形或矩田形，长5～12毫米，宽3～5毫米，膜质，几无柄，先端截形而有小锐尖，基部浅心形，上面疏生粗毛，下面被紧贴的粗毛，叶脉向两面凸起；托叶成对着生，线状披针形；小托叶呈锥尖状。总状花序腋生，花长约6毫米；萼钟状；花冠突出，淡紫红色；雄蕊9，合生成管状，与旗瓣贴连，上部分离；子房近于无柄，花柱短。荚果矩圆形，扁平，疏生淡黄色毛，先端有尾状凸尖；种子4～5粒，矩圆形，扁平，光滑，成熟时黑褐色或淡黄色，有明显的种阜。花期春、夏。

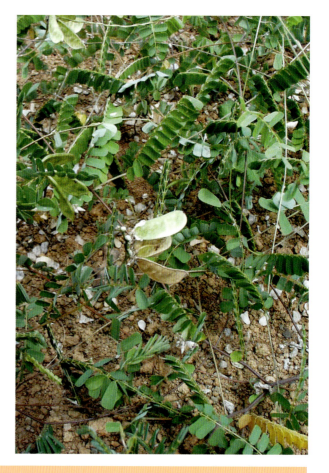

生境分布	生长于山地或旷野灌木林边。分布于广东、广西等地。
性味归经	甘、微苦，凉。归肝、胃经。
功能主治	利湿退黄，清热解毒，疏肝止痛。用于湿热黄疸，胁肋不舒，胃脘胀痛，乳痈肿痛。

名方验方

附方1：外感风热

鸡骨草60克，水煎服，每日2次。

附方2：丹毒

鸡骨草10克，白芍12克，牡丹皮9克，银柴胡、地骨皮各6克，水煎服。

附方3：小儿疳积

鸡骨草10克，独脚金6克，配猪肝少许煎服。

附方4：湿热黄疸

鸡骨草60克，水煎服，每日2次。

鸡冠花

别名

鸡髻花、鸡公花、鸡角根、红鸡冠、老来红、大头鸡冠、凤尾鸡冠。

形态特征

一年生草本，植株有高型、中型、矮型三种，高的可达2～3米，矮型的只有30厘米高，茎红色或青白色。叶互生有柄，长卵形或卵状披针形，有深红、翠绿、黄绿、红绿等多种颜色。花聚生长于顶部，形似鸡冠，扁平而厚软，长在植株上呈倒扫帚状。花色也丰富多彩，有紫色、橙黄、白色、红黄相杂等色。种子细小，呈紫黑色，藏于花冠绒毛内。

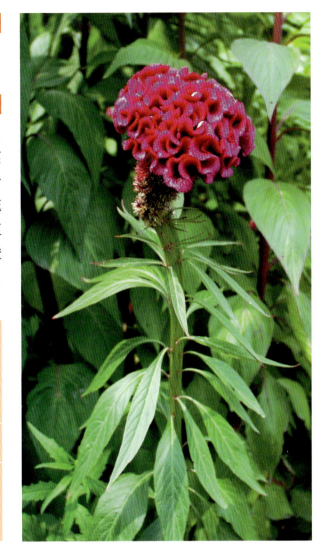

生境分布	生长于一般土壤，喜温暖干燥气候，怕干旱，喜阳光，不耐涝。全国大部分地区均有栽培。
性味归经	甘、涩，凉。归肝、大肠经。
功能主治	收敛止血，止带，止痢。用于吐血，崩漏，便血，痔血，赤白带下，久痢不止。

名方验方

附方1：荨麻疹

鸡冠花全草适量，水煎，内服外洗。

附方2：便血、痔血、痢疾

鸡冠花9～15克，水煎服（配生槐米、生地榆效果更好）。

附方3：咳血、吐血

鲜白鸡冠花15～24克，猪肺1只（不可灌水），冲开水炖约1小时，饭后分2～3次服。

附方4：细菌性痢疾

鸡冠花9克，马齿苋30克，白头翁15克，水煎服。

附方5：月经过多

鸡冠花适量，晒干研末，每次4～8克，空腹酒调下，忌鱼腥、猪肉。

八 画

青风藤

别名
青藤、寻风藤、清风藤、滇防己、青防己、大青木香。

形态特征
多年生木质藤本，长可达20米，茎圆柱形，灰褐色，具细沟纹。叶互生，厚纸质或革质，卵圆形，先端渐尖或急尖，基部稍心形或近截形，全缘或3～7角状浅裂，上面绿色，下面灰绿色，近无毛。花单性异株，聚伞花序排成圆锥状，花淡黄色。核果扁球形，熟时暗红色，种子半月形。

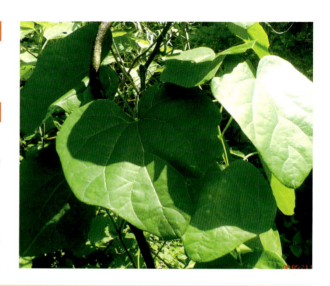

生境分布	生长于沟边、山坡林缘及灌丛中，攀援于树上或岩石上。主产于长江流域及其以南各地。
性味归经	苦、辛，平。归肝、脾经。
功能主治	祛风除湿，舒筋除痹。本品辛苦以祛风湿，辛温宣散，入肝走筋脉，入脾走肌肉，故能宣通筋脉、舒筋活络、解除痹痛。用于风湿痹痛，关节肿胀，麻痹瘙痒。

名方验方

附方1：风湿性及类风湿性关节炎

青风藤单味煎服。

附方2：肩周炎

桂枝10克，透骨草20克，清风藤、豆豉姜各30克，伸筋草、片姜黄、川芎、威灵仙各15克，羌活12克。煮成药汁，再用麦麸皮300～400克放锅中炒黄，趁热加入药汁和1匙陈醋，拌后盛入纱袋内热敷肩关节痛处，每袋可用1周。从初伏起，每日1次，每次6～8小时，一直敷到3伏末。

附方3：跌打损伤，陈旧腰痛

清风藤根100克，五加根皮、八角枫根各50克。水煎服，每日1剂。

附方4：关节炎

清风藤根100克，五加根皮50克，寮刁竹根25克，白酒500毫升。浸泡1周，每服50毫升，每日2次。或水煎服，每日1剂。

青皮

别　名

个青皮、青皮子、四花青皮。

形态特征

常绿小乔木或灌木，高约3米；枝柔弱，通常有刺。叶互生，革质，披针形至卵状披针形，长5.5～8厘米，宽2.9～4厘米，顶端渐尖，基部楔形，全缘或具细钝齿；叶柄细长，翅不明显。花小，黄白色，单生哐簇生长于叶腋；萼片5；花瓣5；雄蕊18～24，花丝常3～5枚合生；子房9～15室。柑果扁球形，直径5～7厘米，橙黄色或淡红黄色，果皮疏松，肉瓤极易分离。

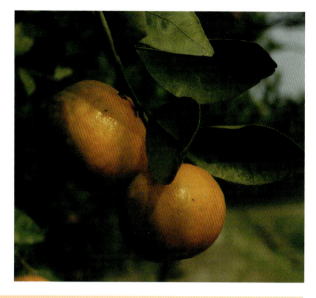

生境分布	栽培于丘陵、低山地带、江河湖泊沿岸或平原。主产广东、福建、四川、浙江、江西等地。
性味归经	苦、辛，温。归肝、胆、胃经。
功能主治	疏肝破气，消积化滞。用于胸胁胀痛，疝气疼痛，乳癖，乳痈，食积气滞，脘腹胀痛。

名方验方

附方1：消化不良和术后腹胀

青皮、山楂、麦芽、神曲各等份，煎服。

附方2：心胃久痛

青皮10克，玄胡索（以醋拌炒）6克，甘草2克，大枣3枚，水煎服。

附方3：月经不调

青皮10克，生山楂30克，粳米100克，共煮成粥，早晚分服。

附方4：牙痛

青皮12克，牡丹皮、防风、生地黄、当归各20克，升麻15克，细辛5克。水煎服。

附方5：肝硬化腹水

青皮、泽漆、神曲各10克，萹蓄、麦芽、瞿麦、马鞭草各20克，木香9克，甘草6克。水煎服。

附方6：慢性肝炎或迁延性肝炎

青皮、三棱、莪术、当归各9克，赤芍12克，丹参24克，白茅根30克，水煎服。

附方7：跌打胁痛

青皮3克，白前15克，香附9克。水煎服。

青果

别　名

橄榄、黄榄、白榄。

形态特征

常绿乔木，高10～20米。有胶粘性芳香的树脂。树皮淡灰色，平滑；幼枝、叶柄及叶轮均被极短的柔毛，有皮孔。奇数羽状复叶互生，长15～30厘米；小叶11～15，长圆状披针形，长6～15厘米，宽2.5～5厘米，先端渐尖，基部偏斜，全缘，秃净，网脉两面均明显，下面网脉上有小窝点，略粗糙。圆锥花序顶生或腋生，与叶等长或略短；萼杯状，3浅裂，稀5裂；花瓣3～5白色，芳香，长约为萼之2倍；雄蕊6，插生长于环状花盘外侧；雌蕊1，子房上位。核果卵形，长约3厘米，初时黄绿色，后变黄白色，两端锐尖。花期5～7月，果期8～10月。

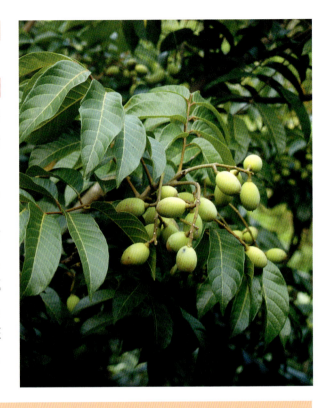

生境分布	生长于低海拔的杂木林中，有栽培。主要分布在福建、广东（多属乌榄），其次广西、台湾，此外还有四川、云南、浙江南部。
性味归经	甘、酸，平。归肺、胃经。
功能主治	清热解毒，利咽，生津。用于咽喉肿痛，咳嗽痰黏，烦热口渴，鱼蟹中毒。

名方验方

附方1：肺胃热毒壅盛，咽喉肿痛

鲜橄榄15克，鲜萝卜250克，切碎或切片，加水煎汤服。

附方2：癫痫

橄榄500克，郁金25克，加水煎取浓汁，放入白矾（研末）25克，混匀再煎，约得500毫升，每次20毫升，早、晚分服，温开水送下。

附方3：慢性咽炎

咸橄榄4枚，麦冬30克，芦根20克。加水两碗半，煎至一碗后，去药渣取汁服用。每日1剂，分数次饮用。

附方4：溃疡性结肠炎

橄榄果、绞股蓝、香菇各20克，黄芪50克，当归、川芎各10克，丹参30克。水煎取药汁。每日1剂，分2次服用。2个月为1个疗程。

青葙子

别名

鸡冠苋、狼尾花、狗尾巴子、野鸡冠花、牛尾花子、大尾鸡冠花。

形态特征

青葙子一年生草本，高达1米。茎直立，绿色或带红紫色，有纵条纹。叶互生，披针形或椭圆状披针形，长5～9厘米，宽1～3厘米。穗状花序顶生或腋生；苞片、小苞片和花被片干膜质，淡红色，后变白色，苞片3；花被片5；雄蕊5，花丝下部合生成杯状；子房上位，柱头2裂。胞果卵形，盖裂。种子扁圆形，黑色，有光泽。花期5～7月，果期8～9月。

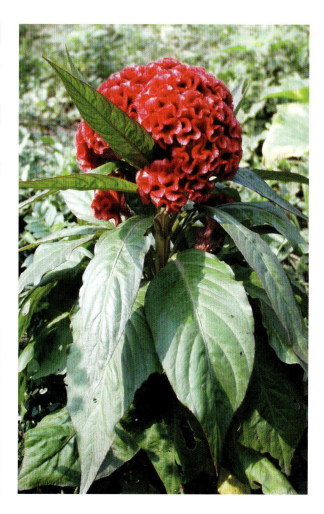

生境分布	生长于平原或山坡；有栽培，分布几遍全国。
性味归经	苦，微寒。归肝经。
功能主治	清肝泻火，明目退翳。用于肝热目赤，目生翳膜，视物昏花，肝火眩晕。

名方验方

附方1：慢性葡萄膜炎

青葙子、白扁豆各15克，元明粉（冲）4.5克，酸枣仁、茯苓各12克，密蒙花、决明子各9克，水煎服。

附方2：急性结膜炎

青葙子、黄芩、龙胆草各9克，菊花12克，生地15克，水煎服。

附方3：夜盲症

青葙子10克，乌枣30克，水煎服，饭前服用。

附方4：目赤肿痛，眼生翳膜，视物昏花，属肝火上炎

青葙子9克，菊花、龙胆草各6克。水煎服。

附方5：高血压病头痛、头晕，属肝炎亢盛

青葙子30克。水煎2次，混匀分3次服，1周为1个疗程。

附方6：湿疹、皮肤瘙痒

青葙子15克。水煎服。

青蒿

别名

草蒿、廪蒿、邪蒿、香蒿、苹蒿、黑蒿、茵陈蒿。

形态特征

一年生草木，茎直立，多分枝。叶对生，基生及茎下部的叶花期枯萎，上部叶逐渐变小，呈线形，叶片通常3回羽状深裂，上面无毛或微被稀疏细毛，下面被细柔毛及丁字毛，基部略扩大而抱茎。头状花序小，球形，极多，排列成大的圆锥花序，总苞球形，苞片2~3层，无毛，小花均为管状、黄色，边缘小花雌性，中央为两性花，瘦果椭圆形。

生境分布	生长于林缘、山坡、荒地。产于全国各地。
性味归经	苦、辛，寒。归肝、胆经。
功能主治	清虚热，除骨蒸，解暑热，截疟，退黄。用于温邪伤阴，夜热早凉，阴虚发热，骨蒸劳热，暑邪发热，疟疾寒热，湿热黄疸。

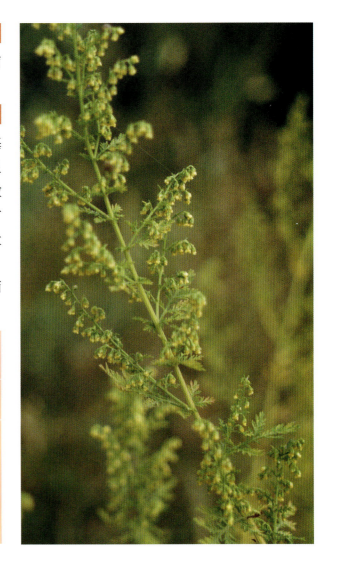

名方验方

附方1：疥疮

青蒿、苦参各50克，夜交藤100克，水煎外洗，每日2次。

附方2：头痛

青蒿、白萝卜叶各30克，山楂10克，水煎服，每日2~3次。

附方3：低热不退、肺结核潮热

青蒿、丹皮各10克，鳖甲、生地黄、知母各15克，水煎服。

附方4：鼻出血

鲜青蒿30克，捣汁饮，药渣纱布包塞鼻中。

附方5：皮肤瘙痒

青蒿120克，煎汤外洗。

青黛

别名

漂黛粉、飞青黛。

形态特征

多年生草本，高达1米。根茎粗壮。茎基部稍木质化，略带方形，节膨大。单叶对生，叶片卵状椭圆形，长15～16厘米，先端尖，基部渐狭而下延。穗状花序马蓝顶生或腋生；苞片叶状；花冠漏斗状，淡紫色；裂片5；雄蕊4；子房上半部被毛，花柱细长。蒴果匙形，无毛。种子卵形，褐色，有细毛。

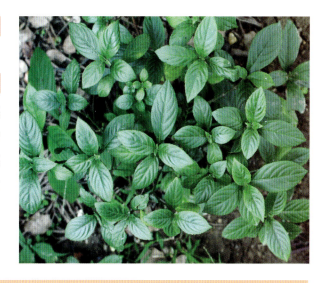

生境分布	生长于路旁、山坡、草丛及林边潮湿处。分布于福建、江苏、安徽等地，以福建所产质量最佳。
性味归经	咸，寒。归肝经。
功能主治	清热解毒，凉血消斑，清泻肝火，定惊。本品咸寒，归肺、胃走气分清热解毒，归肝走血分凉血消斑，清肝定惊，故有此功。用于温毒发斑，血热吐衄，胸痛咳血，口疮，痄腮，喉痹，小儿惊痫。

名方验方

附方1：湿疹溃烂

青黛、煅石膏各适量，外撒患处。

附方2：百日咳

青黛、海蛤粉各30克，川贝、甘草各15克，共为末，每次1.5克，每日3次。

附方3：腮腺炎

青黛10克，芒硝30克，醋调，外敷患处。

附方4：湿疹、带状疱疹

青黛20克，蒲黄、滑石各30克，共研粉，患处渗液者，干粉外扑；无渗液者，麻油调搽。

附方5：秃疮

青黛30克，老南瓜1个切片，共捣拌匀，涂擦患处，每天2次。

附方6：湿疹

青黛15克，松花粉、黄柏、苦参各60克，松香30克，先将前四味研为细末，再将松香熔化，同麻油调药末，搽擦患处，每日1次。

玫瑰花

别　名

刺客、徘徊花、穿心玫瑰。

形态特征

直立灌木，茎丛生，有茎刺。单数羽状复叶互生，椭圆形或椭圆形状倒卵形，先端急尖或圆钝，叶柄和叶轴有绒毛，疏生小茎刺和刺毛。花单生长于叶腋或数朵聚生，苞片卵形，边缘有腺毛，花冠鲜艳，紫红色，芳香。

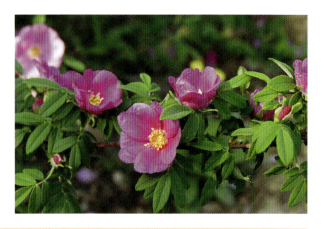

生境分布	均为栽培。分布于江苏、浙江、福建、山东、四川等地。
性味归经	甘、微苦，温。归肝、脾经。
功能主治	行气解郁，活血止痛。本品甘缓苦泄温通，芳香走散，能疏解肝郁，缓和肝气，醒脾和胃，活血散瘀以止痛，故有行气解郁、活血止痛之功。用于肝胃气痛，食少呕恶，月经不调，跌仆伤痛。

名方验方

附方1：功能性子宫出血

玫瑰花蕊（初开者）300朵，去心蒂，新汲水沙锅内煎取浓汁，滤去渣，再煎，白冰糖500克收膏。早晚开水冲服。

附方2：乳腺炎

玫瑰花（初开者）30朵，阴干，去习蒂，陈酒煎，饭后服。

附方3：慢性胃炎

玫瑰花适量，阴干，冲汤代茶服。

附方4：慢性肠炎

玫瑰花（干花）6克，大黄3克，每日1剂，水煎分3次服。

附方5：胃癌

玫瑰花瓣10克，茉莉花、绞股蓝、绿茶各5克。合置一大杯中，沸水冲泡即成。每日频饮。

附方6：肥胖症

玫瑰花、茉莉花、荷叶、川芎各5克。用沸水冲泡15分钟。代茶饮，晚上服用。

附方7：气滞血瘀型急性子宫颈炎

玫瑰花、佛手各10克，败酱草40克。洗净后一起放入药煲中，加水300毫升，水煎取汁。代茶饮，每日2次。

枇杷叶

别名

杷叶、巴叶、芦桔叶。

形态特征

本植物为常绿小乔木，小枝密生锈色绒毛。叶互生。革质，具短柄或近无柄；叶片长倒卵形至长椭圆形，边缘上部有疏锯齿；表面多皱，深绿色，背面及叶柄密被锈色绒毛。圆锥花序顶生，长7～16厘米，具淡黄色绒毛；花芳香，萼片5，花瓣5，白色；雄蕊20；子房下位，柱头5，离生。梨果卵圆形、长圆形或扁圆形，黄色至橙黄色，果肉甜。种子棕褐色，有光泽，圆形或扁圆形。叶柄短，被棕黄色毛茸。叶片革质，呈长椭圆形或倒卵形，长12～28厘米，宽3～9厘米。先端尖，基部楔形，边缘基部全缘，上部有疏锯齿。上表面灰绿色、黄棕色或红棕色，有光泽；下表面色稍浅，淡灰色或棕绿色，密被黄色毛茸。主脉显著隆起，侧脉羽状。

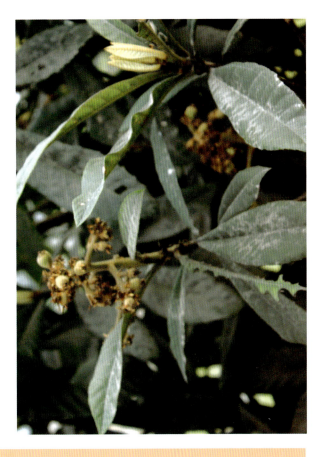

生境分布	常栽种于村边、平地或坡边。分布于广东、江苏、浙江、福建、湖北等南方各地，均为栽培。
性味归经	苦，微寒。归肺、胃经。
功能主治	清肺止咳，降逆止呕。本品味苦、微寒，以清降为功，为清肃肺胃之品。故能上清肺热，肃降肺气以化痰止咳；中清胃腑之热，降胃气而止呕哕，除烦渴。具有清肺止咳，降逆止呕之效。用于肺热咳嗽，气逆喘急，胃热呕逆，烦热口渴。

名方验方

附方1：支气管炎

枇杷叶、野菊花各25克，白茅根、旱莲草、柏子仁各15克，水煎服，每天1剂。

附方2：上呼吸道感染

枇杷叶、车前子、甘草各50克，南天竹40克，加水600毫升，煎取200毫升，每次15毫升，小儿每次3～5毫升，每日3次。

附方3：痰热阻肺型肺癌

枇杷叶15克，杏仁、蜂蜜各10克。将杏仁、枇杷叶同研成粗粉，同入杯中，用沸水冲泡，加盖焖10分钟，调入蜂蜜即成。代茶频频饮用，一般可冲泡3～5次，当日饮完。

板蓝根

别名

大靛、菘蓝、大蓝、马蓝、靛根、靛青根、蓝靛根、马蓝根。

形态特征

两年生草本，茎高40~90厘米，稍带粉霜。基生叶较大，具柄，叶片长椭圆形，茎生叶披针形，互生，无柄，先端钝尖，基部箭形，半抱茎。花序复总状；花小，黄色短角果长圆形，扁平有翅，下垂，紫色；种子一枚，椭圆形，褐色。

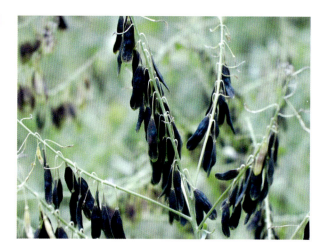

生境分布	生长于山地林缘较潮湿的地方。野生或栽培。分布于河北、江苏、安徽等地。
性味归经	苦，寒。归心、胃经。
功能主治	清热解毒，凉血利咽。用于温疫时毒，发热咽痛，温毒发斑，痄腮，烂喉丹痧，大头瘟疫，丹毒，痈肿。

名方验方

附方1：流行性感冒

板蓝根50克，羌活25克，煎汤，每日2次分服，连服2~3日。

附方2：肝炎

板蓝根50克，水煎服。

附方3：肝硬化

板蓝根50克，茵陈20克，郁金10克，薏苡仁15克，水煎服。

附方4：流行性乙型脑炎

板蓝根15克煎服，每日1剂，连服5日。

附方5：偏头痛

板蓝根30克，生石膏15克，淡豆豉10克，水煎分2次服，每日1剂。

附方6：病毒性肺炎高热

板蓝根30克，鱼腥草20克，菊花25克，甘草10克，水煎服。

苦地丁

别　名

地丁、地丁草、扁豆秧、小鸡菜、紫花地丁。

形态特征

多年生草本，高10～30厘米，基本无毛。根细直，长3～10厘米，少分枝，淡黄棕色。茎3～4条，丛生。茎叶互生；叶柄长0.4～4厘米；叶片长1.5～3.5厘米，灰绿色，二至三回羽状全裂，末裂片倒卵形，上部常2浅裂成3齿。总状花序顶生，长1～6.5厘米，果期可达12厘米；苞片叶状，羽状深裂；花梗长1～3毫米；萼片2枚，小，早落；花淡紫色，长10～12毫米；花瓣4，外轮2瓣先端兜状，中下部狭细成距，距长4.5～6.5毫米，内轮2瓣形小；雄蕊6，每3枚花丝合生，形成2束；子房狭椭圆形，外被柔毛。蒴果狭扁椭圆形，长1.2～2厘米，花柱宿存，内含种子7～12枚。种子扁球形，直径1.5～2毫米，黑色，表面光滑，具白色膜质种阜。花期4～5月，果期5～6月。

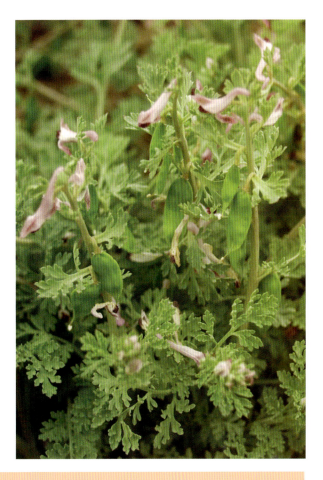

生境分布	生长于山沟、溪流及平原、丘陵草地或疏林下。分布于甘肃、陕西、山西、山东、河北、辽宁、吉林、黑龙江、四川等地。
性味归经	苦，寒。归心、肝、大肠经。
功能主治	清热解毒，散结消肿。用于时疫感冒，咽喉肿痛，疔疮肿痛，痈疽发背，痄腮丹毒。

名方验方

附方1：急性传染性肝炎

苦地丁30克，水煎服。

附方2：痢疾

地丁草、火线草、地榆各适量，煎汤服。

附方3：指头感染初起，淋巴管炎（红丝疔）红肿热痛

苦地丁、野菊花各30克，水煎服。

附方4：疔肿

鲜苦地丁、葱白、生蜂蜜各适量，捣敷。

苦杏仁

别名

杏仁、北杏、光北杏、光中杏。

形态特征

落叶乔木,高达10米。叶互生,广卵形或卵圆形,先端短尖或渐尖,基部阔楔形或截形,边缘具细锯齿或不明显的重锯齿;叶柄多带红色,近基部有2腺体。花单生,先叶开放,几无花梗;萼筒钟状,带暗红色,萼片5,裂片比萼筒稍短,花后反折;花瓣白色或粉红色。核果近圆形,果肉薄,种子味苦。核坚硬,扁心形,沿腹缝有沟。

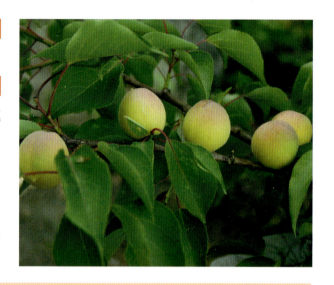

生境分布	多栽培于低山地或丘陵山地。我国大部分地区均产,分布于东北各省,以内蒙古、辽宁、河北、吉林产量最大。山东产品质优。
性味归经	药物性能苦,微温;有小毒。归肺、大肠经。
功能主治	止咳平喘,润肠通便。本品苦降温散,多脂质润,入肺则降肺气,消痰涎,具宣散风寒之能,使肺气宣畅则咳喘自平,故有止咳平喘之功。且富含油脂,其性滑润,能上润肺燥,以助平喘,下通大肠,润肠燥,通秘结,故又润肠通便。用于咳嗽气喘,胸满痰多,肠燥便秘。

名方验方

附方1:诸疮肿痛

杏仁去皮,滤渣取膏,调轻粉、麻油搽,大人小儿均可用。

附方2:暴下水泻及积痢

杏仁粒(汤浸去皮尖),巴豆各20粒(去膜油令尽)。上件研细,蒸枣肉为丸,如芥子大,朱砂为衣。每服一丸,食前。

附方3:久患肺喘,咳嗽不止,睡卧不得者

杏仁(去皮尖,微炒)、胡桃肉(去皮)各25克,上件入生蜜少许,同研令极细,每50克作10丸。每服一丸,生姜汤嚼下,食后临卧。

附方4:上气喘急

桃仁、杏仁(并去双仁、皮尖,炒)各25克,研细,水调生面少许,做丸,如梧桐子大。每服10丸,生姜、蜜汤送服,微利为度。

附方5:气喘促浮肿,小便淋沥

杏仁50克,去皮尖,研末,和米煮粥极熟,空心吃3克。

苦参

别名

苦骨、地参、川参、牛参、地骨、凤凰爪、野槐根、山槐根。

形态特征

本植物为落叶灌木，高 0.5～1.5 米。叶为奇数羽状复叶，托叶线形，小叶片 11～25，长椭圆形或长椭圆披针形，长 2～4.5 毫米，宽 0.8～2 厘米，上面无毛，下面疏被柔毛。总状花序顶生，花冠蝶形，淡黄色，雄蕊 10，离生，仅基部联合，子房被毛。荚果线形，于种子间缢缩，呈念珠状，熟后不开裂。

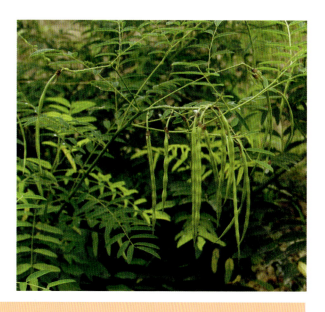

生境分布	我国各地均产。生长于沙地或向阳山坡草丛中及溪沟边。
性味归经	苦，寒。归心、肝、胃、大肠、膀胱经。
功能主治	清热燥湿，杀虫利尿。本品苦寒，其性沉降，归心、胃、膀胱经，可泻心胃之火，利膀胱湿热，故有清热燥湿，杀虫利尿之功。用于热痢，便血，黄疸尿闭，赤白带下，阴肿阴痒，湿疹，湿疮，皮肤瘙痒，疥癣麻风；外治滴虫性阴道炎。

名方验方

附方 1：血痢不止

苦参适量，炒焦为末，水丸梧子大，每服 15 丸，米饮下。

附方 2：瘰疬结核

苦参 200 克，捣末，牛膝汁丸如绿豆大，每暖水下 20 丸，每日。

附方 3：嗜睡眠

苦参 150 克，白术 100 克，大黄 50 克，捣末，蜜丸如梧子大，每食后服 30 丸。

附方 4：婴儿湿疹

先将苦参 30 克浓煎取汁，去渣，再将打散的 1 个鸡蛋及红糖 30 克同时加入，煮熟即可，饮汤，每日 1 次，连用 6 日。

附方 5：心悸

苦参 20 克，水煎服。

附方 6：白癜风

苦参 50 克，丹参、当归尾各 25 克，川芎 15 克，防风 20 克，粉碎如黄豆大，加入 500 毫升 75％酒精内密封 1 周，取药液外搽皮损，每日 3 次。

苦楝皮

别名

苦楝、森树、翠树、楝树果、楝枣子、苦楝树、紫花树、川楝皮。

形态特征

落叶乔木，高15～20米。树皮暗褐色，幼枝有星状毛，旋即脱落，老枝紫色，有细点状皮孔。2回羽状复叶，互生，长20～80厘米；小叶卵形至椭圆形，长3～7厘米，宽2～3厘米，基部阔楔形或圆形，先端长尖，边缘有齿缺，上面深绿，下面浅绿，幼时有星状毛，稍后除叶脉上有白毛外，余均无毛。圆锥花序腋生；花淡紫色，长约1厘米；花萼5裂，裂片披针形，两面均有毛；花瓣5，平展或反曲，倒披针形；雄蕊管通常暗紫色，长约7毫米。核果圆卵形或近球形，长约3厘米，淡黄色，4～5室，每室具种子1枚。花期4～5月，果期10～11月。

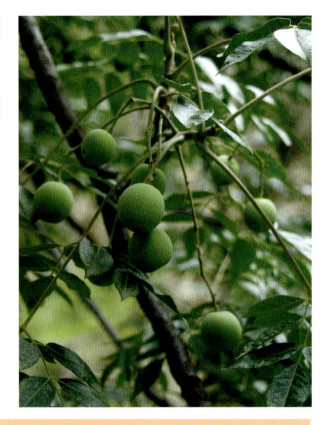

生境分布	生长于土壤湿润、肥沃的杂木林和疏林内，栽培于村旁附近或公路边。前者全国大部分地区均产，后者分布于四川、湖北、贵州、河南等地。
性味归经	苦，寒；有毒。归肝、脾、胃经。
功能主治	杀虫疗癣。本品苦寒，有毒，能除湿热，湿热除以绝生虫之源，或借毒杀虫。故能杀虫疗癣而止痒。用于蛔虫病、蛲虫病，虫积腹痛；外治疥癣瘙痒。

名方验方

附方1：龋齿牙痛

苦楝皮煎汤，漱口。

附方2：小儿虫痛

苦楝皮100克，白芜荑25克，为末，每次5克，水一小盏，煎取半盏，放冷，发作时服。

附方3：疥疮风虫

苦楝皮、皂角（去皮子）各等份，为末，猪脂调搽。

附方4：钩虫

苦楝皮30克，槟榔20克，白糖适量。将苦楝皮、槟榔入沙锅内，加水适量，浓煎取汁，加入白糖拌匀。睡前空腹服完。儿童可按年龄酌减用量，连服2日。此方不宜久服。

松花粉

别名

松花、松黄。

形态特征

常绿乔木,高达 25 米。一年生枝淡红褐色或淡灰色,无毛;二三年生枝上的苞片宿存;冬季红褐色,稍有树脂。树皮纵深裂或不规则鳞片状,少有浅裂成薄片剥落。针叶 2 针一束,粗硬,长 10～15 厘米,树脂管约 10 个,边生;叶鞘宿存。雄球花丛生新枝基部,雌球花生长于枝端。球果卵圆形,长 4～10 厘米,成熟后蝉褐色,宿存;鳞盾肥厚,横脊显著,鳞脐凸起有刺尖。种子长卵圆形,长 6～8 毫米,种翅长约 10 毫米。花期 4～5 月,球果次年 10 月成熟。

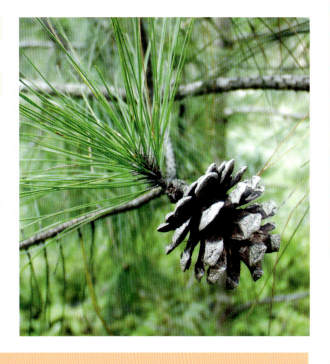

生境分布	主产浙江、江苏、辽宁、吉林、湖北等地。
性味归经	甘,温。归肝、脾经。
功能主治	收敛止血,燥湿敛疮。用于外伤出血,湿疹,黄水疮,皮肤糜烂,脓水淋漓。

名方验方

附方 1:胃脘痛

松花粉 3 克,冲酒服。

附方 2:湿疹

松花粉、黄柏、苦参各 60 克,青黛 15 克,松香 30 克,先将前四味研为细末,再将松香熔化,同麻油调药末,搽搽患处,每日 1 次。

附方 3:胃及十二指肠溃疡,慢性便秘

松花粉 5 克,冲服。

附方 4:久痢不止,延及数月,缠绵不净

松花每服 15 克,饭前米汤调下。

附方 5:婴儿湿疹

松花粉、炉甘石粉各 5 克,鸡子黄 3 个,先将鸡卵煮熟,去白取黄,再将松花粉袋装放金属小锅煎熬,即有卵黄油析出,取油去渣,用此油调松花粉、炉甘石粉搽患部,1～3 次。

枫香脂

别名

枫脂、白胶、芸香、胶香、白胶香、伯依嘎尔（蒙药名）。

形态特征

落叶乔木，高20～40米。树皮灰褐色，方块状剥落。叶互生；叶柄长3～7厘米；托叶线形，早落；叶片心形，常3裂，幼时及萌发枝上的叶多为掌状5裂，长6～12厘米，宽8～15厘米，裂片卵状三角形或卵形，先端尾状渐尖，基部心形，边缘有细锯齿，齿尖有腺状突。花单性，雌雄同株，无花被；雄花淡黄绿色，成葇荑花序再排成总状，生长于枝顶；雄蕊多数，花丝不等长；雌花排成圆球形的头状花序；萼齿5，钻形；子房半下位，2室，花柱2，柱头弯曲。头状果序圆球形，直径2.5～4.5厘米，表面有刺，蒴果有宿存花萼和花柱，两瓣裂开，每瓣2浅裂。种子多数，细小，扁平。花期3～4月，果期9～10月。

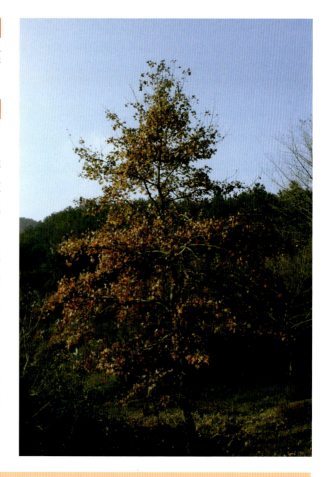

生境分布	生长于山地常绿阔叶林中。分布于秦岭及淮河以南各地。
性味归经	辛、微苦，平。归肺、脾经。
功能主治	活血止痛，解毒生肌，凉血止血。用于跌仆损伤，痈疽肿痛，吐血，衄血，外伤出血。

名方验方

附方1：上消化道出血

枫香脂适量，研细为散，每服6克，新汲水调下。

附方2：关节疼痛

枫香脂20克，决明子、川楝子、苘麻子、五灵脂各15克，木香、苦参各10克，栀子、诃子、瞿麦各5克，制成散剂，每次1.5～3克，每日1～2次，温开水送服。

附方3：皮疹，疥癣

枫香脂、诃子、草乌（制）、决明子、苘麻子各5克，硫黄（制）30克，制成水丸，每次1～1.5克，每日1～2次，温开水送服。

刺五加

别　名

五谷皮、南五加皮、红五加皮。

形态特征

落叶灌木，高1～6米。茎密生细长倒刺。掌状复叶互生，小叶5，稀4或3，边缘具尖锐重锯齿或锯齿。伞形花序顶生，单一或2～4个聚生，花多而密；花萼具5齿；花瓣5，卵形；雄蕊5，子房5室。浆果状核果近球形或卵形，干后具5棱，有宿存花柱。花期6～7月，果期7～9月。

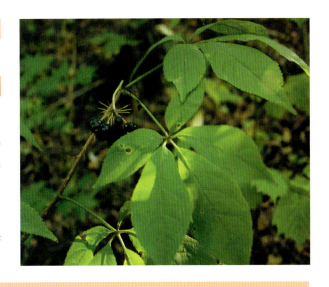

生境分布	生长于山地林下及林缘。主产于东北地区及河北、北京、山西、河南等地。
性味归经	辛、微苦，温。归脾、肾、心经。
功能主治	益气健脾，补肾安神。用于脾肺气虚，体虚乏力，食欲不振，肺肾两虚，久咳虚喘，肾虚腰膝酸痛，心脾不足，失眠多梦。

名方验方

附方1：风湿痹痛，腰膝酸痛

可单用刺五加浸酒服，也可与羌活、秦艽、威灵仙等配伍应用。

附方2：肝肾不足所致腰膝酸疼、下肢痿弱以及小儿行迟等

刺五加、牛膝、木瓜、续断各适量，水煎服。

附方3：水肿、小便不利

刺五加、茯苓皮、大腹皮、生姜皮、地骨皮各适量，水煎服。

附方4：黄褐斑

刺五加片每次3片，每日3次，30日为1个疗程，一般需要3～6个疗程。

附方5：辅助治疗心律失常

口服刺五加片每次3片，每日3次，30日为1个疗程。

附方6：低血压

每日口服刺五加片3次，每次3片。

附方7：风湿骨痛

半枫荷20克，狗脊、威灵仙、金樱子、刺五加各15克，枸杞、四块瓦、大血藤各10克，泡酒内服。

郁李仁

别名

郁子、山梅子、小李仁、郁里仁、李仁肉。

形态特征

落叶灌木,高1~1.5米,树皮灰褐色,多分枝,小枝被柔毛。叶互生,叶柄短;叶片长圆形或椭圆状披针形,长2.5~5厘米,宽2厘米,先端尖,基部楔形,边缘有浅细锯齿,下面沿主脉散生短柔毛;托叶线形,边缘有腺齿,早落。花与叶同时开放,单生或2朵并生,花梗有稀疏短柔毛;花萼钟状,萼片5,花后反折;花瓣5,白色或粉红色;倒卵形,长4~6毫米;雄蕊多数,花丝线形,雌蕊1,子房近球形,1室。核果近球形,直径约1.5厘米,熟时鲜红色,味酸甜。核近球形,顶端微尖,表面有1~3条沟。种子卵形稍扁。郁李:与上种相似,唯小枝纤细,无毛。叶卵形或宽卵形,先端长尾状,基部圆形,边缘有锐重锯齿。核果暗红色,直径约1厘米。长柄扁桃:本种与上种形态相似,但灌木较矮小,高仅1~2米;叶片先端常不分裂,边缘具不整齐粗锯齿;核宽卵形,先端具小突尖头,表面平滑或稍有皱纹。花期5月,果期7~8月。

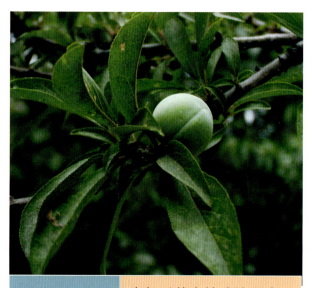

生境分布	生长于荒山坡或沙丘边。分布于黑龙江、吉林、辽宁、内蒙古、河北、山东等地。
性味归经	辛、苦、甘,平。归脾、大肠、小肠经。
功能主治	润肠通便,下气利水。用于津枯肠燥,食积气滞,腹胀便秘,水肿,脚气,小便不利。

名方验方

附方1:风热气秘

郁李仁、酒陈皮、京三棱各30克,共捣为散,每次6克,水煎空腹服。

附方2:肺气虚弱

郁李仁30粒,研末,生梨汁调和糊状,敷内关穴,胶布固定,每12小时更换一次。

附方3:疣

郁李仁、鸡子白各10克,研涂患处。

附方4:大便秘结

郁李仁、柏子仁、火麻仁各12克,桃仁9克,水煎服。

附方5:外痔

郁李仁12克,荸荠、荷花各30克,每天1剂,水煎,分3次服。

郁金

别名

黄郁、黄姜、玉金、温郁金、广郁金、白丝郁金、黄丝郁金。

形态特征

多年生宿根草本。根粗壮，末端膨大成长卵形块根。块茎卵圆状，侧生，根茎圆柱状，断面黄色。叶基生：叶柄长约5厘米，基部的叶柄短，或近于无柄，具叶耳；叶片长圆形，长15～37厘米，宽7～10厘米，先端尾尖，基部圆形或三角形。穗状花序，长约13厘米；总花梗长7～15厘米；具鞘状叶，基部苞片阔卵圆形，小花数朵，生长于苞片内，顶端苞片较狭，腋内无花；花萼白色筒状，不规则3齿裂；花冠管呈漏斗状，裂片3，粉白色，上面1枚较大，两侧裂片长圆形；侧生退化雄蕊长圆形，药隔距形，花丝扁阔；子房被伏毛，花柱丝状，光滑或被疏毛，基部有2棒状附属物，柱头略呈2唇形，具缘毛。花期4～6月，极少秋季开花。莪术：多年生草本，全株光滑无毛。叶椭圆状长圆形至长圆状披针形，长25～60厘米，宽10～15厘米，中部常有紫斑；叶柄较叶片为长。花茎由根茎单独发出，常先叶而生；穗状花序长约15厘米；苞片多数，下部的绿色，缨部的紫色；花萼白色，顶端3裂；花冠黄色，裂片3，不等大；侧生退化雄蕊小；唇瓣黄色，顶端微缺；药隔基部具叉开的矩。蒴果狼状三角形。花期3～5月。

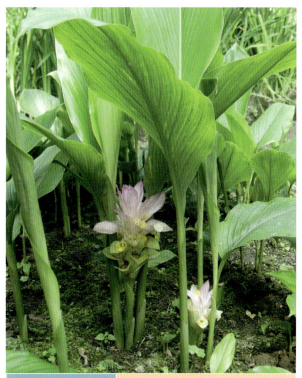

生境分布	生长于林下或栽培。分布于浙江、四川、江苏、福建、广西、广东、云南等地。
性味归经	辛、苦，寒。归肝、胆、心经。
功能主治	活血行气，解郁止痛，清心凉血，利胆退黄。用于胸胁刺痛，胸痹心痛，经闭痛经，乳房胀痛，热病神昏，癫痫发狂，血热吐衄，黄疸尿赤。

名方验方

附方1：鼻血、吐血

郁金10克，研为细末，水冲服。

附方2：尿血（非器质性疾病引起的）

郁金50克，葱白1把，水煎温服，每日3次。

附方3：肠梗阻

郁金、桃仁、瓜蒌各15克，水煎后加麻油250克，一次温服。

虎杖

别　名

斑庄、花斑竹、酸筒杆、酸桶笋、川筋龙、斑杖根、大叶蛇总管。

形态特征

多年生灌木状草本，无毛，高1～1.5米，根状茎横走，木质化，外皮黄褐色，茎直立，丛生，中空，表面散生红色或紫红色斑点。叶片宽卵状椭圆形或卵形，顶端急尖，基部圆形或阔楔形，托叶鞘褐色，早落。花单性，雌雄异株，圆锥花序腋生；花梗细长，中部有关节。瘦果椭圆形，有3棱，黑褐色，光亮。

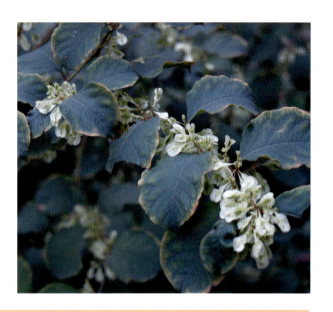

生境分布	生长于疏松肥沃的土壤，喜温和湿润气候，耐寒、耐涝。分布于江苏、江西、山东、四川等地。
性味归经	微苦，微寒。归肝、胆、肺经。
功能主治	利湿退黄，清热解毒，散瘀止痛，止咳化痰。用于湿热黄疸，淋浊，带下，风湿痹痛，痈肿疮毒，水火烫伤，经闭，癥瘕，跌打损伤，肺热咳嗽。

名方验方

附方1：阴道炎

虎杖根10克，加水1500毫升，煎取1000毫升，过滤、待温，坐浴10～15分钟，每日1次，7日为1个疗程。

附方2：上消化道出血

虎杖研粉口服，每次4克，每日2～3次。

附方3：新生儿黄疸

50%虎杖糖浆，每次5毫升，每日2次喂服。

附方4：肺炎

虎杖根洗净切片，鲜品1000克，或干品500克，加水5000毫升，煎至1000毫升，口服；每次50～100毫升，每日2～3次，体温降至正常，症状好转即酌情减量，至肺部炎症完全吸收时停药。

附方5：关节炎

虎杖根切片，按1∶3的比例，把虎杖泡入白酒中，封缸，半月后启用，成人每次口服15毫升，每日2次，儿童减量。

昆布

别　名

海带、江白菜。

形态特征

多年生大型褐藻，植物体成熟时成带状，长可达6米以上。根状固着器粗纤维状，由数轮叉状分歧的假根组成，假根末端有吸着盘。其上为圆柱状的短柄，长5～15厘米。柄的上部为叶状体，叶状体幼时呈长卵状，后渐伸长成带状，扁平，长2～6米，宽20～50厘米，坚厚，革质状，中部稍厚，两边较薄，有波状皱褶。生殖期在叶状体两面产生孢子囊。昆布：多年生大型褐藻。根状固着器由树枝状的叉状假根组成，数轮重叠成圆锥状，直径5～15厘米。柄部圆柱状或略扁圆形，中实，长8～100厘米，直径10～15毫米，粘液腔道呈不规则的环状，散生在皮层中。叶状体扁平，革质，微皱缩，暗褐色，厚2～3毫米，1～2回羽状深裂，两侧裂片长舌状，基部楔形，叶缘一般有粗锯齿。孢子囊群在叶状体表面形成，9～11月产生游孢子。

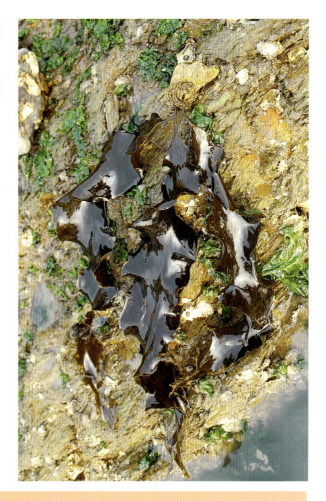

生境分布	海带生长于较冷的海洋中，多附生长于大干潮线以下1～3米深处的岩礁上。昆布生长于低潮线附近的岩礁上。分布于辽宁、山东及福建等地。
性味归经	咸，寒。归肝、胃、肾经。
功能主治	消痰软坚，利水消肿。本品味咸性寒。咸以软坚，性寒清热，入肝胃肾经，则清化热痰，软坚散结而消瘿瘤瘰疬，又利水道而消肿。故有消痰软坚，利水消肿之功。用于瘿瘤，瘰疬，睾丸肿痛，痰饮水肿。

名方验方

附方1：瘿瘤、瘰疬

昆布、猪瘦肉各50克，炒食，每日2次。或昆布50克，水煎服，每日2次。

附方2：皮肤湿毒瘙痒

昆布、绿豆、红糖各50克，水煮服食，每日1次。

附方3：暑热、高血压、高血脂

昆布30克，冬瓜100克，薏苡仁30克，同煮汤，加适量白糖食用，每日1次。

明党参

别名
明沙参、山花根、土人参、山胡萝卜。

形态特征
多年生草本，高50～100厘米。根粗壮，圆柱形或粗短纺锤形。茎直立，中空，上部分枝。根生叶具长柄，柄长约30厘米，基部扩大呈鞘状抱茎；叶片全形为广卵形，长6～15厘米，呈三出式的二至三回羽状分裂，小裂片披针形。花茎常由一侧抽出，直立，与叶丛相距较远，表面有细纵纹，上部疏展分枝；花序顶生，成疏阔圆锥状复伞形花序，无总苞，伞梗5～10枚，长2～10厘米，细柔；小总苞片数枚，锥形，比小伞梗短；小伞梗10～15枚，纤细，长5～8毫米；花小，直径约2毫米；花萼具5细齿，极不显著；花瓣5，卵状披针形，白色；雄蕊5，花药椭圆形，花丝细长；子房下位，椭圆形，花柱2，开展；侧枝花序雌蕊常不育。双悬果广椭圆形，长3～4毫米，宽2.5～3毫米，光滑而有纵纹，果棱不明显，果棱间有油管3个，合生面有油管2个。花期4～5月，果期5～6月。

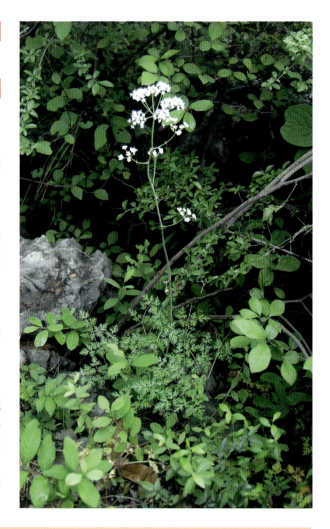

生境分布	生长于山野稀疏灌木林下土壤肥厚的地方。分布于江苏、安徽、浙江、四川等地。
性味归经	甘、微苦，微寒。归肺、脾、肝经。
功能主治	润肺化痰，养阴和胃，平肝，解毒。用于肺热咳嗽，呕吐反胃，食少口干，目赤眩晕，疔毒疮疡。

名方验方

附方1：高血压
明党参、怀牛膝各15克，水煎服。

附方2：肺热咳嗽
明党参、桑白皮、枇杷叶各9克，生甘草3克，水煎服。

附方3：妊娠呕吐
明党参、竹茹、生白术各9克，黄芩5克，甘草3克，水煎服。

罗布麻叶

别名

野麻、茶叶花、泽漆麻、野茶叶、红根草。

形态特征

半灌木，高 1.5～4 米，全株有白色乳汁，枝条常对生，无毛。紫红色或淡红色，背阴部分为绿色。叶对生，在中上部分枝处或互生。单歧聚伞花序顶生，花萼 5 深裂；花冠紫红色或粉红色，钟状，上部 5 裂，花冠内有明显三条紫红色脉纹，基部内侧有副花冠及花盘。果长角状，叉生。种子多数，顶生一簇白色细长毛。

生境分布	生长于河岸、山沟、山坡的砂质地。分布于我国东北、西北、华北等地。
性味归经	甘、苦，凉。归肝经。
功能主治	平肝安神，清热利水。用于肝阳眩晕，心悸失眠，浮肿尿少。

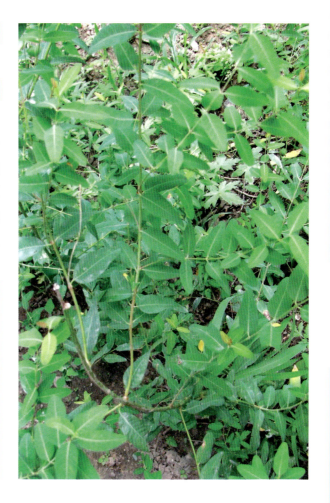

名方验方

附方 1：高血压

罗布麻叶 20 克，开水泡，当茶饮用。

附方 2：急性肾炎高血压

罗布麻、菊花各 10 克，沸水浸泡，每日 1 剂，分 3～4 次服。

附方 3：肝炎腹胀

罗布麻、延胡索各 10 克，甜瓜蒂 7.5 克，公丁香 5 克，木香 15 克，共研末，每次 2.5 克，每日 2 次，开水送服。

附方 4：神经衰弱、眩晕、心悸、失眠

罗布麻 5～10 克，开水冲泡当茶喝，不可煎煮。

附方 5：肝炎腹胀

罗布麻、延胡索各 10 克，甜瓜蒂 7.5 克，公丁香 5 克，木香 15 克，共研末，每次 2.5 克，每日 2 次，开水送服。

罗汉果

别名

拉汗果、假苦瓜、金不换、罗汉表、裸龟巴、光果木鳖。

形态特征

一年生草质藤本，长2～5米。根块状，茎纤细，具纵棱，暗紫色，被折色或黄色柔。卷须2分叉。叶互生，叶柄长2～7厘米，稍扭曲，被短柔毛；叶片心状卵形，膜质，先端急尖或渐尖，基部耳状心形，全缘，两面均被白色柔毛，背面尚有红棕色腺毛。花单性，雌雄异株；雄花腋生，数朵排成总状花序，长达12厘米，花萼漏斗状，被柔毛。种子淡黄色，扁长圆形，边缘具不规则缺刻，中央稍凹。

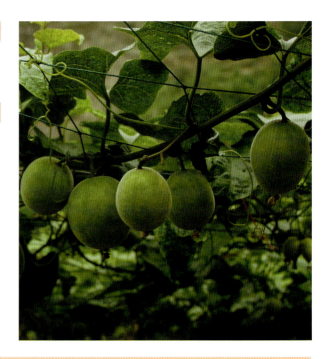

生境分布	生长于海拔300～500米的山区；有栽培。主产广西地区，多为栽培品。
性味归经	甘，凉。归肺、大肠经。
功能主治	清热润肺，利咽开音，滑肠通便。用于肺热燥咳，咽痛失音，肠燥便秘。

名方验方

附方1：百日咳

罗汉果1个，柿饼15克，水煎服。

附方2：上呼吸道感染

罗汉果1个，打碎同猪瘦肉煎汤服。

附方3：慢性喉炎

罗汉果25～50克，泡水代茶。

附方4：肺热阴虚痰咳不爽及肺结核患者

罗汉果100克，枇杷叶、南沙参、桔梗各150克，加水煎煮2次，合并煎液，滤过，滤液静默24小时，取上清液浓缩至适量，加入蔗糖使溶解，再浓缩至1000毫升，即得。每次口服10毫升，每日3次。

附方5：肺燥咳嗽痰多，咽干口燥

罗汉果半个，陈皮6克，瘦猪肉100克，先将陈皮浸，刮去白，然后与罗汉果、瘦肉共煮汤，熟后去罗汉果、陈皮，饮汤食肉。

知母

别名

地参、水须、淮知母、穿地龙。

形态特征

本植物为多年生草本，根茎横走，密被膜质纤维状的老叶残基。叶丛生，线形，质硬。花茎直立，从叶丛中生出，其下散生鳞片状小苞片，2～3朵簇生长于苞腋，成长形穗状花序，花被长筒形，黄白色或紫堇色，有紫色条纹。蒴果长圆形，熟时3裂。种子黑色。毛知母呈长条状，微弯曲，略扁，少有分枝，长3～15厘米，直径0.8～1.5厘米，顶端有残留的浅黄色叶痕及茎痕，习称"金包头"，上面有一凹沟，具环节，节上密生残存的叶基，由两侧向上方生长，根茎下有点状根痕。

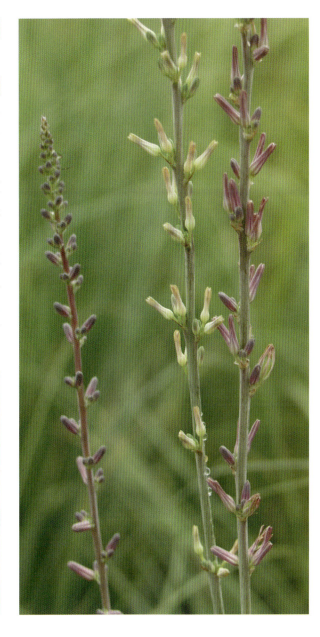

生境分布	生长于山地、干燥丘陵或草原地带。分布于河北、山西及东北等地，以河北历县产者最佳。
性味归经	苦、甘，寒。归肺、胃、肾经。
功能主治	清热泻火，滋阴润燥。用于外感热病，高热烦渴，肺热燥咳，骨蒸潮热，内热消渴，肠燥便秘。

名方验方

附方1：咳嗽（肺热痰黄黏稠）

知母12克，黄芩9克，鱼腥草、瓜蒌各15克，水煎服。

附方2：骨蒸劳热、五心烦热

知母、熟地各12克，鳖甲、银柴胡各10克，水煎服。

附方3：烦渴不止

知母18克，生山药30克，生黄芪15克，生鸡内金6克，葛根5克，五味子、天花粉各9克，水煎服，每日1剂。

垂盆草

别名

狗牙齿、狗牙菜、半枝莲、三叶佛甲草。

形态特征

多年生肉质草本，不育枝匍匐生根，结实枝直立，长10～20厘米。叶3片轮生，倒披针形至长圆形，长15～25毫米，宽3～5毫米，顶端尖，基部渐狭，全缘。聚伞花序疏松，常3～5分枝；花淡黄色，无梗；萼片5，阔披针形至长圆形，长3.5～5毫米，顶端稍钝；花瓣5，披针形至长圆形，长5～8毫米，顶端外侧有长尖头；雄蕊10，较花瓣短；心皮5，稍开展。种子细小，卵圆形，无翅，表面有乳头突起。花期5～6月，果期7～8月。

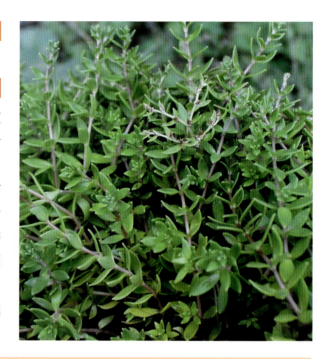

生境分布	生长于山坡岩石上或栽培。全国各地均产。
性味归经	甘、淡，凉。归肝、胆、小肠经。
功能主治	利湿退黄，清热解毒。用于湿热黄疸，小便不利，痈肿疮疡。

名方验方

附方1：黄疸型肝炎

鲜垂盆草100克，煎2次去渣存汁，粳米100克，煮粥2餐分服。

附方2：肺脓肿

垂盆草30～60克，薏苡仁、冬瓜仁、鱼腥草各15克，水煎服。

附方3：高脂血症

垂盆草300克，半边莲200克，燕麦500克，共研细末加白糖500克共制成饼干，烘干瓶装，每餐50克。

附方4：尿血（非器质性疾病引起的）

垂盆草60克，茅根30克，玄参15克，水煎服。

附方5：黄疸型肝炎、面目身黄

垂盆草20克，茵陈蒿、生栀子各15克，水煎服。

附方6：无名肿毒、创伤感染

鲜垂盆草、鲜青蒿、鲜大黄各等份，共捣烂敷患处。

委陵菜

别名

翻白菜、根头菜、白头翁、龙牙草、痢疾草、天青地白。

形态特征

多年生草本，高30～60厘米。主根发达，圆柱形。茎直立或斜生，密生白色柔毛。羽状复叶互生，基生叶有15～31小叶，茎生叶有3～13小叶；小叶片长圆形至长圆状倒披针形，长1～6厘米，宽6～15毫米，边级缺刻状，羽状深裂，裂片三角形，常反卷，上面被短柔毛，下面密生白色绒毛；托叶和叶柄基部合生。聚伞花序顶生；副萼及萼片各5，宿存，均密生绢毛；花瓣5，黄色，倒卵状圆形；雄蕊多数；雌蕊多数。瘦果有毛，多数，聚生长于被有绵毛的花托上，花萼宿存。花期5～8月，果期8～10月。

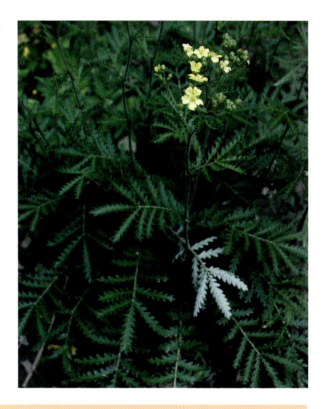

生境分布	生长于山坡、路边、田旁、山林草丛中。全国大部分地区有分布。
性味归经	苦，寒。归肝、大肠经。
功能主治	清热解毒，凉血止痢。用于赤痢腹痛，久痢不止，痔疮出血，痈肿疮毒。

名方验方

附方1：痢疾

委陵菜根15克，水煎服，每日3～4次，连服2～3日。

附方2：久痢不止

委陵菜、白木槿花各15克，水煎服。

附方3：赤痢腹痛

委陵菜细末1.5克，开水吞服，饭前服用。

附方4：疔疮痈肿初起，疼痛灼热

委陵菜根60～120克。加水煎汤服。

附方5：宫颈癌腹痛

委陵菜、茄根、川椒、马兰花各15克，生枳壳、大戟各30克，大黄、五倍子、苦参、皮硝、瓦松各9克。加水煎煮，去渣备用。熏洗阴道，每日1次。

使君子

别名

留求子、史君子、五棱子、索子果、冬均子、病柑子。

形态特征

落叶性藤本灌木，幼时各部有锈色短柔毛。叶对生，长椭圆形至椭圆状披针形，长5～15厘米，宽2～6厘米，叶成熟后两面的毛逐渐脱落；叶柄下部有关节，叶落后关节下部宿存，坚硬如刺。穗状花顶生，花芳香两性；萼筒延长成管状。果实橄榄状，有5棱。

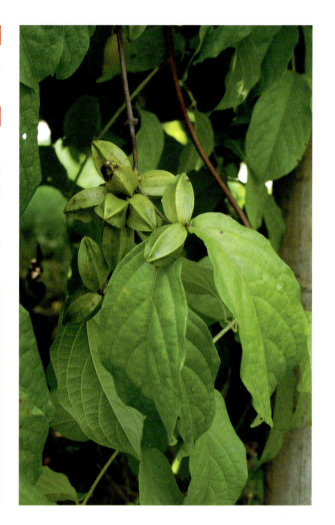

生境分布	生长于山坡、平地、路旁等向阳灌木丛中，也有栽培。分布于四川、广东、广西、云南等地。
性味归经	甘，温。归脾、胃经。
功能主治	驱虫消积。用于蛔虫病，蛲虫病，虫积腹痛，小儿疳积。

名方验方

附方1：肠道蛔虫

使君子仁适量，文火炒黄嚼服，每日每岁2～3粒，早晨空腹服用，连用2～3日。

附方2：小儿蛲虫

使君子仁适量，研细，百部等量研粉，每次3克，空腹时服。

附方3：小儿虫积、腹痛

使君子炒熟去壳，小儿按年龄每岁1粒，10岁以上用10粒，早晨空腹一次嚼食，连用7日。

附方4：胆道蛔虫、腹痛

使君子7～10粒，研粉，乌梅、川椒各3克，水煎送服，每日2～3次。

附方5：黄病爱吃生米、茶叶、桴炭、泥土、瓦屑之类

使君子（切碎，微炒）、槟榔各100克，南星150克（俱用姜汁拌炒）。共为末，红曲打糊做丸，如梧桐子大，乌梅、花椒汤送下百余丸。

侧柏叶

别名

柏叶、丛柏叶、扁柏叶。

形态特征

长绿小乔木，树皮薄，淡红褐色，常易条状剥落。树枝向上伸展，小枝扁平，排成一平面，直展。叶鳞形、质厚、紧贴在小枝上交互对生，正面的一对通常扁平。花单性，雌雄同株；雄花球长圆形，黄色，生长于上年的枝顶上；雌花球长椭圆形，单生长于短枝顶端，由6～8枚鳞片组成。球果卵状椭圆形，嫩时蓝绿色，肉质，被白粉；熟后深褐色，木质。

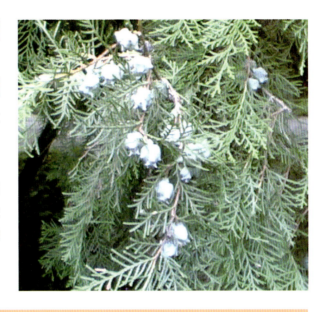

生境分布	生长于山地阳地、半阳坡，以及轻盐碱地和沙地。全国各地均有产。
性味归经	苦、涩，寒。归肺、肝、脾经。
功能主治	凉血止血，化痰止咳，生发乌发。用于吐血，衄血，咯血，便血，崩漏下血，肺热咳嗽，血热脱发，须发早白。

名方验方

附方1：哮喘气逆

侧柏叶3克，沉香1.5克，共研为粉末，临睡前顿服。

附方2：烧伤

鲜侧柏叶300～500克，捣烂如泥，加75%酒精少许调成糊状。以生理盐水冲洗创面，以膏外敷，3日换药1次。

附方3：腮腺炎

鲜侧柏叶200～300克，捣烂，鸡蛋清调敷患处，每日换药7～9次。

附方4：脱发

鲜侧柏叶25～35克，切碎，浸泡于75%乙醇100毫升中，7日后滤出备用。将药液涂于脱发部位，每日3～4次。

附方5：痔疮出血

炒侧柏叶30克，大黄炭20克，黑荆芥15克，研末，200毫升温开水搅匀，保留灌汤，每日1次。

附方6：功能性子宫出血

侧柏叶200克，水煎，分3次服。

佩兰

别名

外方用名兰草、水香、大泽兰、燕尾香、都梁香、针尾凤。

形态特征

年生草本，高70～120厘米，根茎横走，茎直立，上部及花序枝上的毛较密，中下部少毛。叶对生，通常3深裂，中裂片较大，长圆形或长圆状披针形，边缘有锯齿，背面沿脉有疏毛，无腺点，揉之有香气。头状花序排列成聚伞状，苞片长圆形至倒披针形，常带紫红色；每个头状花序有花4～6朵；花两性，全为管状花，白色。瘦果圆柱形。

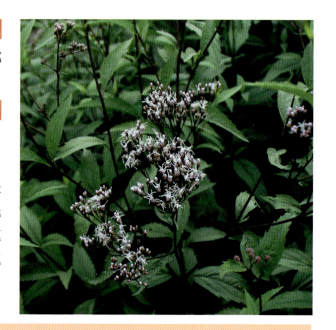

生境分布	生长于路边灌丛或溪边。分布于江苏、河北、山东等地。
性味归经	辛，平。归脾、胃、肺经。
功能主治	芳香化湿，醒脾开胃，发表解暑。用于湿浊中阻，脘痞呕恶，口中甜腻，口臭，多涎，暑湿表证，湿温初起，发热倦怠，胸闷不舒。

名方验方

附方1：夏季伤暑

佩兰10克，鲜莲叶15克，滑石18克，甘草3克，水煎服。

附方2：消化不良、口中甜腻

佩兰12克，淡竹叶、地豆草各10克，水煎服。

附方3：流行性感冒

佩兰10克，大青叶15克，水煎服，连服3～5日。

附方4：产后瘀血性水肿

佩兰10克，月季花15朵，丹参30克，水煎服。

附方5：产后水肿

佩兰30克，水煎服，每日3次。

附方6：痱子初起

佩兰、金银花、野菊花、绿豆衣各10克，加水煎汤，代茶饮用，可加白糖调味。

附方7：胡臭

佩兰、藿香各10克，茵陈、香薷各30克，芦根45克，茉莉花5克，研为粗末，水煎代茶饮。每日1剂。

金果榄

别名

地苦胆、山慈姑、九牛胆、青鱼胆、九龙胆（九龙蛋）。

形态特征

缠绕藤本。根深长，块根黄色，形状不一。小枝细长，粗糙有槽纹，节上被短硬毛。叶互生，具柄；叶片卵状披针形，长7~13厘米，宽2.5~5厘米，先端渐尖或钝，基部通常尖锐箭形或戟状箭形，全缘；两面被短硬毛，脉上尤多。花单性，雌雄异株，总状花序；雄花多数，萼片椭圆形，外轮3片细小；花瓣倒卵形，基部楔形，较萼片短；雄蕊6，分离，直立或外曲，长于花瓣，花药卵圆形，退化雄蕊长圆形，比花瓣短；雌花4~10朵，小花梗较长；心皮3或4枚，柱头裂片乳头状。核果红色，背部隆起，近顶端处有时具花柱的遗迹。花期3~5月，果期8~10月。

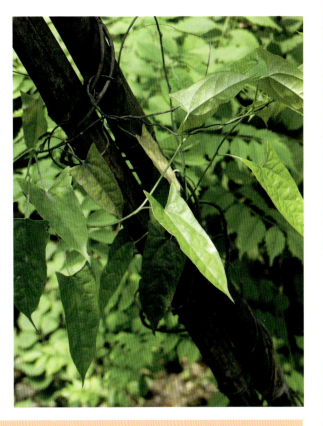

生境分布	金果榄生长于疏林下或灌木丛中，有时也生长于山上岩石旁边的红壤地中。分布于广东、广西、贵州等地。
性味归经	苦，寒。归肺、大肠经。
功能主治	清热解毒，利咽，止痛。用于咽喉肿痛，痈疽疔毒，泄泻，痢疾，脘腹疼痛。

名方验方

附方1：急慢性肠炎、菌痢

金果榄切片晒干，研粉口服，每次2克，每日3次。

附方2：口腔溃疡

金果榄磨醋，点敷溃疡面。

附方3：小儿喘息型支气管炎

金果榄9克，水煎分2~3次服。

附方4：乳腺炎、阑尾炎、疔疮、急性及慢性扁桃体炎、口腔炎、腮腺炎、急性菌痢等

金果榄每次6~9克，开水泡服，或研末，适量外敷。

附方5：胃痛

金果榄切片晒干研粉，每次3克，每日3次。儿童减半。忌食生冷酸辣食物。

金荞麦

别名

苦荞麦、天荞麦、野荞麦。

形态特征

多年生宿根草本，高0.5～1.5米。主根粗大，呈结节状，横走，红棕色。茎直立，多分枝，具棱槽，淡绿微带红色，全株微被白色柔毛。单叶互生，具柄，柄上有白色短柔毛；叶片为戟状三角形，长宽约相等，但顶部叶长大于宽，一般长4～10厘米，宽4～9厘米，先端长渐尖或尾尖状，基部心状戟形，顶端叶狭窄，无柄抱茎，全线成微波状，下面脉上有白色细柔毛；托叶鞘抱茎。秋季开白色小花，为顶生或腋生、稍有分枝的聚伞花序；花被片5，雄蕊8，2轮；雌蕊1，花柱3。瘦果呈卵状三棱形，红棕色。花期7～8月，果期10月。

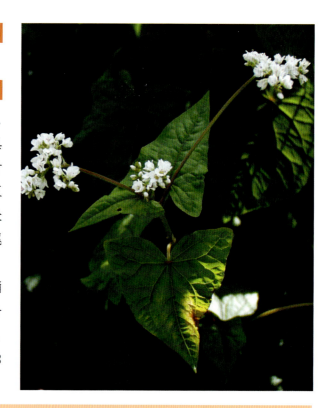

生境分布	生长于山坡、旷野、路边及溪沟较阴湿处。分布于长江流域以南各地。
性味归经	微辛、涩，凉。归肺经。
功能主治	清热解毒，排脓祛瘀。用于肺痈吐脓，肺热喘咳，乳蛾肿痛。

名方验方

附方1：脱肛

鲜金荞麦、苦参各300克，水煎，趁热熏患处。

附方2：鼻咽癌

鲜金荞麦、鲜汗防己、鲜土牛膝各30克，水煎服。另取灯心捣碎口含，用垂盆草捣烂外敷。

附方3：闭经

金荞麦鲜叶90克（干叶30克），捣烂，调鸡蛋4个，用茶油煎熟，加米酒共煮，内服。

附方4：咽喉肿痛

常配伍灯笼草、筋骨草等同用；用治肺热咳嗽，或肺痈，可单用本品30克，隔水炖汁服，也可配合鱼腥草等药同用。

附方5：手足关节不利，风湿筋骨酸痛

常配合桑枝、络石藤、苍术等药同用。

金钱草

别名

对座草、金钱草、过路黄、对叶金钱草、大叶金钱草。

形态特征

多年生草本,无毛或微被毛;茎细长,绿色或带紫红色,匍匐地面生长。叶片、花萼、花冠及果实均具点状及条纹状的黑色腺体。单叶对生,叶片心脏形或卵形,全缘,仅主脉明显;单生长于叶腋。花梗长达叶端,萼片线状披针形,花冠长约萼片的两倍,黄色。蒴果球形,种子边缘稍具膜翅。

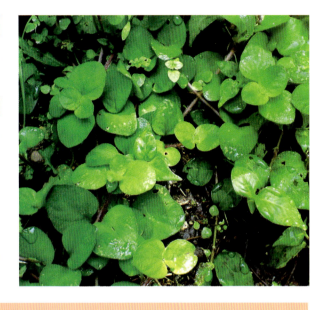

生境分布	生长于山坡路旁、沟边以及林缘阴湿处。江南各省(区)均有分布。
性味归经	甘、咸,微寒。归肝、胆、肾、膀胱经。
功能主治	除湿退黄,利尿通淋,解毒消肿。用于湿热黄疸,胆胀胁痛,石淋,热淋,小便涩痛,痈肿疔疮,蛇虫咬伤。

名方验方

附方1:小便不利

金钱草、车前草、龙须草各25克,水煎服。

附方2:热淋

金钱草30克,黄芩、车前草各15克,甘草5克,水煎服,每日3次。

附方3:胆结石

金钱草、茵陈、海金沙各30克,郁金15克,枳壳、木香各12克,大黄10~15克(后下)、栀子、芒硝各10克,水煎服。

附方4:泌尿系结石

金钱草120克,水煎服。

附方5:湿疹、稻田性皮炎、瘙痒

金钱草60克,煎汤外洗。

附方6:黄疸型肝炎

金钱草、夏枯草各30克,丹参18克。水煎服,分3次服,连服7~15日,未愈,再服7日。

金银花

别名

忍冬、银藤、金银藤、子风藤、鸳鸯藤、二色花藤。

形态特征

为半常绿缠绕性藤本，全株密被短柔毛。叶对生，卵圆形至长卵形，常绿。花成对腋生，花冠2唇形，初开时呈白色，二三日后转变为黄色，所以称为金银花，外被柔毛及腺毛。浆果球形，成熟时呈黑色。花蕾呈棒状略弯曲，长1.5～3.5厘米，表面黄色至浅黄棕色，被短柔毛，花冠筒状，稍开裂，内有雄蕊5枚，雌蕊1枚。

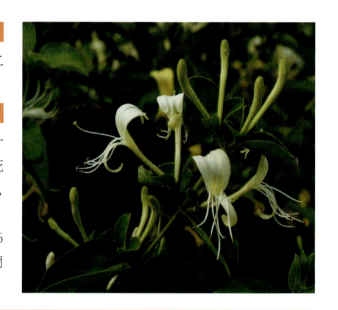

生境分布	生长于路旁、山坡灌木丛或疏林中。我国南北各地均有分布，以山东产量大，河南新密二花质佳。
性味归经	甘，寒。归肺、心、胃经。
功能主治	清热解毒，疏散风热。凉血止血。用于痈肿疔疮，喉痹，丹毒，热毒血痢，风热感冒，温病发热。

名方验方

附方1：咽喉炎

金银花15克，生甘草3克，煎水含漱。

附方2：感冒发热、头痛咽痛

金银花60克，山楂20克，煎水代茶饮。

附方3：痢疾

金银花15克，焙干研末，水调服。

附方4：胆囊炎胁痛

金银花50克，花茶叶20克，沏水当茶喝。

附方5：身热夜甚，心烦不寐，斑疹隐隐

金银花20克，水牛角30克，玄参、竹叶、连翘各10克，连5克，麦冬15克，生地黄25克。水煎服。

附方6：丹毒

银花30克，紫花地丁20克，车前草、川牛膝各10克，丹皮15克，萆薢、黄芩、生薏苡仁各12克。水煎取药汁，每日1剂，早、晚2次分服。

金樱子

别名

刺榆子、野石榴、山石榴、刺梨子。

形态特征

常绿攀援状灌木。茎红褐色，有钩状皮刺。三出复叶互生，小叶椭圆状卵形至卵状披针形，先端尖，边缘有细锐锯齿，下面沿中脉有刺，托叶线状披针形。花单生长于侧枝顶端；萼片卵状披针形，被腺毛，花瓣白色，倒广卵形。蔷薇果熟时红色，梨形，外有刚毛，内有多数瘦果。

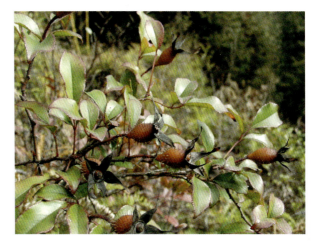

生境分布	生长于向阳多石山坡灌木丛中。分布于广东、四川、云南、湖北、贵州等地。
性味归经	酸、甘、涩，平。归肾、膀胱、大肠经。
功能主治	固精缩尿，固崩止带，涩肠止泻。用于遗精滑精，遗尿尿频，崩漏带下，久泻久痢。

名方验方

附方1：失眠

金樱子15克，小金梅草、芡实备25克，水煎服。

附方2：慢性痢疾，肠结核

金樱子、金樱花、罂粟壳各3克，醋炒，共研细末，蜜丸如梧桐子大，每次3克，每日3次。

附方3：细菌性阴道炎

金樱子、海螵蛸、沙苑子、鹿角霜各15克，桑螵蛸8克，白术10克。水煎取药汁。代茶饮，每日1剂。

附方4：小儿肾虚遗尿及成人遗精、老年小便失禁等症

金樱子20克，芡实仁50克。将金樱子煮100克汁，加入芡实仁和适量水，用大火烧沸后转用小火熬煮。每日1剂，分2次服用，温热食用。

附方5：脾虚泄泻

金樱子、党参、茯苓、莲子、芡实、自尤各15克。水煎服。

附方6：遗精，白带

金樱子、芡实各等量，共研细粉，炼蜜为丸，每丸重15克，每服1丸，每日2次。

附方7：肾虚失摄型老年性阴道炎

金樱子30克，或冰糖适量。把金樱子洗净后加水煎汁，加入冰糖稍煮。代茶饮。

乳香

别名

塌香、熏陆香、马尾香、乳头香、天泽香、摩勒香、多伽罗香。

形态特征

矮小灌木，高4～5米，罕达6米。树干粗壮，树皮光滑，淡棕黄色，纸状，粗枝的树皮鳞片状，逐渐剥落。叶互生，密集或于上部疏生，单数羽状复叶，长15～25厘米，叶柄被白毛；小叶7～10对，对生，无柄，基部者最小，向上渐大，小叶片长卵形，长达3.5厘米，顶端者长达7.5厘米，宽1.5厘米，先端钝，基部圆形、近心形或截形，边缘有不规则的圆齿裂，或近全缘，两面均被白毛，或上面无毛。花小，排列成稀疏的总状花序；苞片卵形；花萼杯状，先端5裂，裂片三角状卵形；花瓣5片，淡黄色，卵形，长约为萼片的2倍，先端急尖；雄蕊10，着生长于花盘外侧，花丝短；子房上位，3～4室，每室具2垂生胚珠，柱头头状，略3裂。核果倒卵形，长约1厘米，有三棱，钝头，果皮肉质，肥厚，每室具种子1枚。

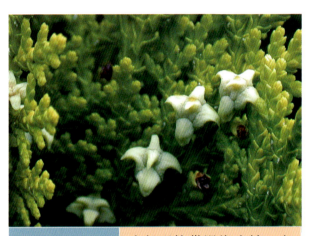

生境分布	生长于热带沿海山地。产于非洲的索马里、埃塞俄比亚及阿拉伯半岛南部，土耳其、利比亚、苏丹、埃及也产。
性味归经	辛、苦，温。归心、肝、脾经。
功能主治	活血止痛，消肿生肌。用于瘀阻气滞的脘腹疼痛，风湿痹痛，跌打损伤，痛经，产后腹痛等。

名方验方

附方1：冠心病、心绞痛

乳香、没药各9克，降香15克，郁金、丹参、红花、瓜蒌各9克，水煎服。

附方2：气滞胃痛、胃肠痉挛胃肠积气胀痛，胃肠痉挛疼痛

乳香、五灵脂、高良姜、香附各适量，水煎服。

附方3：痛经、闭经

乳香、当归、丹参、香附、元胡各适量，水煎服。

附方4：宫颈糜烂

乳香、儿茶、铜绿、没药各25克，轻粉10克，黄丹15克，冰片5克，共研细粉，用液体石蜡调成膏剂。用消毒干棉球拭净分泌物，将药膏用带线棉球涂塞患处，6小时后牵出，每日1次。

附方5：麻风病、黄水病

乳香15克，白花刺参、鬼箭锦鸡儿、小檗中皮、蔷薇果（茶藨果）、麻花艽各20克，宽筋藤25克，儿茶50克，粉碎成粗粉，混匀，用水煎服。每服5克，1日2～3次。

肿节风

别　名

九节茶、九节风、接骨莲、九爪龙。

形态特征

多年生常绿草本或亚灌木，高达2米。根茎粗大，支根多而细长。茎直立，多分支，节膨大。叶对生，近革质，长椭圆形或卵状披针形，长6～18厘米，宽2～7厘米，边缘有粗锯齿，齿尖具腺点；叶柄长约1厘米，基部合生成鞘；托叶微小。穗状花序1～3个聚生茎顶；苞片卵状三角形；花小，无花被，黄绿色，芳香；雄蕊1，白色，棒状，花药2室；雌蕊球形，子房下位，柱头近头状。核果球形，鲜红色。花期6～7月，果期8～9月。

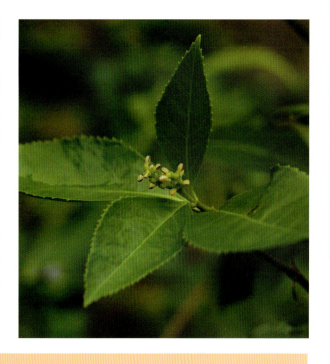

生境分布	生长于山沟、溪谷林阴湿地，分布于华东、中南、西南。
性味归经	苦、辛，平。归心、肝经。
功能主治	清热凉血，活血消斑，祛风通络。用于血热发斑发疹，风湿痹痛，跌打损伤。

名方验方

附方1：劳伤腰痛

肿节风、四块瓦、退血草各15克，煨酒服。

附方2：胃痛

肿节风15克，煨水服。

附方3：外伤出血

鲜肿节风捣烂敷患处。

附方4：伤口溃烂

肿节风、叶适量，煎水外洗。

附方5：烫火伤

肿节风干叶一份，研末，茶油二份调匀，搽抹患处。

鱼腥草

别名

臭菜、折耳根、侧耳根、臭根草、臭灵丹、朱皮拱。

形态特征

为多年生草本，高15～60厘米，具腥臭气；茎下部伏地，节上生根，上部直立，无毛或被疏毛。单叶互生，叶片心脏形，全缘，暗绿色，上面密生腺点，背面带紫色，叶柄长1～3厘米；托叶膜质条形，下部与叶柄合生成鞘状。穗状花序生长于茎上端与叶对生；基部有白色花瓣状总苞片：4枚；花小而密集，无花被。蒴果卵圆形，顶端开裂，种子多数。

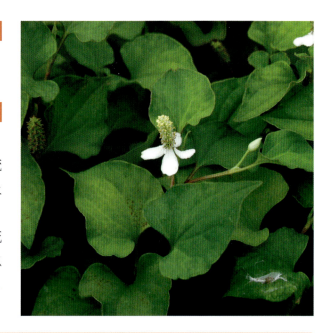

生境分布	生长于沟边、溪边及潮湿的疏林下。分布于长江流域以南各省（区）。全国其他地区也产。
性味归经	辛，微寒。归肺经。
功能主治	清热解毒，消痈排脓，利尿通淋。用于肺痈吐脓，痰热喘咳，热痢，热淋，痈肿疮毒。

名方验方

附方1：肺热咳嗽，咯痰带血

鱼腥草18克（鲜草36克），甘草6克，车前草30克，水煎服。

附方2：黄疸发热

鱼腥草150～180克，水煎温服。

附方3：咳嗽痰黄

鱼腥草15克，桑白皮、浙贝母各8克，石韦10克，水煎服。

附方4：慢性膀胱炎

鱼腥草60克，瘦猪肉200克，加水同炖，每日1剂，连服1～2周。

附方5：肺炎、支气管炎

鱼腥草、半边莲各30克，甘草20克，水煎服。

附方6：百日咳

鱼腥草、水蜈蚣各30克，桑白皮、百部各10克。水煎服。

狗脊

别名

金毛狗、金狗脊、猴毛头、黄狗头、金毛狗脊、金毛狮子。

形态特征

多年生草本，高2～3厘米。根茎粗大，密被金黄色长茸毛，顶端有叶丛生。叶宽卵状三角形，三回羽裂；末回裂片镰状披针形，边缘有浅锯齿，侧脉单一或在不育裂片上为二叉。孢子囊群生长于小脉顶端，每裂片上1～5对；囊群盖两瓣，成熟时张开如蚌壳。根茎呈不规则的块状，长10～30厘米，（少数可达50厘米）直径2～10厘米。

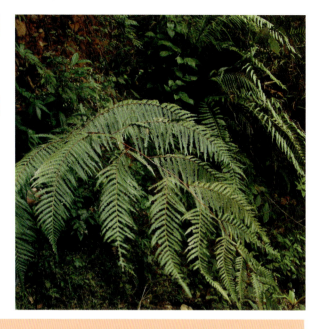

生境分布	生长于山脚沟边及林下阴处酸性土上。分布于四川、福建、云南、浙江等地。
性味归经	苦、甘，温。归肝、肾经。
功能主治	补肝肾，强腰膝，祛风湿。用于风湿痹痛，腰膝酸软，下肢无力。

名方验方

附方1：骨质增生症

狗脊、熟地、枸杞、川牛膝、补骨脂、桑寄生各15克，杜仲、菟丝子各12克，淫羊藿9克，水煎服。

附方2：腰痛、脚膝痿软

狗脊、萆薢各100克，菟丝子500克，共研粉，炼蜜为丸，每次9克，每日2次。

附方3：腰肌劳损、腰膝酸软无力

狗脊、地龙、威灵仙、穿山甲各15克，独活10克，骨碎补、补骨脂各12克，水煎服。

附方4：风湿痹痛、手足麻木

狗脊、牛膝、木瓜、海风藤各9克，桑枝、桂枝、松节、秦艽、炒续断各6克，水煎服。

附方5：肾虚腰痛

金毛狗脊100克，补骨脂、核桃仁各150克，共研细粉，每服15克，每日2次，温开水送服。

附方6：拔牙创面出血

狗脊茸毛适量，消毒后敷贴创面。

附方7：阳痿遗精

狗脊、黄精各15克，仙茅10克，金樱子30克。水煎服，每日1剂。

闹羊花

别名

羊踯躅、黄杜鹃、黄色映山红。

形态特征

为杜鹃花科落叶灌木,高1～2米。老枝光滑,带褐色,幼枝有短柔毛。单叶互生,叶柄短,被毛;叶片椭圆形至椭圆状倒披针形,先端钝而具短尖,基部楔形,边缘具向上微弯的刚毛。花多数,成顶生短总状花序,与叶同时开放,花金黄色,花冠漏斗状,外被细毛,先端5裂,裂片椭圆状至卵形,上面一片较大,有绿色斑点,花期4～5月。

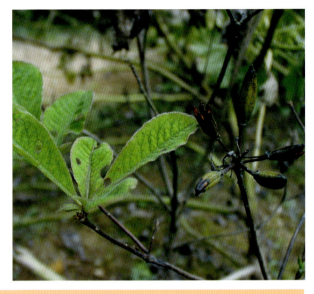

生境分布	常见于山坡、石缝、灌木丛中。分布江苏、浙江、江西、福建、湖南、湖北、河南、四川、贵州等地。
性味归经	辛,温;有大毒。归肝经。
功能主治	祛风除湿,散瘀定痛。用于风湿痹痛,偏正头痛,跌仆肿痛,顽癣。

名方验方

附方1:疟疾

闹羊花花0.3克,嫩松树梢15克,水煎服。

附方2:瘌痢头

鲜闹羊花花擦患处;或晒干研粉调麻油涂患处。

附方3:神经性头痛、偏头痛

鲜闹羊花花捣烂,外敷后脑或痛处2～3小时。

附方4:阳痿

闹羊花(酒拌,炒令干)、韭菜子(微炒)、附子(炮裂,去皮、脐)、桂心、泽泻各30克,鹿茸(去毛,涂酥,炙令微黄)60克。捣研为极细末,装瓶备用。空腹服用,每次用粥汤送服6克。

附方5:疥疮、皮肤癣

闹羊花鲜品,适量,捣烂外涂。

附方6:龋齿痛

闹羊花鲜品适量,煎水漱口。

附方7:跌打损伤

闹羊花10～15克,小驳骨50克,泽兰100克,共捣烂,酒炒热,外敷。

卷柏

别名
石柏、岩柏草、黄疸卷柏、九死还魂草。

形态特征
多年生隐花植物，常绿不凋。茎高数寸至尺许，枝多，叶如鳞状，略如扁柏之叶。此物遇干燥，则枝卷如拳状，遇湿润则开展。本植物生活力甚耐久，拔取置日光下，晒至干萎后，移置阴湿处，洒以水即活，故有"九死还魂草"之名。

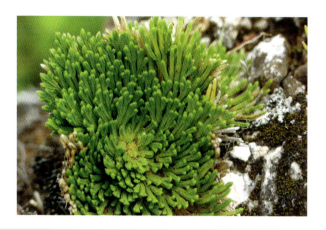

生境分布	生长于山地岩壁上。分布于广东、广西、福建、江西、浙江、湖南、河北、辽宁等地。
性味归经	辛，平。归肝、心经。
功能主治	活血通经。用于经闭痛经，癥瘕痞块，跌仆损伤。卷柏炭化瘀止血，用于吐血，崩漏，便血，脱肛。

名方验方

附方1：狂犬咬伤

卷柏适量。水煎服。

附方2：烫伤

卷柏适量。研末，茶油调涂。

附方3：创伤出血

卷柏适量。捣烂敷伤口。

附方4：消化性溃疡

卷柏60克，切碎，猪肚1个，共炖，煮熟备用。1个猪肚分3次吃，每日1个，连用2～3日。

附方5：婴儿断脐止血

取卷柏叶洗净，烘干研末，高压消毒后，贮瓶固封。在血管钳的帮助下断脐，断端撒上药粉0.5～1克，1～3分钟后松开血管钳，即能达到止血的目的。

附方6：宫缩无力、产后流血

卷柏15克，开水浸泡后，去渣1次服。

附方7：大肠下血

卷柏、侧伯、棕榈等分，烧存性为末。每服9克，酒下。亦可饭丸服。

附方8：远年下血

卷柏、地榆焙等分。每用30克，水1碗，煎数十沸，通口服。

八画

泽兰

别名

地笋、地石蚕、蛇王草、地瓜儿苗。

形态特征

为多年生草本，高60～170厘米。根茎横走，节上密生须根，先端肥大呈圆柱形茎通常单一，少分支，无毛或在节上疏生小硬毛。叶交互相对，长圆状披针形，先端渐尖，基部渐狭，边缘具锐尖粗牙齿状锯齿，亮绿色，两面无毛，下面密生腺点；无叶柄或短柄。轮伞花序腋生，花小，具刺尖头；花冠白色，内面在喉部具白色短柔毛。小坚果倒卵圆状四边形，褐色。

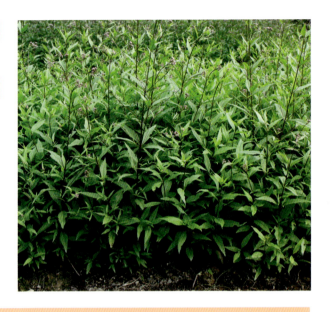

生境分布	生长于沼泽地、水边；野生，有栽培。全国大部分地区均产，分布于黑龙江、辽宁、浙江、湖北等地。
性味归经	苦、辛，微温。归肝、脾经。
功能主治	活血调经，祛瘀消痈，利水消肿。用于月经不调，经闭，痛经，产后瘀血腹痛，疮痈肿毒，水肿腹水。

名方验方

附方1：经候微少，渐渐不通，手足骨肉烦痛，日就羸瘦，渐生潮热，其脉微数

泽兰叶150克，当归、白芍药各50克，甘草25克，上为粗末，每服25克，水二盏，煎至一盏，去滓温服，不拘时。

附方2：经闭腹痛

泽兰、铁刺菱各15克，马鞭草、益母草各25克，土牛膝5克，煎水服。

附方3：产后水肿，血虚浮肿

泽兰、防己等量，研为末，每服10克，酸汤送服。

附方4：产后阴翻，产后阴户燥热，遂成翻花

泽兰200克，煎汤熏洗2～3次，或加枯矾煎洗。

附方5：小儿褥疮

泽兰心嚼生封之。

附方6：疮肿初起，及损伤瘀肿

泽兰捣封之。

泽泻

别名

水泻、芒芋、鹄泻、泽芝、及泻、天秃、禹孙、天鹅蛋。

形态特征

多年生沼生植物，高50～100厘米。叶丛生，叶柄长达50厘米，基部扩延成中鞘状；叶片宽椭圆形至卵形，长2.5～18厘米，宽1～10厘米，基部广楔形、圆形或稍心形，全缘，两面光滑；叶脉5～7条。花茎由叶丛中抽出，花序通常为大型的轮生状圆锥花序；花两性。瘦果多数，扁平，倒卵形，背部有两浅沟，褐色，花柱宿存。

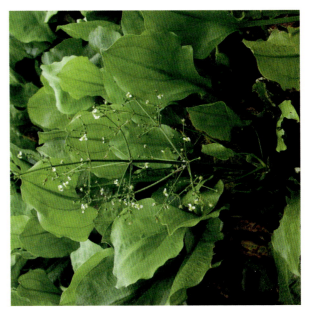

生境分布	生长于沼泽边缘，幼苗喜荫蔽，成株喜阳光，怕寒冷，在海拔800米以下地区，一般都可栽培。分布于福建、四川、江西等地。
性味归经	甘、淡，寒。归肾、膀胱经。
功能主治	利水渗湿，泄热，化浊降脂。利水渗湿，泄热。用于小便不利，水肿胀满，泄泻尿少，痰饮眩晕，热淋涩痛，高脂血症。

名方验方

附方1：水肿，小便不利

泽泻、白术各12克，车前子9克，茯苓皮15克，西瓜皮24克，水煎服。

附方2：肠炎泄泻

泽泻10克，黄连6克，马齿苋15克，水煎服。

附方3：湿热黄疸，面目身黄

泽泻、茵陈各50克，滑石15克，水煎服。

附方4：耳源性眩晕

泽泻、茯苓、白术各20克，化橘红、干姜、桂枝各15克，水煎服。

附方5：妊娠水肿

泽泻、桑白皮、槟榔、赤茯苓各1.5克，姜水煎服。

附方6：尿路感染，小便不利

泽泻、冬葵子各15克，茯苓皮25克，车前子20克。水煎服。

降香

别名
降真、降真香、紫藤香、花梨母。

形态特征
高大乔木，树皮褐色，小枝具密集的白色小皮孔。叶互生，近革质，单数羽状复叶，小叶9~13片，叶片卵圆形或椭圆形，长4~7厘米，宽2~3厘米，小叶柄长4~5厘米。圆锥花序腋生，花小，长约5毫米，萼钟状，5齿裂，花冠淡黄色或乳白色，雄蕊9枚一组，子房狭椭圆形，花柱短。荚果舌状椭圆形，长4.5~8厘米，宽1.5~2厘米，种子1枚，稀2枚。

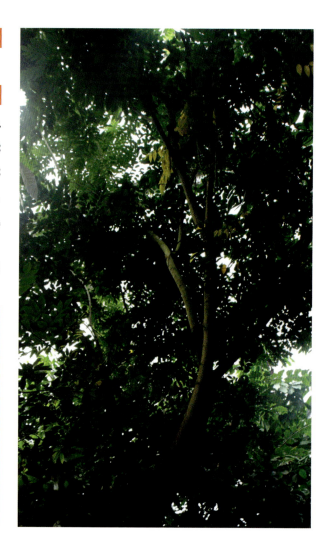

生境分布	生长于中海拔地区的山坡疏林中、林边或村旁。分布于广东、广西、云南等地。
性味归经	辛，温。归肝、脾经。
功能主治	理气止痛，化瘀止血。用于吐血，衄血，外伤出血，肝郁胁痛，胸痹刺痛，跌仆伤痛，呕吐腹痛。

名方验方

附方1：跌打损伤所致的体内处出血、瘀滞疼痛

降香檀末、五倍子末、铜末各等份或随间加减用之，上拌匀敷。

附方2：刀伤出血

降香、五味子、铜绿各适量，为末敷患处。

附方3：心脑血管病

降香、川芎、赤芍、丹参、红花各等份，水煎服。

附方4：外伤性吐血

降香、花蕊石各3克，没药、乳香各1.5克，共研极细末，每服0.3克，黄酒1杯送服。

附方5：痈疽恶毒

降香末、枫乳香等分，团成丸子，熏患处。

细辛

别名

小辛、细草、少辛、独叶草、金盆草、山人参。

形态特征

北细辛：多年生草本，高 10～25 厘米，叶基生，1～3 片，心形至肾状心形，顶端短锐尖或钝，基部深心形，全缘，两面疏生短柔毛或近于无毛；有长柄。花单生，花被钟形或壳形，污紫色，顶端 3 裂，裂片由基部向下反卷，先端急尖；雄蕊 12 枚，花丝与花药等长；花柱 6。蒴果肉质，半球形。华细辛：与上种类似，唯叶先端渐尖，上面散生短毛，下面仅叶脉散生较长的毛。花被裂片由基部沿水平方向开展，不反卷。花丝较花药长 1.5 倍。

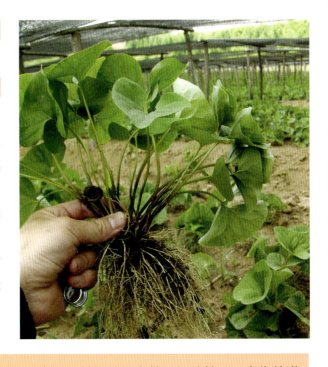

生境分布	生长于林下腐植层深厚稍阴温处，常见于针阔叶混交林及阔叶林下、密集的灌木丛中、山沟底稍湿润处、林缘或山坡疏林下的湿地。前 2 种分布于辽宁、吉林、黑龙江等省，习称辽细辛；后一种分布于陕西等众多省（区）。
性味归经	辛，温。归心、肺、肾经。
功能主治	祛风散寒，解表，通窍，止痛，温肺化饮。用于风寒感冒，头痛，牙痛，鼻塞流涕，鼻鼽，鼻渊，风湿痹痛，痰饮喘咳。

名方验方

附方 1：小儿目疮

细辛末适量，醋调，贴脐上。

附方 2：阳虚感冒

细辛、麻黄各 3 克，附子 10 克，水煎温服。

附方 3：口舌生疮

细辛、黄连各等份，为末。先以布揩净患处，掺药在上，涎出即愈。

附方 4：牙痛

细辛 3 克（后下），白芷、威灵仙各 10 克，水煎 2 次，混合后分上、下午服，每日 1 剂。

附方 5：鼻塞不通

细辛末少许，吹入鼻中。

九 画

珍珠

别　名
真朱、真珠、蚌珠、珠子、濂珠。

形态特征
贝壳2片，大而坚厚，略呈圆形；左右两壳不等，左壳较大于右壳。壳的长度与高度几相等，通常长约10～15厘米，大者可达20厘米。壳顶向前弯，位于背缘中部靠前端，右壳顶前方有一凹陷，为足丝的出孔。壳顶前后有两耳，后耳较大。壳表面黑褐色。左壳稍凸，右壳较平，壳顶光滑，绿色。其余部分被有同心形鳞片，鳞片在边缘向外延伸呈棘状。有些鳞片呈锯齿状，色淡白；贝壳中部锯齿状鳞片脱落，留有明显的放射纹痕迹。壳内面珍珠层厚，有虹光色彩，边缘黄褐色。铰合线直，在壳顶下有1～2个主齿，韧带细长，紫褐色。闭壳肌痕大，长圆形，略呈葫芦状。外套痕简单，足舌状，具足丝。马氏珍珠贝：贝壳呈斜四方形，壳长5～9厘米。壳顶位于前方，后耳大，前耳较小。背缘平直，腹缘圆。边缘鳞片层紧密，末端稍翘起，右壳前耳下方有一明显的足丝凹陷。壳面淡黄色，同心生长轮纹极细密，成片状，薄而脆，极易脱落，在贝壳中部常被磨损，在后缘部的排列极密，延伸成小舌状，末端翘起。贝壳内面珍珠层厚，光泽强，边缘淡黄色。闭壳肌痕长圆形。

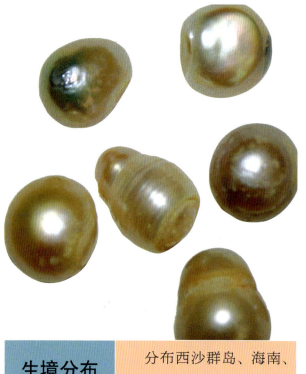

生境分布	分布西沙群岛、海南、广西及广东沿海。
性味归经	甘、咸，寒。归心、肝经。
功能主治	镇心安神，养阴熄风，清热坠痰，去翳明目，解毒生肌。用于惊悸，怔忡，癫痫，惊风搐搦，烦热消渴，喉痹口疮，目生翳障，疮疡久不收口。

名方验方

附方1：镇惊安神

珍珠粉，每次1克，每日3次。

附方2：失眠

珍珠母、淮小麦、石决明、夜交藤各30克，赤芍、合欢皮各15克，黄芩、朱麦冬、柏子仁、丹参各9克，沙参12克，水煎服。

荆芥

别名

线荠、假苏、姜芥、稳齿菜、香荆荠、四棱杆蒿、猫薄荷假苏。

形态特征

一年生草本，有香气。茎直立，方形有短毛。基部带紫红色。叶对生，羽状分裂，裂片3~5，线形或披针形，全缘，两面被柔毛。轮伞花序集成穗状顶生。花冠唇形，淡紫红色，小坚果三棱形。茎方柱形，淡紫红色，被短柔毛。断面纤维性，中心有白色髓部。叶片大多脱落或仅有少数残留。枝的顶端着生穗状轮伞花序，花冠多已脱落，宿萼钟形，顶端5齿裂，淡棕色或黄绿色，被短柔毛，内藏棕黑色小坚果。

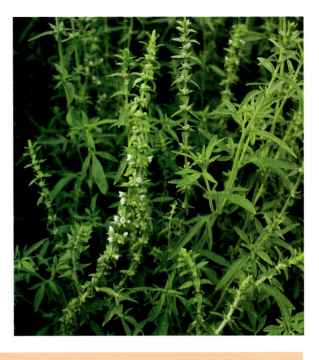

生境分布	多为栽培。全国各地均有出产，其中以江苏、浙江、江西、湖北、河北为主要产区。
性味归经	辛，微温。归肺、肝经。
功能主治	散风解表，透疹消疮，炒炭止血。用于感冒，头痛，麻疹，风疹，疮疡初起。

名方验方

附方1：皮肤瘙痒

荆芥、薄荷各6克，蝉蜕5克，白蒺藜10克，水煎服。

附方2：痔疮肿痛

荆芥30克，煎汤熏洗。

附方3：预防流行性感冒

荆芥9克，紫苏6克，水煎服。

附方4：感冒发热头痛

荆芥、防风各8克，川芎、白芷各10克，水煎服。

附方5：风寒型荨麻疹

荆芥、防风各6克，蝉蜕、甘草各3克，金银花10克，每日1剂，水煎分2次服。

附方6：

风瘙瘾疹，赤小豆、荆芥穗等分，为末，鸡子清调涂之。

茜草

别名

蒨草、血见愁、地苏木、活血丹、土丹参、红内消。

形态特征

多年生攀援草本。根细长，丛生长于根茎上；茎四棱形，棱及叶柄上有倒刺。叶4片轮生，叶片卵形或卵状披针形。聚伞花序顶生或腋生，排成圆锥状，花冠辐射状。浆果球形，熟时紫黑色。

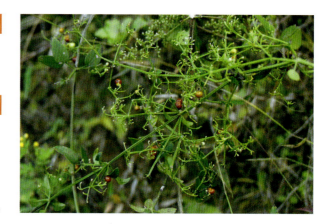

生境分布	生长于山坡岩石旁或沟边草丛中。分布于安徽、江苏、山东、河南、陕西等地。
性味归经	苦，寒。归肝经。
功能主治	凉血化瘀，止血，通经。用于吐血，衄血，崩漏，外伤出血，瘀阻经闭，关节痹痛，跌仆肿痛。

名方验方

附方1：荨麻疹

茜草25克，阴地蕨15克，水煎，加黄酒100克冲服。

附方2：经痛、经期不准

茜草15克，另配益母草和红枣各适量，水煎服。

附方3：软组织损伤

茜草200克，虎杖120克，用白布包煮20分钟，先浸洗，温后敷局部，冷后再加热使用，连续用药5～7日。

附方4：外伤出血

茜草适量，研细末，外敷伤处。

附方5：跌打损伤

茜草120克，白酒750毫升，将茜草置白酒中浸泡7日，每次服30毫升，每日2次。

附方6：跌打损伤

茜草25克，红花15克，赤芍20克。水煎服。

附方7：阴虚之经期延长

茜草、旱莲草各30克，大枣10枚。水煎取药汁。代茶饮。

附方8：吐血

茜根50克，捣成末。每服10克，水煎，冷眼，用水调末10克服亦可。

草乌

别名

乌头、乌喙、奚毒、鸡毒、药羊蒿、鸡头草、百步草、断肠草。

形态特征

茎直立，高50～150厘米，无毛。茎中部叶有稍长柄或短柄；叶片纸质或近革质，五角形，3全裂，中裂片宽菱形，渐尖，近羽状深裂，小裂片披针形，上面疏被短曲毛，下面无毛。总状花序窄长；花梗长2～5厘米；小苞片线形；萼片5，紫蓝色，上萼片盔形；花瓣2，有长爪，距卷曲；雄蕊多数；心皮3～5。蓇葖果。花期7～9月，果期10月。

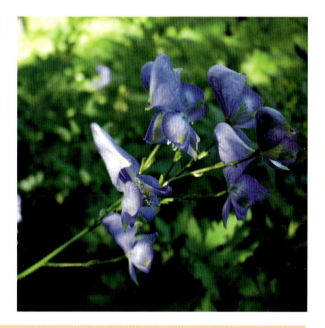

生境分布	生长于山坡草地或疏林中海拔400～2000米处。分布于东北、内蒙古、河北、山西。
性味归经	辛、苦，热；有大毒。归心、肝、肾、脾经。
功能主治	祛风除湿，温经止痛。用于风寒湿痹，关节疼痛，心腹冷痛，寒疝作痛及麻醉止痛。

名方验方

附方1：风寒关节炎

草乌、松节、川乌各30克，生半夏、生天南星各30克，研粗末酒浸，擦敷患处。

附方2：十二指肠溃疡

草乌、川乌各9克，白及、白芷各12克，研末和面少许，调合成饼，外敷于剑突下胃脘部，一昼夜后除去。

附方3：气滞血瘀心痛

草乌15克，土木香10克，马钱子9克，肉蔻、广木香各20克，沉香6克，共研粗末，每次水煎服3～6克，每日3次。

附方4：淋巴结炎、淋巴结结核

草乌1个，用烧酒适量磨汁，外搽局部，每日1次。

草豆蔻

别名

偶子、草蔻、草蔻仁。

形态特征

多年生草本；高1～2米。叶2列；叶舌卵形，革质，长3～8厘米，密被粗柔毛；叶柄长不超过2厘米；叶片狭椭圆形至披针形，长30～55厘米，宽6～9厘米，先端渐尖；基部楔形，全缘；下面被绒毛。总状花序顶生，总花梗密被黄白色长硬毛；花疏生，花梗长约3毫米，被柔毛；小苞片阔而大，紧包着花芽，外被粗毛，花后苞片脱落；花萼筒状，白色，长1.5～2厘米，先端有不等3钝齿，外被疏长柔毛，宿存；花冠白色，先端三裂，裂片为长圆形或长椭圆形，上方裂片较大，长约3.5厘米，宽约1.5厘米；唇瓣阔卵形，先端3个浅圆裂片，白色，前部具红色或红黑色条纹，后部具淡紫色红色斑点；雄蕊1，花丝扁平，长约1.2厘米；子房下位，密被淡黄色绢状毛，上有二棒状附属体，花柱细长，柱头锥状。蒴果圆球形，不开裂，直径约3.5厘米，外被粗毛，花萼宿存，熟时黄色。种子团呈类圆球形或长圆形，略呈钝三棱状，长1.5～2.5厘米，直径1.5～2毫米。

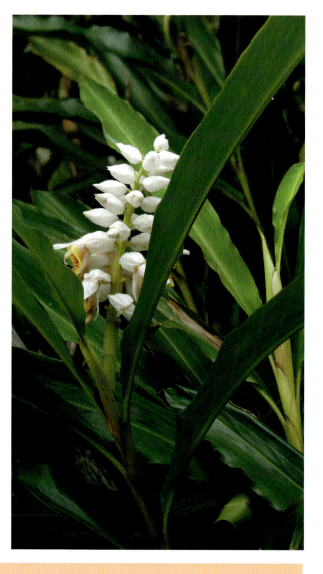

生境分布	生长于林缘、灌木丛或山坡草丛中。分布于广东、广西等地。
性味归经	辛，温。归脾、胃经。
功能主治	燥湿行气，温中止呕。用于寒湿内阻，脘腹胀满冷痛，嗳气呕逆，不思饮食。

名方验方

附方1：心腹胀满

草豆蔻50克，去皮为末，每次2克，以木瓜生姜汤调服。

附方2：剥脱性唇炎

草豆蔻、茯苓、白术、天花粉、山药、白扁豆、芡实、黄柏等各适量。水煎服，每日1次，10日为1个疗程。

草果

别名

老蔻、草果仁、草果子。

形态特征

多年生草本，丛生，高达2.5米。根茎横走，粗壮有节，茎圆柱状，直立或稍倾斜。叶2列，具短柄或无柄，叶片长椭圆形或狭长圆形，先端渐尖，基部渐狭，全缘，边缘干膜质，叶两面均光滑无毛，叶鞘开放，包茎。穗状花序从根茎生出。蒴果密集，长圆形或卵状椭圆形，顶端具宿存的花柱，呈短圆状突起，熟时红色，外表面呈不规则的纵皱纹。

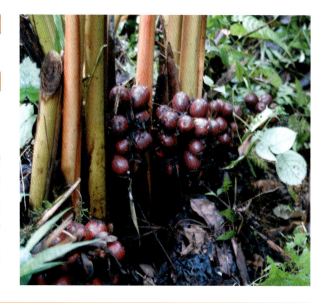

生境分布	生长于山谷坡地、溪边或疏林下。分布于云南、广西、贵州等地。
性味归经	辛，温。归脾、胃经。
功能主治	燥湿温中，截疟除痰。用于寒湿内阻，脘腹胀痛，痞满呕吐，疟疾寒热，瘟疫发热。

名方验方

附方1：湿阻中焦、呕吐少食

草果、橘皮各6克，厚朴、苍术各9克，生姜3片，甘草3克，水煎服。

附方2：疟疾

草果、厚朴、槟榔、常山（酒炒）各6～9克，青皮、橘皮各6克，炙甘草3克，水煎服。

附方3：寒湿中阻、脘腹胀满、消化不良、呃逆

草果（炒）、木香各25克，丁香、小茴香各15克，共研粉备用，口服，每次5克，每日1～2次。

附方4：头身疼痛

草果、甘草各2克，槟榔10克，厚朴、知母、芍药、黄芩各5克，水煎，午后温服。

附方5：乙型肝炎

草果40克，人中黄50克，地骨皮60克，水煎服。

附方6：斑秃

药用草果15克，诃子、山奈、官桂、樟脑各5克，共为细末，用香油125克调成油浸剂，每次用手蘸擦患处1～2分钟，早晚各1次。

茵陈

别名
因尘、马先、茵陈、因陈蒿、绵茵陈。

形态特征

多年生草本，幼苗密被灰白色细柔毛，成长后全株光滑无毛。基生叶有柄，2～3回羽状全裂或掌状分裂，最终裂片线形；花枝的叶无柄，羽状全裂成丝状。头状花序圆锥状，花序直径1.5～2毫米；总苞球形，总苞片3～4层；花杂性，每一花托上着生两性花和雌花各约5朵，均为淡紫色管状花；雌花较两性花稍长，中央仅有一雌蕊，伸出花冠外，两性花聚药，雌蕊1枚，不伸出，柱头头状，不分裂。瘦果长圆形，无毛。

滨蒿：与茵陈不同点为，一年生或二年生草本，基生叶有长柄，较窄，叶片宽卵形，裂片稍卵形，疏离，茎生叶线形，头状花序直径约1毫米，外层雌花5～7朵，中部两性花约4朵。幼苗多收缩卷曲成团块，灰绿色，全株密被灰白色茸毛，绵软如绒。茎上或由基部着生多数具叶柄的叶，长0.5～2厘米，叶柔软，皱缩并卷曲，多为2～3回羽状深裂，裂片线形，全缘。茎短细，一般长3～8厘米，直径1.5～3毫米。

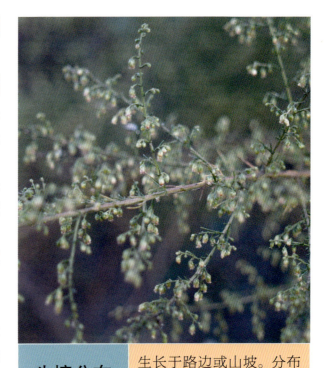

生境分布	生长于路边或山坡。分布于陕西、山西、安徽等地。
性味归经	苦、辛，微寒。归脾、胃、肝、胆经。
功能主治	清利湿热，利胆退黄。用于黄疸尿少，湿温暑湿，湿疮瘙痒。

名方验方

附方1：口腔溃疡

茵陈30克，煎汤内服或漱口。

附方2：遍身风痒生疥疮

茵陈适量，煮浓汁洗患处。

附方3：肝炎阴黄

茵陈15克，生姜60克，大枣12克，水煎服。

附方4：黄疸

茵陈20克，郁金、佩兰各10克，板蓝根30克，水煎服。

附方5：急性黄疸型肝炎

茵陈45～60克，连翘、蒲公英各30～40克，郁金、丹参各10～25克，黛青6～10克。水煎服，每日1剂。

茯苓

别名

茯菟、茯灵、茯蕶、云苓、茯兔、伏苓、伏菟、松腴。

形态特征

寄生或腐寄生。菌核埋在土内,大小不一,表面淡灰棕色或黑褐色,断面近外皮处带粉红色,内部白色。子实体平伏,伞形,直径0.5～2毫米,生长于菌核表面成一薄层,幼时白色,老时变浅褐色。菌管单层,孔多为三角形,孔缘渐变齿状。

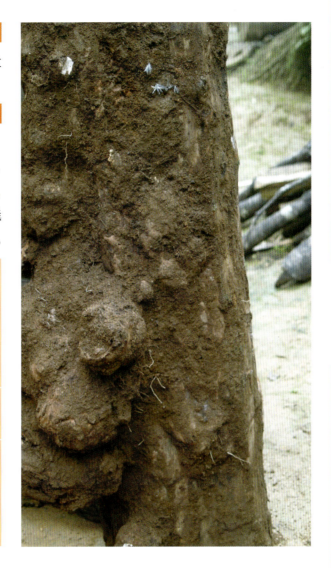

生境分布	生长于松科植物赤松或马尾松等树根上,深入地下20～30厘米。分布于湖北、安徽、河南、云南、贵州、四川等地。
性味归经	甘、淡,平。归心、肺、脾、肾经。
功能主治	利水渗湿,健脾,安神。用于水肿尿少,痰饮眩悸,脾虚食少,便溏泄泻,心神不安,惊悸失眠。

名方验方

附方1：水肿

茯苓、木防己、黄芪各15克,桂枝10克,甘草5克,水煎服。

附方2：咳嗽,呕吐

茯苓、清半夏、陈皮各15克,炙甘草5克。水煎服。

附方3：神经性呕吐

茯苓、半夏、生姜各15克,反酸烧心加黄连5克、吴茱萸3分,舌红苔少加麦冬、枇杷叶各15克,水煎服。

附方4：湿痰蒙窍,神志不清

茯苓、石菖蒲、远志、郁金、半夏各15克,胆南星10克,水煎服。

附方5：尿路感染,小便不利

茯苓皮25克,冬葵子、泽泻各15克,车前子20克。水煎服。

茺蔚子

别　名

小胡麻、苦草子、益母草子、三角胡麻。

形态特征

一年生或二年生草本，高60～100厘米。茎直立，四棱形，被微毛。叶对生；叶形多种；叶柄长0.5～8厘米。一年生植物基生叶具长柄，叶片略呈圆形，直径4～8厘米，5～9浅裂，裂片具2～3钝齿，基部心形；茎中部叶有短柄，3全裂，裂片近披针形，中央裂片常再3裂，两侧裂片再1～2裂，最终片宽度通常在3毫米以上，先端渐尖，边缘疏生锯齿或近全缘；最上部叶不分裂，，线形，近无柄，上面绿色，被糙伏毛，下面淡绿色，被疏柔毛及腺点。轮伞花序腋生，具花8～15朵；小苞片针刺状，无花梗；花萼钟形，外面贴生微柔毛，先端5齿裂，具刺尖，下方2齿比上方2齿长，宿存；花冠唇形，淡红色或紫红色，长9～12毫米，外面被柔毛，上唇与下唇几等长，上唇长圆形，全缘，边缘具纤毛，下唇3裂，中央裂片较大，倒心形；雄蕊4，二强，着生在花冠内面近中部，花丝疏被鳞状毛，花药2室；雌蕊1，子房4裂，花柱丝状，略长于雄蕊，柱头2裂。小坚果褐色，三棱形，先端较宽而平截，基部楔形，长2～2.5毫米，直径约1.5毫米。花期6～9月，果期7～10月。

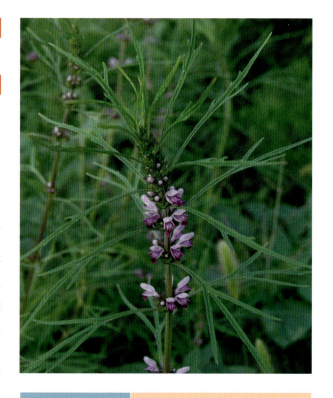

生境分布	生长于山野荒地、田埂、草地等。全国大部地区均产。
性味归经	辛、苦，微寒。归心包、肝经。
功能主治	活血调经，清肝明目。用于月经不调，经闭痛经，目赤翳障，头晕胀痛。

名方验方

附方1：妇女经脉不调，胎产血瘀气滞

茺蔚子、白芍、香附、当归各10克，川芎5克，熟地15克，水煎服。

附方2：高血压

茺蔚子、决明子各20克，黄芩、菊花各15克，夏枯草25克，水煎服。

附方3：甲状腺功能亢进

茺蔚子、白蒺藜、生牡蛎、杭白芍、枸杞子、海藻、元参、昆布、生地各等份，共研细末，炼蜜为丸，每丸10克，口服，每次1丸，每日2～3次。

胡芦巴

别　名
苦豆、芦巴、胡巴、葫芦巴、香豆子。

形态特征
一年生草本，高 40～50 厘米。茎丛生，几光滑或被稀疏柔毛。3 出复叶，小叶卵状长卵圆形或宽披针形，长 1.2～3 厘米，宽 1～1.5 厘米，近先端有锯齿，两面均有稀疏柔毛，小叶柄长 1～2 毫米，总柄长 6～12 毫米；托叶与叶柄连合，狭卵形，先端急尖。花无梗，1～2 朵腋生；萼筒状，萼齿 5，披针形，比花冠短一半，外被长柔毛；花冠蝶形，初为白色，后渐变淡黄色，基部微带紫晕，旗瓣长圆形，先端具缺刻，基部尖楔形，龙骨瓣偏匙形，长仅旗瓣的 1/3，翼瓣耳形，雄蕊 10，2 体；子房无柄，柱头顶生。荚果细长圆筒状，长 6～11 厘米，宽 0.5 厘米左右，被柔毛，并具网脉，先端有长尖。种子棕色，长约 4 毫米。花期 4～6 月，果期 7～8 月。

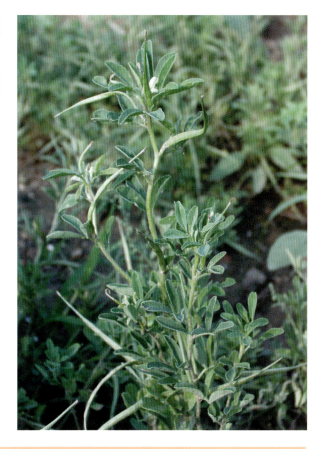

生境分布	均为栽培品种。分布于安徽、四川、河南等地。
性味归经	苦，温。归肾经。
功能主治	温肾助阳，祛寒止痛。用于肾阳不足，下元虚冷，小腹冷痛，寒疝腹痛，寒湿脚气。

名方验方

附方 1：肾阳不足、寒湿气滞之胁胀腹痛

胡芦巴 9 克，附子 6 克，香附 12 克，水煎服。

附方 2：疝气，睾丸冷痛

胡芦巴、小茴香各等份，炒研细末，每服 6 克，黄酒冲服。

附方 3：寒湿脚气

胡芦巴、吴茱萸、木瓜各适量，水煎服。

胡黄连

别名

胡连、割孤露泽、西藏胡黄连。

形态特征

多年生草本，高20～40厘米。主根圆柱形，根头部具多数疣状突起的茎部残基。茎直立，上部二凡状分枝，节略膨大。叶对生，无柄，叶片披针形，长5～30毫米，宽1.5～4毫米，全缘。二岐聚伞花序，花瓣5，白色，先端二裂。蒴果近球形，外被宿萼，成熟时顶端6齿裂。根类圆柱形，偶有分枝，长15～40厘米，直径1～2.5厘米。根头部有多数茎的残基，呈疣状突起，习称"珍珠盘"。表面淡黄色或灰黄色，有明显的纵皱纹，常向一方扭转。有凹陷的须根痕，习称"砂眼"。

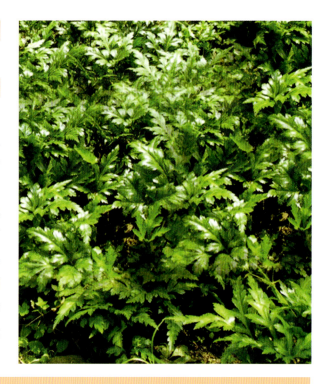

生境分布	生长于干燥的草原、悬岩的石缝或碎石中。分布于宁夏、甘肃、陕西等地。
性味归经	苦，寒。归肝、胃、大肠经。
功能主治	退虚热，除疳热，清湿热。用于骨蒸潮热，小儿疳热，湿热泻痢，黄疸尿赤，痔疮肿痛。

名方验方

附方1：湿热泻痢

胡黄连、黄柏、甘草、黄芩、金银花各10克，白头翁15克，白芍12克，木香6克，水煎服。

附方2：骨蒸劳热、四肢无力、夜卧虚汗

胡黄连、银柴胡、鳖甲各等量，研粉过筛，每次3克，每日3次。

附方3：痔疮肿痛不可忍

胡黄连适量，研末过筛，以猪胆汁调涂患处。

附方4：痢疾

胡黄连、山楂各适量，炒研为末，每次5～10克，拌白糖少许，温开水调匀空腹服用。

附方5：小儿疳积

胡黄连6克，研末装入胶囊，用米汤送服。

附方6：阴虚发热

胡黄连、秦艽、青蒿、知母、地骨皮各9克，水煎服。

胡椒

别名

浮椒、玉椒、味履支。

形态特征

常绿藤本。茎长达5米许，多节，节处略膨大，幼枝略带肉质。叶互生，叶柄长1.5～3厘米，上面有浅槽；叶革质，阔卵形或卵状长椭圆形，长8～16厘米，宽4～7厘米，先端尖，基部近圆形，全缘，上面深绿色，下面苍绿色，基出脉5～7条，在下面隆起。花单性，雌雄异株，成为杂性，成穗状花序，侧生茎节上；总花梗与叶柄等长，花穗长约10厘米；每花有一盾状或杯状苞片，陷入花轴内，通常具侧生的小苞片；无花被；雄蕊2，花丝短，花药2室；雌蕊子房圆形，1室，无花柱，柱头3～5枚，有毛。浆果球形，直径4～5毫米，稠密排列，果穗圆柱状，幼时绿色，熟时红黄色。种子小。花期4～10月，果期10月至次年4月。

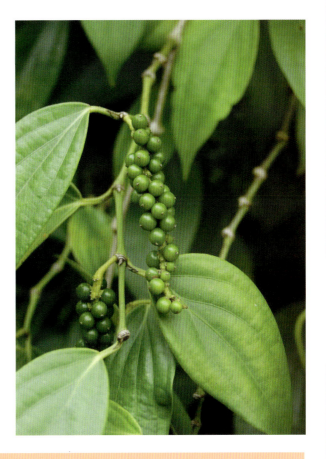

生境分布	生长于荫蔽的树林中。分布于海南、广东、广西、云南等地。
性味归经	辛，热。归胃、大肠经。
功能主治	温中止痛，下气消痰。用于腹痛泄泻，食欲不振，癫痫痰多。

名方验方

附方1：阴囊湿疹

胡椒10粒，研成粉，加水2000毫升，煮沸，外洗患处，每日2次。

附方2：反胃呕吐

胡椒1克（末），生姜30克，煎服，每日3次。

附方3：风虫牙痛

胡椒、荜拨各等份，为末，蜡丸，麻子大，每次1丸，塞蛀孔中。

附方4：冻伤

胡椒10%，白酒90%，把胡椒浸于白酒内，7日后过滤使用，搽于冻伤处，每日1次。

荔枝核

别名

荔核、枝核、荔支、丹荔、丽枝、荔仁、大荔核。

形态特征

常绿乔木,高达10米;树冠广阔,枝多拗曲。羽状复叶,互生;小叶2～4对,革质而亮绿,矩圆形成矩圆状披针形,先端渐尖,基部楔形而稍斜,全缘,新叶橙红色。圆锥花序顶生,花小,杂性,青白色或淡黄色。核果球形或卵形,直径约3厘米,外果皮革质,有瘤状突起,熟时赤色。种子矩圆形,褐色而明亮,假种皮肉质,白色,半透明,与种子极易分离。

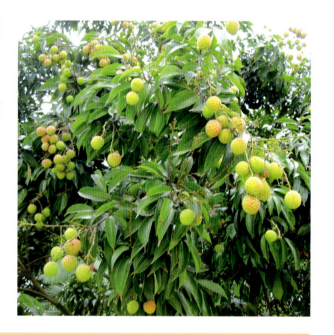

生境分布	多栽培于果园。分布于福建、广东、广西等地。
性味归经	甘、微苦,温。归肝、肾经。
功能主治	行气散结,散寒止痛。用于寒疝腹痛,睾丸肿痛。

名方验方

附方1:心腹胃脘久痛

荔枝核5克,木香3克,共研为末,每次5克,清汤调服。

附方2:血气刺痛

荔枝核(烧存性)25克,香附子50克,上为末。每次10克,盐酒送下。

附方3:肾肿大

荔枝核、八角茴香、青皮(全者)等份,锉散,炒,出火毒,为末,每次10克,酒下,每日3次。

附方4:疝心痛及小肠气

荔枝核1枚,煅存性,酒调服。

附方5:糖尿病(中老年非胰岛素依赖型无合并症糖尿病)

荔枝核烘干研末,每次服用3克,每日2次。

附方6:气滞血淤型子宫肌瘤

荔枝核、香附各30克,黄酒30毫升。将荔枝核、香附研成细末,混合后以瓷瓶密封保存。每次服用6克,以黄酒适量调服,每日3次。

南沙参

别名

沙参、桔参、石沙参、轮叶沙参、四叶沙参、狭叶沙参。

形态特征

多年生草本，茎高40～80厘米。不分枝，常被短硬毛或长柔毛。基生叶心形，大而具长柄；茎生叶无柄，或仅下部的叶有极短而带翅的柄；叶片椭圆形、狭卵形，基部楔形。先端急尖或短渐尖，边缘有不整齐的锯齿，两面疏生短毛或长硬毛，或近于毛。花序学不分枝而成假总状花序，或有短分枝而成极狭的圆锥花序，极少具长分枝而成圆锥花序的；花梗长不足5毫米；花萼常被短柔毛呀粒状毛，少数无毛，筒部常倒卵状，少数为倒卵状圆锥形，花冠宽钟状，蓝色或紫色，外面无毛或有硬毛，裂片5，三角状卵形；花盘短筒状，无毛；雄蕊5，花丝下部扩大成片状，花药细长；花柱常略长于花冠，柱头3裂，子房下位，3室。蒴果椭圆状球形，极少为椭圆状。种子多数，棕黄色，稍扁，有1条棱。花、果期8～10月。

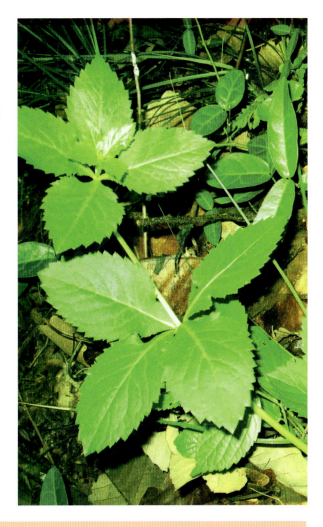

生境分布	多生长于山野的阳坡草丛中。分布于安徽、江苏、浙江、贵州等地，四川、河南、甘肃、湖南、山东等地也产。
性味归经	甘，微寒。归肺、胃经。
功能主治	养阴清肺，益胃生津，化痰，益气。用于肺热燥咳，阴虚劳嗽，干咳痰黏，胃阴不足，食少呕吐，气阴不足，烦热口干。

名方验方

附方1：慢性支气管炎，干咳无痰或痰少而黏

南沙参、杏仁、川贝母、枇杷叶各9克，麦冬10克，每日1剂，水煎服。

附方2：百日咳

南沙参、百部各9克，麦冬10克，每日1剂，水煎服。

附方3：肺结核，干咳无痰

南沙参9克，麦冬6克，甘草3克，开水冲泡，代茶饮服。

南鹤虱

别名
虱子草、野胡萝卜子。

形态特征
二年生草本，高15～120厘米，全株有粗硬毛。基生叶长圆形，2～3回羽状分裂，最终裂片线形至披针形，长2～14毫米，宽0.4～2毫米。复伞形花序顶生，总花梗长10～60厘米；总苞片多数，羽状分理解；伞幅多数；小总苞片5～7，线形；花梗15～25；花白色，在小伞形花序中心的花呈紫色。双悬果卵圆形，棱有狭翅，翅上密生短钩刺。花期5～7月，果期7～8月。

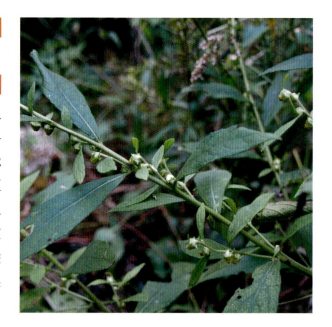

生境分布	生长于山野草丛中。分布于江苏、河南、湖北、浙江等地。
性味归经	苦、辛，平；有小毒。归脾、胃经。
功能主治	杀虫消积。用于蛔虫病，蛲虫病，绦虫病，虫积腹痛，小儿疳积。

名方验方

附方1：蛔虫

用鹤虱、榧子、芜荑各9克，使君子12枚，槟榔12克，大黄、苦楝根皮各6克，水煎，分2次服。

附方2：钩虫病

鲜鹤虱150克（干品24克），儿童用量酌减，水煎服。

附方3：肠道滴虫

鹤虱、乌梅各9克，槟榔、贯众各12克，雷丸、甘草各6克，广木香、黄连各45克，水煎服。

附方4：妇女阴痒

鹤虱、苦参、雄黄各12克，蛇床子30克，百部15克，每日1剂，煎2次混合药液，分2次外洗。

附方5：妇女外阴白斑

鹤虱30克，苦参、蛇床子、野菊花各15克，水煎过滤，先熏后洗；严重者洗时加猪胆汁1枚，与药汁搅匀，每日2次，1个月为1个疗程。

枳壳

别名

香橙、酸橙、枸头橙。

形态特征

酸橙：常绿小乔木。枝三棱形，有长刺。叶互生；叶柄有狭长形或狭长倒心形的叶翼，长8～15毫米，宽3～6毫米；叶片革质，倒卵状椭圆形或卵状长圆形，长3.5～10厘米，宽1.5～5厘米，先端短而钝，渐尖或微凹，基部楔形或圆形，全缘或微波状，具半透明油点。花单生或数朵簇生长于叶腋及当年生枝条的顶端，白色，芳香；花萼杯状，5裂；花瓣5，长圆形；雄蕊20以上；子房上位，雌蕊短于雄蕊，柱头头状。柑果近球形，熟时橙黄色；味酸。花期4～5月，果期6～11月。

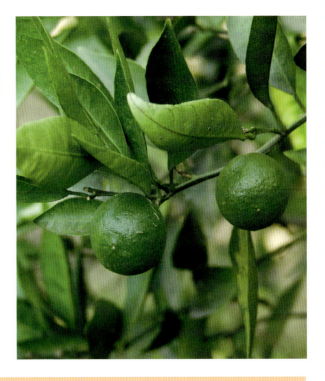

生境分布	我国长江流域及其以南各省区均有栽培。常见的栽培品种有：朱栾（小红橙）、枸头橙、江津酸橙等。主要分布在江苏、浙江、江西、福建、台湾、湖北、湖南、广东、广西、四川、贵州、云南等地。
性味归经	苦、辛、酸，微寒。归脾、胃经。
功能主治	理气宽中，行滞消胀。用于胸胁气滞，胀满疼痛，食积不化，痰饮内停，脏器下垂。

名方验方

附方1：子宫脱垂

枳壳500克，加水1500毫升，煎至500毫升，每日2次，每次25毫升，10日为1个疗程，年老体弱者加升麻、白术75克同煎。对于轻度子宫脱垂可用枳壳90克，水煎剂分2份，1份内服，1份外搽脱出部位，每日1剂，8日为1疗程。

附方2：浅表性胃炎伴胃下垂

枳壳、党参、黄芪各30克，白术、紫河车各20克，白芍15克，当归、木香（后入）、黄连各10克，陈皮、炙甘草各6克，水煎服，每日1剂，15日为1个疗程。

附方3：血淤型恶露不绝

枳壳、蚤休各20克，川芎、桃仁、当归、刘寄奴各12克，益母草、焦山楂各30克，炮姜6克，甘草3克，水煎服，每日1剂，恶露干净、症状消除后停药。

枳实

别名
臭橙、香橙、枸头橙。

形态特征

酸橙为酸橙的幼果,完整者呈圆球形,直径0.3～3厘米。外表灰绿色或黑绿色,密被多数油点及微隆起的皱纹,并散有少数不规则的黄白色小斑点。顶端微凸出,基部有环状果柄的痕迹。横切面中果皮光滑,淡黄棕色,厚3～7毫米,外果皮下方散有1～2列点状油室,果皮不易剥离;中央褐色,有7～12瓣囊,每瓤内含种子约10料;中心柱径宽2～3毫米。有强烈的香气,味苦而后微酸。

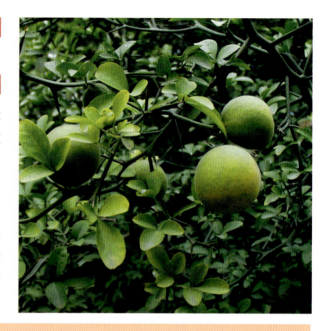

生境分布	生长于丘陵、低山地带和江河湖泊的沿岸。分布于四川、福建、江苏、江西等地。
性味归经	苦、辛、酸,微寒。归脾、胃经。
功能主治	破气消积,化痰散痞。用于积滞内停,痞满胀痛,泻痢后重,大便不通,痰滞气阻,胸痹,结胸,脏器下垂。

名方验方

附方1:肠麻痹

枳实、厚朴、砂仁、木香、柴胡各10克,水煎服,每日1～2剂。

附方2:便秘

枳实6～10克,水煎服。

附方3:胃病

枳实、白及各15克,水煎服,外加呋喃唑酮1片,每日3次。

附方4:胆汁返流性胃炎

枳实、两面针、茯苓各15克,代赭石、蒲公英各20克,白术、山楂、党参各12克,加减,每日1剂,早晚煎服2次,40日为1个疗程。

附方5:慢性胃窦炎

枳实、荜澄茄各50克,党参10克,研末,炼蜜为丸,每日3次,每次6克,饭前温开水送服。

附方6:胃粘膜异型增生

枳实、柴胡、赤芍、白芍、半夏各10克,陈皮6克,炙甘草5克,随症加减,每日1剂,连续服用为3～6个月。

柏子仁

别名

柏仁、柏子、柏实、柏子仁、侧柏仁、柏子仁霜。

形态特征

常绿乔木，高达20米，胸径可达1米。树皮薄，浅灰褐色，纵裂成条片。小枝扁平，直展，排成一平面。叶鳞形，交互对生，长1～3毫米，先端微钝，位于小枝上下两面之叶露出部分倒卵状菱形或斜方形，两侧的叶折覆着上下之叶的基部两侧，呈龙骨状。叶背中部均有腺槽。雌雄同株；球花单生长于短枝顶端；雄球花黄色，卵圆形，长约2毫米。球果当年成熟，卵圆形，长1.5～2厘米，熟前肉质，蓝绿色，被白粉；熟后木质，张开，红褐色；种鳞4对，扁平，背部近先端有反曲的尖头，中部种鳞各有种子1～2颗。种子卵圆形或长卵形，长4～6毫米，灰褐色或紫褐色，无翅或有棱脊，种脐大而明显。花期3～4月，球果9～11月成熟。

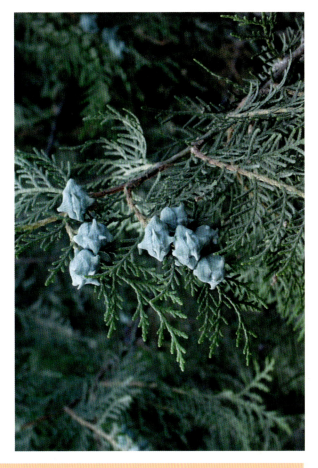

生境分布	生长于山地阳地、半阳坡，以及轻盐碱地和砂地。全国大部分地区有产。主要分布于山东、河南、河北、江苏等省。
性味归经	甘，平。归心、肾、大肠经。
功能主治	养心安神，润肠通便，止汗。用于阴血不足，虚烦失眠，心悸怔忡，肠燥便秘，阴虚盗汗。

名方验方

附方1：口舌生疮

新鲜柏子30克，洗净，用开水冲泡当茶饮服，直至液汁色淡为止，此为1日量，可连服数日。

附方2：变异性心绞痛

服柏子养心丸，每次2丸，每日3次。

附方3：梦游症

柏子仁、酸枣仁各10克，柴胡、白芍、当归各8克，龙齿、石菖蒲各6克，合欢皮、夜交藤各12克，水煎服，每日1剂。

栀子

别名

木丹、枝子、黄栀子、山栀子。

形态特征

叶对生或3叶轮生；托叶膜质，联合成筒状。叶片革质，椭圆形、倒卵形至广倒披针形，全缘，表面深绿色，有光泽、花单生长于枝顶或叶腋、白色、香气浓郁；花萼绿色。圆筒形，有棱，花瓣卷旋，下部联合呈圆柱形，上部5～6裂；雄蕊通常6枚；子房下位，1室。浆果，壶状，倒卵形或椭圆形，肉质或革质，金黄色，有翅状纵棱5～8条。

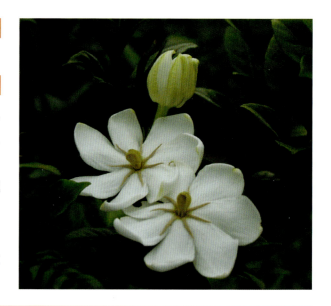

生境分布	生长于山坡、路旁，南方各地有野生。主产浙江、江西、湖南、福建等我国长江以南各省（区）。以江西产者为地道产品。
性味归经	苦，寒。归心、肺、三焦经。
功能主治	泻火除烦，清热利湿，凉血解毒，消肿止痛。用于热病心烦，湿热黄疸，淋证涩痛，血热吐衄，目赤肿痛，火毒疮疡；外治扭挫伤痛。

名方验方

附方1：热毒下血

栀子30枚，水1500毫升，煎取500毫升，去滓服。

附方2：小便不通

栀子仁27枚，盐少许，独头大蒜1枚。捣烂，摊纸花上贴脐，或涂阴囊上，良久即通。

附方3：跌打损伤

栀子250克，当归、桃仁、红花各150克，面粉、凡士林各250克，醋500毫升。前四药共研细末，将面粉放锅中加水在火上搅成糊状，倒入药粉搅匀，再加凡士林、米醋调匀即成。外敷患处，每日1次。

附方4：毛囊炎

栀子粉、穿心莲粉各15克，冰片2克，凡士林100克，调匀外涂，每日2次。

附方5：结节性红斑

栀子粉20克，赤芍粉10克，凡士林100克，调匀外涂，每日2次。

附方6：软组织挫伤

取栀子粉适量，用食醋或凉茶调成糊状，外涂患处，干后即换。

枸杞子

别名

西枸杞、枸杞豆、枸杞果、山枸杞、枸杞红实。

形态特征

为灌木或小乔木状。主枝数条，粗壮，果枝细长，先端通常弯曲下盘，外皮淡灰黄色，刺状枝短而细，生长于叶腋。叶互生或丛生长于短枝上。叶片披针形或卵状长圆形，花腋生，花冠漏斗状，粉红色或深紫红色。果实熟时鲜红，种子多数。

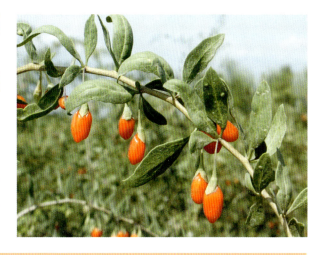

生境分布	生长于山坡、田野向阳干燥处。分布于宁夏、内蒙古、甘肃、新疆等地也有少量生产。以宁夏产者质地最优，有"中宁枸杞甲天下"之美誉。
性味归经	甘，平。归肝、肾经。
功能主治	滋补肝肾，益精明目。用于虚劳精亏，腰膝酸痛，眩晕耳鸣，阳痿遗精，内热消渴，血虚萎黄，目昏不明。

名方验方

附方1：肝肾不足，头晕盗汗，迎风流泪

枸杞子、菊花、熟地黄、怀山药各20克，山萸肉、丹皮、泽泻各15克，水煎服。

附方2：肾虚腰痛

枸杞子、金狗脊各20克，水煎服。

附方3：血脂异常症

枸杞子、女贞子、红糖适量制成冲剂，每日2次，每次6克，4～6周为1疗程。

附方4：萎缩性胃炎

枸杞子晒干，每日20克，分2次空腹时嚼服，2个月为1疗程。

附方5：阳痿

枸杞子30～60克，白酒500克。将枸杞子浸泡15天后服用，每次5～10毫升，每日2次。

附方6：夜间口干

枸杞子嚼服。

附方7：妊娠呕吐

枸杞子50克，黄芩5～10克，开水冲泡，温时频服，以愈为度。

附方8：疖肿

枸杞子15克，烘脆研末，加凡士林50克，制成软膏，外搽患处，每日1次。

九画

柿蒂

别名

柿钱、柿萼、柿丁、柿子把。

形态特征

落叶大乔木，高达 14 米。树皮深灰色至灰黑色，长方块状开裂；枝开展，有深棕色皮孔，嫩枝有柔毛。单叶互生，叶片卵状椭圆形至倒卵形或近圆形，先端渐尖或钝，基部阔楔形，全缘，上面深绿色，主脉生柔毛，下面淡绿色，有短柔毛，沿脉密被褐色绒毛。花杂性，雄花成聚伞花序，雌花单生叶腋，花冠黄白色，钟形。浆果形状种种，多为卵圆球形，橙黄色或鲜黄色，基部有宿存萼片。种子褐色，椭圆形。

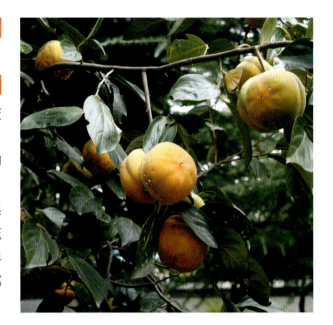

生境分布	多为栽培种。分布于四川、广东、广西、福建等地。
性味归经	苦、涩，平。归胃经。
功能主治	降气止呃。用于呃逆。

名方验方

附方1：慢性支气管炎咳嗽、气逆

柿蒂 3~5 枚，冰糖适量。将柿蒂清洗干净，与冰糖一起放入茶杯中，沸水冲泡。代茶频饮。

附方2：肝阴不足导致的耳鸣、耳聋、口苦目眩、食少、倦怠，乏力

软红柿子肉 100 克，红枣 30 克，白面粉 200 克，油少许。红枣洗净去核，将柿肉、红枣碾烂，与面粉混匀，加清水适量，制成小饼。用油将小饼烙熟即可。可作早、晚餐食用，每周 1~2 次。

附方3：血淋

干柿蒂（烧灰存性），为末，每次 10 克，空心米饮调服。

附方4：百日咳

柿蒂（阴干）20 克，乌梅核中之白仁 10 个（细切）加白糖 15 克，用水 2 杯，煎至 1 杯。一日数回分服，连服数日。

附方5：呃逆

柿蒂、丁香、人参各等份，为细末，水煎，食后服。

附方6：呃逆不止

柿蒂（烧灰存性）为末，黄酒调服；或与姜汁、砂糖各等份，和匀，炖热徐服。

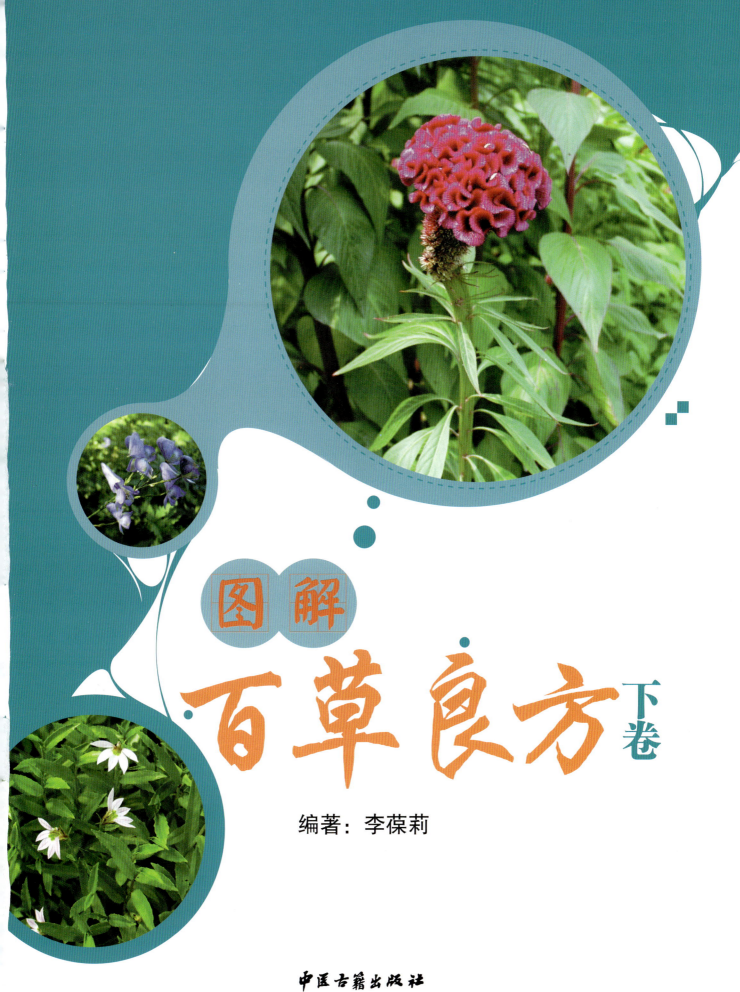

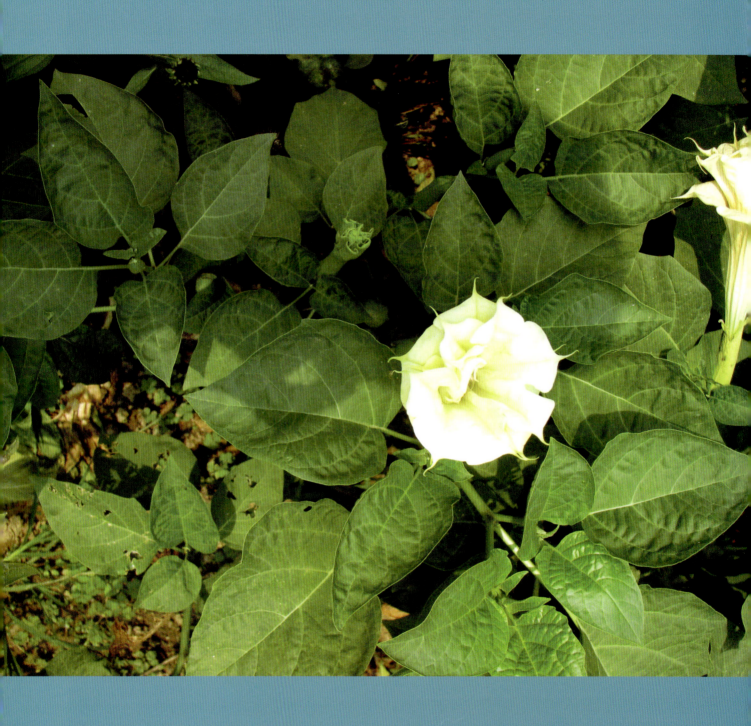

威灵仙

别　名

百条根、老虎须、铁扇扫、铁脚威灵仙。

形态特征

为藤本，干时地上部分变黑。根茎丛生多数细根。叶对生，羽状复叶，小叶通常5片，稀为3片，狭卵形或三角状卵形，长1.2～6厘米，宽1.3～3.2厘米，全缘，主脉3条。圆锥花序顶生或腋生；萼片4（有时5）花瓣状，白色，倒披针形，外被白色柔毛；雄蕊多数；心皮多数，离生，被毛。瘦果，扁卵形，花柱宿存，延长成羽毛状。根茎呈圆柱状，表面淡棕黄色，上端残留茎基，下侧着生多数细根。

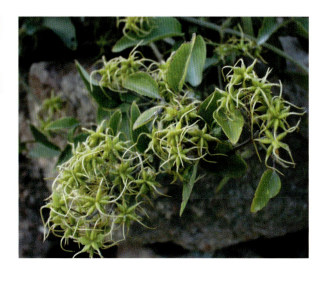

生境分布	生长于山谷、山坡或灌木丛中。分布于江苏、浙江、江西、安徽、四川、贵州、福建、广东、广西等地。
性味归经	辛、咸，温。归膀胱经。
功能主治	祛风湿，通经络，消骨哽。用于风湿痹痛，肢体麻木，筋脉拘挛，屈伸不利。

名方验方

附方1：诸骨哽喉

威灵仙30克，浓煎含咽。

附方2：胆石症

威灵仙60克，水煎服。

附方3：腰脚疼痛

威灵仙150克，捣为散，饭前温酒调服，每次3克。

附方4：尿路结石

威灵仙60～90克，金钱草50～60克，水煎服。

附方5：疟疾

威灵仙15克，酒煎温服。

附方6：呃逆

威灵仙、蜂蜜各30克，黑芝麻20克，加水750毫升，水煎30分钟，每日1剂。

厚朴

别名
厚皮、重皮、赤朴、烈朴、川朴、紫油厚朴。

形态特征
落叶乔木，高 7~15 米；树皮紫褐色，冬芽由托叶包被，开放后托叶脱落。单叶互生，密集小枝顶端，叶片椭圆状倒卵形，革质，先端钝圆或具短尖，基部楔形或圆形，全缘或微波状，背面幼时被灰白色短绒毛，老时呈白粉状。花与叶同时开放，单生枝顶，白色，直径约 15 厘米，花梗粗壮，被棕色毛；雄蕊多数，雌蕊心皮多数，排列于延长的花托上。聚合果圆卵状椭圆形，木质。

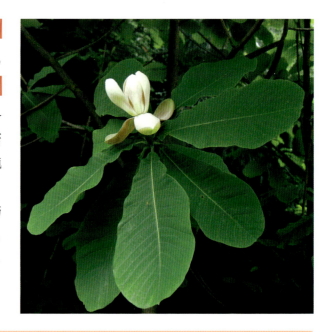

生境分布	常混生长于落叶阔叶林内或生长于常绿阔叶林缘。分布于四川、安徽、湖北、浙江、贵州等地。以湖北恩施地区所产紫油朴质量最佳，其次四川、浙江产者也佳。
性味归经	苦、辛，温。归脾、胃、肺、大肠经。
功能主治	燥湿消痰，下气除满。用于湿滞伤中，脘痞吐泻，食积气滞，腹胀便秘，痰饮喘咳。

名方验方

附方 1：腹泻伴消化不良

　　厚朴、黄连各 9 克，水煎空腹服。

附方 2：肠道寄生虫

　　厚朴、槟榔各 6 克，乌梅 2 个，水煎服。

附方 3：便秘

　　厚朴、枳实各 9 克，大黄 6 克，水煎服。

附方 4：咳喘痰多

　　厚朴 10 克，杏仁、半夏、陈皮各 9 克，水煎服。

附方 5：龋齿

　　用厚朴酚凝胶（厚朴酚结晶、分子量为 400 的聚乙二醇、木糖醇，以羟乙基纤维素为基质，加适量调味剂）约 0.4 克，涂于两侧下颌乳磨牙面，作咀嚼动作，并任其自然吞下，半小时内不进水、不进食。

砂仁

别名

阳春砂、春砂仁、蜜砂仁。

形态特征

多年生草本，高达1.5米或更高，茎直立。叶二列，叶片披针形，长20～35厘米，宽2～5厘米，上面无毛，下面被微毛；叶鞘开放，抱茎，叶舌短小。花茎由根茎上抽出；穗状花序成球形，有一枚长椭圆形苞片，小苞片成管状，萼管状，花冠管细长，白色，裂片长圆形，先端兜状，唇状倒卵状，中部有淡黄色及红色斑点，外卷；雌蕊花柱细长，先端嵌生药室之中，柱头漏斗状高于花药。蒴果近球形，不开裂，直径约1.5厘米，具软刺，熟时棕红色。

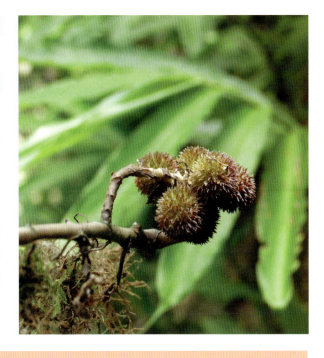

生境分布	生长于气候温暖、潮湿、富含腐殖质的山沟林下阴湿处。阳春砂主产我国广东、广西等地。海南砂主产海南、广东及湛江地区。缩砂产于越南、泰国、印度尼西亚等地。以阳春砂质量为优。
性味归经	辛，温。归脾、胃、肾经。
功能主治	化湿开胃，温脾止泻，理气安胎。用于湿浊中阻，脘痞不饥，脾胃虚寒，呕吐泄泻，妊娠恶阻，胎动不安。

名方验方

附方1：胎动不安

砂仁5克，紫苏梗9克，莲子60克。先将莲子以净水浸泡半天，再入锅中加水煮炖至九成熟时加入紫苏梗、砂仁，用小火煮至莲子熟透即可，吃莲子喝汤。逐日1剂，连用5～7日。

附方2：妊娠呕吐

砂仁适量，研为细末，每次6克，姜汁少许，沸汤服。

附方3：浮肿

砂仁、蝼蛄等份，焙燥研细末，每次3克，以温黄酒和水各半送服，每日2次。

附方4：乳腺炎

取砂仁末适量与少许糯米饭拌匀，搓成花生米大小，外裹以消毒青布，塞鼻孔。右侧乳腺炎塞左鼻，左侧乳腺炎塞右鼻，或左右交替每隔12小时更换1次。一般用1周可愈。

牵牛子

别名
黑丑、白丑、二丑、喇叭花。

形态特征

一年生缠绕性草质藤本。全株密被粗硬毛。叶互生，近卵状心形，叶片3裂，具长柄。花序有花1~3朵，总花梗稍短于叶柄，腋生；萼片5，狭披针形，中上部细长而尖，基部扩大，被硬毛；花冠漏斗状，白色、蓝紫色或紫红色，顶端5浅裂。蒴果球形，3室，每室含2枚种子。圆叶牵牛：与上种区别为茎叶被密毛；叶阔心形，常不裂，总花梗比叶柄长。萼片卵状披针形，先端短尖。种子呈三棱状卵形，似橘瓣状。长约4~8毫米，表面黑灰色（黑丑）或淡黄白色（白丑），背面正中有纵直凹沟，两侧凸起部凹凸不平，腹面棱线下端有类圆形浅色的种脐。

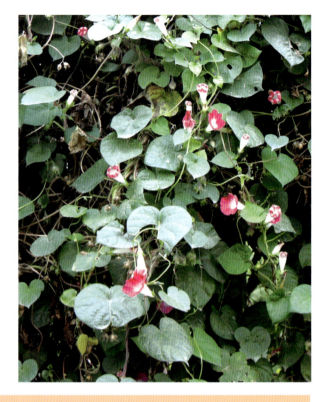

生境分布	生长于山野灌木丛中、村边、路旁；多栽培。全国各地有分布。
性味归经	苦，寒；有毒。归肺、肾、大肠经。
功能主治	泻水通便，消痰涤饮，杀虫攻积。用于水肿胀满，二便不通，痰饮积聚，气逆喘咳，虫积腹痛。

名方验方

附方1：水肿

牵牛子适量，研为末，每次2克，每日1次，以小便利为度。

附方2：肠道寄生虫

牵牛子100克（炒，研为末），槟榔50克，使君子肉50个（微炒），均为末，每次10克，砂糖调下，小儿减半。

附方3：水气积块

牵牛子500克，炒研细，黄酒冲服，每次3克，每日3次。

附方4：气滞腹痛，食积腹痛

炒牵牛子60克，研细末，红糖水冲服，每次2克，每日3次。

附方5：燥热实秘

牵牛子15克，大黄30克，共为细末，蜂蜜水送服10克。

鸦胆子

别名

老鸦胆、鸭蛋子、雅旦子。

形态特征

落叶灌木或小乔木,高2～3米,全株被黄色柔毛。羽状复叶互生,卵状披针形,边缘有粗齿,两面被柔毛。花单性异株,圆锥状聚伞花序腋生,花极小,暗紫色。核果椭圆形,黑色。

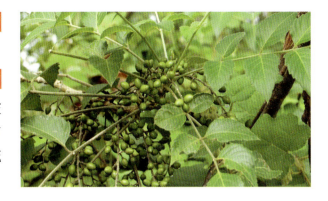

生境分布	生长于灌木丛、草地及路旁向阳处。分布于福建、广西、云南、台湾、广东等地。
性味归经	苦,寒;有小毒。归大肠、肝经。
功能主治	清热解毒,截疟,止痢,外用腐蚀赘疣。用于痢疾,疟疾;外治赘疣,鸡眼。

名方验方

附方1:阿米巴痢疾

鸦胆子仁,用龙眼肉包裹吞服(或装胶囊中),每次15～30粒,每日3次,服时切勿咬碎。

附方2:疣

鸦胆子去皮,取白仁之成实者,杵为末,以烧酒和涂少许,小作疮即愈。

附方3:滴虫性、霉菌性、细菌性阴道炎

鸦胆子仁40粒,打碎,加水煎成40毫升,一次性灌注阴道,每日1次。

附方4:疟疾

鸦胆子果仁10粒,入桂圆肉内吞服,每日3次,第三日后减半量,连服5日。

附方5:鸡眼

鸦胆子仁适量。将患处用温开水浸洗,用刀刮去表面角质层,然后将鸦胆子捣烂贴敷患处,外用胶布粘住,每3～5日换药1次,注意保护患处周围健康皮肤。

韭菜子

别名

韭子、韭菜仁。

形态特征

多年生草本，全草有异臭。鳞茎狭圆锥形。叶基生，扁平，狭线形，长15～30厘米，宽1.5～6毫米。花茎长30～50厘米，顶生伞形花序，具20～40朵花；总苞片膜状，宿存；花梗长为花被的2～4倍；花被基部稍合生，裂片6，白色，长圆状披针形，长5～7毫米；雄蕊6；子房三棱形。蒴果倒卵形，有三棱。种子6，黑色。花期7～8月，果期8～9月。

生境分布	生长于田园。全国各地有栽培，以河北、河南、山西、江苏、山东、安徽、吉林产量最大。
性味归经	辛、甘，温。归肝、肾经。
功能主治	补肾壮阳，固精。用于肝肾亏虚，腰膝酸痛，阳痿遗精，遗尿尿频，白浊带下。

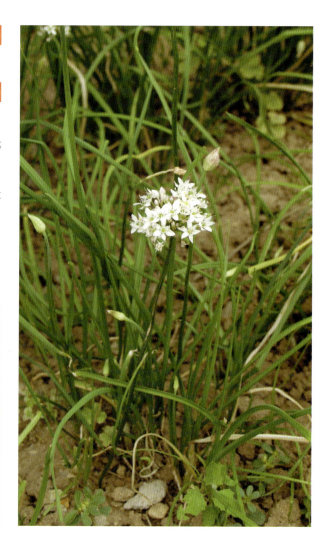

名方验方

附方1：遗精

韭菜子25克，牛鞭1根，淫羊藿、菟丝子各15克，水煎服。

附方2：重症呃逆

韭菜子轧为细面，每日3次，每次3～6克，口服，煎则无效。

附方3：阳痿

韭菜子60克，水煎服，每日1剂。

附方4：中老年人肾阳虚损，阳痿不举，早泄精冷之症

韭菜子、巴戟天、胡芦巴、杜仲各10克，水煎服。

附方5：肾虚遗精、小便频数

韭菜子15克，粳米50克，先煎韭菜子，去渣取汁，入米煮粥，空腹食用。

骨碎补

别名

猴姜、毛姜、申姜、肉碎补、石岩姜、爬岩姜、岩连姜。

形态特征

附生草本，高20～40厘米，根状茎肉质粗壮，长而横走，密被棕黄色、线状凿形鳞片。叶二型，营养叶厚革质，红棕色或灰褐色，卵形，无柄，边缘羽状浅裂，很象槲树叶，孢子叶绿色，具短柄，柄有翅，叶片矩圆形或长椭圆形。孢子囊群圆形，黄褐色，在中脉两侧各排列成2～4行，每个长方形的叶脉网眼中着生1枚，无囊群盖。

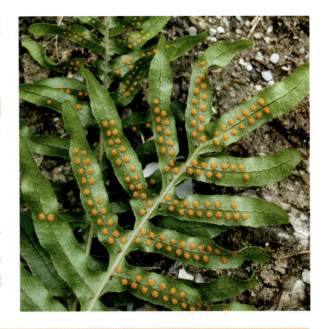

生境分布	附生长于树上、山林石壁上或墙上。分布于浙江、湖北、广东、广西、四川等地。
性味归经	苦，温。归肝、肾经。
功能主治	活血续伤，补肾强骨。用于跌仆闪挫，筋骨折伤，肾虚腰痛，筋骨痿软，耳鸣耳聋，牙齿松动；外治斑秃，白癜风。

名方验方

附方1：风湿性关节炎

骨碎补、宽筋藤、山苍子根、大血藤各25克。水煎服。

附方2：跌打损伤

骨碎补15克，仙桃草20克，水煎，兑甜酒服。

附方3：寻常疣

骨碎补20克，捣碎，加入75%酒精80毫升，甘油20毫升，密封后振摇数十次，放置1周后即可外擦使用。

附方4：挫闪

骨碎补100克，杵烂，同生姜母、菜油、茹粉少许，炒敷患处。

附方5：关节脱位，骨折

在关节复位或正骨手术后，取骨碎补（去毛）和榔榆皮捣烂，加面粉适量，捣成糊状，敷伤处，2～3日换药一次。

附方6：跌打损伤

骨碎补不以多少，生姜半之。上同捣烂，以罨损处，用片帛包，干即易之。

钩藤

别名

吊藤、钩丁、钓钩藤、莺爪风、嫩钩钩、金钩藤、钩藤钩子。

形态特征

攀援状大藤本，高12～15米。小枝压扁，有褐色疏粗毛，每一节上有双钩，钩幼时也有疏粗毛。叶革质，宽椭圆形或长椭圆形，长10～16厘米，宽6～12厘米，先端锐尖，基部。圆形或心形，上面近光滑，下面有褐黄色粗毛；托叶2裂。头状花序圆球形，单生叶腋，开花时径4～4.5厘米，花序柄长3.5～6.5厘米，有褐黄色粗毛；花淡黄色，长约1.6厘米，萼管长，5裂；花冠管状漏斗形，5裂。裂片覆瓦状排列；雄蕊5；子房下位，纺锤形，2室。蒴果有长柄，纺锤形，长1～1.5厘米，有粗毛。花期夏季。

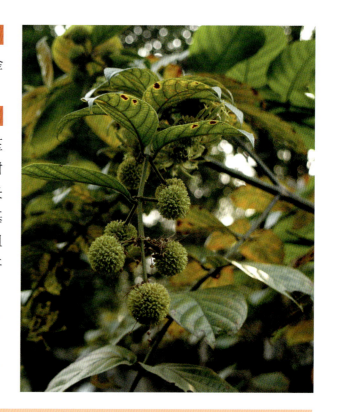

生境分布	生长于灌木林或杂木林中。分布于广西、江西、湖南、浙江、广东、四川等长江以南地区。
性味归经	甘，凉。归肝、心包经。
功能主治	息风定惊，清热平肝。用于肝风内动，惊痫抽搐，高热惊厥，感冒夹惊，小儿惊啼，妊娠子痫，头痛眩晕。

名方验方

附方1：小儿惊热

钩藤50克，硝石25克，甘草0.5克（炙微赤，锉），捣细，罗为散，每次2克，以温水调下，每日3～4次。

附方2：胎动不安

钩藤、桔梗、人参、茯神、当归、桑寄生各5克，水煎服。

附方3：高血压

钩藤12克，菊花、桑叶、夏枯草各10克，水煎服。

附方4：三叉神经痛

钩藤、地龙各24克，白芷10克，秦艽、丹参各15克，川芎9克，僵蚕、木瓜、大枣各12克，全蝎6克，白芍20克，水煎服。

香加皮

别名
臭槐、羊奶条、羊角槐、羊交叶、狭叶萝。

形态特征
蔓生灌木,叶对生,膜质,披针形,先端渐尖,基部楔形,全缘,侧脉多对。聚伞花序腋生,花冠紫红色。蓇葖果双生。种子顶端具白色绢毛。

生境分布	生长于河边、山野、砂质地。分布于吉林、辽宁、内蒙古、河北、山西、陕西、四川等地。
性味归经	辛、苦,温;有毒。归肝、肾、心经。
功能主治	利水消肿,祛风湿,强筋骨。用于下肢浮肿,心悸气短,风寒湿痹,腰膝酸软。

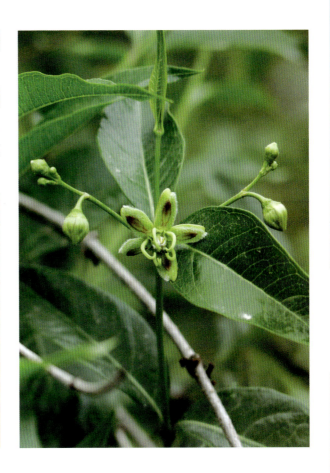

名方验方

附方1:水肿

香加皮7.5～15克,水煎服。

附方2:水肿、小便不利

香加皮、陈皮、茯苓皮、生姜皮、大腹皮各15克,水煎服。

附方3:筋骨软弱、脚痿行迟

香加皮、牛膝、木瓜各等份,为末,每次5克,每日3次。

附方4:风湿性关节炎、关节拘挛疼痛

香加皮、白鲜皮、穿山龙各25克,用白酒泡24小时,每日服10毫升。

香附

别名

香头草、回头青、雀头香、莎草根、香附子、雷公头、香附米。

形态特征

为多年生草本，根茎匍匐，块茎椭圆形，茎三棱形，光滑。叶丛生，叶鞘闭合抱茎。叶片长线形。复穗状花序，顶生，3~10个排成伞状，花深茶褐色，有叶状苞片2~3枚，鳞片2列，排列紧密，每鳞片着生一花，雄蕊3枚，柱头3裂，呈丝状。小坚果长圆倒卵形，具3棱。

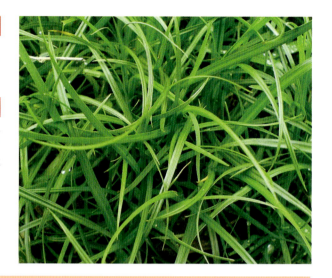

生境分布	生长于路边、荒地、沟边或田间向阳处。分布于广东、河南、四川、浙江、山东等地。
性味归经	辛、微苦、微甘，平。归肝、脾、三焦经。
功能主治	疏肝解郁，理气宽中，调经止痛。用于肝郁气滞，胸胁胀痛，疝气疼痛，乳房胀痛，脾胃气滞，脘腹痞闷，胀满疼痛，月经不调，经闭痛经。

名方验方

附方1：跌打损伤

炒香附20克，姜黄30克，共研细末，每日3次，每次5克。孕妇忌服。

附方2：阴道出血不止

香附（去皮毛，略炒）为末，每次10克，清米饮调下。

附方3：安胎

香附，炒，去毛，为细末，浓煎紫苏汤调下5克。

附方4：偏正头痛

香附（炒）200克，川芎100克，研为末，以茶调服。

附方5：脱肛

香附、荆芥穗各等份，为末，每次3匙，水一大碗，煎十数沸，淋患处。

附方6：尿血（非器质性疾病引起的）

香附、新地榆各等份，煎汤服。

附方7：地方性甲状腺腺肿

香附20克，干姜15克，白芷、夏枯草各30克，贝母、玄参、丹参各60克，紫草120克。共研为极细末，水泛或炼蜜为丸。每服6克，每日2次。

香橼

别名

枸橼、香圆、钩缘子、香泡树、香橼柑。

形态特征

常绿小乔木，高2米左右。枝具短而硬的刺，嫩枝幼时紫红色，叶大，互生，革质；叶片长圆形或长椭圆形，长8～15厘米，宽3.5～6.5厘米，先端钝或钝短尖，基部阔楔形，边缘有锯齿；叶柄短而无翼，无节或节不明显。短总状花序，顶生及腋生，花3～10朵丛生，有两性花及雄花之分，萼片5，合生如浅杯状，上端5浅裂；花瓣5，肉质，白色，外面淡紫色；雄蕊约30；雌蕊1，子房上部渐狭，花柱有时宿存。柑果长椭圆形或卵圆形，果顶有乳状突起，长径10～25厘米，横径5～10厘米，熟时柠檬黄色，果皮粗厚而芳香，瓤囊细小，12～16瓣，果汁黄色，味极酸而苦；种子10枚左右，卵圆形，子叶白色。花期4月，果期8～9月。

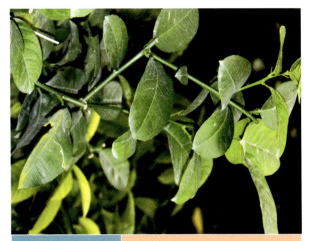

生境分布	生长于沙壤土，比较湿润的环境。分布于浙江、江苏、广东、广西等地。
性味归经	辛、苦、酸，温。归肝、脾、胃、肺经。
功能主治	疏肝解郁，理气宽中，燥湿化痰。用于肝胃气滞，胸胁胀痛，脘腹痞满，呕吐噫气，痰多咳嗽。

名方验方

附方1：喘咳痰多

鲜香橼50克，切碎放在有盖的碗中，加入等量的麦芽糖，隔水蒸数小时，以香橼稀烂为度，每次1匙，早、晚各1次。

附方2：肝痛、胃气痛

鲜香橼12～15克（干品6克），开水冲泡代茶饮。

附方3：胃痛胸闷、消化不良

陈香橼（焙干）、花椒、小茴香各12克，共研细末，每次3克，每日2次，温开水送服。

附方4：痰饮咳嗽、胸膈不利

香橼、法半夏各10克，茯苓15克，生姜3片，水煎服，每日2～3次。

附方5：食滞胃胀痛

香橼适量。切片，于通风处晾干，用适量盐腌渍放入玻璃瓶或瓷罐中备用，每次10～20克，用开水冲至咸淡适宜为度时服用。

香薷

别名

香菜、香茹、香菜、香草、石香菜、石香薷。

形态特征

一年生草本,高15~45厘米。茎多分权,稍呈四棱形,略带紫红色,被逆生长柔毛。叶对生,叶片线状长圆形至线状披针形,长1.3~2.8厘米,宽2~4厘米,边缘具疏锯齿或近全缘,两面密生白色柔毛及腺点。轮伞花序聚成顶生短穗状或头状,苞片圆倒卵形,长4~7毫米;萼钟状,外被白色柔毛及腺点;花冠2唇形,淡紫色,外被短柔毛;能育雄蕊2;花柱2裂。小坚果4,球形,褐色。

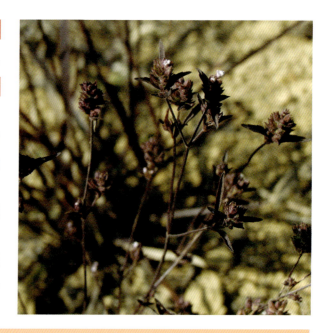

生境分布	生长于山野。分布于江西、河南、河北、安徽等地。
性味归经	辛,微温。归肺、胃经。
功能主治	发汗解表,化湿和中,利水消肿。用于暑湿感冒,恶寒发热,头痛无汗,腹痛吐泻,水肿,小便不利。

名方验方

附方1:小便不利、头面浮肿

香薷、白术各等份,研粉,炼蜜为丸,每服9克,每日2~3次。

附方2:水肿

香薷2500克,锉入锅中,加水久煮,去渣再浓煎,浓到可以捏丸时,即做成丸子,如梧子大。每服五丸,每日3次,药量可以逐日加一点以小便能畅为愈。

附方3:心烦胁痛

用香薷捣汁1000~2000毫升服。

附方4:鼻血不止

用香薷研细,水冲服5克。

附方5:暑热

香薷10克,厚朴6克,双花、连翘各15克,鲜扁豆花30克,加生石膏40克(先煎),水煎服。

附方6:暑呕

香薷、藿香、制半夏、姜竹茹各10克,厚朴5克,鲜扁豆花20克,双花、连翘各15克,水煎服。

重楼

别名

滇重楼、草河车、独脚莲。

形态特征

多年生草本。叶6～10片轮生，叶柄长5～20毫米，叶片厚纸质，披针形、卵状长圆形至倒卵形，长5～11厘米，宽2～4.5厘米。花梗从茎顶抽出，顶生一花；花两性，萼片披针形或长卵形，绿色，长3.5～6厘米；花被片线形而略带披针形，黄色，长为萼片的1/2左右至近等长中部以上宽2～6毫米；雄蕊8～10，花药长1～1.5厘米，花丝比药短，药隔突出部分1～2毫米。花期6～7月，果期9～10月。

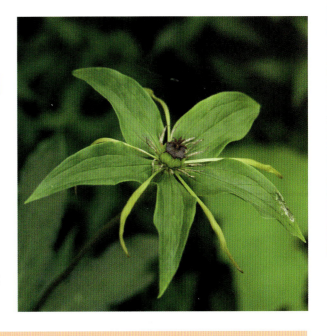

生境分布	生长于林下阴湿处。我国分布甚广，南北均有，主产长江流域及南方各省（区）。
性味归经	苦，微寒；有小毒。归肝经。
功能主治	清热解毒，消肿止痛，凉肝定惊。用于疔疮痈肿，咽喉肿痛，蛇虫咬伤，跌仆伤痛，惊风抽搐。

名方验方

附方1：乳汁不通或小儿吹乳

重楼15克，水煎，点水酒服。

附方2：肺痨久咳及哮喘

重楼25克，加水适量，同鸡肉或猪肺煲服。

附方3：脱肛

重楼，用醋磨汁，外搽患部后，用纱布压送复位，每日可搽2～3次。

附方4：无名肿毒

重楼9克，蒲公英30克，水煎服。

附方5：神经性皮炎

重楼适量，研为细末，以香油调和，外敷患处。糜烂者可用干粉直接撒布，一般治疗2～3日。

附方6：子宫颈糜烂

重楼根状茎，研细末调甘油搽局部，每日2～3次。

胖大海

别名

大海榄、大海子、大洞果、安南子。

形态特征

落叶乔木，高可达40米。单叶互生，叶片革质，卵形或椭圆状披针形，通常3裂，全缘，光滑无毛。圆锥花序顶生或腋生，花杂性同株；花萼钟状，深裂。果1~5个，着生长于果梗，呈船形，长可达24厘米。种子棱形或倒卵形，深褐色。

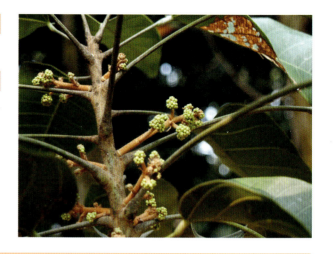

生境分布	生长于热带地区。分布于越南、印度、马来西亚、泰国、印度尼西亚等热带地区。我国广东、海南岛也有出产。
性味归经	甘，寒。归肺、大肠经。
功能主治	清宣肺气，润肠通便。用于肺热声哑，干咳无痰，咽喉干痛，热结便闭，头痛目赤。

名方验方

附方1：肺热咳嗽，咽痛音哑

胖大海2个，桔梗10克，甘草6克，煎汤饮。

附方2：肠道燥热、大便秘结

胖大海4个，蜂蜜适量，沸水浸泡饮。

附方3：急性扁桃体炎

胖大海4~8枚。放入碗内，开水冲泡，闷盖半小时左右，慢慢服完；间隔4小时，如法再泡服1次。

附方4：急性咽炎

胖大海2枚，金银花1.5克，玄参3克，生甘草2克，每日1包，代茶饮。

附方5：肺热音哑

胖大海3枚，金银花、麦冬各10克，蝉蜕5克。水煎服。

附方6：慢性咽炎

胖大海5克，杭菊花、生甘草各15克，水煎服。

附方7：喉癌之干咳声哑、咽喉肿痛

胖大海3枚，麦冬6克，白糖适量。用沸水泡沏胖大海和麦冬，取汁加白糖，继续用沸水泡沏二味，再饮再沏。代茶频饮，每日1剂。

独活

别名

大活、独滑、山独活、长生草、川独活、巴东独活、胡王使者。

形态特征

重齿毛当归为多年生草本，高60～100厘米，根粗大。茎直立，带紫色。基生叶和茎下部叶的叶柄细长，基部成鞘状；叶为2～3回3出羽状复叶，小叶片3裂，最终裂片长圆形，两面均被短柔毛，边缘有不整齐重锯齿；茎上部叶退化成膨大的叶鞘。复伞形花序顶生或侧生，密被黄色短柔毛，伞幅10～25，极少达45，不等长；小伞形花序具花15～30朵；小总苞片5～8；花瓣5，白色，雄蕊5；子房下位。双悬果背部扁平，长圆形，侧棱翅状，分果槽棱间有油管1～4个，合生面有4～5个。

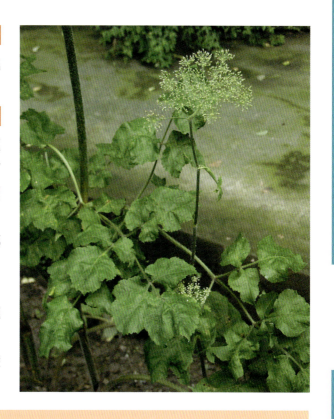

生境分布	生长于山谷沟边或草丛中，有栽培。主产于湖北、四川等地。
性味归经	辛、苦，微温。归肾、膀胱经。
功能主治	祛风湿，止痹痛，解表邪。用于风寒湿痹，腰膝疼痛，少阴伏风头痛，风寒挟湿头痛。

名方验方

附方1：慢性气管炎

独活15克，红糖25克，加水煎成100毫升，分3～4次服。

附方2：青光眼

独活、羌活、五味子各6克，白芍12克，水煎服。

附方3：面神经炎

独活、薄荷、白芷各30克，共研为细末，炼蜜为丸，每丸3克，每日3丸，口含服。

附方4：风湿腰痛

独活50克，杜仲、续断15克，米酒一杯为引，水煎服。

附方5：阴寒头痛

独活10克，细辛3克，川芎12克，水煎服。

急性子

别名

透骨草、凤仙花、指甲花。

形态特征

一年生草本，高约 60~80 厘米。茎粗壮，肉质，常带红色，节略膨大。叶互生，披针形，长 6~15 厘米，宽 1.5~2.5 厘米，先端长渐尖，基部楔形，边缘有锐锯齿；叶柄两侧有腺体。花不整齐，单一或数朵簇生长于叶腋，密生短柔毛，粉红色、红色、紫红色或白色；萼片 3，后面一片大，花瓣状，向后延伸成距；花瓣 5，侧瓣合生，不等大；雄蕊 5，花药粘合；子房上位，5 室。蒴果密生茸毛。种子圆形，黄褐色。花期 6~8 月，果期 9 月。

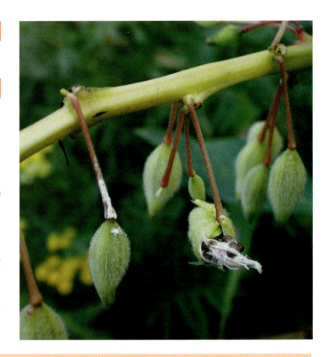

生境分布	全国各地均有栽培。分布于江苏、浙江、河北、安徽。
性味归经	微苦、辛，温；有小毒。归肺、肝经。
功能主治	破血散结，消肿软坚。用于癥瘕痞块，经闭，噎膈。

名方验方

附方 1：妇女经闭腹痛

急性子 3~5 朵，泡茶饮。

附方 2：水肿

急性子根每次 4~5 个，炖猪肉吃。

附方 3：百日咳

急性子 10 朵，冰糖少许，炖食。

附方 4：白带

急性子 15 克（或根 30 克），墨鱼 30 克，煮汤食，每日 1 剂。

附方 5：腰胁疼痛

急性子 9 克，晒干，研末，空腹服。

附方 6：骨折疼痛

急性子 3 克，鲜品 9 克，泡酒，内服。

姜黄

别名

黄姜、毛姜黄、宝鼎香、黄丝郁。

形态特征

多年生宿根草本。根粗壮，末端膨大成长卵形或纺锤状块根，灰褐色。根茎卵形，内面黄色，侧根茎圆柱状，红黄色。叶根生；叶片椭圆形或较狭，长20～45厘米，宽6～15厘米，先端渐尖，基部渐狭；叶柄长约为叶片之半，有时几与叶片等长；叶鞘宽，约与叶柄等长。穗状花序稠密，长13～19厘米；总花梗长20～30厘米；苞片阔卵圆形，每苞片内含小花数朵，顶端苞片卵形或狭卵形，腋内无花；萼3钝齿；花冠管上部漏斗状，3裂；雄蕊药隔矩形，花丝扁阔，侧生退化雄蕊长卵圆形；雌蕊1，子房下位，花柱丝状，基部具2棒状体，柱头2唇状。蒴果膜质，球形，3瓣裂。种子卵状长圆形，具假种皮。

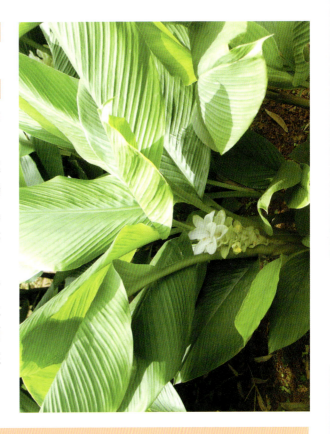

生境分布	生长于排水良好、土层深厚、疏松肥沃的砂质壤土。分布于四川、福建等地。
性味归经	辛、苦，温。归肝、脾经。
功能主治	破血行气，通经止痛。用于胸胁刺痛，胸痹心痛，痛经经闭，癥瘕，风湿肩臂疼痛，跌仆肿痛。

名方验方

附方1：诸疮癣初生时痛痒

姜黄适量，外敷。

附方2：胃炎、胆道炎症、腹胀闷、疼痛、呕吐、黄疸

姜黄、广郁金、绵茵陈各7.5克，黄连0.6克，肉桂0.3克，延胡索6克，水煎服。

附方3：经水先期而至、血涩少

姜黄、当归、赤芍、熟地、川芎、黄芩、丹皮、延胡索、香附（制）各等份，水煎服。

附方4：跌打损伤及体表脓肿疼痛属阳证者

姜黄、大黄、黄柏、陈皮、白芷、天南星、苍术、厚朴、花粉、甘草各适量，研末外敷。

附方5：风湿肩臂关节肌肉疼痛及腰痛

姜黄、羌活、白术、当归、赤芍、海桐皮、甘草各适量，水煎服。

前胡

别名

土当归、水前胡、野当归、野芹菜、鸡脚前胡。

形态特征

为多年生草本,高30~120厘米。主根粗壮,根圆锥形。茎直立,上部呈叉状分枝。基生叶为二至三回三出式羽状分裂,最终裂片菱状倒卵形,不规则羽状分裂,有圆锯齿;叶柄长,基部有宽鞘,抱茎;茎生叶较小,有短柄。复伞形花序,无总苞片,小总苞片呈线状披针形,花瓣白色。双悬果椭圆形或卵圆形,光滑无毛,背棱和中棱线状,侧棱有窄翅。

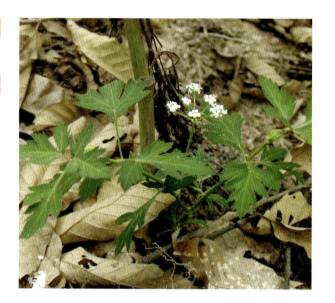

生境分布	生长于向阳山坡草丛中。前者分布于浙江、湖南、四川等地,后者分布于江西、安徽、山西等地,习惯认为浙江产者质量较好。
性味归经	苦、辛,微寒。归肺经。
功能主治	降气祛痰,宣散风热。用于痰热喘满,咯痰黄稠,风热咳嗽痰多。

名方验方

附方1:小儿夜啼

前胡捣筛,蜜丸小豆大,日服1丸,熟水下。

附方2:菌痢

前胡粉每次6克,水煎服,每日3次。

附方3:白癜风

前胡20克,防风10克,补骨脂30克,研为细末,加入75%酒精100毫升中浸泡7日,过滤取汁,用棉签蘸药液搽擦患处,每次5~15分钟,每日早、晚各1次。

附方4:风寒感冒

前胡、防风、桔梗、荆芥、羌活、柴胡各10克,枳壳5克,川芎3克,水煎服。

附方5:下肢慢性丹毒所致橡皮肿

前胡鲜根适量。捣烂外敷。

附方6:百日咳

前胡、车前子、款冬花、白前、百部、白及、紫菀各60克,川贝母、葶苈子各30克,射干、生甘草各15克,制成注射液。每次肌肉注射2毫升,每日2~3次。

首乌藤

别名

首乌、夜合、地精、赤葛、夜交藤、赤首乌。

形态特征

多年生草本。喜阳，耐半阴，喜湿，畏涝，要求排水良好的土壤。块根肥厚，长椭圆形，黑褐色。茎缠绕，长2~4米，多分枝，具纵棱，无毛，微粗糙，下部木质化。叶卵形或长卵形，长3~7厘米，宽2~5厘米，顶端渐尖，基部心形或近心形，两面粗糙，边缘全缘；叶柄长1.5~3厘米；托叶鞘膜质，偏斜，无毛，长3~5毫米。花序圆锥状，顶生或腋生，长10~20厘米，分枝开展，具细纵棱，沿棱密被小突起；苞片三角状卵形，具小突起，顶端尖，每苞内具2~4花；花梗细弱，长2~3毫米，下部具关节，果时延长；花被5深裂，白色或淡绿色，花被片椭圆形，大小不相等，外面3片较大背部具翅，果时增大，花被果时外形近圆形，直径6~7毫米；雄蕊8，花丝下部较宽；花柱3，极短，柱头头状。瘦果卵形，具3棱，长2.5~3毫米，黑褐色，有光泽，包于宿存花被内。花期8~9月，果期9~10月。

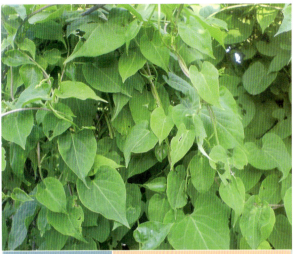

生境分布	生长于草坡、路边、山坡石隙隙及灌木丛中。分布于华东、中南及河北、山西、陕西、甘肃、台湾、四川、贵州、云南等地。
性味归经	甘，平。归心、肝经。
功能主治	养血安神，祛风通络。用于失眠多梦，血虚身痛，风湿痹痛，皮肤瘙痒。

名方验方

附方1：痔疮肿痛

首乌藤、假蒌叶、杉木叶各适量，煎水熏洗患处。

附方2：腋疽

首乌藤、鸡屎藤叶各适量，捣烂，外敷患处。

附方3：心烦口渴失眠

首乌藤20克，灯心草5克，竹叶、麦冬各15克。水煎服。

附方4：顽固性荨麻疹

首乌藤、地肤子各60克。水煎服取药汁。口服后取微汗，每日1剂。

附方5：染发剂致接触性皮炎

首乌藤、生地各20克，蝉蜕9克，甘草6克，荆芥、防风各10克，白鲜皮12克，连翘15克，金银花、蒲公英各30克。水煎取药汁。每日1剂，分3次服用，3日为一个疗程。

洋金花

别名

闹洋花、凤茄花、风茄花、曼陀罗花。

形态特征

一年生草本，高 0.5～2 米，全体近于无毛。茎上部呈二歧分枝。单叶互生，上部常近对生，叶片卵形至广卵形，先端尖，基部两侧不对称，全缘或有波状短齿。花单生长于枝的分叉处或叶腋间；花萼筒状，黄绿色，先端 5 裂，花冠大漏斗状，白色，有 5 角棱，各角棱直达裂片尖端；雄蕊 5 枚，贴生长于花冠管；雌蕊 1 个，柱头棒状。蒴果表面具刺，斜上着生，成熟时由顶端裂开，种子宽三角形。花常干缩成条状，长 9～15 厘米，外表面黄棕或灰棕色，花萼常除去。完整的花冠浸软后展开，呈喇叭状，顶端 5 浅裂，裂开顶端有短尖。

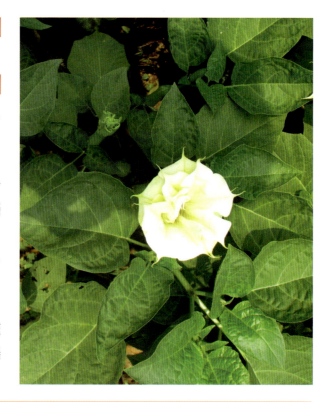

生境分布	生长于山坡草地或住宅附近。多为栽培，也有野生。分布于江苏、浙江、福建、广东等地。
性味归经	辛，温；有毒。归肺、肝经。
功能主治	平喘止咳，镇痛止痉。用于哮喘咳嗽，脘腹冷痛，风湿痹痛，小儿慢惊；外科麻醉。

名方验方

附方 1：慢性气管炎

洋金花 15 克，研成极细末，倒入装有 500 毫升纯 60 度粮食白酒的瓶中摇匀，密封存放 7 日，每次 1～2 毫升，每日 3 次，最大量不应超过 2 毫升。

附方 2：小儿慢惊风

洋金花 7 朵，全蝎（炒）10 枚，丹砂、乳香、天南星（炮）、天麻各 10.5 克，为末，每次 2.5 克，薄荷汤调下。

附方 3：面上生疮

洋金花，晒干研末，少许贴之。

附方 4：诸风痛及寒湿脚气

洋金花、大蒜梗、茄梗、花椒叶各等份，煎水洗。

穿山甲

别名

鲮鲤、陵鲤、龙鲤、石鲮鱼。

形态特征

体形狭长，全身有鳞甲，四肢粗短，尾扁平而长，背面略隆起。成体身长50～100厘米，尾长10～30厘米，体重1.5～3千克。不同个体的体重和身长差异极大。头呈圆锥状，眼小，吻尖。舌长，无齿。耳不发达。足具5趾，并有强爪；前足爪长，尤以中间第3爪特长，后足爪较短小。全身鳞甲如瓦状。自额顶部至背、四肢外侧、尾背腹面都有。鳞甲从背脊中央向两侧排列，呈纵列状。鳞片呈黑褐色。鳞有三种形状：背鳞成阔的菱形，鳞基有纵纹，边缘光滑。纵纹条数不一，随鳞片大小而定。腹侧、前肢近腹部内侧和后肢鳞片成盾状，中央有龙骨状突起，鳞基也有纵纹。尾侧鳞成折合状。鳞片之间杂有硬毛。两颊、眼、耳以及颈腹部、四肢外侧、尾基都生有长的白色和棕黄色稀疏的硬毛。绒毛极少。成体两相邻鳞片基部毛相合，似成束状。雌体有乳头1对。

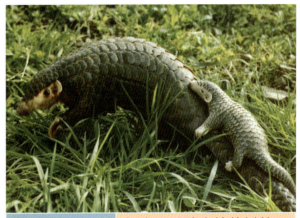

生境分布	栖息于丘陵山地的树林、灌丛、草莽等各种环境中但极少在石山秃岭地带。分布于广东、广西、云南、贵州、浙江、福建、湖南、安徽等地。
性味归经	咸，微寒。归肝、胃经。
功能主治	活血消癥，通经下乳，消肿排脓，搜风通络。用于经闭癥瘕，乳汁不通，痈肿疮毒，风湿痹痛，中风瘫痪，麻木拘挛。

名方验方

附方1：射精不能症

穿山甲、地龙、白芍、当归、甘草各等份，蜈蚣1／2份，共研细末，每日2次，每次5克，并配合针灸中极、涌泉等穴，每日1次。

附方2：乳糜尿

将穿山甲甲片或整穿山甲（去内脏）置瓦上焙焦干，研末，每次10～12克，每日3次，用黄酒冲服。

附方3：化脓性中耳炎

穿山甲烧存性，入麝香少许，吹入患耳。

附方4：腮腺炎

穿山甲、栀子、乳香、赤芍、没药、连翘、大青叶、生大黄、板蓝根各等量，五灵脂为各药量的5倍，共研细末，蜂蜜调成膏，冷却后摊在纱布上，即成，敷于腮腺部位，30～36小时换1次。高热者可配服：牛蒡子、赤芍、金银花、大青叶、重楼、板蓝根、夏枯草、生石膏，浓煎频服，每日1剂。

穿心莲

别名

一见喜、榄核莲、苦胆草、四方莲、斩蛇剑、日行千里、圆锥须药草。

形态特征

为一年生草本，全体无毛。茎多分枝，且对生，方形。叶对生，长椭圆形。圆锥花序顶生和腋生，有多数小花，花淡紫色，花冠2唇形，上唇2裂，有紫色斑点，下唇深3裂，蒴果长椭圆形至线形，种子多数。

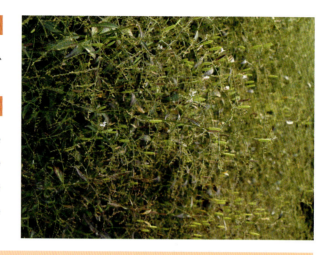

生境分布	生长于湿热的丘陵、平原地区。华南、华东、西南地区均有栽培。
性味归经	苦，寒。归心、肺、大肠、膀胱经。
功能主治	清热解毒，凉血，消肿。用于感冒发热，咽喉肿痛，口舌生疮，顿咳劳嗽，泄泻痢疾，热淋涩痛，痈肿疮疡，蛇虫咬伤。

名方验方

附方1：痈疖疔疮

穿心莲15～20克，水煎服。

附方2：多种炎症及感染

穿心莲9～15克，水煎服。

附方3：上呼吸道感染

穿心莲、车前草各15克，水煎浓缩至30毫升，稍加冰糖，分3次服，每日1剂。

附方4：支气管肺炎

穿心莲、十大功劳各15克，陈皮10克，水煎取汁100毫升，分早、晚各服1次，每日1剂。

附方5：阴囊湿疹

穿心莲干粉20克，纯甘油100毫升，调匀擦患处，每日3～4次。

附方6：感冒发热、咽喉肿痛

穿心莲400克，水煎取浓汁，浓缩成浸膏；另用穿心莲100克，研为极细粉末。与浸膏混匀，制成500粒药丸。每次温开水送服2～4粒，每日3次。

附方7：肺结核、颈淋巴结核、结核性胸膜炎

穿心莲10克，夏枯草20克，加水600毫升浸泡20分钟后。煎煮25分钟左右，滤渣再煎，混合两次药液，早晚分服。每日1剂。

络石藤

别名

络石、爬山虎、石龙藤、钻骨风、白花藤、沿壁藤。

形态特征

常绿木质藤本，长达10米，茎圆柱形，有皮孔；嫩枝被黄色柔毛，老时渐无毛。叶对生，革质或近革质，椭圆形或卵状披针形；上面无毛，下面被疏短柔毛。聚伞花序顶生或腋生，二歧，花白色，花柱圆柱状，柱头卵圆形。

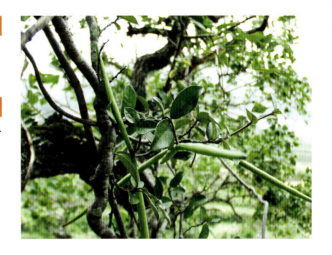

生境分布	生长于温暖、湿润、疏荫的沟渠旁、山坡林木丛中。分布于江苏、安徽、湖北、山东等地。
性味归经	苦，微寒。归心、肝、肾经。
功能主治	祛风通络，凉血消肿。用于风湿热痹，筋脉拘挛，腰膝酸痛，喉痹，痈肿，跌仆损伤。

名方验方

附方1：筋骨痛

络石藤50～100克，浸酒服。

附方2：风湿热痹、关节热痛

络石藤、海风藤各12克，生石膏30克，苍术15克，牛膝10克，水煎服。

附方3：关节炎

络石藤、五加皮各50克，牛膝25克，水煎服，白酒为引。

附方4：急性咽喉炎、扁桃体炎

络石藤、赤茯苓各12克，射干、紫菀各9克，木通6克，桔梗4克，水煎服。

附方5：外伤出血

络石藤适量，晒干研末，撒敷患处，外加包扎。

附方6：痈疽肿痛

络石藤15克，皂刺、瓜蒌仁各9克，乳香、没药各6克，甘草3克，水煎服。

附方7：小儿腹泻

络石藤（干、鲜皆可）250～500克，加水2000毫升，煎30分钟，去渣即得。待药温降至40～50℃时，将患儿双脚浸泡其中，用纱布蘸洗足三里以下的小腿部，持续30～40分钟，轻者1次痊愈，大多2次病愈。

十 画

秦艽

别名
秦胶、大艽、左扭、左秦艽、西秦艽、萝卜艽。

形态特征
多年生草本植物，高30～60厘米，茎单一，圆形，节明显，斜升或直立，光滑无毛。基生叶较大，披针形，先端尖，全缘，平滑无毛，茎生叶较小，对生，叶基联合，叶片平滑无毛。聚伞花序由多数花簇生枝头或腋生作轮状，花冠蓝色或蓝紫色。蒴果长椭圆形。种子细小，距圆形，棕色，表面细网状，有光泽。

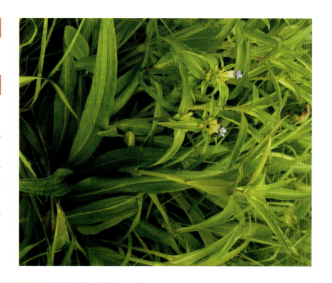

生境分布	生长于山地草甸、林缘、灌木丛与沟谷中。分布于陕西、甘肃等地。
性味归经	辛、苦，平。归胃、肝、胆经。
功能主治	祛风湿，清湿热，止痹痛，退虚热。用于风湿痹痛，中风半身不遂，筋脉拘挛，骨节酸痛，湿热黄疸，骨蒸潮热，小儿疳积发热。

名方验方

附方1：臂痛

秦艽6克，红花4.5克，羌活3克，丝瓜络适量，水煎服。

附方2：风湿性关节炎、肢体关节疼痛

秦艽、地龙、牛膝、五加皮、海桐皮、没药各15克，桑寄生、海风藤各20克，水煎服。

附方3：小儿急性黄疸型传染性肝炎

秦艽9克，茵陈15克，茯苓、栀子各10克，苍术、泽泻各6克，水煎服。

附方4：骨蒸劳热、夜热盗汗

秦艽、当归、知母各10克，柴胡、鳖甲、地骨皮各15克，青蒿6克，乌梅5克，水煎服。

附方5：肺结核

秦艽、地骨皮各9克，青蒿、生甘草各6克，水煎服。

附方6：早期高血压病

服用秦艽煎剂，2～3周内能使血压下降。

秦皮

别名
梣皮、鸡糠树、青榔木、白荆树。

形态特征
白蜡树为乔木,高10厘米左右。叶对生,单数羽状复叶,小叶5~9枚,以7枚为多数,椭圆或椭圆状卵形,顶端渐尖或钝。花圆锥形,花小;雄性花两性花异株,通常无花瓣,花轴无毛,雌雄异株。

生境分布	生长于山沟、山坡及丛林中。分布于陕西、河北、河南、吉林、辽宁等地。
性味归经	苦、涩,寒。归肝、胆、大肠经。
功能主治	清热燥湿,清肝明目。用于湿热泻痢,赤白带下,目赤肿痛,目生翳膜。

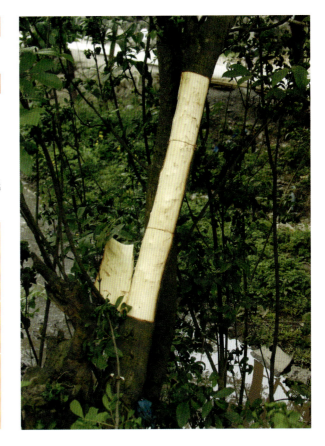

名方验方

附方1:腹泻

秦皮15克,水煎加糖,分服。

附方2:麦粒肿,大便干燥

秦皮15克,大黄10克,水煎服。孕妇忌服。

附方3:小儿惊痫发热

秦皮、茯苓各5克,甘草2克,灯心草20根,水煎服。

附方4:阴道炎

秦皮12克,乌梅30克,加水煎煮,去渣取汁,临用时加白糖,每日2次,空腹食用。

附方5:细菌性痢疾、肠炎

秦皮12克,白头翁15克,黄柏10克,黄连3克,粳米100克。先煎上药,取汁去渣,淘净的粳米煮粥,粥熟时调入白糖即可。每日早晚各1次,温热服食。

莱菔子

别名

萝卜子、萝白子、菜头子。

形态特征

根肉质。茎高1米，多分枝，稍有白粉。基生叶大头状羽裂，侧生裂片4~6对，向基部渐缩小，有粗糙毛；茎生叶长圆形至披针形，边缘有锯齿或缺刻，很少全缘。总状花序顶生，花淡紫红色或白色，直径15~20毫米。长角果肉质，圆柱形。

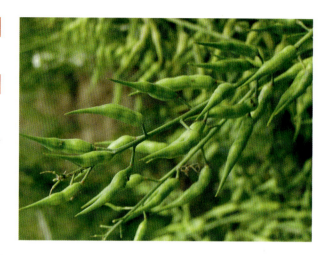

生境分布	我国各地均产。
性味归经	辛、甘，平。归脾、胃、肺经。
功能主治	消食除胀，降气化痰。用于饮食停滞，脘腹胀痛，大便秘结，积滞泻痢，痰壅喘咳。

名方验方

附方1：食积嗳，脘腹饱胀

炒莱菔子、炒神曲、焦山楂各9克，陈皮6克，水煎服。

附方2：夜盲症

炒莱菔子（去皮）研粉，以动物肝烤干为末，各等份混和，每次服2克，开水冲服。

附方3：慢性气管炎咳嗽痰多

炒莱菔子、紫苏子各9克，白芥子4.5克，水煎服。或炒莱菔子、苦杏仁、牛蒡子各9克，煎服。

附方4：百日咳

莱菔子、紫苏子、罂粟壳、百部根、茯苓、南沙参、浙贝、杏仁各10克，葶苈子3~5克，法夏5~10克，陈皮5克，生姜3片，枣5枚，水煎服，每日1剂。

附方5：支气管哮喘

莱菔子、紫苏子、白芥子各9克，水煎服，每日3次。

附方6：崩漏症

莱菔子120~150克，水煎分3次服，每日1剂，连服1~2剂，血止后改予归脾丸巩固疗效。

附方7：肠梗阻

炒莱菔子12克，大黄、木香各9克，加水300毫升，莱菔子先煎15分钟，再放入木香、大黄煎10分钟，取药液150毫升，分2次服（或从胃管注入），两次间隔6~8小时，每日1剂，重者1日2剂，轻者1剂即愈，一般需服3~5剂。

莲子

别名

莲肉、莲实、莲米、水之丹。

形态特征

多年生长在水中，草本植物，根茎最初细小如手指，具横走根状茎。叶圆形，高出水面，有长叶柄，具刺，成盾状生长。花单生在花梗顶端，直径10~20厘米，花瓣多数为红色、粉红色或白色，多数为雄蕊，心皮多，离生，嵌生在海绵质的花托穴内。坚果椭圆形或卵形，俗称莲子，长1.5~2.5厘米。

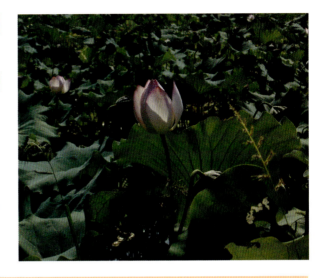

生境分布	生长于池塘、湿润的田野中。分布于湖南（湘莲）、福建（建莲）、江苏（湖莲）、浙江及南方各地池沼湖塘中。
性味归经	甘、涩，平。归脾、肾、心经。
功能主治	补脾止泻，养心安神，益肾固精。用于脾虚泄泻，带下，遗精，心悸失眠。

名方验方

附方1：反胃

莲子适量，为末，入少许豆蔻末，用米汤趁热调服。

附方2：产后胃寒咳逆、呕吐不食

莲子、白茯苓各50克，丁香25克，研为末，每次10克，不拘时，用姜汤或米饮调下，每日3次。

附方3：小便白浊、遗泄精

莲子、龙骨（五色者）、益智仁各等份，研为细末，每次10克，空心用清米饮调下。

附方4：病后胃弱、消化不良

莲子、粳米各炒200克，茯苓100克，共为末，砂糖调和，每次50克，白汤送下。

附方5：久痢不止

老莲子（去心）100克，研末，每次3克，陈米汤调下。

附方6：心虚所致的心悸

莲子肉、五味子各9克，百合12克，龙眼肉15克。煎取药汁。口服，每日1剂。

附方7：低血压症

莲子、人参各10克，冰糖30克。将人参、莲子分别洗净，放入锅中加水、冰糖煎煮，至莲肉烂熟即成。每日1剂，连服3日。

莪术

别名

绿姜、姜七、山姜黄、蓝心姜、黑心姜。

形态特征

多年生草本,全株光滑无毛。叶椭圆状长圆形至长圆状披针形,长25～60厘米,宽10～15厘米,中部常有紫斑;叶柄较叶片为长。花茎由根茎单独发出,常先叶而生;穗状花序长约15厘米;苞片多数,下部的绿色,缨部的紫色;花萼白色,顶端3裂;花冠黄色,裂片3,不等大;侧生退化雄蕊小;唇瓣黄色,顶端微缺;药隔基部具叉开的矩。蒴果狼状三角形。花期3～5月。

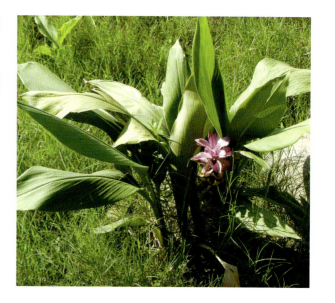

生境分布	野生长于山谷、溪旁及林边等阴湿处。分布于四川、广西、浙江等地。
性味归经	辛、苦,温。归肝、脾经。
功能主治	行气破血,消积止痛。用于癥瘕痞块,瘀血经闭,胸痹心痛,食积胀痛。

名方验方

附方1:肝硬化腹水

莪术、川朴、三棱各6克,鳖甲、小蓟、瞿麦各30克,车前子20克,茯苓、大腹皮各12克,泽泻18克,赤芍10克,桃仁9克,葫芦半个,水煎服,每日1剂。

附方2:门脉性肝硬化(合并脾功能亢进)

莪术、川芎、炒三棱、炒桃仁、土元各9克,丹参30克,当归15克,柴胡、陈皮各12克,水煎服,每日1剂。

附方3:血吸虫病合并肝(脾)肿大

蓬莪术、苏木、当归、乌药、西党参、白术、云茯各12克,法半夏10克,甘草6克,每剂浓煎2次分服,每日1剂。

附方4:慢性胆道感染

莪术、柴胡、白芍各12克,青皮10克,太子参30克,水煎服,每日1剂。

附方5:特发性浮肿

莪术、防风、三棱、制附片各10克,黄芪、车前子各15克,郁金12克,淮山药13克,甘草6克,云苓皮30克,水煎服,每日1剂。

荷叶

别名

蕸、莲叶、鲜荷叶、干荷叶、荷叶炭。

形态特征

荷叶叶多折成半圆形或扇形，展开后呈类圆形，直径20～50厘米，全缘或稍波状。上表面深绿色或黄绿较粗糙；下表面淡灰棕色，较光滑，有粗脉21～22条，处中心向四周射出，中心有突起的叶西峡钱基。质脆，易破碎。微有清香气，味微苦。

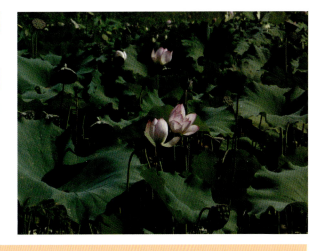

生境分布	生长于水泽、池塘、湖沼或水田内，野生或栽培。全国大部分地区均产。
性味归经	苦，平。归肝、脾、胃经。
功能主治	清暑化湿，升发清阳，凉血止血。用于暑热烦渴，暑湿泄泻，脾虚泄泻，血热吐衄，便血崩漏。荷叶炭收涩化瘀止血。用于出血症和产后血晕。

名方验方

附方1：伤暑

鲜荷叶、鲜芦根各50克，扁豆花10克，水煎服。

附方2：雷头风证，头面疙宿肿痛，憎寒发热，状如伤寒

荷叶1枚，升麻25克，苍术25克。水煎温服。

附方3：吐血

荷叶炭30克，研细粉，每服10克，每日3次。

附方4：吐血不止

嫩荷叶7个，擂水服。

附方5：阳水浮肿

败荷叶烧存性，研末，每服10克，米饮调下，1日3次。

附方6：崩中下血

荷叶（烧研）25克，蒲黄、黄芩各50克，研为末，空心酒服15克。

附方7：下痢赤白

荷叶烧研，每服10克，红痢加蜜，白痢加沙糖汤送服。

附方8：赤游火丹

新生荷叶，捣烂，入盐涂之。

桂枝

别名

柳桂、嫩桂枝、桂枝尖。

形态特征

常绿乔木,高 12～17 米。树皮呈灰褐色,有芳香,幼枝略呈四棱形。叶互生,革质;长椭圆形至近披针形,长 8～17 厘米,宽 3.5～6 厘米,先端尖,基部钝,全缘,上面绿色,有光泽,下面灰绿色,被细柔毛;具离基 3 出脉,于下面明显隆起,细脉横向平行;叶柄粗壮,长 1～2 厘米。圆锥花序腋生或近顶生,长 10～19 厘米,被短柔毛;花小,直径约 3 厘米;花梗长约 5 毫米;花被管长约 2 毫米,裂片 6,黄绿色,椭圆形,长约 3 毫米,内外密生短柔毛;发育雄蕊 9,3 轮,花药矩圆形,4 室,瓣裂,外面 2 轮花丝上无腺体,花药内向,第 3 轮雄蕊外向,花丝基部有 2 腺体,最内尚有 1 轮退化雄蕊,花药心脏形;雌蕊稍短于雄蕊,子房椭圆形,1 室,胚珠 1,花柱细,与子房几等长,柱头略呈盘状。浆果椭圆形或倒卵形,先端稍平截,暗紫色,长约 12～13 毫米,外有宿存花被。种子长卵形,紫色。花期 5～7 月,果期至次年 2～3 月。

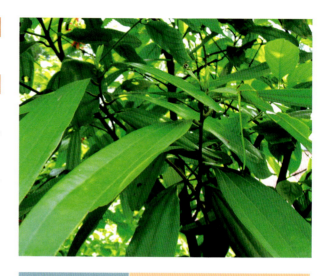

生境分布	生长于常绿阔叶林中,但多为栽培。分布于广东、广西、云南等省区。
性味归经	辛、甘,温。归心、肺、膀胱经。
功能主治	发汗解肌,温通经脉,助阳化气,平冲降气。用于风寒感冒,脘腹冷痛,血寒经闭,关节痹痛,痰饮,水肿,心悸,奔豚。

名方验方

附方 1:面神经麻痹

桂枝 30 克,防风 20 克,赤芍 15 克,水煎,趁热擦洗患部,每次 20 分钟,每日 2 次,以局部皮肤潮红为度。

附方 2:关节炎疼痛

桂枝、熟附子各 9 克,姜黄、威灵仙各 12 克,水煎服。

附方 3:低血压

桂枝、肉桂各 40 克,甘草 20 克,混合煎煮,分 3 次当茶饮服。

附方 4:闭经

桂枝 10 克,当归、川芎各 8 克,吴茱萸、艾叶各 6 克,水煎服。

附方 5:胸闷胸痛

桂枝、枳实、薤白各 10 克,生姜 3 克,水煎服。

桔梗

别名

白药、梗草、卢茹、苦梗、大药、苦菜根。

形态特征

年生草本，体内有白色乳汁，全株光滑无毛。根粗大，圆锥形或有分叉，外皮黄褐色。茎直立，有分枝。叶多为互生，少数对生，近无柄，叶片长卵形，边缘有锯齿。花大形，单生长于茎顶或数朵成疏生的总状花序；花冠钟形，蓝紫色、蓝白色、白色、粉红色。蒴果卵形，熟时顶端开裂。

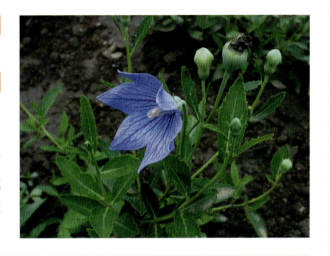

生境分布	适宜在土层深厚、排水良好、土质疏松而含腐殖质的砂质壤土上栽培。我国大部分地区均产。以华北、东北地区产量较大，华东地区、安徽产品质量较优。
性味归经	苦、辛，平。归肺经。
功能主治	宣肺化痰，利咽，排脓。用于咳嗽痰多，胸闷不畅，咽痛音哑，肺痈吐脓。

名方验方

附方1：小儿喘息性肺炎

桔梗、枳壳、半夏、陈皮各4克，神曲、茯苓各5克，甘草1.5克，以上为3岁小儿用量，每日服1～2剂。

附方2：肺痈唾脓痰

桔梗15克，冬瓜仁12克，鱼腥草30克，甘草6克，加水煎汤服。

附方3：咽喉肿痛

桔梗、生甘草各6克，薄荷、牛蒡子各9克，水煎服。

附方4：风热咳嗽痰多，咽喉肿痛

桔梗、甘草各9克，桑叶15克，菊花12克，杏仁6克，水煎服。

附方5：热咳痰稠

桔梗6克，桔梗叶、桑叶各9克，甘草3克，水煎服，每日1剂，连服2～4日。

附方6：咳痰不爽

桔梗30克，甘草60克，加水煎汤，分2次温服。

附方7：慢性气管炎

桔梗15克，鲜飞扬草200克，水煎2次，每次煎沸2小时，过滤，两次滤液混合浓缩至60毫升，加白糖适量，每次服20毫升，每日3次。10日为1个疗程，连服两个疗程。

十画

夏天无

别名

野延胡、落水珠、一粒金丹、洞里神仙、飞来牡丹、伏地延胡索。

形态特征

多年生草本，无毛，高16～30厘米。块茎近球形，茎细弱，2～3枝丛生，不分枝。基生叶常1枚，具长柄，叶片轮廓三角形，二回三出全裂，末回裂片无柄，狭倒卵形，全缘，叶下面有白粉，茎生叶3～4枚，互生或对生，生长于茎中、上部，似基生叶而小，柄短。总状花序顶生，疏列数花，苞片卵形或狭倒卵形，花冠淡紫红色。蒴果细长椭圆形，略呈念珠状。

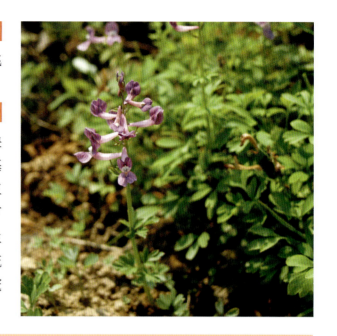

生境分布	生长于土层疏松肥沃、富含腐殖质、排水良好的壤土。分布于湖南、福建、台湾、浙江、江苏、安徽、江西等省（区）。
性味归经	苦、微辛，温。归肝经。
功能主治	活血止痛，舒筋活络，祛风除湿。用于中风偏瘫，头痛，跌仆损伤，风湿痹痛，腰腿疼痛。

名方验方

附方1：腰肌劳损

夏天无全草25克，水煎服。

附方2：风湿性关节炎

夏天无适量，研为末，每次服15克，每日2次。

附方3：各型高血压

夏天无、钩藤、桑白皮、夏枯草各等份，水煎服；或夏天无研末冲服，每次2～4克，水煎服。

附方4：高血压、脑瘤或脑栓塞所致偏瘫

鲜夏天无捣烂。每次大粒4～5粒，小粒8～9粒，每天1～3次，米酒或开水送服，连服3～12个月。

夏枯草

别名

铁色草、春夏草、棒槌草、羊肠菜、夏枯头、白花草。

形态特征

多年生草本,有匍匐茎。直立茎方形,高约40厘米,表面暗红色,有细柔毛。叶对生,卵形或椭圆状披针形,先端尖,基部楔形,全缘或有细疏锯齿,两面均披毛,下面有细点;基部叶有长柄。轮伞花序密集顶生成假穗状花序;花冠紫红色。小坚果4枚,卵形。

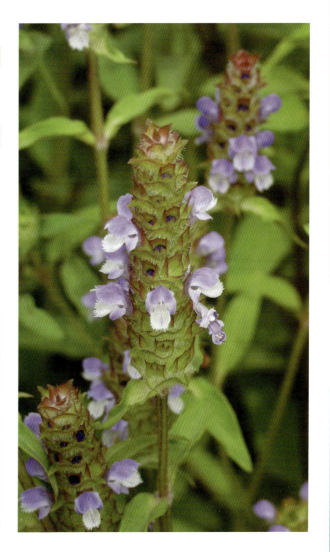

生境分布	均为野生,多生长于路旁、草地、林边。分布于浙江、江苏、安徽、河南等省。
性味归经	辛、苦,寒。归肝、胆经。
功能主治	清肝泻火,明目,散结消肿。用于目赤肿痛,目珠夜痛,头痛眩晕,瘰疬,瘿瘤,乳痈,乳癖,乳房胀痛。

名方验方

附方1:肝虚目痛(冷泪不止,羞明畏日)

夏枯草25克,香附子50克,共研为末,每服5克,茶汤调下。

附方2:黄疸型肝炎

夏枯草、金钱草各30克,丹参18克,水煎,分3次服,连服7~15日,未愈,再服7日。

附方3:跌打伤、刀伤

把夏枯草在口中嚼碎后敷在伤处。

附方4:巩膜炎

夏枯草、野菊花各30克,水煎,分2~3次服。

附方5:创伤出血

夏枯草150克,酢浆草100克,学见草30克,研细粉。以药粉撒伤口,用消毒敷料加压(1~2分钟),包扎。

柴胡

别名

地熏、茈胡、山菜、茹草、柴草。

形态特征

柴胡为多年生草本植物。主根圆柱形，有分歧。茎丛生或单生，实心，上部多分枝略呈"之"字形弯曲。基生叶倒披针形或狭椭圆形，早枯；中部叶倒披针形或宽条状披针形，长3～11厘米，下面具有粉霜。复伞形花序腋生兼顶生，花鲜黄色。双悬果椭圆形，棱狭翅状。

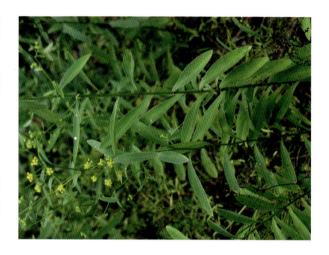

生境分布	生长于较干燥的山坡、林中空隙地、草丛、路边、沟边。柴胡分布于辽宁、甘肃、河北、河南等省，狭叶柴胡分布于江苏、湖北、四川。
性味归经	辛、苦，微寒。归肝、胆、肺经。
功能主治	疏散退热，疏肝解郁，升举阳气。用于感冒发热，寒热往来，胸胁胀痛，月经不调，子宫脱垂，脱肛。

名方验方

附方1：黄疸

柴胡6克，甘草3克，白茅根15克，水煎服。

附方2：黄疸型肝炎

柴胡10克，茵陈蒿15克，栀子8克，水煎服。

附方3：流行性感冒

柴胡12克，黄芩、半夏各10克，太子参、炙甘草各5克，生姜6克，大枣（去核）3个，板蓝根15克，水煎服，每日1剂。

附方4：感冒发热

柴胡、葛根各10克，黄芩8克，石膏15克，水煎服。

附方5：慢性肝炎

柴胡、大青叶各15克，粳米30克。先把大青叶、柴胡加水1500毫升，煎至约1000毫升时，去渣取汁，入粳米煮粥，待粥将成时，入白糖调味。早晚分食，每日1剂，可连服数日。

附方6：防治肝郁脾虚所致之面部蝴蝶斑

柴胡10克，紫草12克，粳米50克。将柴胡、紫草布包。加水适量，与粳米同煮，待米将熟时，捞出药包，再煮至米熟成粥。顿食，每日1次。

党参

别名

黄参、防党参、狮头参、上党参、中灵草、上党人参、防风党参。

形态特征

多年生草本，有白色乳汁，根肥大肉质，呈长圆柱形，顶端有膨大的根头，具多数瘤状茎痕；茎缠绕，长而多分枝。叶在主茎及侧枝上互生，在小枝上近对生，叶卵形，全缘或微波状，上面绿色，被糙伏毛，下面粉绿色，密被柔毛。花单生长于枝端；花萼贴生至于房中部，花冠阔钟状，黄绿色，内面有紫斑。蒴果短圆锥状，种子细小，多数。

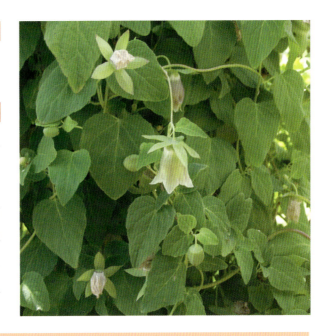

生境分布	生长于山地林边及灌丛中。分布于山西、陕西、甘肃及东北等地。以山西产潞党参、东北产东党参、甘肃产的西党参品质俱佳。
性味归经	甘，平。归脾、肺经。
功能主治	健脾益肺，养血生津。用于脾肺气虚，食少倦怠，咳嗽虚喘，气血不足，面色萎黄，心悸气短，津伤口渴，内热消渴。

名方验方

附方1：小儿口疮

党参50克，黄柏25克，共为细末，吹撒患处。

附方2：心律失常

党参10克，麦冬8克，五味子3克，同研成细末，每日1剂，分2次服。

附方3：肝癌

党参、茯苓、白术、炙黄芪、炒扁豆各9克，薏苡仁15～30克，橘皮6克，炙甘草3克，每日1剂，水煎服。

附方4：心绞痛

党参20克，麦冬、黄芪、生地黄各15克，茯苓12克，丹参18克，甘草6克，五味子9克，水煎服。

附方5：脱肛

党参50克，升麻15克，甘草10克。水煎2次，早晚各服1次。另用芒硝1两，甘草15克，加水2,500～3,000毫升，加热至沸5分钟，待温，坐浴洗肛部，早晚各1次。

十画

鸭跖草

别名
鸡舌草、竹叶草、鸭脚草、竹节草。

形态特征
一年生草本，高20～60厘米。茎基部匍匐，上部直立，微被毛，下部光滑，节稍膨大，其上生根。单叶互生，披针形或卵状披针形，基部下延成膜质鞘，抱茎，有缘毛；无柄或几无柄。聚伞花序有花1～4朵；总苞心状卵形，长1.2～2厘米，边缘对合折叠，基部不相连，有柄；花瓣深蓝色，有长爪。蒴果椭圆形。

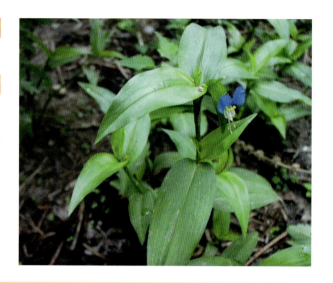

生境分布	生长于田野间。全国各地均有分布。
性味归经	甘、淡，寒。归肺、胃、小肠经。
功能主治	清热泻火，解毒，利水消肿。用于感冒发热，热病烦渴，咽喉肿痛，水肿尿少，热淋涩痛，痈肿疔毒。

名方验方

附方1：小便不通

鸭跖草、车前草各50克，同捣汁，入蜜少许，空心服之。

附方2：感冒

鸭跖草60克，水煎，温服，每日2～3次。

附方3：水肿

鸭跖草80克，白茅根30克，鸭肉100克，水煎，喝汤吃鸭肉，每日1次。

附方4：急性病毒性肝炎

鸭跖草6克，海金沙根30克，荸荠5个，甘蔗1段，水煎服，每日2次。

附方5：膀胱炎

鸭跖草60克，天胡荽15克，车前草50克。加水煎2次，混合两煎所得药汁。每日1剂，分2次服用，服时加少许白糖。

附方6：麦粒肿

鲜鸭跖草茎1枝或1段，洗净。手持约45°于酒精灯上燃烧上段，顷刻间下段即有水珠泡液体沸出，随即将沸出液体滴于睑结膜及睑缘（麦粒肿局部肿胀处及周围）。睑皮表面趁热涂之更好。滴药前睑结膜用生理盐水冲洗。涂药后患者有症状减轻的舒适感，无须冲药液或作其他任何处理。

积雪草

别　名

崩大碗、马蹄草、雷公根、蚶壳草、铜钱草、落得打。

形态特征

匍匐草本。生长于阴湿荒地、村旁、路边、水沟边。茎伏地，节上生根。叶互生，叶柄长；叶片圆形或肾形，直径2～4厘米。夏季开花；伞形花序头状，2～3个生长于叶腋，每花序上有3～6朵无柄小花；花红紫色。果小，扁圆形。

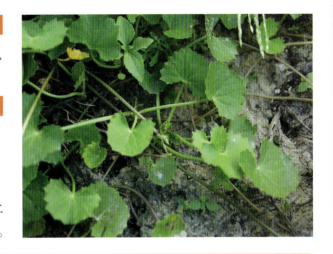

生境分布	喜生长于湿润的河岸、沼泽、草地中。原产于印度，现广泛分布于世界热带、亚热带区，在我国主要分布于长江以南各省。
性味归经	苦、辛，寒。归肝、脾、肾经。
功能主治	清热利湿，解毒消肿。用于湿热黄疸，中暑腹泻，石淋血淋，痈肿疮毒，跌仆损伤。

名方验方

附方1：湿热黄疸

鲜积雪草、冰糖各30克，水煎服。

附方2：中暑腹泻

积雪草鲜叶搓成小团，嚼细开水吞服一、二团。

附方3：尿结石

鲜积雪草30克，第二次的淘米水煎服。

附方4：尿血

积雪草头、草益根各一把，捣烂绞汁和冰糖30克，一次炖服。

附方5：小便不通

鲜积雪草30克，捣烂贴肚脐，小便通即去药。

附方6：麻疹

鲜积雪草30～60克，水煎服。

附方7：毒蛇咬伤

鲜积雪草60克，鲜杠板归、鲜半边莲各30克，鲜犁头草15克。捣烂，加冷开水擂汁服。外用药照本方，捣烂如泥，敷伤口周围及肿处。

射干

别名

寸干、乌扇、鬼扇、乌蒲、山蒲扇、野萱花、金蝴蝶。

形态特征

多年生草本，高50～120厘米，根茎横走，呈结节状。叶剑形，扁平，嵌迭状排成二列，叶长25～60厘米，宽2～4厘米。伞房花序，顶生，总花梗和小花梗基部具膜质苞片，花桔红色，散生暗色斑点，花被片6，雄蕊3枚，子房下位，柱头3浅裂。蒴果倒卵圆形，种子黑色。根茎呈不规则结节状，有分枝，长3～10厘米，直径1～2厘米。

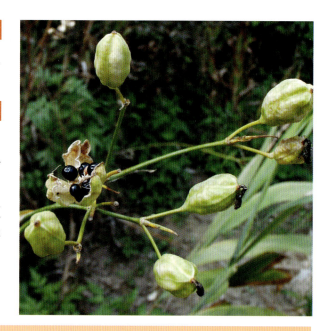

生境分布	生长于林下或山坡。分布于湖北、河南、江苏、安徽等地。
性味归经	苦，寒。归肺经。
功能主治	清热解毒，消痰，利咽。用于热毒痰火郁结，咽喉肿痛，痰涎壅盛，咳嗽气喘。

🔴 名方验方

附方1：血淤闭经

射干、莪术各9克，当归、川芎各10克，水煎服。

附方2：淋巴结核肿痛

射干9克，玄参、夏枯草各15克，水煎服。

附方3：慢性咽喉炎

射干、金银花、玉竹、麦冬、知母各10克，红糖适量，水煎服，10日为1个疗程。

附方4：风热郁结、咽喉红肿热痛

射干12克，水煎服。

附方5：跌打损伤

鲜射干60克，捣烂敷患处。

附方6：腮腺炎

射干鲜根3～5克，水煎，饭后服，每日2次。

附方7：咽喉肿痛

射干、山豆根各10克，桔梗、金银花、玄参各15克，水煎服。

徐长卿

别名

逍遥竹、遥竹逍、对节莲、铜锣草、一枝香、英雄草、竹叶细辛。

形态特征

多年生草本，高约65厘米。根茎短，须状根多数。茎细，刚直，节间长。叶对生，披针形至线形，长约5～14厘米，宽约2～8毫米，先端尖，全缘，边缘稍外反，有缘毛，基部渐狭，下面中脉隆起。圆锥花序顶生长于叶腋，总花柄多分枝，花梗细柔，花多数；花萼5深裂，卵状披针形，花冠5深裂，广卵形，平展或下反，黄绿色；副花冠5枚，黄色，肉质，肾形，基部与雄蕊合生；雄蕊5，连成筒状，药2室；雌蕊1，子房上位，由2个离生心皮组成，花柱2，柱头合生。蓇葖果角状。种子顶端着生多数银白色绒毛。花期6～7月，果期9～10月。

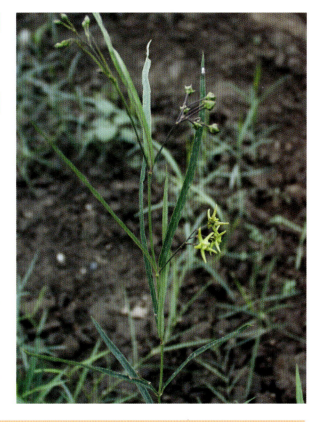

生境分布	野生长于山坡或路旁。全国大部分地区均产，以江苏、安徽、河北、湖南等地较多。
性味归经	辛，温。归肝、胃经。
功能主治	祛风，化湿，止痛，止痒。用于风湿痹痛，胃痛胀满，牙痛，腰痛，跌仆伤痛，风疹、湿疹。

名方验方

附方1：皮肤瘙痒

徐长卿适量，煎水洗。

附方2：跌打肿痛，接骨

鲜徐长卿适量，捣烂敷患处。

附方3：腰痛，胃寒气痛，肝硬化腹水

徐长卿10～20克，水煎服。

附方4：牙痛

徐长卿25克，洗净，水煎服，服时先用药液漱口1～2分钟再咽下。如服粉剂每次0.5～5克，每日2次。

狼毒

别名

断肠草、拔萝卜、燕子花、馒头花、瑞香狼毒。

形态特征

多年生草本，高20～50厘米；根茎木质，粗壮，圆柱形，不分枝或分枝，表面棕色，内面淡黄色；茎直立，丛生，不分枝，纤细，绿色，有时带紫色，无毛，草质，基部木质化，有时具棕色鳞片。叶散生，稀对生或近轮生，薄纸质，披针形或长圆状披针形，稀长圆形，长12～28毫米，宽3～10毫米，先端渐尖或急尖，稀钝形，基部圆形至钝形或楔形，上面绿色，下面淡绿色至灰绿色，边缘全缘，不反卷或微反卷，中脉在上面扁平，下面隆起，侧脉4～6对，第2对直伸直达叶片的2/3，两面均明显；叶柄短，长约1.1毫米，基部具关节，上面扁平或微具浅沟。花白色、黄色至带紫色，芳香，多花的头状花序，顶生，圆球形；具绿色叶状总苞片；无花梗；花萼筒细瘦，长9～11毫米，具明显纵脉，基部略膨大，无毛，裂片5，卵状长圆形，长2～4毫米，宽约2毫米，顶端圆形，稀截形，常具紫红色的网状脉纹；雄蕊10，2轮，下轮着生花萼筒的中部以上，上轮着生长于花萼筒的喉部，花药微伸出，花丝极短，花药黄色，线状椭圆形，长约1.5毫米；花盘一侧发达，线形，长约1.8毫米，宽约0.2毫米，顶端微2裂；子房椭圆形，几无柄，长约2毫米，直径1.2毫米，上部被淡黄色丝状柔毛，花柱短，柱头头状，顶端微被黄色柔毛。果实圆锥形，长5毫米，直径约2毫米，上部或顶部有灰白色柔毛，为宿存的花萼筒所包围；种皮膜质，淡紫色。花期4～6月，果期7～9月。

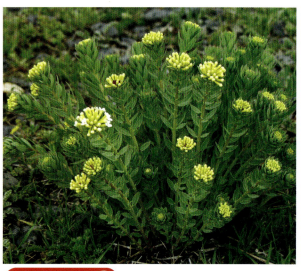

名方验方

附方1：卒心腹症坚，两胁下有气结者

狼毒、附子（炮）各100克，旋覆花50克，捣筛，蜜和丸如梧子大，服二丸，稍加至三丸。

附方2：阴疝，阴丸卒缩入腹，急痛欲死

狼毒200克，防风100克，附子（烧）150克，蜜丸如桐子大，每服3丸，日夜三度。

附方3：愈合淋巴结结核伤口

狼毒、蒲公英根各50克，煎成膏外敷。

附方4：睾丸结核

狼毒、核桃、白矾各等量，烧存性，共研细末，每日1次，每次7.5克，开水送服。

生境分布	生长于海拔2600～4200米的干燥而向阳的高山草坡、草坪或河滩台地。分布于我国北方各省区及西南地区。俄罗斯西伯利亚也有分布。
性味归经	辛，平；有毒。归肝、脾经。
功能主治	散结，杀虫。外用于淋巴结结核、皮癣；灭蛆。

凌霄花

别名
紫葳、中国霄、拿不走、大花凌霄。

形态特征
薄叶木质藤本，借气根攀附于其服物上，茎黄褐色具棱状网裂。叶对生，奇数羽状复叶，小叶卵形至卵状披针形，先端尾状渐尖，基部阔楔形，两侧不等大，边缘有粗锯齿，两面无毛，小叶柄着生处有淡黄褐色束毛。花序顶生，圆锥状，花大，花萼钟状，花冠漏斗状钟形。蒴果长如豆荚，具子房柄，种子多数，扁平，有透明的翅。

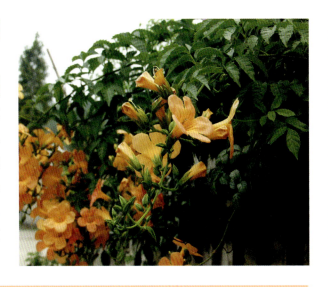

生境分布	生长于墙根、树旁、竹篱边。全国各地均有，分布于江苏、浙江等地。
性味归经	甘、酸，寒。归肝、心包经。
功能主治	活血通经，凉血祛风。用于月经不调，经闭癥瘕，产后乳肿，风疹发红，皮肤瘙痒，痤疮。

名方验方

附方1：皮肤湿癣

凌霄花、白矾、雄黄各9克，黄连、天南星、羊蹄根各10克，研细末，用水调匀外擦患处，每日3次。

附方2：瘀血阻滞、月经闭止、发热腹胀

凌霄花、牡丹皮、桃仁各9克，赤芍15克，红花6克，当归10克，水煎服，每日1剂。

附方3：血热风盛的周身痒症

凌霄花9克，水煎服。

附方4：闭经

凌霄花为末，每次10克，食前温酒下。

附方5：便血

凌霄花适量，浸酒饮服。

附方6：荨麻疹

凌霄花5克，白蒺藜20克，丹皮、知母各10克。水煎服。

附方7：闭经不行

凌霄花适量。研末，每次饭前用酒送服6克。或用凌霄花5克，月季花10克，红花15克。水煎服。

高良姜

别名

风姜、良姜、蛮姜、小良姜、高凉姜、佛手根、海良姜。

形态特征

多年生草本，高30～110厘米，根茎棕红色或紫红色。叶互生，叶片线状披针形，先端渐尖或尾尖，基部渐窄，全缘或具不明显的疏钝齿，两面颇净；叶鞘开放抱茎，叶舌膜质，长达3厘米，棕色。总状花序顶生，花序轴被绒毛，小苞片极小，花萼先端不规则3浅圆裂，外被短毛；花冠管漏斗状。蒴果球形，不开裂，被绒毛，熟时橙红色。

生境分布	生长于山坡、旷野的草地或灌木丛中。分布于广东、广西、台湾等地。
性味归经	辛，热。归脾、胃经。
功能主治	温胃止呕，散寒止痛。用于脘腹冷痛，胃寒呕吐，嗳气吞酸。

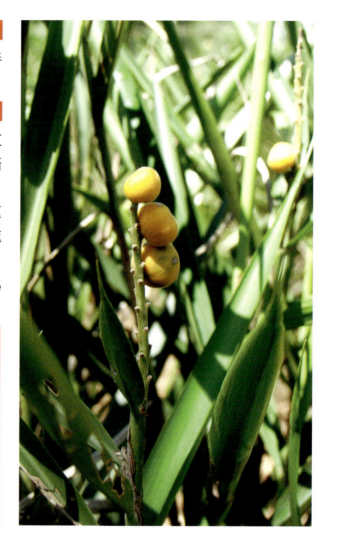

名方验方

附方1：霍乱吐泻

高良姜（炙令焦香）250克，加酒1升，煮三四沸，一次服完。

附方2：养脾温胃、去冷消痰、宽胸下气

高良姜、干姜各等份，炮过，研细，加面糊做成丸子，如梧桐子大。每次15丸，饭后服，橘皮汤送下。孕妇忌服。

附方3：牙痛

高良姜9克，荜茇10克，细辛4克，冰片3克，共研细末，过筛装瓶备用，牙痛时取药粉少许，塞入鼻孔内用力吸入。

附方4：花斑癣

高良姜50克，75%的酒精250毫升，混合浸泡7天备用。用时涂擦患处，每日2次，涂擦后有隐刺痛，几分钟后自行消失。

拳参

别名

紫参、山虾、草河车、倒根草。

形态特征

多年生草本，高35～85厘米。根茎服厚，黑褐色。茎单一，无毛，具纵沟纹。基生叶有长柄，叶片长员披针形或披针形，长10～20厘米，宽2～5厘米，叶基圆钝或截形，延叶柄下延成窄翅，茎生叶互生，向上柄渐短至抱茎。托叶鞘筒状，膜质。总状花序成穗状圆柱形顶生。花小密集，淡红色或白色。瘦果椭圆形，棕褐色，有三棱，稍有光泽。根茎呈扁圆柱形，常弯曲成虾状。长1～1.5厘米，直径1～2.5厘米，两端圆钝或稍细。

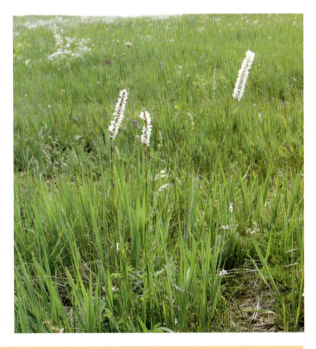

生境分布	生长于草丛、阴湿山坡或林间草甸中。分布于东北、华北及山东、江苏、湖北等地。
性味归经	苦、涩，微寒。归肺、肝、大肠经。
功能主治	清热解毒，消肿，止血。用于赤痢热泻，肺热咳嗽，痈肿瘰疬，口舌生疮，血热吐衄，痔疮出血，蛇虫咬伤。

名方验方

附方1：细菌性痢疾、肠炎

拳参50克，水煎服，每日1～2次。

附方2：肺结核

拳参洗净晒干粉碎，加淀粉调匀压成0.3克的片剂。成人每次4～6片，小儿酌减。

附方3：阴虚久咳、喘嗽

拳参、蜜百合各9克，沙参、炙甘草各6克，水煎服。

附方4：蛇咬伤

鲜拳参捣烂外敷，随干随换药。

附方5：细菌性痢疾

鲜拳参、鲜蒲公英各20克，鲜黄芩15克，水煎服。小儿酌减。

附方6：慢性气管炎

拳参注射液，每次2毫升，每日2次，肌肉注射。10天为一疗程。

益母草

别　　名

坤草、益母蒿、益母艾、红花艾。

形态特征

一年或二年生草本；幼苗期无茎，基生叶圆心形，浅裂，叶交互对生，有柄，青绿色，质鲜嫩，揉之有汁；下部茎生叶掌状3裂；花前期茎呈方柱形，轮伞花序腋生，华紫色，多脱落。花萼内有小坚果4。花果期6～9月。

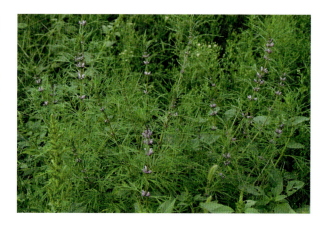

生境分布	生长于山野荒地、田埂、草地等。全国大部分地区均有分布。
性味归经	苦、辛，微寒。归肝、心包、膀胱经。
功能主治	活血调经，利尿消肿，清热解毒。用于月经不调，痛经经闭，恶露不尽，水肿尿少，疮疡肿毒。

名方验方

附方1：痛经

益母草30克，香附9克，水煎，冲酒服。

附方2：闭经

益母草90克，橙子30克，红糖50克，水煎服。

附方3：功能失调性子宫出血

益母草50克，香附15克，鸡蛋2个，加水煮熟，再去壳煮10分钟，去药渣，吃蛋饮汤，每日1次。

附方4：产后腹痛

益母草50克，生姜30克，大枣20克，红糖15克，加水煎服。

附方5：瘀血块结

益母草50克，水、酒各半煎服。

附方6：难产

益母草捣汁七大合，煎减半，顿服，无新者，以干者一大握，水七合煎服。

附方7：胎死腹中

益母草捣熟，以暖水少许和，铰取汁，顿服之。

附方8：产后血运，心气绝

益母草，研，绞汁，服一盏。

益智

别名

益智仁、益智子。

形态特征

多年生草本，高1~3米。根茎延长。茎直立，丛生。叶2列，具短柄；叶片披针形，长20~35厘米，宽3~6厘米，先端尾状渐尖，基部宽楔形，边缘具脱落性小刚毛，基残痕呈细齿状，两面无毛；叶舌膜质，二裂，被淡棕色柔毛。总状花序顶生，在花蕾时包藏于鞘状的总状苞片内；花序轴被极短的柔毛；小花梗长1~2毫米；苞片膜质，棕色；花萼管状，长约1.2厘米，先端3浅齿裂，一侧深裂，外被短柔毛；花冠管与萼管几等长，裂片3，长圆形，长约1.8厘米，上方1片稍大，先端略呈兜状，白色，外被短柔毛；唇瓣倒卵形，长约2厘米，粉红色，并有红色条纹，先端边缘皱波状；侧生退化雄蕊锥状，长约2毫米；雄蕊1，花丝扁平，线形，长约1.2厘米，花药长6~7毫米，药隔先端具圆形鸡冠状附属物；子房下位，密被绒毛。蒴果球形或椭圆形，干时纺锤形，果皮上有明显的纵向维管束条纹，长1.2厘米，直径约1厘米，不开裂，果熟时黄绿色或乳黄色。种子多数，不规则扁圆形，被淡黄色假种皮。花期2~4月，果期5~8月。

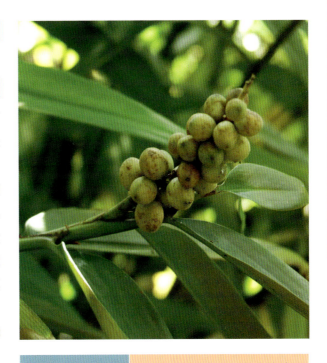

生境分布	生长于林下阴湿处或栽培。分布于广东、雷州半岛、海南岛山区、广西、云南、福建等地。
性味归经	辛，温。归肾、脾经。
功能主治	温肾固精缩尿，温脾止泻摄涎。用于肾虚遗尿，小便频数，遗精白浊，脾寒泄泻，腹中冷痛，口多唾涎。

名方验方

附方1：腹胀腹泻

益智100克，浓煎饮用。

附方2：妇人崩中

益智（炒）碾细，米饮入盐，每次5克。

附方3：香口辟臭

益智50克，甘草10克，碾粉舔舐。

附方4：漏胎下血

益智25克，缩砂仁50克，为末，每次15克，空腹白开水送服，每日2次。

海马

别名

龙落子。

形态特征

体形侧扁,腹部稍凸出,躯干部呈七棱形,尾部四棱形,为海马中最大的一种。体长30~33厘米。头冠短小,尖端有5个短小的棘,略向后方弯曲。吻长,呈管状。眼较大,侧位而高。眼间隔小于眼径,微隆起。鼻孔很小,每侧2个,相距甚近,紧位于眼的前方。口小,端位,无牙。鳃盖凸出,无放射状纹。鳃孔小,位近于侧背方。肛门位于躯干第11节的腹侧下方。体无鳞,完全为骨质环所包,骨质环体部11,尾部39~40;体上各环棱棘短钝呈瘤状。背鳍长,18~19,较发达,位于躯干最后2体环及尾部最前2体环的背方。臀鳍4,短小,胸鳍18,短宽,略呈扇形。无腹鳍及尾鳍。各鳍无棘,鳍条均不分枝。尾端卷曲。全体淡黄色,体侧具白色线状斑点。

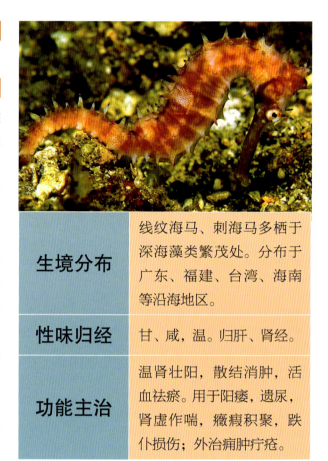

生境分布	线纹海马、刺海马多栖于深海藻类繁茂处。分布于广东、福建、台湾、海南等沿海地区。
性味归经	甘、咸,温。归肝、肾经。
功能主治	温肾壮阳,散结消肿,活血祛瘀。用于阳痿,遗尿,肾虚作喘,癥瘕积聚,跌仆损伤;外治痈肿疔疮。

名方验方

附方1:年老体弱、神经衰弱

海马30克,研粉,每服3克,每日3次,温开水送下。

附方2:妇女宫寒不孕

海马1对,炙焦研粉,每服3克,每日3次,黄酒送下。

附方3:阳痿腰酸,少气乏力

海马、人参、小茴香各等份,共研细末,加盐少许,每次1克,温水送下,或用熟肉点食。

附方4:阳痿

海马2只,白酒500毫升,浸泡1周,每日睡前饮服10~15毫升。尚可用海马1对,炙燥,研细粉,每服2.5克,每日3次,温酒送下。

附方5:遗尿、尿频

海马、虾仁各15克,仔公鸡1只,共炖服。

附方6:再生障碍性贫血

海马15克,鹿茸2克,共为细末,以仙鹤草50克煎汤,分2次送服,每日1剂。

海风藤

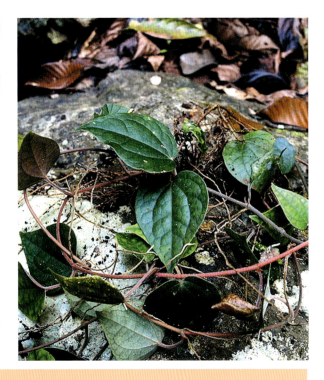

别名

老藤、满坑香、大风藤、岩胡椒。

形态特征

常绿木质藤本，全株有香气。茎枝长约3米，有条棱，具节，节上生不定根，幼枝疏被短柔毛。叶互生，卵形或卵状披针形，长5～8厘米，宽2～6厘米，先端渐尖，基部近圆形，上部叶有时基部近截形，全缘，质稍厚，无毛，上面暗绿色，下面淡绿色，有白色腺点，叶脉5～7条，叶柄长约1厘米。穗状花序与叶对生，花单性，无花被，雌雄异株，雄花序长3～5.5厘米，苞片盾状，雄蕊2枚；雌花序长1～2厘米；浆果近球形，褐黄色，直径3～4毫米。藤茎呈扁长圆柱形，微弯曲，长短不等。

生境分布	生长于深山的树林中或海岸。分布于广东、福建、台湾等地。
性味归经	药性性能辛、苦，微温。归肝经。
功能主治	祛风除湿，通经活络。用于风寒湿痹，肢节疼痛，筋脉拘挛，屈伸不利。

名方验方

附方1：跌打损伤

海风藤、山沉香、大血藤、地乌龟、竹根七、红牛膝各适量，泡酒饮之。

附方2：支气管哮喘、支气管炎

海风藤、追地风各60克，白酒500毫升，浸泡1周，每次10毫升，每日2次，早晚空腹时服，服时不可加温。

附方3：风湿性关节炎

海风藤、桂枝、鸡血藤各9克，水煎服。

附方4：痛风

海风藤、络石藤、宽筋藤、当归、桑寄生、白芍各20克，鸡血藤、生地黄、川芎、党参、威灵仙各15克，独活10克，加清水5碗，慢火煎至1碗，饭后饮用，每周3次。

附方5：肩周炎

海风藤、独活、甘草、木香、乳香、桑枝、羌活、秦艽各10克，桂心1克，当归、川芎各15克。水煎取药汁，每日1剂，分次服用。

海金沙

别名

铁蜈蚣、金砂截、罗网藤、铁线藤、蛤唤藤、左转藤。

形态特征

多年生攀援草本。根茎细长，横走，黑褐色蕨栗褐色，密生有节的毛。茎无限生长；海金沙叶多数生长于短枝两侧，短枝长3～8毫米，顶端有被毛茸的休眠小芽。叶2型，纸质，营养叶尖三角形，2回羽状，小羽片宽3～8毫米，边缘有浅钝齿；孢子叶卵状三角形，羽片边缘有流苏状孢子囊穗。孢子囊梨形，环带位于小头。孢子期5～11月。

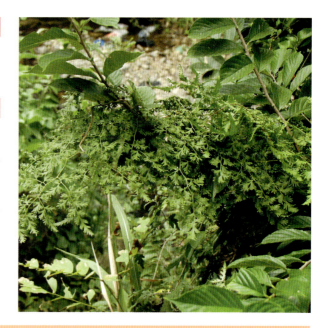

生境分布	生长于阴湿山坡灌丛中或路边林缘。分布于广东、浙江等地。
性味归经	甘，寒。归膀胱、小肠经。
功能主治	清利湿热，通淋止痛。用于热淋，石淋，血淋，膏淋，尿道涩痛。

名方验方

附方1：小便不通，脐下满闷

海金沙50克，腊面茶15克，捣研令细，生姜、甘草汤调下15克。

附方2：热淋急痛

海金沙为末，生甘草汤冲服。

附方3：膏淋

海金沙、滑石各50克，甘草4.5克，为末，上研匀，食前，麦门冬汤调服10克，灯心汤亦可。

附方4：尿酸结石症

海金沙、滑石共研为末，车前子、麦冬、木通煎水调药末，并加蜜少许，温服。

附方5：小便出血

海金沙为末，以新汲水调下，砂糖水调下亦可。

附方6：尿路结石

海金沙、天胡荽、石苇、半边莲各50克，水煎服。

附方7：乳腺炎

鲜海金沙根20～30克，黄酒、水各半煎服，暖睡取汗；另用鲜海金沙茎叶、鲜梨头草各等份，捣烂外敷。

海螵蛸

别名

乌鲗骨、墨鱼盖、乌贼鱼骨。

形态特征

金乌贼胴部卵圆形，一般胴长20厘米，长度为宽度的1.5倍。背腹略扁平，侧缘绕以狭鳍，不愈合。头部前端、口的周围生有5对腕。眼发达。石灰质内骨胳发达，长椭圆形，长度约为宽度的2.5倍，后端骨针粗壮。体内有墨囊，内贮有黑色液体。体黄褐色，胴体上有棕紫色与白色细斑相间，雄体阴背有波状条纹，在阳光下呈金黄色光泽。产期多在8～12月份，11月份为盛渔期。

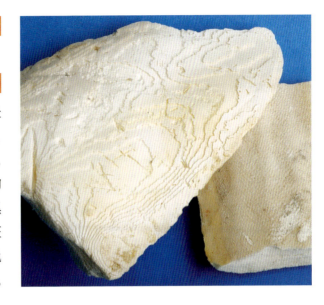

十画

生境分布	主产辽宁、江苏、浙江等省沿海地区。
性味归经	咸、涩，温。归脾、肾经。
功能主治	收敛止血，涩精止带，制酸止痛，收湿敛疮。用于吐血衄血，崩漏便血，遗精滑精，赤白带下，胃痛吞酸；外治损伤出血，湿疹湿疮，溃疡不敛。

名方验方

附方1：胃出血

海螵蛸、白及各60克，共研为末，饭前冲服3～5克。

附方2：胃、十二指肠溃疡

海螵蛸（乌贼骨）为主，配合其他药物（贝母、大黄、白及等）内服。

附方3：上消化道出血

海螵蛸、生大黄各研成细粉，过筛等量拌匀，装入胶囊备用，每次4～6粒，每粒含生药0.5克，每4～6小时1次，凉开水送下，待血止后再服1～2日。

附方4：疟疾

乌贼骨粉3克，加白酒或黄酒10毫升，混合后1次服完，一般只需1次，至多3次。

附方5：功能性子宫出血、白带过多

鸡冠花15克，海螵蛸12克，白扁豆花6克。水煎服。

附方6：外伤出血

海螵蛸、蒲黄（炒）各等量。研末外敷。

海藻

别名

海草、大叶藻、大蒿子、海根菜。

形态特征

多年生褐藻，暗褐色，高30～100厘米。固着器扁平盘状或短圆锥形，直径可达2厘米；主轴圆柱形，幼时短，但逐年增长，两侧有呈钝角或直角的羽状分枝及腋生小枝，幼时其上均有许多短小的刺状突起；叶状突起的形状，大小差异很大、披针形、倒披针形、倒卵形和线形均有，长者可达25厘米，短者只2厘米，宽者可达2.5厘米，有不明显的中脉状突起，并有明显的毛窠斑点，狭者只1毫米，无中脉状突起，也无斑点，全缘或有锯齿。在线形叶状突起的腋部，长出多数具有丝状突起的小枝，生殖托或生殖枝即从丝状突起的腋间生出。气囊生长于最终分枝上，有柄，成熟时球形或近于球形，顶端圆或有细尖状凸起，表面有稀疏的毛窠斑点。生殖托单生或总状排列于生殖小枝上，圆柱形，长3～15毫米或更长，直径约1毫米。

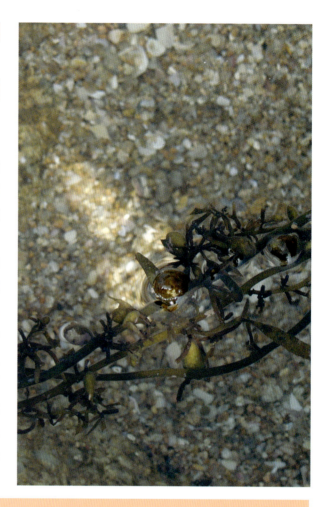

生境分布	生长于低潮线以下的浅海区域—海洋与陆地交接的地方。小叶海藻产于福建、浙江、广东等地；大叶海藻产于山东、辽宁等地。
性味归经	苦、咸，寒。归肝、胃、肾经。
功能主治	消痰软坚散结，利水消肿。用于瘿瘤，瘰疬，睾丸肿痛，痰饮水肿。

名方验方

附方1：甲状腺肿

海藻、海带各15克，黄药子、柴胡各10克，夏枯草18克，生牡蛎30克，水煎服。

附方2：淋巴结肿大

海藻、生牡蛎各30克，玄参15克，夏枯草10克，水煎服；或海藻、香附、夏枯草、浙贝母各10克，水煎服。

附方3：疝气，睾丸肿大

海藻30克，炒橘核12克，小茴香10克，水煎或制丸服。

浮萍

别名
水萍、水花、水苏、小萍子、萍子草、浮萍草。

形态特征
多年生细小草本，漂浮水面。根 5～11 条束生，细年，纤维状，浮萍长 3～5 厘米。花序生长于叶状体边缘的缺刻内；花草性，雌雄同林；佛焰苞袋状，短小，2 唇形，内有 2 雄花和 1 雌花，无花被；雄花有雄蕊 2，花药 2 室，花丝纤细；雌花有雌蕊 1，子房无柄，1 室，具直立胚珠 2，花柱短，柱头扁平或环状。果实圆形，边缘有翅。花期 4～6 月，果期 5～7 月。

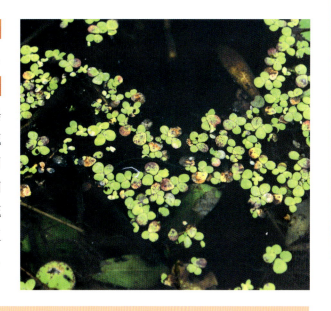

生境分布	生长于池沼、水田、湖湾或静水中，全国各地均产。
性味归经	辛，寒。归肺经。
功能主治	宣散风热，透疹，利尿。用于麻疹不透，风疹瘙痒，水肿尿少。

名方验方

附方 1：急性肾炎

浮萍草 100 克，黑豆 50 克，水煎服。

附方 2：皮肤风热，遍身生瘾疹

浮萍、牛蒡子各等份，以薄荷汤调下 10 克，每日 2 次。

附方 3：身上虚痒

浮萍末、黄芪各 5 克，同四物汤煎汤调下。

附方 4：感冒（用于风热感冒，发热无汗）

浮萍、薄荷、牛蒡子各 6 克，水煎服。

附方 5：肾精亏乏、气血不能荣于肌肤所致的白癜风

浮萍、黑芝麻各 120 克，盐 50 克。将浮萍与黑芝麻炒焦，研成细末，放碗中加盐、水，调成糊状即成。每日 3 次，佐餐食用，用量自酌，15 日为 1 个疗程。

附方 6：荨麻疹奇痒难忍

浮萍、荆芥穗各 30 克，地肤子 25 克，千里光 40 克。用纱布袋装好药，放入锅中加水浓煎，乘温洗患处。可反复加温洗几次。

通草

别名

寇脱、活莌、离南、倚商、通脱木、白通草。

形态特征

灌木，高可达6米。茎木质而不坚，中有白色的髓，幼时呈片状，老则渐次充实，幼枝密被星状毛，或稍具脱落性灰黄色绒毛。叶大、通常聚生长于茎的上部，掌状分裂，长可达1米，基部心脏形，叶片5～7裂，裂片达于中部或仅为边裂，头锐尖，边缘有细锯齿，上面无毛，下面有白色星状绒毛；叶柄粗壮，长30～50厘米；托叶2，大形，膜质，披针状凿形，基部鞘状抱茎。花小，有柄，多数球状伞形花序排列成大圆锥花丛；苞片披针形；萼不明显；花瓣4，白色，卵形，头锐尖；雄蕊4；花盘微凸；子房下位，2室，花柱2，离生，柱头头状。核果状浆果近球形而扁，外果皮肉质，硬而脆。花期8月，果期9月。

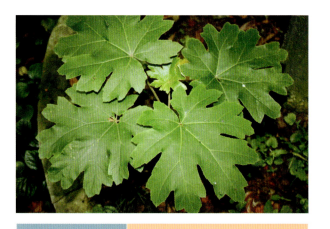

生境分布	生长于向阳肥厚的土壤中，或栽培于庭园中。或栽培于庭院中。分布于贵州、云南、四川、台湾、广西等地。
性味归经	甘、淡，微寒。归肺、胃经。
功能主治	清热利湿，通气下乳。用于湿热淋证，水肿尿少，乳汁不下。

名方验方

附方1：催乳

通草、小人参，炖猪脚食。

附方2：急性肾炎

通草、猪苓各等份，再入地龙、麝香少许，研细末，每服1～3克，米饮调下。

附方3：尿路感染

通草15克，滑石20克，冬葵子、石韦各10克，水煎服，每日1剂。

附方4：浮汁不下或乳少

通草10克，炮穿山甲、炒王不留行各6克，与猪蹄一对同煎服。

附方5：耳聋，常如有风水声

磁石（捣碎绵裹）15克，木通250克，酒5000毫升。先将木通、磁石捣细，以绢袋盛，用酒浸泡，冬7日，夏3日。每日2次，每取酒3杯饮服。不饮酒

附方6：老人五淋、身热腹满

通草30克，小麦250克。将小麦去壳，通草研末，同入锅内，加水适量，煮粥。分3次食用。

预知子

别名

八月炸、八月扎、野香蕉。

形态特征

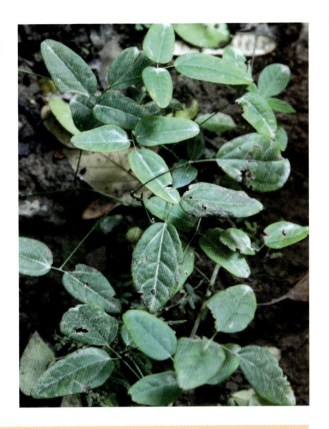

蔓生植物。叶三角形,色绿,面深背淡,七八月结实作房,生青,熟深红,每房有子五六枚,如皂角子,色斑褐而光润,相传取子二枚或双仁者,缀衣领上,遇有蛊毒,则闻其发音,故名"预知子"。落叶或半常绿藤木。掌状复叶互生,小叶5,倒卵形或长倒卵形,长3~6厘米,先端圆、微凹或有短尖,全缘。花单性同株,总状花序腋生;雌花生长于花序上部,花被片3,淡紫色,雄蕊6,雌花生长于花序下部,花被3,退化雄蕊6,雌蕊6。果实肉质,长椭圆形,两端圆形,成熟时沿腹缝线开裂。花期4~5月,果期8月。

生境分布	生长于山林灌丛。分布于河南、浙江、陕西、山东、江苏、安徽、广东、湖北等地。
性味归经	苦,寒。归肝、胆、胃、膀胱经。
功能主治	疏肝理气,活血止痛,利尿。用于脘胁胀痛,痛经经闭,痰核痞块,小便不利。

名方验方

附方1:淋巴结结核

预知子、金樱子、海金沙根各120克,天葵子240克,煎服。

附方2:睾丸肿痛

预知子1个,金樱子30克,猪小肠120克,炖服。

附方3:输尿管结石

预知子、薏苡仁各60克,水煎服。

附方4:子宫脱垂

预知子、益母草、棕树根各30克,升麻9克,水煎服。

桑叶

别名

家桑、黄桑、荆桑、桑椹树。

形态特征

为落叶灌木或小乔木，高3～15米。树皮灰白色，有条状浅裂；根皮黄棕色或红黄色，纤维性强。单叶互生；叶柄长1～2.5厘米；叶片卵形或宽卵形，长5～20厘米，宽4～10厘米，先端锐尖或渐尖，基部圆形或近心形，边缘有粗锯齿或圆齿，有时有不规则的分裂，上面无毛，有光泽，下面脉上有短毛，腋间有毛，基出脉3条与细脉交织成网状，背面较明显；托叶披针形，早落。花单性，雌雄异株；雌、雄花序均排列成穗状葇荑花序，腋生；雌花序长1～2厘米，被毛，总花梗长5～10毫米；雄花序长1～2.5厘米，下垂，略被细毛；雄花具花被片4，雄蕊4，中央有不育的雌蕊；雌花具花被片4，基部合生，柱头2裂。瘦果，多数密集成一卵圆形或长圆形的聚合果，长1～2.5厘米，初时绿色，成熟后变肉质、黑紫色或红色。种子小。花期4～5月，果期5～6月。

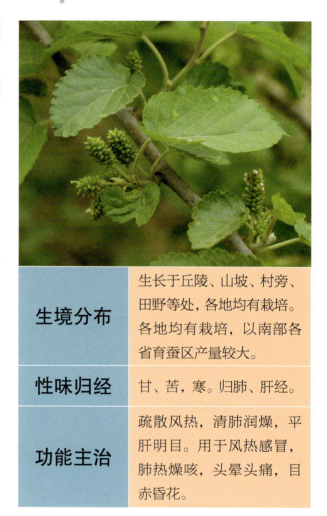

生境分布	生长于丘陵、山坡、村旁、田野等处，各地均有栽培。各地均有栽培，以南部各省育蚕区产量较大。
性味归经	甘、苦，寒。归肺、肝经。
功能主治	疏散风热，清肺润燥，平肝明目。用于风热感冒，肺热燥咳，头晕头痛，目赤昏花。

名方验方

附方1：头目眩晕

桑叶、菊花、枸杞子各15克，决明子10克，水煎代茶饮。

附方2：肺脓肿

桑叶20克，芦根、鱼腥草、白茅根各60克，刺黄柏30克，水煎服（鲜品更好），每日1剂，连续服药，定期复查，疗程一般14～47日。

附方3：脑萎缩

桑叶、丹皮、泽泻、当归、菖蒲、远志各10克，山萸肉、黑芝麻各12克，生地、山药各30克，云苓20克，首乌、枸杞子、菊花各15克，甘草6克，每日1剂，水煎，分2次分服。

附方4：红斑类皮肤病

桑叶20～40克，蚤休、生地各10～15克，枇杷叶10～20克，生甘草5～10克，每剂加清水浸泡20分钟，煎3次，取汁混合为450毫升，每服150毫升，每日2次，必要时取渣再煎汁外洗。

桑白皮

别名
桑皮、桑根皮、白桑皮、桑根白皮。

形态特征
同桑叶。

生境分布	生长于丘陵、山坡、村旁、田野等处，各地均有栽培。各地均有栽培，以南部各省育蚕区产量较大。
性味归经	甘，寒。归肺经。
功能主治	泻肺平喘，利水消肿。用于肺热喘咳，水肿胀满尿少，面目肌肤浮肿。

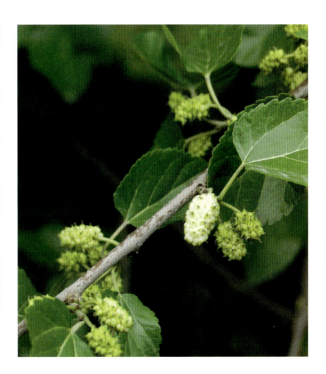

名方验方

附方1：蜈蚣、蜘蛛咬伤

桑白皮适量，捣汁敷。

附方2：坠落伤

桑白皮2500克，为末，水1升，煎成膏，敷瘀损处。

附方3：齿龈出血

桑白皮20克，白茅根30克，水煎2次，混合后早晚分服，每日1剂。

附方4：脱发

桑白皮120克，用水煎，去渣取汁洗发。

附方5：白发

桑白皮30克，五倍子15克，青葙子60克，水煎取汁，外洗。

附方6：痤疮

桑白皮、黄芩、枇杷叶、苦参、栀子各10克，金银花、茵陈各15克，白花蛇舌草25克，生甘草5克，制成桑白皮1号方，配合外搽颠倒散洗剂（取硫黄、生大黄各10克，研细末加石灰水100毫升混合，用时振荡），每日3次。

附方7：小儿百日咳

桑白皮6克，川贝母15克，炙麻黄、葶苈子各5克，蜂蜜适量。用以上前4味晒干或烘干，一同放入碾槽内，碾成细末备用。每日3次，1~3岁每次取2克药末；7岁每次取3克药末；8~10岁以上每次取4克药末；用蜂蜜水调匀后缓缓饮用。

桑枝

别名

桑条。

形态特征

同桑叶。

生境分布	生长于丘陵、山坡、村旁、田野等处，各地均有栽培。各地均有栽培，以南部各省育蚕区产量较大。
性味归经	微苦，平。归肝经。
功能主治	祛风通络，利关节。用于风湿痹病，肩臂、关节酸痛麻木。

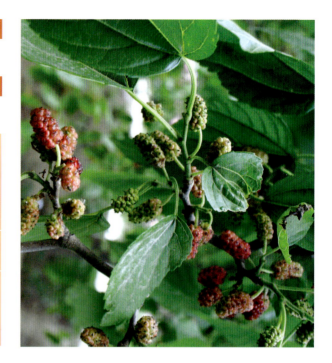

名方验方

附方1：风湿性关节炎

桑枝500克，浓煎去渣，入蜜50克，温火煎成膏，每次20克，每日2次口服。

附方2：风湿性肌炎对肌体疼痛者

桑枝30克，秦艽、防己各9克，水煎服。

附方3：肩周炎

桑枝、当归各20克，鸡血藤、威灵仙各30克，羌活、桂枝、白芍、姜黄、防风各15克，细辛5克（后下），水煎服，每日1剂。

附方4：淋转率低下

桑枝30克（鲜者疗效较好），水煎服，每日1剂。

附方5：水气脚气

桑枝60克，炒香，以水1000毫升，煎至100毫升，每日空心服用。

附方6：高血压

桑枝、桑叶、茺蔚子各15克，加水1000毫升，煎至600毫升，卧前洗脚30～40分钟后即卧。

桑寄生

别名

茑、寓木、宛童、寄生树、寄生草、桑上寄生。

形态特征

常绿寄生小灌木。老枝无毛，有凸起灰黄色皮孔，小枝稍被暗灰色短毛。叶互生或近于对生，革质，卵圆形至长椭圆状卵形，先端钝圆，全缘，幼时被毛。花两性，紫红色花1~3个聚生长于叶腋，具小苞片；总花梗、花梗、花萼和花冠均被红褐色星状短柔毛；花萼近球形，与子房合生；花冠狭管状，稍弯曲。浆果椭圆形，有瘤状突起。

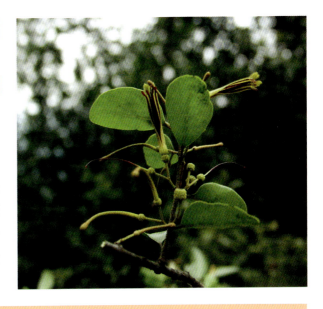

生境分布	寄生长于构、槐、榆、木棉、朴等树上。分布于福建、台湾、广东、广西、云南等地。
性味归经	苦、甘，平。归肝、肾经。
功能主治	祛风湿，补肝肾，强筋骨，安胎元。用于风湿痹痛，腰膝酸软，筋骨无力，崩漏经多，妊娠漏血，胎动不安，头晕目眩。

名方验方

附方1：冻伤

桑寄生300克，制成干浸膏，茶油调敷。

附方2：胎动腹痛

桑寄生50克，阿胶（炒）、艾叶各25克，水煎，去滓温服。

附方3：风湿性关节炎

桑寄生、玉竹各30克，鹿衔草、白芍、白术、牛膝、茯苓各15克，炙甘草9克，水煎服，每日1剂，2次分服。

附方4：风湿性腰腿痛

独活、防风、川芎、秦艽、赤芍、当归、牛膝、杜仲、茯苓、党参各9克，桑寄生12~30克，细辛3~6克，桂心3克，干地黄15克，炙甘草6克。水煎服，每日1剂。

附方5：风湿

桑寄生、木芙蓉花各10克。将木芙蓉择净，放入药罐中，加清水适量，浸泡5~10分钟后，水煎取汁，放入浴盆中，待温时足浴，每日2次，每次20~30分钟，每日1剂，连续2~3周。

桑螵蛸

别名

蜱蛸、桑蛸。

形态特征

螳螂科，体形较大，呈黄褐色或绿色，长约7厘米。头部三角形。前胸背板、肩部较发达。后部至前肢基部稍宽。前胸细长，侧缘有细齿排列。中纵沟两旁有细小的疣状突起，其后方有细齿，但不甚清晰。前翅革质，前缘带绿色，末端有较明显的褐色翅脉；后翅比前翅稍长，向后略微伸出，有深浅不等的黑褐色斑点散布其间。雌性腹部特别膨大。

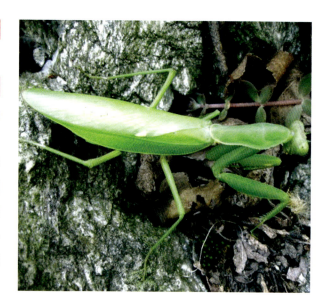

生境分布	大刀螂喜欢栖息在杂草或灌木上，薄翅螳螂成虫出现于夏、秋季，生活在低、中海拔山区。也有栖息在树上的全国大部分地区均产。
性味归经	甘、咸，平。归肝、肾经。
功能主治	补肾助阳，固精缩尿。用于遗精滑精，遗尿尿频，小便白浊。

名方验方

附方1：遗精白浊（盗汗虚劳）

桑螵蛸（炙）、白龙骨等份，研为细末，每次10克，空心用盐汤送下。

附方2：小便不通

桑螵蛸（炙黄）30枚，黄芩100克，水煎，每日2次。

附方3：妇人遗尿

桑螵蛸，酒炒为末，姜汤服10克。

附方4：肾气不足、营养失调

桑螵蛸20克，高粱米50～100克。将桑螵蛸用清水煎熬3次，过滤后收集液500毫升，将高粱米淘洗干净，放入锅内，掺入桑螵蛸的汁，置火上煮成粥，至高粱米煮烂即成。每日2次，早晚温服。

附方5：肾气不固所致的遗精早泄

益智仁30克，桑螵蛸15克，猪脬1个，味精、盐各少许。先将猪脬用清水清洗干净；益智仁、桑螵蛸用纱布袋装好，扎紧口备用。将药袋与猪脬一同放入沙锅中，加入适量的清水，先用大火烧开，再以小火慢炖，至猪脬熟烂后除去药袋，加入味精、盐调味即成。佐餐食用。

十一画

黄芩

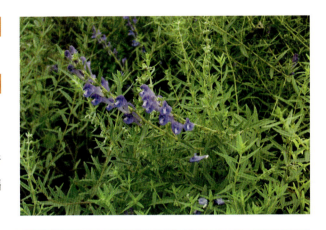

别名
山茶根、黄芩茶、土金茶根。

形态特征
多年生草本，茎高20～60厘米，四棱形，多分枝。叶披针形，对生，茎上部叶略小，全缘，上面深绿色，无毛或疏被短毛，下面有散在的暗腺点。圆锥花序顶生。花蓝紫色，二唇形，常偏向一侧、小坚果，黑色。

生境分布	生长于山顶、林缘、路旁、山坡等向阳较干燥的地方。分布于河北、山西、内蒙古，以及河南、陕西等地。以山西产量最多，河北承德产者质量最好。
性味归经	苦，寒。归肺、胃、胆、大肠、小肠经。
功能主治	清热燥湿，泻火解毒，安胎，止血。用于湿温、暑湿，胸闷呕恶，湿热痞满，泻痢，黄疸，肺热咳嗽，高热烦渴，血热吐衄，痈肿疮毒，胎动不安。

名方验方

附方1：泄泻热痢

黄芩、白芍、葛根各10克，白头翁15克，水煎服。

附方2：偏正头痛

黄芩片适量，酒浸透，晒干为末，每次3克，茶、酒下。

附方3：慢性气管炎

黄芩、葶苈子各等份，共为细末，糖衣为片，每片含生药0.8克，每次5片，每日3次。

附方4：胎热胎动不安

黄芩10克，生地黄、竹茹各15克，水煎服。

附方5：尿路感染、血尿

黄芩24克，水煎，分3次服。

附方6：颈痛

黄芩、玄参各10克，陈皮、黄连、牛蒡子、柴胡各6克，连翘15克，板蓝根30克，马勃、僵蚕、桔梗、升麻、生甘草各3克。水煎取药汁，每日1剂，分2次服用。

黄芪

别　名

黄耆、箭芪、绵芪、绵黄芪。

形态特征

多年生草本。茎直立，上部有分枝。奇数羽状复叶互生，小叶 12～18 对；小叶片广椭圆形或椭圆形，下面被柔毛；托叶披针形。总状花序腋生；花萼钟状，密被短柔毛，具 5 萼齿；花冠黄色，旗瓣长圆状倒卵形，翼瓣及龙骨瓣均有长爪；雄蕊 10，二体；子房有长柄。荚果膜质，半卵圆形，无毛。花期 6～7 月，果期 7～9 月。

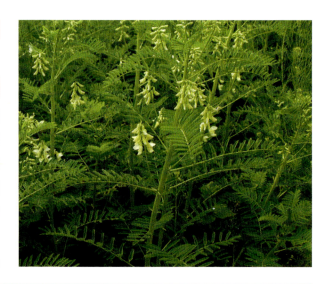

生境分布	生长于土层深厚、土质疏松、肥沃、排水良好、向阳高燥的中性或微酸性砂质壤土，平地或向阳的山坡均可种植。分布于山西、黑龙江、内蒙古等地，以山西雁北、忻州地区产棉芪、内蒙古及东北栽培的为优。
性味归经	甘，微温。归肺、脾经。
功能主治	补气升阳，固表止汗，利水消肿，生津养血，行滞通痹，托毒排脓，敛疮生肌。用于气虚乏力，食少便溏，中气下陷，久泻脱肛，便血崩漏，表虚自汗，气虚水肿，内热消渴，血虚萎黄，半身不遂，痹痛麻木，痈疽难溃，久溃不敛。

名方验方

附方 1：气虚自汗

黄芪 120 克，大枣 5 枚，浮小麦 15 克，水煎服。

附方 2：半身不遂

黄芪 60 克，桂枝、当归各 15 克，白芍、木瓜、伸筋草、络石藤、海风藤各 10 克，炙甘草 5 克，水煎服。

附方 3：气虚发热盗汗

黄芪 60 克，白术、五味子各 15 克，白芍、防风各 9 克，水煎服。

附方 4：瘫痪

黄芪 60 克，川芎 30 克，丹参、鸡血藤各 15 克，赤芍、地龙、桃仁、红花各 9 克，水蛭末 2 克（冲服）。水煎 2 次，分 2 次服，每日 1 剂。

附方 5：中风后遗症

黄芪、代赭石（先煎）各 30 克，当归尾、玄参各 12 克，赤芍 9 克，地龙、川芎、桃仁、红花各 6 克，牛膝、天竺黄各 15 克。水煎 2 次，分 2 次服，每日 1 剂。

黄连

别名

黄连、川连、尾连、姜连、雅连、川黄连、雅黄连。

形态特征

黄连，多年生草本，高15～25厘米。根茎黄色、成簇生长。叶基生，具长柄，叶片稍带革质，卵状三角形，三全裂，中央裂片稍呈棱形，具柄，长约为宽的1.5～2倍，羽状深裂，边缘具锐锯齿；侧生裂片斜卵形，比中央裂片短，叶面沿脉被短柔毛。花葶1～2，二歧或多歧聚伞花序，有花3～8朵，萼片5，黄绿色，长椭圆状卵形至披针形，长9～12.5毫米；花瓣线形或线状披针形，长5～7毫米，中央有蜜槽；雄蕊多数，外轮比花瓣略短；心皮8～12。蓇葖果具柄。三角叶黄连，与上种不同点为：叶的裂片均具十分明显的小柄，中央裂片三角状卵形，4～6对羽状深裂，二回裂片彼此密接；雄蕊长为花瓣之半，种子不育。

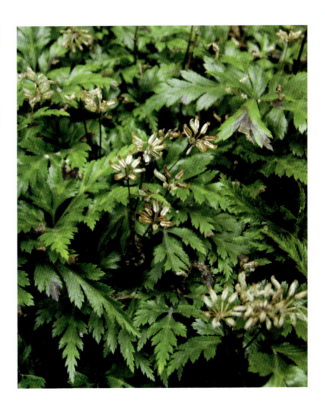

名方验方

附方1：痔疮

黄连100克，煎膏，加入等份芒硝、冰片5克，敷痔疮上。

附方2：黄疸

黄连5克，茵陈15克，栀子10克，水煎服。

附方3：痈疮、湿疮、耳道流脓

黄连研末，茶油调搽患处。

附方4：颈痛、背痛

黄连、黄芩、炙甘草各6克，栀子、枳实、柴胡、赤芍、金银花各9克，水煎服。

附方5：心肾不交失眠

黄连、肉桂各5克，半夏、炙甘草各20克，水煎服。

生境分布	生长于海拔1000～1900米的山谷、凉湿荫蔽密林中，也有栽培品。分布于我国中部及南部各省。四川、云南产量较大。
性味归经	苦，寒。归心、脾、胃、肝、胆、大肠经。
功能主治	清热燥湿，泻火解毒。用于湿热痞满，呕吐吞酸，泻痢，黄疸，高热神昏，心火亢盛，心烦不寐，心悸不宁，血热吐衄，目赤，牙痛，消渴，痈肿疔疮；外治湿疹，湿疮，耳道流脓。酒黄连善清上焦火热。用于目赤，口疮。姜黄连清胃和胃止呕。用于寒热互结，湿热中阻，痞满呕吐。

黄柏

别名

黄檗、元柏、檗木、檗皮。

形态特征

为板片状或浅槽状,厚3~7毫米。外表面鲜黄色或黄棕色,有不规则裂纹,偶有残留灰棕色木栓。内表面暗黄色或棕黄色,有细密纵线纹,质坚,断面深黄色,层状,纤维性。

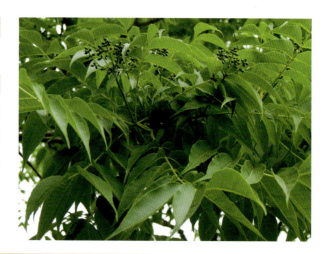

生境分布	生长于沟边、路旁,土壤比较肥沃的潮湿地。关黄柏分布于辽宁、吉林、河北等地;川黄柏分布于四川、贵州、湖北、云南等地。
性味归经	苦,寒。归肾、膀胱经。
功能主治	清热燥湿,泻火除蒸,解毒疗疮。用于湿热泻痢,黄疸尿赤,带下阴痒,热淋涩痛,脚气痿躄,骨蒸劳热,盗汗,遗精,疮疡肿毒,湿疹湿疮。盐黄柏滋阴降火。用于阴虚火旺,盗汗骨蒸。

名方验方

附方1:脓疱疮

黄柏、煅石膏各30克,枯矾12克,共研细粉,茶油调搽患处,每日1~2次。

附方2:糖尿病

黄柏500克,水1升,煮三五沸,渴即饮之。

附方3:新生儿脐炎

黄柏5克,煅石膏1克,枯矾1克,共研极细末,搽患处,每日2~3次。

附方4:下肢足膝肿痛

黄柏、苍术、牛膝各12克,水煎服。

附方5:火灼疱肿

黄柏15克,紫草30克,冰片3克。用麻油500克煮热,将切碎的紫草、黄柏纳入熬枯后,去渣,稍冷,加入冰片搅匀,外涂患者,或用纱布条浸润后外敷。

附方6:周围神经炎

黄柏、蛇床子、地肤子、没药、苦参各6克。煎水后温热适中浸泡患处,每日1剂。

黄蜀葵花

别名

黄葵、秋葵、棉花葵、侧金盏、黄秋葵、金花捷报。

形态特征

一年生或多年生粗壮直立草本,高1~2米。茎被黄色刚毛。叶大,卵形至近圆形,直径15~30厘米或过之,掌状分裂,有5~9狭长大小不等的裂片,边缘有齿牙;叶柄长6~18厘米。花单生叶腋和枝端,成近总状花序;苞片线状披针形或披针形,4~5片,长约25毫米,宽5~10毫米;花萼佛焰苞状,5裂,早落;花冠5瓣,淡黄色或白色,具紫心,直径10~20厘米;雄蕊多数,结合成筒状;雌蕊柱头5分歧,子房5室。蒴果长圆形,端尖,具粗毛,长5~7.5厘米,含多数种子。花期6~8月。

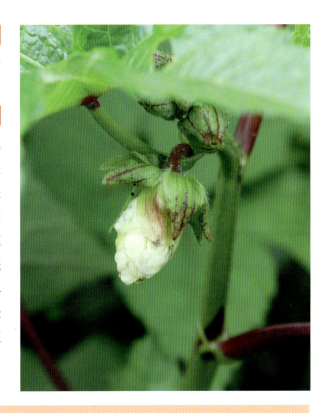

生境分布	生长于山谷、草丛间。除东北、西北外,各地均有分布,也有栽培。
性味归经	甘、寒。归肾、膀胱经。
功能主治	清利湿热,消肿解毒。用于湿热壅遏,淋浊水肿;外治痈疽肿毒,水火烫伤。

名方验方

附方1:烧烫伤

黄蜀葵花适量,在植物油内浸泡(以能浸没花瓣为度)2周,即可应用,浸泡时间越久越好,外搽患处,1日多次。

附方2:小儿口疮

黄蜀葵花适量,烧末敷之。

附方3:小儿木舌

黄蜀葵花适量,5克,黄丹2.5克,外敷。

附方4:汤火灼伤

用瓶盛麻油,以箸就树夹取黄葵花,收入瓶内,勿犯人手,密封收之。遇有伤者,调油涂之甚妙。

附方5:小儿秃疮

黄蜀葵花、大黄、黄芩等量,研为末。米泔净洗,香油调搽。

黄精

别名

菟竹、鹿竹、重楼、鸡头参、白及黄精、玉竹黄精。

形态特征

多年生草本。根茎横生，肥大肉质，黄白色，略呈扁圆形。有数个茎痕，茎痕处较粗大，最粗处直径可达2.5厘米，生少数须根。茎直立，圆柱形，单一，高50～80厘米，光滑无毛。叶无柄；通常4～5枚轮生；叶片线状披针形至线形，长7～11厘米，宽5～12毫米，先端渐尖并卷曲，上面绿色，下面淡绿色。花腋生，下垂，花梗长1.5～2厘米，先端2歧，着生花2朵；苞片小，远较花梗短；花被筒状，长8～13毫米，白色，先端6齿裂，带绿白色；雄蕊6，着生长于花被除数管的中部，花丝光滑；雌蕊1，与雄蕊等长，子房上位，柱头上有白色毛。浆果球形，直径7～10毫米，成熟时黑色。花期5～6月，果期6～7月。

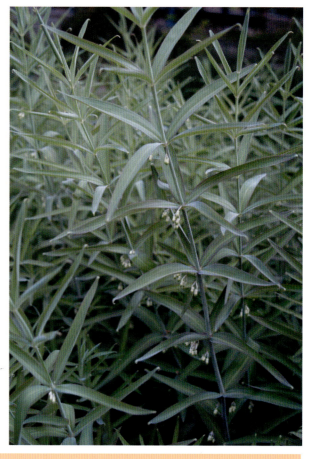

生境分布	生长于土层较深厚、疏松肥沃、排水和保水性能较好的壤土中。分布于贵州、湖南、浙江、广西、河北、河南、湖北等地。
性味归经	甘，平。归肺、脾、肾经。
功能主治	补气养阴，健脾，润肺，益肾。用于脾胃气虚，体倦乏力，胃阴不足，口干食少，肺虚燥咳，劳嗽咳血，精血不足，腰膝酸软，须发早白，内热消渴。

名方验方

附方1：肺结核、病后体虚

黄精25～50克，水煎服或炖猪肉食。

附方2：脾胃虚弱、体倦无力

黄精、山药、党参各50克，蒸鸡食。

附方3：胃热口渴

黄精30克，山药、熟地各25克，麦冬、天花粉各20克，水煎服。

附方4：肺痨咯血、白带异常

鲜黄精根头100克，冰糖50克，开水炖服。

菝葜

别名

金刚刺、金刚藤、乌鱼刺、铁菱角、马加勒。

形态特征

攀缘状灌木。高1～3米。疏生刺。根茎粗厚，坚硬，为不规则的块根，粗2～3厘米。叶互生；叶柄长5～15毫米，约占全长的1/3～1/2，具宽0.5～1毫米的狭鞘，几科都有卷须，少有例外，脱落点位于靠近卷须处；叶片薄革质或坚纸质，卵圆形或圆形、椭圆形，长3～10厘米，宽1.5～5(～10)厘米，基部宽楔形至心形，下面淡绿色，较少苍白色，有时具粉霜。花单性，雌雄异株；伞形花序生长于叶尚幼嫩的小枝上，具十几朵或更多的花，常呈球形；总花梗长1～2厘米，花序托稍膨大，近球形，较少稍延长，具小苞片；花绿黄色，外轮花被片3，长圆形，长3.5～4.5毫米，宽1.5～2毫米，内轮花被片，稍狭。雄蕊长约为花被片的2/3，花药比花丝稍宽，常弯曲；雌花与雄花大小相似，有6枚退化雄蕊。浆果直径6～15毫米，熟时红色，有粉霜。花期2～5月，果期9～11月。

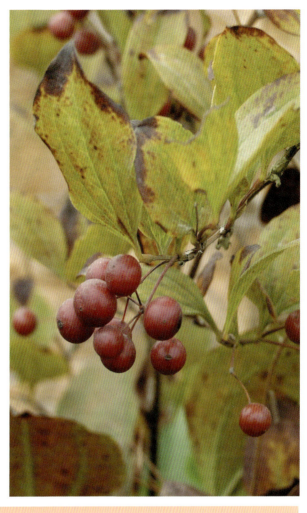

生境分布	生长于海拔2000米以下的林下灌木丛中、路旁、河谷或山坡上。主要分布我国长江以南各地。
性味归经	甘、微苦、涩，平。归肝、肾经。
功能主治	利湿去浊、祛风除痹，解毒散瘀。用于小便淋浊，带下量多，风湿痹痛，疔疮痈肿。

名方验方

附方1：风湿性关节炎

取鲜菝葜根1000克，用乙醇提取法制成300毫升注射液，每安瓿2毫升，每次肌注2毫升，每日1次。

附方2：牛皮癣

取菝葜根20～40克，用温开水1500毫升浸泡10小时，煮沸40～80分钟，每日分2～3次饭后服。

附方3：关节风湿痛

菝葜、活血龙、山楂根各15～25克，煎服。

菟丝子

别名

萝丝子、豆寄生、豆须子、巴钱天、黄鳝藤、金黄丝子。

形态特征

一年生寄生草本，全株无毛。茎细，缠绕，黄色，无叶。花簇生长于叶腋，苞片及小苞片鳞片状；花萼杯状，花冠白色，钟形，长为花萼的2倍，和无端5裂，裂片向外反曲；雄蕊花丝扁短，基部生有鳞片，矩圆形，边缘流苏状。蒴果扁球形，被花冠全部包住，盖裂。

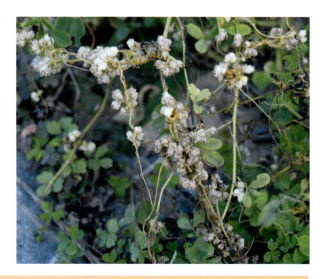

生境分布	生长于田边、荒地及灌木丛中，常寄生长于豆科等植物上。分布于东北辽阳、盖平、河南、山东、山西等地。
性味归经	辛、甘，平。归肝、肾、脾经。
功能主治	补益肝肾，固精缩尿，安胎，明目，止泻；外用消风祛斑。用于肝肾不足，腰膝酸软，阳痿遗精，遗尿尿频，肾虚胎漏，胎动不安，目昏耳鸣，脾肾虚泻；外治白癜风。

名方验方

附方1：肾虚阳痿、遗精及小便频数

菟丝子、枸杞子、覆盆子、五味子、车前子各9克，水煎服。

附方2：乳汁不通

菟丝子15克，水煎服。

附方3：脾虚泄泻

菟丝子15克，生白术10克，水煎服。

附方4：腰膝酸软、遗精早泄、小便频数、带下过多

菟丝子加黑豆60粒、红枣5枚，水煎食服。

附方5：脾虚泄泻

菟丝子15克，生白术10克，水煎服。

附方6：小儿遗尿

菟丝子2～3克，金银花6～9克，每天1剂，水煎，分2次服。

附方7：阳痿

菟丝子9克，细辛2～3克，每天1剂，水煎分3次服，或细辛1克，洗净开水冲泡或略煎代茶饮。

菊花

别名

菊华、真菊、金菊、日精、九华、节花、药菊、金蕊、甘菊。

形态特征

多年生草本植物,高60～150厘米,茎直立,上部多分枝。叶互生,卵形或卵状披针形,长约5厘米,宽3～4厘米,边缘具有粗大锯齿或深裂成羽状,基部楔形,下面有白色毛茸,具叶柄。头状花序顶生或腋生,直径2.4～5厘米,雌性,白色,黄色或淡红色等;管状花两性,黄色,基部常有膜质鳞片。瘦果无冠毛。

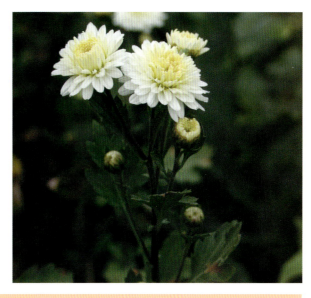

生境分布	喜温暖湿润气候、阳光充足、忌遮荫。耐寒,稍耐旱,怕水涝,喜肥。菊花均系栽培,全国大部分省份均有种植,其中以安徽、浙江、河南、四川等省为主产区。
性味归经	甘、苦,微寒。归肺、肝经。
功能主治	疏散风热,平肝明目,清热解毒。用于风热感冒,头痛眩晕,目赤肿痛,眼目昏花,疮痈肿毒。

名方验方

附方1:眼目昏暗

菊花120克,枸杞子90克,肉苁蓉60克,巴戟天30克,研为细末,炼蜜为丸,每次6克,温开水送下。

附方2:感冒发热、头昏、目赤、咽喉不利

菊花6克,薄荷9克,金银花、桑叶各10克,沸水浸泡,代茶饮。

附方3:发热、咽干唇燥、咳嗽

菊花10克,桑叶、枇杷叶各5克,研成粗末,用沸水冲泡代茶饮。

附方4:轻微腋臭

菊花、辛夷各9克,苞谷粉、冰片各60克,滑石粉30克,研细末,外用涂抹腋臭处。

附方5:头晕

菊花1000克,茯苓500克,共捣为细末,每次服用6克,每日3次,温酒调下。

附方6:风热感冒

菊花、杏仁各6克,白糖适量。杏仁捣碎,菊花挑去杂质,加水同煎30分钟,加入白糖,搅匀即成。代茶饮用。

救必应

别名

白木香、羊不吃、山冬青、白银木、过山风、土千年健。

形态特征

常绿乔木或灌木，高5～15米。枝灰色，小枝多少有棱，红褐色。叶互生，卵圆形至椭圆形，长4～10厘米，宽2～4厘米。花单性，雌雄异株，排列为具梗的伞形花序；雄花序梗长2～8毫米，花柄长2～4毫米；萼长约1毫米；花瓣4～5，绿白色，卵状矩圆形，长约2.5毫米；雄蕊4～5；雌花较小，花柄较粗壮，长3～5毫米；子房上位。核果球形至椭圆形，长4.5～6毫米，熟时红色，顶端有宿存柱头。花期5～6月。果期9～10月。

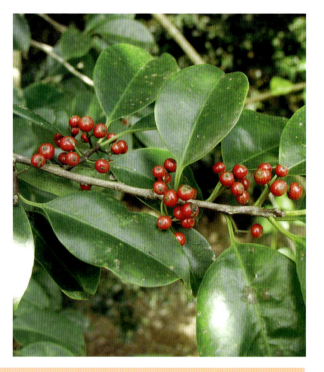

生境分布	常生长于山下疏林或沟、溪边。分布于江苏、安徽、浙江、江西、福建、台湾、湖南、广东、广西、云南。
性味归经	苦，寒。归肺、胃、大肠、肝经。
功能主治	清热解毒，利湿止痛。用于暑湿发热，咽喉肿痛，湿热泻痢，脘腹胀痛，风湿痹痛，湿疹，疮疖，跌打损伤。

名方验方

附方1：癥瘕、绞肠痧

救必应、龙牙草各60克，山豆根30克，路边菊90克，水煎服。

附方2：外感风热头痛

救必应30克，水煎，每日3次。

附方3：喉痛

干救必应9克，水煎作茶饮。

附方4：跌打肿痛

救必应树皮6克，研粉，白糖30克，开水冲服。

附方5：汤火伤

干救必应研粉，用冷开水调成糊状，每日搽5～6次。

附方6：神经性皮炎

救必应皮90克，煎水外洗局部。

常山

别名

鹅儿花、玉叶金花。

形态特征

落叶灌木，高可达2米。茎枝圆形，有节，幼时被棕黄色短毛。叶对生，椭圆形、广披针形或长方状倒卵形，先端渐尖，基部楔形，边缘有锯齿，幼时两面均疏被棕黄色短毛。伞房花序，着生长于枝顶或上部的叶腋；花浅蓝色；苞片线状披针形，早落；花萼管状，淡蓝色。花瓣蓝色，长圆状披针形或卵形。浆果圆形，蓝色，有宿存萼和花柱。

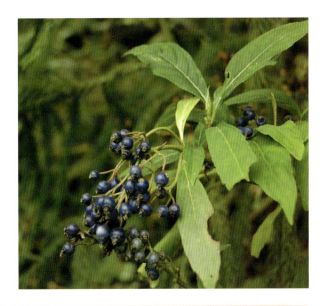

生境分布	生长于林荫湿润山地，或栽培于林下。分布于四川、贵州、湖南、江西、湖北、云南、广东、广西等地。
性味归经	辛、苦，寒；有毒。归肺、心、肝经。
功能主治	涌吐痰涎，截疟。用于痰饮停聚，胸膈痞塞，疟疾。

名方验方

附方1：疟疾寒热往来

常山（锉），厚朴（去粗皮，生姜汁炙熟）各50克，草豆蔻（去皮）、肉豆蔻（去壳）各2枚，乌梅（和核）7枚，槟榔（锉）、甘草（炙）各25克，上七味，粗捣筛，每次6克，水煎，去滓，候冷，未发前服。

附方2：蓝氏贾第鞭毛虫病

常山10克，煎服，每日1次，连服7日。

附方3：疟疾

常山、槟榔、知母各9克，草果、贝母各6克，乌梅、红枣各3个，生姜3片，水煎于发作前4小时服用。

附方4：疟疾

常山5～6克，甘草2～3克，于发作前2～3小时水煎服。

附方5：疟疾

常山、葛根各9克，于发病前1小时水煎服，每天1剂，连服3天。

野木瓜

别名

木莲、乌藤、假荔枝、绕绕藤、八月挪、五爪金龙。

形态特征

常绿木质藤本，长达9米。茎圆柱形，灰褐色，全株无毛。掌状复叶互生；总叶柄长5～10厘米；小叶5～7片，革质；小叶柄长1.5～3厘米；小叶片长圆形或长圆状披针形，长8～132厘米，宽2.5～4厘米，先端长渐尖，基部圆形或楔形，上面亮绿色，下面黄绿色或淡经常色，中脉在下面隆起，侧脉每边9～11条，与网脉均于下面明显凸起。花单性，雌雄异株，同型，具异臭，常3朵排成伞房花序式的总状花序；总花梗纤细，基部托以大的芽鳞片，花梗纤细，长2～3厘米；雄花有萼片6，淡黄色或乳白色，外轮3，披针形，长1.8厘米，宽5毫米，先端渐尖，内轮3片线状披针形，长1.6厘米，2毫米，绿色带紫，花瓣缺，雄6，药隔角状突起2毫米，约片药室等长，花丝全部生成圆柱状的管，退化心皮小；雌花的萼片与雄花相似，但较大，长达2.2厘米，心皮3，棒状，胚珠多数，退化雄蕊6，微小，卵状披针形，先端急尖，长2～3厘米，具蜜腺6。浆果长圆形，未熟时表色，熟时橙黄色，长约7厘米。直径约3厘米。种子多数，黑色，排成数列藏于果肉中。花期3～4月，果期7～10月。

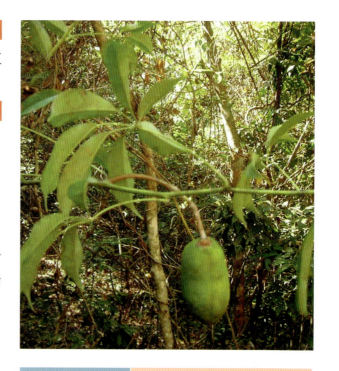

生境分布	生长于湿润通风的杂木林中、山路边及溪谷两旁。分布于安微、浙江、江西、福建、广东、广西、海南等地。
性味归经	微苦，平。归肝、胃经。
功能主治	祛风止痛，舒筋活络。用于风湿痹痛，腰腿疼痛，头痛，牙痛，痛经，跌打伤痛。

名方验方

附方1：手术后疼痛，麻风反应性疼痛

野木瓜50克，加水煎成30毫升，痛时顿服，严重时可每日服3次。

附方2：坐骨神经痛，风湿关节痛

野木瓜根、大血藤、五加根、胡颓子根各15～24克，水煎服。

附方3：风湿性关节炎

野木瓜、虎杖、鱼腥草、马鞭草各适量，水煎服，并用鲜品外敷。

附方4：跌打损伤

野木瓜、酒糟各适量，捣烂，用芭蕉叶包好煨热，敷患处。

野菊花

别名

苦薏、黄菊花、山菊花、甘菊花、路边菊、千层菊。

形态特征

多年生草本。根茎粗厚，分枝，有长或短的地下匍匐枝。茎直立或基部铺展。茎生叶卵形或长圆状卵形，羽状分裂或分裂不明显；顶裂片大；侧裂片常2对，卵形或长圆形，全部裂片边缘浅裂或有锯齿。头状花序，在茎枝顶端排成伞房状圆锥花骗子或不规则的伞房花序；舌状花黄色。

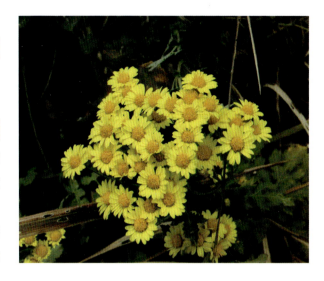

生境分布	生长于山坡、路旁、原野。全国各地均有分布。
性味归经	苦、辛，微寒。归肝、心经。
功能主治	清热解毒，泻火平肝。用于疔疮痈肿，目赤肿痛，头痛眩晕。

名方验方

附方1：疔疮

野菊花和红糖适量，捣烂贴患处。如生于发际，加梅片、生地龙同敷。

附方2：风热感冒

野菊花、积雪草各15克，水煎服。

附方3：头癣、湿疹、天疱疮

野菊花、苦楝根皮、苦参根各适量，水煎外洗。

附方4：毒蛇咬伤

野菊花15～30克，水煎代茶饮。

附方5：预防感冒

野菊花（干品）6克，用沸水浸泡1小时，煎30分钟，待药液稍凉时内服。经常接触感冒人群者，一般每日服药1次，经常感冒者每周服1次。

附方6：湿疹、皮炎

野菊花全草500克，加水1000毫升，煎至500毫升，过滤后湿敷患处。

附方7：无名肿毒

用野菊花连茎捣烂，酒煎，乘热服，让汗发出；另以药渣敷患处。

蛇床子

别名

蛇珠、野茴香、秃子花、蛇床实、蛇床仁、野萝卜碗子。

形态特征

为一年生草本，高30～80厘米；茎直立，多分枝，中空，表面具深纵条纹，疏生细柔毛。基生叶有柄，茎基部叶有短阔的叶鞘，边缘有膜质，茎上部叶几全部简化成鞘状；叶片轮廓卵形至卵状披针形。复伞形花序顶生或侧生，总苞片8～10，线形有长尖；花瓣白色。双悬果长圆形，分果具5棱，果棱成翅状，无毛。果实呈椭圆形，由两个分果合抱而成。

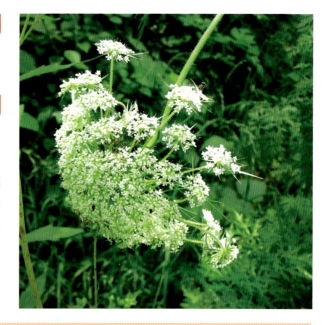

生境分布	生长于弱碱性稍湿草甸子、河沟旁、碱性草原、田间路旁。分布于广东、广西、安徽、江苏等省（区）。
性味归经	辛、苦，温；有小毒。归肾经。
功能主治	燥湿祛风，杀虫止痒，温肾壮阳。用于阴痒带下，湿疹瘙痒，湿痹腰痛，肾虚阳痿，宫冷不孕。

名方验方

附方1：阴囊湿疹

蛇床子25克，煎水洗阴部。

附方2：滴虫阴道炎

蛇床子50克，黄柏15克，以甘油明胶为基质做成（2克重）栓剂，每日阴道内置放1枚。

附方3：阳痿

蛇床子、菟丝子、五味子各等份，研末，蜜丸如梧桐子大，每次30丸，每日3次。

附方4：滴虫阴道炎

蛇床子25克，水煎，灌洗阴道。

附方5：妇人阴痒

蛇床子50克，白矾10克，煎汤频洗。

附方6：滴虫性阴道炎

蛇床子25克，川椒10克，苦参、白矾各15克，每日一剂，煎汤熏洗阴道1～2次。本方亦可治湿疹。

蛇蜕

别名

蛇符、蛇退、蛇壳、蛇皮、龙衣、龙子衣、龙子单衣。

形态特征

大型无毒蛇,全长可达 2 米左右。上唇鳞 9（4-2-3）或 8,10,7；颊鳞 1；眶后鳞 2；中央 9～17 行微棱；腹鳞 222～267；肛鳞 2 片；尾下鳞 76～122 对。头和体背黄绿色或棕灰色；眼后有一条明显的黑纹,也是该蛇命名的主要依据；体背的前、中段有黑色梯形或蝶状斑纹,略似秤星,故又名秤星蛇；由体背中段往后斑纹渐趋隐失,但有 4 条清晰的黑色纵带直达尾端,中央数行背鳞具弱棱。

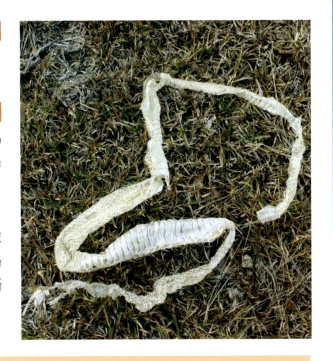

生境分布	分布安徽、江苏、浙江、福建、台湾、广东、江西、湖北、四川、云南等地。
性味归经	咸、甘,平。归肝经。
功能主治	祛风,定惊,退翳,解毒。用于小儿惊风,抽搐痉挛,翳障,喉痹,疔肿,皮肤瘙痒。

名方验方

附方 1：脑囊虫病

将蛇蜕研成细粉,开水送服,每次 3 克,每日 2 次。同时配服大戟汤（槟榔、大戟、木瓜、钩藤）。

附方 2：流行性腮腺炎

蛇蜕 6 克（成人及 12 岁以上儿童用量加倍）,洗净切碎,加鸡蛋 2 只搅拌,用油炒熟（可加盐）,1 次服。

附方 3：麦粒肿

将完整的蛇蜕置于陈醋内浸泡,数日后取出剪成约 5 毫米×8 毫米的小块,贴敷局部,上盖浸有醋的棉片,固定,24 小时换药 1 次,至痊愈为止。

附方 4：中耳炎

蛇蜕烧成灰研末,调以麻油,同时先以双氧水洗净患耳,擦干后用棉棒蘸药搽于患部,每日或隔日 1 次。

附方 5：乳房肿胀、疼痛

蛇蜕、鹿角、露蜂房各 15 克,共烧存性研细末,黄酒冲服,每日 2 次,每次 3 克。

银杏叶

别名

飞蛾叶、鸭脚子。

形态特征

为落叶大乔木，胸径可达4米，幼树树皮近平滑，浅灰色，大树之皮灰褐色，不规则纵裂，有长枝与生长缓慢的距状短枝。叶互生，在长枝上辐射状散生，在短枝上3~5枚成簇生状，有细长的叶柄，扇形，两面淡绿色，在宽阔的顶缘多少具缺刻或2裂，宽5~8（~15）厘米，具多数叉状并列细脉。雌雄异株，稀同株，球花单生长于短枝的叶腋；雄球花成荑荑花序状，雄蕊多数，各有2花药；雌球花有长梗，梗端常分两叉（稀3~5叉），叉端生1具有盘状珠托的胚珠，常1个胚珠发育成发育种子。种子核果状，具长梗，下垂，椭圆形、长圆状倒卵形、卵圆形或近球形，长2.5~3.5厘米，直径1.5~2厘米；假种皮肉质，被白粉，成熟时淡黄色或橙黄色；种皮骨质，白色，常具2（稀3）纵棱；内种皮膜质。初期生长较慢，蒙蘖性强。雌株一般20年左右开始结实，500年生的大树仍能正常结实。一般3月下旬至4月上旬萌动展叶，4月上旬至中旬开花，9月下旬至10月上旬种子成熟，10月下旬至11月落叶。

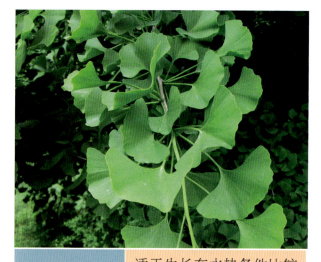

生境分布	适于生长在水热条件比较优越的亚热带季风区。主要分布在山东、江苏、四川、河北、湖北、河南等地。全国最大的银杏培育基地是山东省郯城县。
性味归经	甘、苦、涩，平。归心、肺经。
功能主治	活血化瘀，通络止痛，敛肺平喘，化浊降脂。用于瘀血阻络，胸痹心痛，中风偏瘫，肺虚咳喘，高脂血症。

名方验方

附方1：冠心病心绞痛

银杏叶、丹参、瓜蒌各15克，薤白12克，郁金9克，生甘草5克，水煎服。

附方2：灰指甲

银杏叶适量，煎水洗。

附方3：鸡眼

鲜银杏叶10片，捣烂，包贴患处，两日后呈白腐状，用小刀将硬丁剔出。

附方4：老年痴呆症

银杏叶每次15~20克，开水冲泡当茶饮用，30日为1个疗程。

银柴胡

别名

土参、银胡、山菜根、沙参儿、牛肚根、银夏柴胡。

形态特征

多年生草本，高20～40厘米。主根圆柱形，直径1～3厘米，外皮淡黄色，顶端有许多疣状的残茎痕迹。茎直立，节明显，上部二叉状分歧，密被短毛或腺毛。叶对生；无柄；茎下部叶较大，披针形，长4～30毫米，宽1.5～4毫米，先端锐尖，基部圆形，全缘，上面绿色，疏被短毛或几无毛，下面淡绿色，被短毛。花单生，花梗长1～4厘米；花小，白色；萼片5，绿色，披针形，外具腺毛，边缘膜质；花瓣5，较萼片为短，先端2深裂，裂片长圆形；雄蕊10，着生在花瓣的基部，稍长于花瓣；雌蕊1，子房上位，近于球形，花柱3，细长。蒴果近球形，成熟时顶端6齿裂。花期6～7月，果期8～9月。

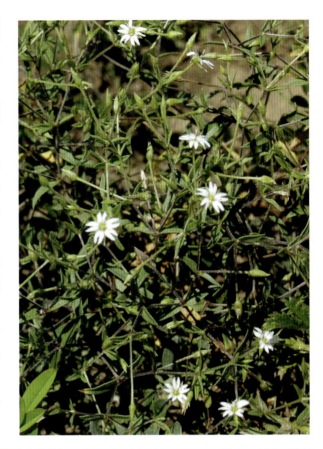

生境分布	生长于干燥的草原、悬岩的石缝或碎石中。产于我国西北部及内蒙古等地。
性味归经	甘，微寒。归肝、胃经。
功能主治	退虚热，清疳热。用于阴虚发热，骨蒸劳热，小儿疳热。

名方验方

附方1：肺结核咯血

银柴胡10克，白及12克，仙鹤草15克，水煎服。

附方2：阴虚骨蒸潮热

银柴胡10克，青蒿12克，鳖甲15克，水煎服。

附方3：小儿疳积发热、食少纳呆、肚腹臌胀

银柴胡、地骨皮、山楂、胡黄连、白术、太子参各6克，山药10克，鸡内金3克，水煎服。

附方4：小儿低热不退

银柴胡、青蒿各12克，白薇、牡丹皮各10克，地骨皮15克，水煎服。

附方5：阴虚潮热

银柴胡、秦艽、地骨皮、青蒿、知母各15克，生地20克，水煎服。

甜瓜子

别名

甘瓜子、甜瓜仁、甜瓜瓣。

形态特征

一年生蔓生草本，全体有粗毛，枝有条纹或棱。叶片圆卵菜或近肾形，基部心形，长宽各8～15厘米，3～7浅裂，边缘有微波状锯齿，两面有长毛或粗糙；叶柄与叶片等长，被刚毛。雄花簇生，雌花单生；花萼狭钟形，稍有纵沟，初有柔毛，后变光滑。果实深绿、浅绿或黄等颜色，果肉绿色、黄色或白色。味香甜。种子多数。花果期7～8月。

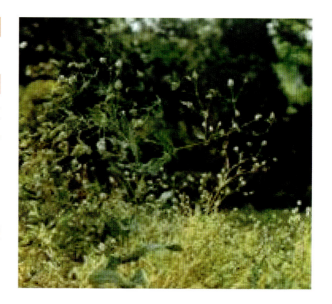

生境分布	主产山东、河北、陕西、河南、江苏等地。
性味归经	甘，寒。归肺、胃、大肠经。
功能主治	清肺，润肠，化瘀，排脓，疗伤止痛。用于肺热咳嗽，便秘，肺痈，肠痈，跌打损伤，筋骨折伤。

名方验方

附方1：肠痈已成，小腹肿痛，小便似淋，或大便艰涩、下脓

甜瓜子1.5克，当归（炒）50克，蛇退皮1条，研粗末，水一盏半，煎一盏，食前服20克。

附方2：口臭

甜瓜子作末，和蜜，空心洗漱，含1丸如枣核大，另敷齿。

附方3：腰腿疼痛

甜瓜子150克，酒浸十日，研为末，空心酒下15克，1日3次。

附方4：肝炎腹胀

甜瓜蒂7.5克，罗布麻、延胡索各10克，公丁香5克，木香15克，共研末，每次2.5克，每日2次，开水送服。

附方5：慢性鼻炎

甜瓜蒂、丝瓜蔓、各等量，炒炭碾成细面，每次3克，每日2次。

附方6：鼻息肉

甜瓜蒂（烧）与等量细辛共研成细粉面，每取少许吹人鼻中，也可单将少许甜瓜蒂灰面吹入鼻内。

猫爪草

别名

三散草、小毛茛、猫爪儿草。

形态特征

多年生小草本。高5～20厘米。簇生多数肉质小块根，块根近纺锤形或卵球形，直径3～5毫米。茎铺散，多分枝，疏生短柔毛，后脱落无毛。基生叶丛生，有长柄；叶柄长6～10厘米；叶片形状多变，单叶3裂或三出复叶；叶片长0.5～1.7厘米，宽0.5～1.5厘米，小叶或一回裂片浅裂或细裂成条形裂片；茎生叶较小，细裂，多无柄。花序具少数花；花两性，单生茎顶和分枝顶端，直径1～1.5厘米；萼片5，椭圆形，长3～4毫米，外面疏生柔毛；花瓣5，倒卵形，长6～8毫米，亮黄色，基部有爪，长约0.8毫米，蜜槽棱形，雄蕊多数，花药长约1毫米；花托无毛；心皮多数，无毛，花柱短。瘦果卵球形，长约1.5毫米，无毛，边缘有纵肋，喙长约0.5毫米。花期3～5月，果期4～8月。

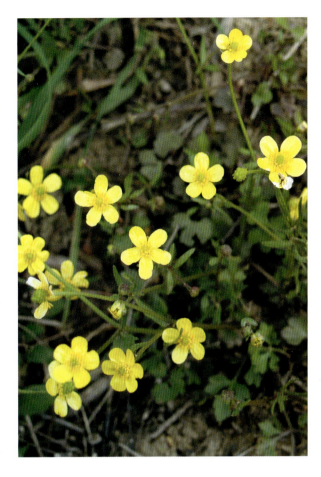

生境分布	生长于平原湿草地、田边荒地或山坡草丛中。主要分成于浙江、江苏等地。
性味归经	甘、辛，温。归肝、肺经。
功能主治	化痰散结，解毒消肿。用于瘰疬痰核，疔疮肿毒，蛇虫咬伤。

名方验方

附方1：肺结核

猫爪草100克，水煎，分2次服。

附方2：肺癌

猫爪草、仙鹤草、鱼腥草、山海螺、蚤休各30克，天门冬20克，生半夏、浙贝母各15克，葶苈子12克，水煎服，每日1剂，分2次服。

附方3：恶性淋巴瘤

猫爪草15～30克，蚤休18～24克，水红花、乌蔹莓、薏苡仁各30～60克，大黄9克，每日1剂，煎2次分服。

麻黄

别名

龙沙、狗骨、卑相、卑盐。

形态特征

多年生草本状小灌木,高30~70厘米。木质茎匍匐卧于土中;草质茎直立,黄绿色,节间细长,长2~6厘米,直径1~2毫米。鳞叶膜质,鞘状,长3~4毫米,下部1/3~2/3合生,围绕茎节,上部2裂,裂片锐三角形,中央有2脉。花成鳞球花序,雌雄异株,少有同株者;雄花序阔卵形,通常3~5个成复穗状,顶生及侧枝顶生,稀为单生;苞片3~5对,革质,边缘膜质,每苞片内各有1雄花;雄花具无色膜质倒卵形筒状假花被;雄蕊6~8,伸出假花被外,花药长方形或倒卵形,聚成一团,花丝合生1束;雌花序多单生枝瑞,卵圆形;苞片4~5对,绿色,革质,边缘膜质,最上1对合生部分占1/2以上,苞片内各有1雌花;雌花有厚壳状假花被,包围胚珠之外,珠被先端延长成细长筒状直立的珠被管,长1~1.5毫米。雌花序成熟时苞片增大,肉质,红色,成浆果状。种子2枚,卵形。花期5月,种子成熟期7月。

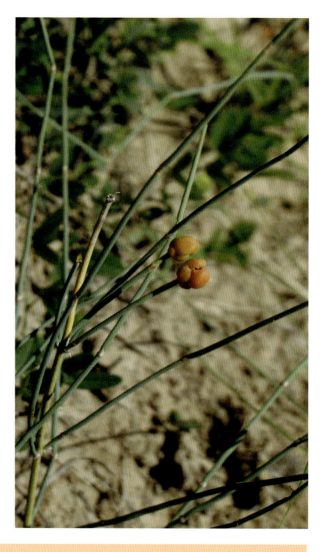

生境分布	生长于干燥的山冈、高地、山田或干枯的河床中。分布于吉林、辽宁、内蒙古、河北、河南、山西等地。
性味归经	辛、微苦,温。归肺、膀胱经。
功能主治	发汗解表,宣肺平喘,利水消肿。用于风寒感冒,胸闷喘咳,风水浮肿。蜜麻黄润肺止咳。多用于表证已解,气喘咳嗽。

名方验方

附方1:小儿腹泻

麻黄2~4克,前胡4~8克,水煎,加少量白糖送服,每日1剂。

附方2:小儿百日咳

麻黄、甘草各3克,化橘红5克,杏仁、百部各9克,水煎服。

鹿茸

别名

斑龙珠。

形态特征

一种中型的鹿。体长约1.5米，肩高约90厘米。雄鹿有角，生长完全的共有四叉，眉叉斜向前伸；第二叉与眉叉相距较远，主干末端再分一叉。雌鹿无角。眶下腺明显，呈裂缝状。耳大直立。颈细长，颈和胸部下方有长毛。尾短，臀部有明显白斑。四肢细长，后肢外侧踝关节下有褐色腺体，名为跖腺；主蹄狭尖，侧蹄小。冬毛厚密，棕灰色或棕黄色，有白色斑点，夏季白斑更明显。腹部毛白色，四肢毛色较淡，背部有深棕色的纵纹。大都人工饲养。野生者栖息于混交林、山地草原和森林边缘附近；冬季多在山地南坡，春秋多在旷野，夏季常在密林。晨昏活动较多。以青草、树叶、嫩芽、树皮、苔藓为食。春、夏季喜食盐。雄鹿每年4～5月脱落旧角，随后长出茸角，外被天鹅绒状的茸皮。

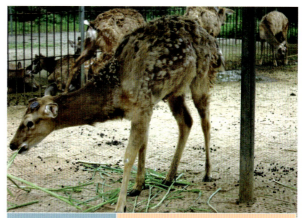

生境分布	我国东北、西北、内蒙古、新疆及西南山区均有分布。主产吉林、黑龙江、内蒙古、新疆、青海。
性味归经	甘、咸，温。归肝、肾经。
功能主治	壮肾阳，益精血，强筋骨，调冲任，托疮毒。用于肾阳不足，精血亏虚，阳痿滑精，宫冷不孕，羸瘦，神疲，畏寒，眩晕，耳鸣，耳聋，腰脊冷痛，筋骨痿软，崩漏带下，阴疽不敛。

名方验方

附方1：精血耗涸

鹿茸（酒蒸）、当归（酒浸）各50克，焙为末，乌梅肉煮膏捣为丸如梧桐子大，每次饮服50丸。

附方2：饮酒成泄

嫩鹿茸（酥炙）、肉苁蓉（煨）各50克，生麝香1.5克，为末，陈白米饮丸如梧桐子大，每米饮下50丸。

附方3：病久体虚

鹿茸、人参各30克，续断、骨碎补各60克，研细冲服，每日2次，每次3～5克。

附方4：腰脚痛

鹿茸不限多少，搽酥炙紫色，为末，温酒调下5克。

附方5：老人腰痛及腿痛

鹿茸（炙）、山楂各等份为末，加蜜做成丸子，如梧桐子大。每次100丸，每日2次。

鹿衔草

别名

鹿蹄草、破血丹、鹿安茶、纸背金牛草。

形态特征

本品根茎细长，节上常有鳞片和根的残痕。茎圆柱形或具纵棱，长10～30厘米，紫褐色，并有皱纹，微有光泽，叶基生，叶柄长4～12厘米，扁平而中央凹下，两边呈膜质状，常弯曲。叶片皱缩，稍破碎，上面紫红色，少有呈紫绿色的，光滑，下面紫红色，叶脉微突；纸质，易碎。有时可见花茎，上有数朵小花；萼片5，舌形或卵状长圆形；花瓣5，早落；雄蕊10；花柱外露。有时能见扁球形棕色蒴果。气无，味淡，微苦。

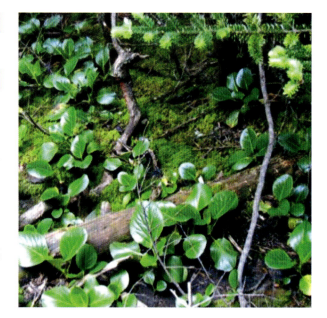

生境分布	生长于庭院和岩石园中的潮湿地。分布于长江流域及陕西、河北、河南等地。
性味归经	甘、苦，温。归肝、肾经。
功能主治	祛风湿，补肝肾，健筋骨，止血。用于风湿痹痛，肾虚腰痛，腰膝无力，月经过多，久咳劳嗽。

名方验方

附方1：肾虚腰痛、神疲乏力

鹿衔草、熟地、黄芪、山药、补骨脂、菟丝子、杜仲、怀牛膝、白芍各15克，当归10克，水煎服。

附方2：小便清长或尿频、阳痿

鹿衔草30克，猪蹄1对，炖食。

附方3：外伤出血

鲜鹿衔草适量，捣烂外敷。

附方4：风湿性关节炎

鹿衔草、海风藤各15克，苍术、羌活各6克，桂枝9克，地龙5克，水煎服。

附方5：慢性咳嗽（慢性支气管炎、肺结核）

鹿衔草15克，百部9克，水煎服。

附方6：晚期水肿，分量随症加减

鹿衔草、金樱子根各30克，香菇16克。水煎，每日2次。

商陆

别名
当陆、章陆、山萝卜、章柳根、见肿消。

形态特征
多年生草本，全株光滑无毛。根粗壮，圆锥形，肉质，外皮淡黄色，有横长皮孔，侧根甚多。茎绿色或紫红色，多分枝。单叶互生，具柄，柄的基部稍扁宽；叶片卵状椭圆形或椭圆形，先端急尖或渐尖，基部渐狭，全缘。总状花序生长于枝端或侧生长于茎上，花序直立；花初为白色后渐变为淡红色。浆果，扁圆状，有宿萼，熟时呈深红紫色或黑色。种子肾形黑色。

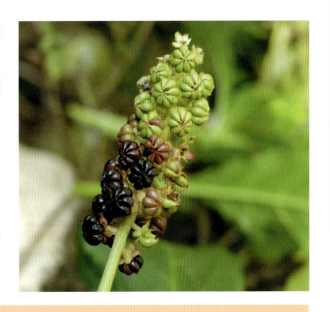

生境分布	生长于路旁疏林下或栽培于庭园。分布于全国大部分地区。
性味归经	苦，寒；有毒。归肺、脾、肾、大肠经。
功能主治	逐水消肿，通利二便；外用解毒散结。用于水肿胀满，二便不通；外治痈肿疮毒。

名方验方

附方1：足癣

商陆、苦参各100克，川椒20克，赤芍50克，煎汤，每日1～2次浸泡患足，每次15～30分钟，保留药液加热重复使用。

附方2：腹中如有石、痛如刀刺者

商陆根适量，捣烂蒸之，布裹熨痛处，冷更换。

附方3：淋巴结结核

商陆9克，加红糖适量，水煎服。

附方4：腹水

商陆6克，赤小豆、冬瓜皮各50克，泽泻12克，茯苓皮24克，水煎服。

附方5：痈疮肿毒

商陆25克，蒲公英100克，水煎洗患处。

附方6：血小板减少紫癜

商陆加水煎半小时，浓缩成100%的煎剂。首次服30毫升，以后每次服10毫升，每日3次。成人以12～24克，小儿以9～12克为1每日用量。

旋覆花

别名

金钱花、金沸花、满天星、全福花、金盏花、猫耳朵花。

形态特征

多年生草本，高30～80厘米。根状茎短，横走或斜升，具须根。茎单生或簇生，绿色或紫色，有细纵沟，被长伏毛。基部叶花期枯萎，中部叶长圆形或长圆状披针形，长4～13厘米，宽1.5～4.5厘米，先端尖，基部渐狭，常有圆形半抱茎的小耳，无柄，全缘或有疏齿，上面具疏毛或近无毛，下面具疏伏毛和腺点，中脉和侧脉有较密的长毛；上部叶渐小，线状披针形。头状花序，径3～4厘米，多数或少数排列成疏散的伞房花序；花序梗细长；总苞半球形，径1.3～1.7厘米，总苞片约5层，线状披针形，最外层带叶质而较长；外层基部革质，上部叶质；内层干膜质；舌状花黄色，较总苞长2～2.5倍；舌片线形，长10～13毫米；管状花花冠长约5毫米，有披针形裂片；冠毛白色，1轮，有20余个粗糙毛。瘦果圆柱形，长1～1.2毫米，有10条纵沟，被疏短毛。花期6～10月，果期9～11月。

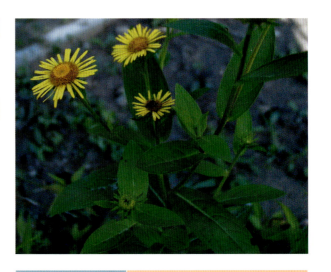

生境分布	生长于海拔150～2400米的山坡路旁、湿润草地、河岸和田埂上。广布于东北、华北、华东、华中及广西等地。
性味归经	苦、辛、咸，微温。归肺、脾、胃、大肠经。
功能主治	降气，消痰，行水，止呕。用于风寒咳嗽，痰饮蓄结，胸膈痞闷，喘咳痰多，呕吐噫气，心下痞硬。

名方验方

附方1：神经性呕吐

（旋复代赭石汤）旋覆花、代赭石、制半夏各15克，党参、生甘草各10克，生姜3片，大枣5枚。水煎服。

附方2：慢性气管炎

旋覆花、桔梗、败酱草各5克，蜂蜜15克，上药共制成2丸。为1日量，早晚各服1丸，10日为一疗程，间隔5日服第二疗程，共服3个疗程。

附方3：神经性嗳气

旋覆花、半夏、党参各15克，代赭石25克，生姜10克，甘草5克，水煎服。

附方4：续断筋

旋覆花根洗净，捣，量疮大小，外敷，1日1换。

羚羊角

别名

泠角。

形态特征

羚羊体形中等，身长1～1.4米。肩高雄兽为70～83厘米，雌兽为63～74厘米。体重雄兽为37～60千克，雌兽为29～37千克。头大。鼻吻膨大，鼻孔也大，且能灵活伸缩和左右摆动。额前部分较隆突。眼大。耳短。四肢细小，蹄低而长。尾细短，下垂。雌兽有乳头4对。夏毛短而密，紧贴皮肤。全身呈棕黄色或栗色，脸面部较淡，背脊中央有狭长的一条呈肉桂色；颈下方、胸腹部及四肢内侧几呈白色。雄兽具角，长于眼眶之上，向后微倾。角基部为棕黄色，上部黄白色如蜡，表面约有20个轮脊，角上部至尖端处光滑无轮脊。雌兽无角，仅有短的突起。

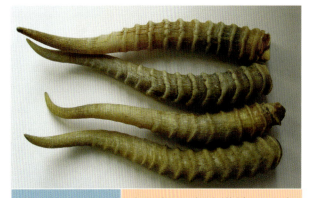

生境分布	主要栖于半沙漠地区。分布于新疆、青海等地。
性味归经	咸，寒。归肝、心经。
功能主治	平肝息风，清肝明目，散血解毒。用于肝风内动，惊痫抽搐，妊娠子痫，高热痉厥，癫痫发狂，头痛眩晕，目赤翳障，温毒发斑，痈肿疮毒。

名方验方

附方1：传染病高热（用于高热神昏、烦躁谵语、惊痫抽搐）

常与黄连、黄芩等组方使用。

附方2：面肌痉挛症辨证分型

以羚羊钩藤汤为主加减，每日1剂，煎汁分2次服。

附方3：面神经炎

羚羊角、地龙、赤芍、川乌、白薇、蜈蚣、川芎、红花、白芷各等份，水煎服。

附方4：头皮神经痛

羚羊角粉（调服）3克，生赭石（先煎）30克，栀子、夏枯草、丹皮、泽泻各10克，随证加味，每日1剂，分2次服。

附方5：小儿百日咳

羚羊角粉0.6克，黛蛤散（布包）15克，百部、秦皮、黄芩、天竺黄各10克，每日1剂；羚羊角粉分2次调服，并随证加减施治。

附方6：小儿百日咳

羚羊角粉0.6克，黛蛤散（布包）15克，百部、秦皮、黄芩、天竺黄各10克，每日1剂；羚羊角粉分2次调服，并随证加减施治。

淫羊藿

别名

羊藿、仙灵脾、黄连祖、牛角花、羊藿叶、羊角风。

形态特征

多年生草本，高30～40厘米。根茎长，横走，质硬，须根多数。叶为2回3出复叶，小叶9片，有长柄，小叶片薄革质，卵形至长卵圆形，长4.5～9厘米，宽3.5～7.5厘米，先端尖，边缘有细锯齿，锯齿先端成刺状毛，基部深心形，侧生小叶基部斜形，上面幼时有疏毛，开花后毛渐脱落，下面有长柔毛。花4～6朵成总状花序，花序轴无毛或偶有毛，花梗长约1厘米；基部有苞片，卵状披针形，膜质；花大，直径约2厘米，黄白色或乳白色；花萼8片，卵状披针形，2轮，外面4片小，不同形，内面4片较大，同形；花瓣4，近圆形，具长距；雄蕊4；雌蕊1，花柱长。蓇葖果纺锤形，成熟时2裂。花期4～5月，果期5～6月。

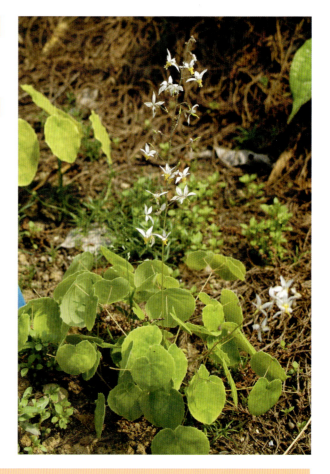

生境分布	生长于山坡阴湿处或山谷林下或沟岸。分布于陕西、四川、湖北、山西、广西等地。
性味归经	辛、甘，温。归肝、肾经。
功能主治	补肾阳，强筋骨，祛风湿。用于肾阳虚衰，阳痿遗精，筋骨痿软，风湿痹痛，麻木拘挛。

名方验方

附方1：阳痿

淫羊藿叶12克，水煎服。不可久用。

附方2：牙齿虚痛

淫羊藿为粗末，煎汤漱口。

附方3：骨哽

淫羊藿15～20克，置锅内以小火焙焦后，洒入饱和糖水150～200毫升，搅匀焙干，再加水400毫升，煎至350毫升，稍凉即服，临床症状较重者，可先加米醋20毫升，10分钟后服药。

淡竹叶

别名

长竹叶、山鸡米、淡竹米、野麦冬、土麦冬、竹叶麦冬。

形态特征

多年生草本，高40～100厘米。根茎短缩而木化。秆直立，中空，节明显。叶互生，广披针形，先端渐尖，基部收缩成柄状，无毛蔌两面有小刺毛，脉平行并有小横脉；叶舌短小，质硬，具缘毛。圆锥花序顶生，小枝开展；小穗狭披针形。颖果深褐色。

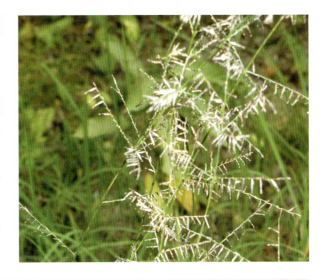

生境分布	生长于林下或沟边阴湿处。分布于长江流域至南部各省（区）。
性味归经	甘、淡，寒。归心、胃、小肠经。
功能主治	清热泻火，除烦止渴，利尿通淋。用于热病烦渴，小便短赤涩痛，口舌生疮。

名方验方

附方1：发热心烦口渴

淡竹叶10～15克，水煎服。

附方2：肺炎高热咳嗽

淡竹叶30克，麦冬15克，水煎，冲蜜服，每日2～3次。

附方3：尿血（热性疾病引起的）

淡竹叶12克，鲜茅根30克，仙鹤草15克，水煎服。

附方4：风热牙痛、牙龈溃烂

淡竹叶50克，生姜5克，食盐2克，生石膏30克，水煎，药液频频含咽。

附方5：脂溢性皮炎

淡竹叶、茵陈蒿、白花蛇舌草各20克，水煎取汁，洗头或搽抹患处，每日1～2次，每日1剂。

附方6：黄疸型肝炎

淡竹叶根、胡颓子根各等份，水煎服。

附方7：胆结石合并急性胆囊炎症

淡竹叶、青蒿、滑石、赤茯苓各10克，黄芩9克，仙半夏、青黛各6克，枳壳、陈皮、甘草各5克。水煎取药汁。口服，每日1剂。

淡豆豉

别名

豆豉、香豉、淡豉、大豆豉。

形态特征

一年生草本，高50～150厘米。茎多分枝密生黄褐色长硬毛。三出复叶，叶柄长达20厘米，密生黄色长硬毛；小叶卵形、广卵形或狭卵形，两侧的小叶通常为狭卵形，长5～15厘米，宽3～8.5厘米。荚果带状矩形，黄绿色或黄褐色，密生长硬毛，长5～7厘米，宽约1厘米。

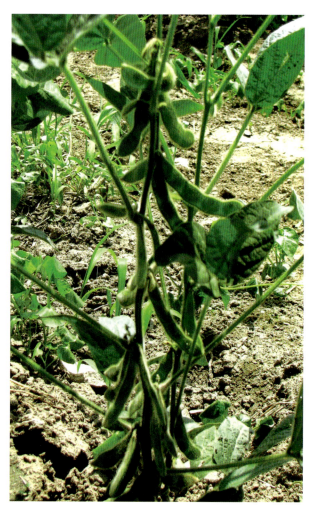

生境分布	生长于肥沃的田野。全国各地广泛栽培。
性味归经	苦、辛，凉。归肺、胃经。
功能主治	解表，除烦，宣发郁热。用于感冒，寒热头痛，烦躁胸闷，虚烦不眠。

名方验方

附方1：风寒感冒

淡豆豉10克，葱白5克，生姜3片，水煎服，每日1剂。

附方2：感冒初期头痛

淡豆豉20克，生姜六七片，煮汤一碗，乘热饮之，饮后覆被小睡。

附方3：风寒阳虚感冒

淡豆豉10克，葱白3根，水煎服。

附方4：断奶乳胀

淡豆豉250克，水煎，服一小碗，余下洗乳房。

附方5：上呼吸道感染之风热证

淡豆豉9克，鲜葱白5根，桔梗、焦栀子、薄荷、生甘草、连翘各6克，鲜淡竹叶4克。水煎取药汁。每日1剂，分2次服用。

密蒙花

别名

蒙花、蒙花珠、糯米花、老蒙花、水锦花、鸡骨头花。

形态特征

本植物为灌木,高约3米,可达6米。小枝微具四棱,枝及叶柄、叶背、花序等均密被白色至棕黄色星状毛及茸毛。单叶对生,具柄;叶片矩圆状披针形至披针形,长5~12厘米,宽1~4.5厘米,先端渐尖,基部楔形,全缘或有小齿。聚伞花序组成圆锥花序,顶生及腋生,长5~12厘米;花小,花萼及花冠密被毛茸;花萼钟形,4裂;花冠淡紫色至白色,微带黄色,筒状,长1~1.2厘米,直径2~3毫米,先端4裂,裂片卵圆形;雄蕊4,近无花丝,着生长于花冠筒中部;子房上位,2室,被毛,蒴果卵形,2瓣裂。种子多数,细小,具翅。小花序花蕾密集,有花蕾数朵至十数朵。

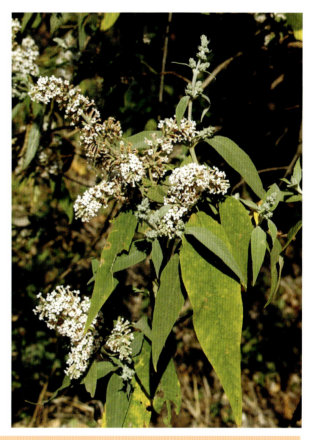

生境分布	生长于山坡,杂木林地,河边和丘陵地带,通常为半阴生。分布于湖北、四川、陕西、河南、广东、广西、云南等省(区)。
性味归经	甘,微寒。归肝经。
功能主治	清热泻火,养肝明目,退翳。用于目赤肿痛,多泪羞明,目生翳膜,肝虚目暗,视物昏花。

名方验方

附方1:眼障翳

密蒙花、黄柏根(洗锉)各50克,上二味捣罗为末,炼蜜和丸,如梧桐子大。每服10~15丸,食后,临卧熟水下,或煎饧汤下。

附方2:角膜云翳

密蒙花、石决明(先煎)各20克,木贼、菊花、蒺藜各15克。水煎服。

附方3:眼底出血

密蒙花、菊花各10克,红花3克,鲜开水冲泡,加冰糖适量,代茶饮。

附方7:小儿疳积

密蒙花30克,使君子仁9克,胡黄连6克,芦荟3克,研末,饴糖为丸,如芡实大,早晚各服1丸,白汤送服。

续断

别名

川断、接骨、南草、山萝卜。

形态特征

多年生草本,高 50～100 厘米,主要数条并生,茎直立有棱,并有刺毛。叶对生,基生叶有长柄,叶片羽状分裂,茎生叶有短柄,叶片 3 裂,中央裂片大,边缘有粗锯齿,叶面被短毛或刺毛。头状花序,总苞片窄线形,数枚,苞片倒卵形,顶端有尖头状长喙,花冠白色或淡黄色。

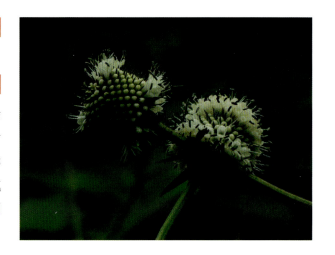

生境分布	生长于土壤肥沃、潮湿的山坡、草地,野生栽培均有。主要分布于湖北长阳、宜都、鹤峰、巴东,尤以鹤峰产者最优。四川涪陵、湖南石门、慈利、广西金县、灌阳、广东、云南、贵州等地也产。
性味归经	苦、辛,微温。归肝、肾经。
功能主治	补肝肾,强筋骨,续折伤,止崩漏。用于肝肾不足,腰膝酸软,风湿痹痛,跌仆损伤,筋伤骨折,崩漏,胎漏。酒续断多用于风湿痹痛,跌仆损伤,筋伤骨折。盐续断多用于腰膝酸软。

名方验方

附方 1:老人风冷、转筋骨痛

续断、牛膝(去芦,酒浸)各等份,上为细末,温酒调下 10 克,食前服。

附方 2:水肿

续断根适量,炖猪腰子食。

附方 3:乳汁不行

续断 25 克,川芎、当归各 7.5 克,穿山甲(火煅)、麻黄各 10 克,天花粉 15 克,水两大碗,煎八分,食后服。

附方 4:打仆伤损

续断草捣烂外敷。

附方 5:产后血运

续断 150 克,粗捣筛,每次 3 克,水煎去滓温服。

附方 6:补肾,养血,安胎

川续断、桑寄生、阿胶各 60 克,菟丝子 125 克。水煎服。

十二画

款冬花

别名
冬花、款花、艾冬花、看灯花、九九花。

形态特征
本品为多年生草木，高 10～25 厘米。叶基生，具长柄，叶片圆心形，先端近圆或钝尖，基部心形，边缘有波状疏齿，下面密生白色茸毛。花冬季先叶开放，花茎数个，被白茸毛；鳞状苞叶椭圆形，淡紫褐色；头状花序单一顶生，黄色，外具多数被茸毛的总苞片，边缘具多层舌状花，雌性，中央管状花两性。

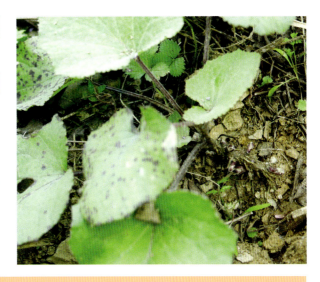

生境分布	栽培或野生长于河边、沙地。栽培与野生均有。分布于河南、甘肃、山西、陕西等地。甘肃灵台产者称"灵台冬花"，品质最优。
性味归经	辛、微苦，温。归肺经。
功能主治	润肺下气，止咳化痰。用于新久咳嗽，喘咳痰多，劳嗽咳血。

名方验方

附方 1：肺痈（肺脓肿）

款冬花、薏苡仁各 10 克，桔梗 15 克，炙甘草 6 克，水煎服。

附方 2：久嗽不止

款冬花、紫菀各 150 克，粗捣罗为散，每次 15 克，以水一中盏，入生姜 0.5 克，煎至六分，去滓温服，每日 3～4 次。

附方 3：肺结核久咳不已、咳唾痰血

款冬花 12 克，百合 30 克，水煎服。

附方 4：阴虚肺燥、咳嗽喘急、痰中带血、津少音哑

款冬花、百合各等份，共研粉，炼蜜为丸，每次 9 克，食后细嚼，姜汤咽下。

附方 5：咳嗽不止或痰中带血

款冬花、百合（焙）各等分，共为细末，炼蜜为丸，如龙眼大，每服 1 丸，食后临卧细嚼，姜汤送服，含化尤佳。

葛根

别名

干葛、甘葛、粉葛、葛葛根、葛子根、葛麻茹、葛条根、鸡齐根。

形态特征

藤本，全株被黄褐色长毛。块根肥大，富含淀粉。3出复叶，互生，中央小叶菱状卵形，长5～19厘米，宽4～18厘米，侧生小叶斜卵形，稍小，基部不对称，先渐尖，全缘或波状浅裂，下面有粉霜，两面被糙毛，托叶盾状，小托叶针状。总状花序腋生，花密集，蝶形花冠紫红色或蓝紫色，长约1.5厘米。荚果条状，扁平，被黄色长硬毛。完整的根呈类圆柱形。商品多为槽切或纵切的板片。表面黄色或浅棕色，有时可见残存的淡棕色外皮及横长的皮孔。

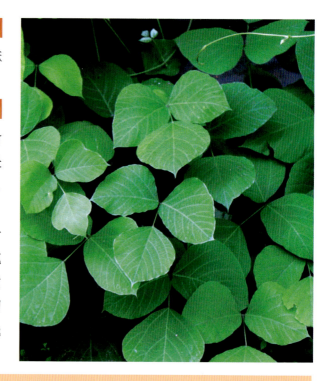

生境分布	生长于山坡、平原。全国各地均产，而以河南、湖南、浙江、四川为主产区。
性味归经	甘、辛，凉。归脾、胃、肺经。
功能主治	解肌退热，生津止渴，透疹，升阳止泻，通经活络，解酒毒。用于外感发热头痛，项背强痛，口渴，消渴，麻疹不透，热痢，泄泻，眩晕头痛，中风偏瘫，胸痹心痛，酒毒伤中。

名方验方

附方1：津伤口渴

葛根粉或葛根适量，煮汤食用；或葛根煮猪排或鸭肉。

附方2：酒醉不醒

葛根汁适量，饮之，以酒醒为度。

附方3：妊娠热病心闷

葛根汁2升，分作3次服。

附方4：热痢、泄泻

葛根、马齿苋各15克，黄连6克，黄芩10克，水煎服。

附方5：脑动脉硬化，缺血性中风，脑出血后遗症

葛根20克，川芎、三七各6克，山楂10克，红花9克，水煎服。

葶苈子

别名

丁历、大适、大室、辣辣菜、北葶苈子、甜葶苈子。

形态特征

为一年生或两年生矮小草本，高5～30厘米。叶不分裂，基部有耳，边缘有稀疏齿状缺裂。总状花序长，花小。角果卵状椭圆形，扁平，成熟时自中央开裂，假隔膜薄膜质。播娘蒿：一年生或二年生草本，高30～70厘米，全体灰白色而被叉状或分歧柔毛。茎上部多分枝，较柔细。叶互生；2～3回羽状分裂，最终的裂片狭线形，先端渐尖；在茎下部的叶有柄，渐向上则渐短或近于无柄。总状花序顶生，果序时特别伸长；花小；萼4，十字形排列，线形，先端渐尖，易早脱；花瓣4，黄色，匙形，较花萼稍长，先端微凹，基部渐狭而呈线状；雄蕊6，4强，均伸出于花瓣外，花丝扁平；子房圆柱形，2室，柱头呈扁压头状。长角果，线形，长2～3厘米，宽约1毫米。种子小，卵状扁平，褐色。花期4～6月，果期5～7月。

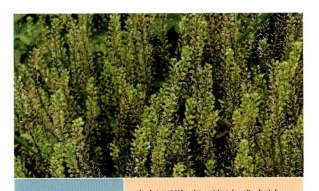

生境分布	生长于路旁、沟边或山坡、田野。前者习称"北葶苈子"，分布于河北、辽宁、内蒙古、吉林等地；后者习称"南葶苈子"，分布于江苏、山东、安徽、浙江等地。
性味归经	苦、辛，大寒。归肺、膀胱经。
功能主治	泻肺平喘，利水消肿。用于痰涎壅肺，喘咳痰多，胸胁胀满，不得平卧，胸腹水肿，小便不利。

名方验方

附方1：腹水

葶苈子50克，苦杏仁20枚熬黄，捣细，分10次服。

附方2：寒痰咳喘

葶苈子、芥子、紫苏子各10克，川贝母15克，水煎服。

附方3：支原体肺炎

葶苈子、沙参各10克，百部、紫菀、麦门冬、桔梗、天门冬、百合、款冬花各20克，甘草5克，水煎服，每日1剂。

附方4：小便不通

葶苈子、马蔺花、小茴香各等份（俱炒），共研为细末，每次服6克，黄酒送服，每日3次。

附方5：慢性气管炎

葶苈子、猫眼草(去根)、沙参各等份。共为细末，压成0.5克片剂。每次服4片，每日3次。10天为一疗程。疗程之间停药7～10天。

楮实子

别名

楮实、谷实、柘树子、楮实米、野杨梅、构树子。

形态特征

落叶乔木，高达16米，有乳汁，树皮平滑，暗灰色，幼枝密生绒毛。叶互生，广卵形，边缘有细锯齿，上面粗糙，下面密被柔毛，三出脉，叶柄密生绒毛。花单性异株，聚花果球形，肉质，橙红色，熟时小瘦果借肉质子房柄向外挺出。果实呈扁圆形或扁卵圆形，表面红棕色或棕色，有网状皱纹或颗粒状突起，一侧有纵棱脊隆起，另侧略平或有凹槽，有的具果梗，偶有未除净的灰白膜质花被。

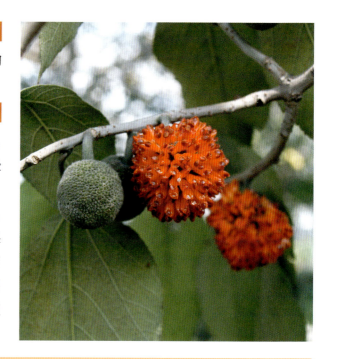

生境分布	生长于山谷、山坡或平地村舍旁，有栽培。全国大部分地区均有分布，如江苏、河南、湖北、湖南、甘肃等地。
性味归经	甘，寒。归肝、肾经。
功能主治	补肾清肝，明目，利尿。用于肝肾不足，腰膝酸软，虚劳骨蒸，头晕目昏，目生翳膜，水肿胀满。

名方验方

附方1：水肿胀满

楮实子20克，茯苓皮25克，莱菔子15克，冬瓜皮50克，水煎服。

附方2：腰膝酸软、头目眩晕

楮实子、牛膝、杜仲各20克，枸杞子、菊花各15克，水煎服。

附方3：脾、肾、肝三脏阴虚及骨蒸夜汗、口苦烦渴、眼目昏花

楮实、黑豆各等份，煮汁，去豆取汁，浸楮实子1日，晒干，再浸再晒，以豆汁渗尽为度，再晒燥。配枸杞子，俱炒微焦，研为细末，每早用白汤调服15克。

附方4：肝肾虚损而腰膝冷痛、软弱无力、视物模糊、耳鸣、阳痿、遗精

楮实子，覆盆子，菟丝子，金樱子，枸杞子，桑螵蛸。将上述各药研细末，用绢袋盛之，置于酒坛内，倒入白酒，密封，放于阴凉处（每日摇动数下），约49日后开封，除去药袋，过滤，以酒瓶盛之。春季每日早、晚各饮1次，每次饮用10毫升左右。（此酒不宜长期服用，病愈后则应停止）

紫花地丁

别名
地丁、紫地丁、地丁草、堇堇草。

形态特征
多年生草本，全株具短白毛、主根较粗。叶基生，狭叶披针形或卵状披针形，顶端圆或钝，稍下延于叶柄成翅状，边缘具浅圆齿，托叶膜质。花两侧对称、具长梗，卵状披针形，基部附器矩形或半圆形、顶端截形、圆形或有小齿。蒴果椭圆形，熟时3裂。

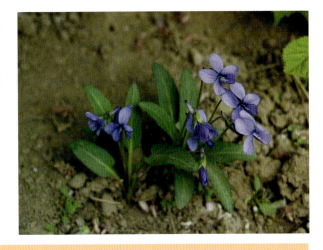

生境分布	生长于路旁、田埂和圃地中。分布于江苏、浙江、安徽及东北地区。
性味归经	苦、辛，寒。归心、肝经。
功能主治	清热解毒，消痈散结。用于疔疮肿毒，痈疽发背，丹毒，毒蛇咬伤。

名方验方

附方1：中耳炎

紫花地丁12克，蒲公英10克（鲜者加倍），将上药捣料，置热水瓶中，以沸水冲泡大半瓶，盖闷10多分钟后，1日内数次饮完。

附方2：丹毒

紫花地丁、半边莲各12克，蒲公英10克，把上药捣碎，放入热水瓶中，冲入适量沸水闷泡15分钟，代茶频饮，每日1剂。

附方3：前列腺炎

紫花地丁16克，车前草12克，海金沙10克，水煎服，每日1剂，分早、晚2次服用，6日为1个疗程。

附方4：疔肿疮毒

将鲜紫花地丁100克捣碎成泥调米泔水过滤，将滤液分早、中、晚3次内服。药渣外敷患处，每日1剂，连服3～6日。

附方5：痈疽发背

三伏天收取的紫花地丁草，捣碎，和白面，放醋中泡一夜，贴疮上，极有效。

附方6：喉痹肿痛

紫花地丁叶，加酱少许，研成膏，点入喉部。取吐为效。

附方7：痈疮疔肿

紫花地丁、野菊花、蒲公英、紫背天葵子各6克，银花15克，水煎服，药渣捣敷患处。

紫苏子

别名

苏子、任子、黑苏子、铁苏子。

形态特征

一年生草本，高30～200厘米。具有特殊芳香。茎直立，多分枝，紫色、绿紫色或绿色，钝四棱形，密被长柔毛。叶对生；叶柄长3～5厘米，紫红色或绿色，被长节毛；叶片阔卵形、卵状圆形或卵状三角形，长4～13厘米，宽2.5～10厘米，先端渐尖或突尖，有时呈短尾状，基部圆形或阔楔形，边缘具粗锯齿，有时锯齿较深或浅裂，两面紫色或仅下面紫色，上下两面均疏生柔毛，沿叶脉处较密，叶下面有细油腺点；侧脉7～8对，位于下部者稍靠近，斜上升。轮伞花序，由2花组成偏向一侧成假总状花序，顶生和腋生，花序密被长柔毛；苞片卵形、卵状三角形或披针形形，全缘，具缘毛，外面有腺点，边缘膜质；花梗长1～1.5毫米，密被柔毛；花萼钟状，长约3毫米，10脉，外面部密被长柔毛和有黄色腺点，顶端5齿，2唇，上唇宽大，有3齿，下唇有2齿，结果时增大，基部呈囊状；花冠唇形，长3～4毫米，白色或紫红色，花冠筒内有毛环，外面被柔毛，上唇微凹，下唇3裂，裂片近圆形，中裂片较大；雄蕊4，二强，着生长于花冠筒内中部，几不伸出花冠外，花药2室；花盘在前边膨大；雌蕊1，子房4裂，花柱基底着生，柱头2室；花盘在前边膨大；雌蕊1，子房4裂，花柱基底着生，柱头2裂。小坚果近球形，灰棕色或褐色，直径1～1.3毫米，有网纹，果萼长约10毫米。花期6～8月，果期7～9月。

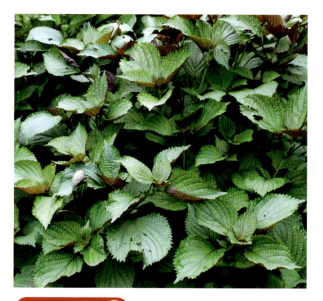

名方验方

附方1：慢性支气管炎，支气管哮喘（对于咳嗽气喘、胸满胁痛者）

紫苏子、菜子各9克，白芥子6克，如三子养心汤。对于咳嗽气喘、呼吸困难，属于痰涎壅盛、肾气不足者，可用本品配伍前胡、半夏、厚朴、当归、陈皮、肉桂、甘草、生姜，如《和剂局方》苏子降气汤。

附方2：肺气肿、肺源性心脏病（对于痰涎壅盛，咳嗽气喘、呼吸困难者）

也可用紫苏子降气汤。

附方3：蛔虫病

紫苏子生品捣烂或嚼吃，成人每次50～70克，4～10岁每次20～50克，每日2～3次，空腹服，连服3日。因蛔虫引起胃痛、胆绞痛及呕吐者，用花椒3克，米醋250毫升，熬水1次顿服，痛止后再服紫苏子。

生境分布	多为栽培。分布于湖北、江苏、河南、山东、江西、浙江、四川等地。
性味归经	辛，温。归肺经。
功能主治	降气化痰，止咳平喘，润肠通便。用于痰壅气逆，咳嗽气喘，肠燥便秘。

紫苏叶

别名

苏叶。

形态特征

同紫苏子。

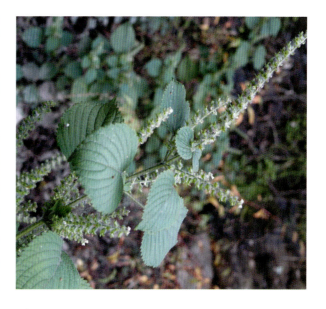

生境分布	同紫苏子。
性味归经	辛,温。归肺、脾经。
功能主治	解表散寒,行气和胃。用于风寒感冒,咳嗽呕恶,妊娠呕吐,鱼蟹中毒。

名方验方

附方1：寒泻

紫苏叶15克,水煎加红糖6克冲服。

附方2：解食鱼、鳖中毒

紫苏叶60克,煎浓汁当茶饮,或加姜汁10滴调服。

附方3：子宫下垂

紫苏叶60克,煎汤熏洗。

附方4：慢性气管炎

取干苏叶与少量干姜(10:1),制成25%苏叶药液,每日早晚各服1次,每次100毫升,10日为1个疗程,两疗程间隔3日。

附方5：寻常疣

鲜紫苏叶外擦患处,每日1次,每次10~15分钟,一般连用3~5次。

附方6：感冒

紫苏叶10克,葱白5根,生姜3片,水煎温服。

附方7：外感风寒头痛

紫苏叶10克,桂皮6克,葱白5根,水煎服。

附方8：阴囊湿疹

紫苏茎叶适量,水煎泡洗患处。

紫河车

别名

胞衣、胎衣、人胞、混沌衣、混沌皮、混元丹、仙人衣、佛袈裟。

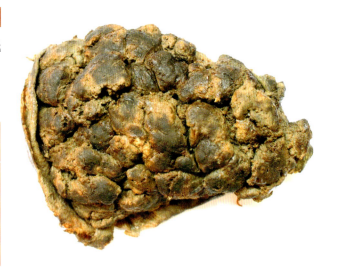

性味归经	甘、咸，温。归肺、肝、肾经。
功能主治	补精，益气，养血。用于虚劳羸瘦，阳痿遗精，不孕少乳，久咳虚喘，骨蒸劳嗽，面色萎黄，食少气短。

名方验方

附方1：支气管哮喘

取健康产妇之胎盘，洗净后低温干燥，研成细末或制成丸剂备用，每次6～12克，分3次饭后服。

附方2：慢性气管炎

新鲜胎盘制成20%蒸馏液，每日肌注1次，每次2毫升，10日为1个疗程。

附方3：母乳缺乏症

内服紫河车粉，每次0.5～1.0克，每日3次，一般从产后第3日开始。

附方4：偏头痛

紫河车、炙全蝎、钩藤各18克，共研细末，装胶囊（每粒含生药0.3克），每次0.9克，每日3次口服。痛定后改为每日或间日服0.9克。

附方5：胃溃疡

胎盘粉30克，白及20克，元胡10克，共研细末，装入零号胶囊。每日饭前服4粒，每日3次，21日为1个疗程。

附方6：顽固性失眠

紫河车30克，大枣5枚去核，水煎服，2日1次，连用1月。

附方7：不射精

鲜胎盘半只，生姜5片，盐适量，煎服每周2次。

紫草

别名

紫丹、紫根、紫草茸、山紫草、紫草根、硬紫草。

形态特征

紫草为多年生草本。高50～90厘米。全株被糙毛。根长条状，略弯曲，肥厚，紫红色。茎直立，上部分枝。叶互生，具短柄或无柄，叶片粗糙，卵状披针形，全缘或稍呈不规则波状。总状聚伞花序；苞片叶状，披针形或窄卵形，两面具粗毛；萼片5极针形，基部微合生；花冠白色，筒状，先端5裂，喉部有5个小鳞片，基部被毛；雄蕊5；子房4深裂，花柱单一，线形，柱头2裂，小坚果卵圆形，灰白色或淡褐色，平滑有光泽。花期5～6月，果期7～8月。

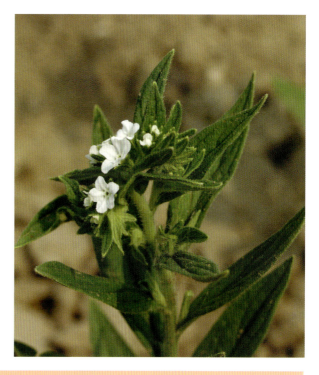

生境分布	生长于路边、荒山、田野及干燥多石山坡的灌木丛中。分布于辽宁、湖南、湖北、新疆等地。
性味归经	甘、咸，寒。归心、肝经。
功能主治	凉血活血，解毒透疹。用于血热毒盛，斑疹紫黑，麻疹不透，疮疡，湿疹，水火烫伤。

名方验方

附方1：麻疹

紫草10克，甘草3克，水煎服，隔日1次，共服3次。也可用紫草、丹皮、赤芍各9克，生地15克，水煎服。对于血热毒盛，斑疹紫黑，隐隐不出者，常与赤芍、蝉蜕、木通、甘草配伍，如紫草祛斑汤。对兼有咽喉肿痛者，可与牛蒡子、连翘、山豆根、荆芥、甘草配用，如紫草消毒饮。

附方2：湿疹、婴儿皮炎糜烂和溃疡

紫草10克，研为细末，加植物油200克浸泡数日，滤取油汁，紫草油浓度越大，效果越好。另用紫草煎汁或熬膏搽敷也可。

附方3：肌注后硬结

紫草10克，浸泡在10克麻油（或豆油或其他食用植物油）内，放置6小时后后备用；或将紫草浸泡在热沸的麻油内，待冷却后即可使用。用时将紫草油搽敷在硬结皮肤上，面积超1过硬结外围1～2厘米，塑料薄膜覆盖，无菌纱布包扎，胶布固定。或搽敷后不加保护措施，每日搽敷1～6次，一般经24小时即可使硬结消散。

紫珠叶

别名

大风叶、白狗肠、大叶紫珠。

形态特征

灌木或小乔木,幼枝被灰白色长茸毛。叶对生,长椭圆形至椭圆状披针形,上面有短柔毛,老时稍粗糙,下面密被灰白色茸毛,两面有不明显的金黄色腺点,聚伞花序5~7次分歧,总花梗长2~4厘米;花萼4齿裂,被星状柔毛;花冠紫色,管状,先端4裂,略被细毛;雄蕊4;子房上位,4室。浆果状核果,小球形,有腺点,熟时紫红色。花期夏季。

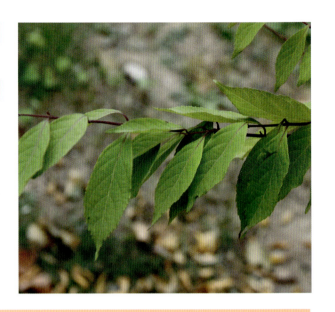

生境分布	生长于山坡、路旁、疏林中。分布于广东、广西、云南、贵州。
性味归经	苦、涩,凉。归肝、肺、胃经。
功能主治	凉血收敛止血,散瘀解毒消肿。用于衄血、咯血、吐血、便血、崩漏、外伤出血,热毒疮疡,水火烫伤。

名方验方

附方1:咯血

干紫珠叶末1.5~2.1克,调鸡蛋清,每4小时服1次;继用干紫珠叶末6克,水煎,代茶常饮。

附方2:肺结核咯血,胃十二指肠溃疡出血

紫珠叶、白及各等量,共研细粉,每服6克,每日3次。

附方3:胃溃疡出血

紫珠叶120克,水煎服。

附方4:拔牙后出血不止

用消毒棉花蘸紫珠叶末塞之。

附方5:子宫功能性出血

紫珠叶、地菍、梵天花根各30克,水煎,加红糖30克,在出血的第1日服下,连服数日。

附方6:血小板减少性紫癜

紫珠叶、猪殃殃、细毛鹿茸草各15克,地菍、栀子根各30克,水煎服。

附方7:阴道炎,宫颈炎

150%紫珠叶溶液,每次10毫升,搽抹阴道。或用阴道栓,每日1次,1星期为1个疗程。

紫萁贯众

别名

蕨、月尔、紫蕨、蕨蕨、茈萁、紫蕨、迷蕨、蕨萁、大贯众。

形态特征

多年生草本，高30～100厘米。根茎粗壮，横卧或斜升，无鳞片。叶二型，幼时密被绒毛；营养叶有长柄，叶片三角状阔卵形，长30～50厘米，宽25～40厘米，顶部以下二回羽状，小羽片长圆形或长圆状披针形，先端钝或尖，基部圆形或宽楔形，边缘有匀密的细钝锯齿。孢子叶强度收缩，小羽片条形，长1.5～2厘米，沿主脉两侧密生孢子囊，形成长大深棕色的孢子囊穗，成熟后枯萎。

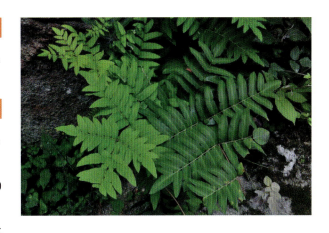

生境分布	生长于林下、山脚或溪边的酸性土上。分布于甘肃、山东、江苏、安徽、浙江、江西、福建、河南、湖北、湖南、广东、广西、四川、贵州、云南等地。
性味归经	苦、微寒；有小毒。归肺、胃、肝经。
功能主治	清热解毒，止血，杀虫。用于疫毒感冒，热毒泻痢，痈疮肿毒，吐血，衄血，便血，崩漏，虫积腹痛。

名方验方

附方1：脑炎

紫萁贯众根15～30克，大青叶15克，水煎服。

附方2：瘘管

紫萁贯众鲜根茎加米饭捣烂，外敷患处。另取紫萁贯众根茎30克，加黄酒蒸服。

附方3：筋骨痛

紫萁贯众9～15克，煎水服。

附方4：解食毒、酒毒

紫萁贯众9克，黄连、甘草各6克，水煎服。

附方5：无名肿毒

紫萁贯众（鲜）适量，白糖少许，捣烂外敷。

附方6：瘘管

紫萁贯众鲜根茎加米饭捣烂，外敷患处。另取紫萁根茎30克，加黄酒蒸服。

紫菀

别名

青菀、紫茜、紫菀茸、夜牵牛、小辫儿、返魂草根。

形态特征

多年生草本，高 1~1.5 米。根茎短，簇生多数细根，外皮灰褐色。茎直立，上部分枝，表面有沟槽。根生叶丛生，开花时脱落；叶片篦状长椭圆形至椭圆状披针形，长 20~40 厘米，宽 6~12 厘米，先端钝，基部渐狭，延成长翼状的叶柄，边缘具锐齿，两面疏生小刚毛；茎生叶互生，几无柄，叶片狭长椭圆形或披针形，长 18~35 厘米，宽 5~10 厘米，先端锐尖，常带小尖头，中部以下渐狭缩成一狭长基部。头状花序多数，伞房状排列，直径 2.5~3.5 厘米，有长梗，梗上密被刚毛；总苞半球形，苞片 3 列，长圆状披针形，绿色微带紫；舌状花带蓝紫色，单性，花冠长 15~18 毫米，先端 3 浅裂，基部呈管状，花柱 1 枚，柱头 2 叉；管状花黄色，长约 6 毫米，先端 5 齿裂，雄蕊 5，花药细长，聚合，包围花柱；子房下位，柱头 2 叉，瘦果扁平，一侧弯曲，长 3 毫米，被短毛；冠毛白色或淡褐色，较瘦果长 3~4 倍。花期 8 月，果期 9~10 月。

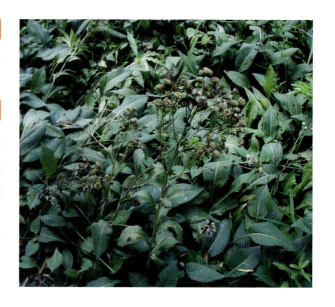

生境分布	生长于山地或河边草地。分布于河北、安徽及东北、华北、西北等地区，以河北、安徽产品质优。
性味归经	辛、甘、苦，温。归肺经。
功能主治	润肺，化痰，止咳。用于痰多喘咳，新久咳嗽，劳嗽咳血。

名方验方

附方 1：慢性气管炎、肺结核咳嗽

紫菀 9 克，前胡、荆芥、百部、白前各 6 克，桔梗、甘草各 3 克，水煎服。

附方 2：百日咳、肺炎、气管炎

紫菀 9 克，水煎服。

附方 3：咳嗽痰稠

紫菀、桔梗、白前、百部各 9 克，陈皮、荆芥各 6 克，甘草 4.5 克。切碎，研匀为止嗽散。每服 9 克，每日 3 次，温开水送服。

附方 4：肺癌

紫菀、蚤休、芙蓉花、枇杷叶、百部、昆布、海藻、生牡蛎各 15 克，浙贝、橘核、橘红各 9 克，生地、玄参各 12 克，白花蛇舌草、茅根、铺地锦、薏苡仁、夏枯草各 30 克。切碎，水煎 3 次分服。

蛤壳

别名

文蛤、海蛤壳、蛤蜊皮。

形态特征

贝壳呈三角卵圆形，质坚硬，壳长60～122毫米，高约为长的4/5，宽约为长的1/2。两壳顶紧靠，壳顶突出，位于背面稍靠前方，略呈三角形。小月面矛头状，狭长，楯面卵圆形，宽大。韧带黑褐色，粗短突出表面，壳表膨胀，光滑，壳皮黄褐色或红褐色，光亮如漆。自壳顶始，常有许多环形的褐色带及呈放射状W或V字样的齿状花纹。生长线明显，细致无放射肋，腹缘圆。壳皮有时磨损脱落，显出白色。壳内面白色，前后缘略带紫色，无珍珠光泽。铰合部宽，左壳主齿3枚，前2枚短；后1枚长而宽，齿面具纵沟；前侧齿1枚，短突。右壳主齿3枚前2枚短，呈人字排列；后1枚斜长而大；前侧齿2枚，1枚稍向腹面弯曲。外套痕明显，外套窦短而宽，顶央圆形。前闭壳肌痕小，略呈半圆形；后闭壳肌痕大，呈卵圆形。足扁平，舌状。

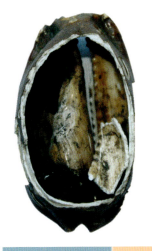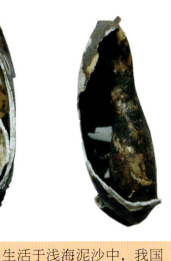

生境分布	生活于浅海泥沙中，我国沿海均有分布。
性味归经	苦、咸。寒。归肺、肾、胃经。
功能主治	清热化痰，软坚散结，制酸止痛；外用收湿敛疮。用于痰火咳嗽，胸胁疼痛，痰中带血，瘰疬瘿瘤，胃痛吞酸；外治湿疹，烫伤。

名方验方

附方1：咳喘痰多

海蛤壳、桑皮、半夏、苏子、贝母各9克，栝蒌15克，水煎服。

附方2：痰饮心痛

海蛤（烧为灰，研极细，过数日，火毒散，用之）、瓜蒌仁（蒂穰同研），上以海蛤入瓜蒌内，干湿得所为丸，每服50丸。

附方3：妇人伤寒血结胸膈，揉而痛不可抚近

海蛤、滑石、甘草（炙）各30克，芒硝15克。上捣罗为散。每服6克，鸡子清调下。

附方4：鼻衄不止

蛤粉30克（研极细，罗5～7遍），槐花15克（炒令焦，碾为末）。上研令极匀细。每服3克，新汲水调下。如小可只用1.5克。兼治便血不止，不拘时候。

附方5：外阴炎、外阴湿疹、外阴溃疡

煅蛤粉3克、漳丹4.2克，冰片1.2克。上药研成细粉，用液体石蜡合成药膏。清洗患部后，将上药涂于患部，覆盖纱布，每天两次。

蛤蚧

别名

蛤解、蛤蟹、仙蟾、蚧蛇、大壁虎。

形态特征

陆栖爬行动物。形如大壁虎，全长34厘米。体尾等长。头呈三角形，长大于宽，吻端凸圆。鼻孔近吻端，耳孔椭圆形，其直径为眼径之半。头及背面鳞细小，成多角形，尾鳞不甚规则，近于长方形，排成环状；胸腹部鳞较大，均匀排列成复瓦状。指、趾间具蹼；指趾膨大，底部具有单行劈褶皮瓣，第一指趾不特别短小但无爪，余者末端均具小爪。体背为紫灰色，有砖红色及蓝灰色斑点。

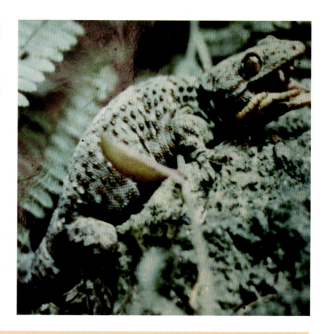

生境分布	多栖于山岩及树洞中，或居于墙壁上。分布于广西南宁、梧州、广东肇庆地区，我国贵州、云南，以及越南也产。
性味归经	咸，平。归肺、肾经。
功能主治	补肺益肾，纳气定喘，助阳益精。用于肺肾不足，虚喘气促，劳嗽咳血，阳痿，遗精。

名方验方

附方1：小儿慢性支气管炎

蛤蚧4对，人参、三七粉各30克，紫河车2具，蜂蜜250克，将洗净的紫河车置在花椒汤中煮2～3分钟，捞出沥水，剪成碎块，瓦上焙干，研末；其他各药也烘干研末，炼蜜为丸，每丸约重3克。4～8岁每服1丸，9～12岁服2丸，13～16岁服3丸，每日2次，30日为1个疗程。

附方2：夜尿频多

蛤蚧、茯苓、巴戟、白术、狗脊、黄芪、杜仲、熟地、黄精、续断、当归、枸杞子、女贞子、淮山药、炙草等各适量，每服4粒，每日2次，40日为1个疗程。

附方3：阳痿

蛤蚧2对，鹿茸20克，将蛤蚧置清水中浸透，捞起后去头足黑皮（不要损坏尾部）隔纸微火烤干；鹿茸切片，微烤后共研粉，临睡前黄酒适量，送服2克，每晚1次，服完为止。

附方4：男性不育症

蛤蚧2对，枸杞子、龟板、菟丝子各200克，仙茅、淫羊藿各150克，柴胡120克，五味子、白芍、蛇床子各10克，黄精250克，小火烘干，研细末，每日2次，每次3克，30日为1个疗程。

黑芝麻

别名

芝麻、脂麻、油麻、乌麻子、乌芝麻、胡麻子。

形态特征

一年生草本，高80～180厘米。茎直立，四棱形，棱角突出，基部稍木质化，不分枝，具短柔毛。叶对生，或上部者互生；叶柄长1～7厘米；叶片卵形、长圆形或披针形，长5～15厘米，宽1～8厘米，先端急尖或渐尖，基部楔形，全缘、有锯齿或下部叶3浅裂，表面绿色，背面淡绿色，两面无毛或稍被白以柔毛。花单生，或2～3朵生长于叶腋，直径1～1.5厘米；花萼稍合生，绿色，5裂，裂片披针形，长5～10厘米，具柔毛；花冠筒状，唇形，长1.5～2.5厘米，白色，有紫色或黄色采晕，裂片圆形，外侧被柔毛；雄蕊4，着生长于花冠筒基部，花药黄色，呈矢形；雌蕊1，心皮2，子房圆锥形，初期呈假4室，成熟后为2室，花柱线形，柱头2裂。蒴果椭圆形，长2～2.5厘米，多4棱或6、8棱，纵裂，初期绿色，成熟后黑褐色，具短柔毛。种子多数，卵形，两侧扁平，黑然、白色或淡黄色。花期5～9月，果期7～9月。

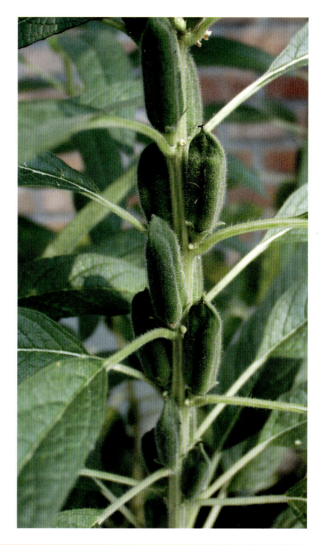

生境分布	常栽培于夏季气温较高，气候干燥，排水良好的沙壤土或壤土地区。我国各地均有栽培。
性味归经	甘，平。归肝、肾、大肠经。
功能主治	补肝肾，益精血，润肠燥。用于精血亏虚，头晕眼花，耳鸣耳聋，须发早白，病后脱发，肠燥便秘。

名方验方

附方1：头发枯脱、早年白发

黑芝麻、何首乌各200克共研细末，每日早、晚各服15克。

附方2：干咳少痰

黑芝麻250克，冰糖100克，共捣烂，每次以开水冲服20克，早、晚各1次。

附方3：催乳

黑芝麻500克炒熟，研成细末，每次取20克，用猪蹄汤冲服，每日早、晚各1次。

锁阳

别名

锁燕、地毛球、锈铁棒、锁严子、地毛球。

形态特征

多年生肉质寄生草本。地下茎粗短，具有多数瘤突吸收根。茎圆柱形，暗紫红色，高20～100厘米，径约3～6厘米，大部埋于沙中，基部粗壮，具鳞片状叶。鳞片状叶卵圆形、三角形或三角状卵形，长0.5～1厘米，宽不及1厘米，先端尖。穗状花序顶生，棒状矩圆形，长5～15厘米，直径2.5～6厘米；生密集的花和鳞状苞片，花杂性，暗紫色，有香气，雄花有2种：一种具肉质花被5枚，长卵状楔形，雄蕊1，花丝短，退化子房棒状；另一种雄花具数枚线形、肉质总苞片，无花被，雄蕊1，花丝较长，无退化子房；雌花具数枚线状、肉质总苞片；其中有1枚常较宽大，雌蕊1，子房近圆形，上部着生棒状退化雄蕊数枚，花柱棒状；两性花多先于雄花开放，具雄蕊雌蕊各1，雄蕊着生子房中部。小坚果，球形，有深色硬壳状果皮。花期6～7月。

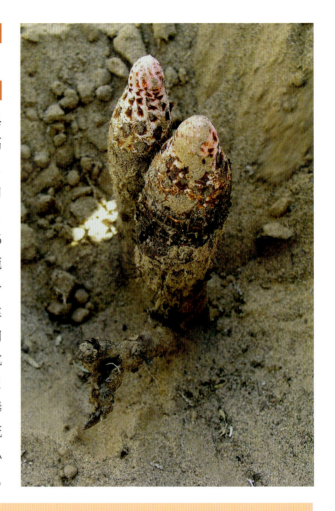

生境分布	生长于干燥多沙地带，多寄生长于白刺的根上。主产内蒙古、甘肃、青海等地。
性味归经	甘，温。归肝、肾、大肠经。
功能主治	补肾阳，益精血，润肠通便。用于肾阳不足，精血亏虚，腰膝痿软，阳痿滑精，肠燥便秘。

名方验方

附方1：周围神经炎

锁阳、枸杞子、五味子、黄柏、知母、干姜、炙龟板各适量，研末，酒糊为丸，盐汤送下。

附方2：阳痿不孕

锁阳、肉苁蓉、枸杞各6克，菟丝子9克，淫羊藿15克，水煎服。

附方3：胃痛，胃酸过多

锁阳120克，寒水石（煅）150克，红盐3克，龙胆草30克，冰糖300克。共为细末，每服9克，沸水冲服，每日2次。

图解百草良方

筋骨草

别名

苦草、散血草、苦地胆、金疮小草、青鱼胆草、白毛夏枯草。

形态特征

一年或二年生草本，高10～30厘米，全株被白色长柔毛。茎方形，基部匍匐。叶对生，匙形或倒卵状披针形，长3～11厘米，宽0.8～3厘米，边缘有不规则波状粗齿；叶柄具狭翅。轮伞花序有6～10朵花，排成间断的假穗状花序；苞片叶状，花萼钟形，5齿裂；花冠唇形，淡蓝色、淡紫红色或白色，基部膨大，内有毛环，上唇短，直立，顶端微凹，下唇3裂，中裂片倒心形，灰黄色，具网状皱纹。花期3～7月，果期5～11月。

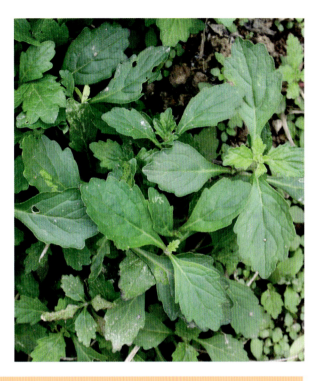

生境分布	生长于路旁、溪边、草坡和丘陵山地的阴阴湿处。主产江苏、安徽、浙江、上海、四川、福建、湖北、湖南、广东、广西、贵州、云南。
性味归经	苦，寒。归肺经。
功能主治	清热解毒，凉血消肿。用于咽喉肿痛，肺热咯血，跌打肿痛。

名方验方

附方1：喉痛

筋骨草适量，开水泡服。

附方2：痢疾

鲜筋骨草90克，捣烂绞汁，调蜜炖温服。

附方3：小儿肺炎以及风热型咳嗽、吐痰黏稠、口渴咽痛

新鲜筋骨草、鲜青蒿各30克，共捣烂成糊状（如无鲜品，可用干品粉碎后加醋调和成糊状），敷于脐部。

附方4：咽喉急闭

筋骨草捣汁灌之。

附方5：肺结核

筋骨草全草6～9克，晒干研末服，每日3次。

附方6：齿痛

筋骨草捣汁，含痛处，再用酒和服少许。

鹅不食草

别名

石胡荽、鸡肠草、野园荽、食胡荽。

形态特征

一年生匍匐状柔软草本，枝多广展，高8～20厘米，近秃净或稍被绵毛。叶互生；叶片小，匙形，长7～20毫米，宽3～5毫米，先端钝，基部楔形，边缘有疏齿。头状花序无柄，直径3～4毫米，腋生；花杂性，淡黄色或黄绿色，管状；花冠钟状，花柱裂片短，钝或截头形。瘦果四棱形，棱上有毛，无冠毛。

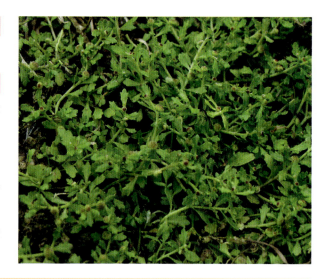

生境分布	生长于稻田或阴湿处、路旁。分布于浙江、湖北、江苏、广东等地。
性味归经	辛，温。归肺经。
功能主治	发散风寒，通鼻窍，止咳。用于风寒头痛，咳嗽痰多，鼻塞不通，鼻渊流涕。

名方验方

附方1：急、慢性鼻炎、鼻窦炎、鼻息肉等

鹅不食草适量，研末，制成10%软膏搽鼻腔；也可用鲜品捣烂取汁滴鼻；或以20%鹅不食草液和0.25%氯霉素液混合滴鼻。

附方2：百日咳

鲜鹅不食草制成煎液，加入糖浆，按小儿年龄服用适量。

附方3：软组织损伤

鲜鹅不食草去净砂杂，晒干后研极细粉，成人每日3～6克，分3次饭后以温酒冲服，或以鲜草30～60克捣烂取汁，用温水冲服也可。

附方4：膀胱结石

鲜鹅不食草200克，洗净捣烂取汁，加白糖、白酒少许，1次服完，每日1剂，连服5～10剂。

附方5：面瘫

鹅不食草10份，冰片1份，置干净容器内捣如稠膏状，用时取2层消毒纱布包裹上膏，塞入病侧鼻孔，24小时更换1次。

附方6：钩虫尾蚴感染

鹅不食草鲜草合唾液捣搽患处（加盐更好），每日2～5次，直至痊愈。如已起疙瘩肿，需挑破患处后再搽擦。对并发咳嗽者，可用鲜草捣汁含漱或水煎服。

十三画

蓖麻子

别名
草麻子、蓖麻仁、大麻子、红大麻子。

形态特征
茎直立，无毛，绿色或稍紫色，具白粉。单叶互生，叶片盾状圆形。花单性，总状或圆锥花序，顶生，下部生雄花，上部生雌花；苞及小苞卵形或三角形；雄花花被3～5，裂片卵状三角形，无花盘，雄蕊多而密，合生成束；雌花的苞与雄花的相同，花被同雄花而稍狭，无花盘及遗形雄蕊，雌蕊卵形，子房3室，花柱3，红色，顶端2叉。蒴果球形，有刺，成熟时开裂。

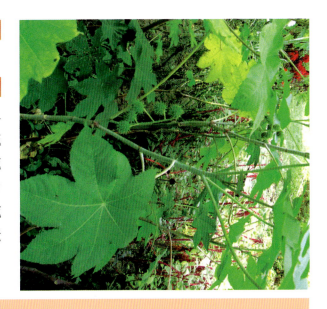

生境分布	全国大部分地区有栽培。
性味归经	辛、甘，平；有毒。归肺、大肠经。
功能主治	消肿拔毒，泻下通滞。用于大便燥结，痈疽肿毒，喉痹，瘰疬。

名方验方

附方1：疔疮脓肿

蓖麻子约20颗，去壳，和食盐少量、稀饭捣匀，外敷患处，1日2换。

附方2：犬咬伤

蓖麻子50粒。去壳，井水研膏，先以盐水洗咬处，再以蓖麻子膏贴。

附方3：瘰疬

蓖麻子炒热，去皮，嚼烂，临睡服2～3枚，渐加至10数枚。

附方4：咽中疮肿

去皮蓖麻子1枚，朴硝5克，同研末，新汲水作服，连进2～3服，见效。

附方5：喉痹

蓖麻子，取肉捶碎，纸卷作筒，烧烟吸之。

附方6：疠风，手指挛曲，节间痛不可忍，渐至断落

蓖麻（去皮），黄连（锉如豆）各50克，小瓶子加水1000毫升，同浸（春夏浸泡三日，秋冬浸泡五日），后取蓖麻子1枚，擘破，浸药水，开始一股，渐加至4～5枚，微利不妨，瓶中水少则添。忌动风食。

蒺藜

别名

硬蒺藜、蒺骨子、刺蒺藜。

形态特征

一年生匍匐草本,多分枝,全株有柔毛。羽状复叶互生或对生;小叶5～7对,长椭圆形,长6～15毫米,宽2～5毫米,基部常偏斜,有托叶。花单生长于叶腋;萼片5;花瓣5,黄色,早落;雄蕊10,5长5短;子房上位,5室,柱头5裂。花期6～7月,果实8～9月。

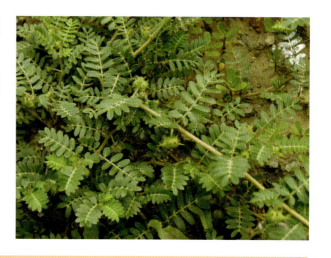

生境分布	生长于田野、路旁及河边草丛。各地均产。分布于河南、河北、山东、安徽、江苏、四川、山西、陕西。
性味归经	辛、苦,微温;有小毒。归肝经。
功能主治	平肝解郁。活血祛风,明目,止痒。用于头痛眩晕,胸胁胀痛,乳闭乳痈,目赤翳障,风疹瘙痒。

名方验方

附方1:眼疾,翳障不明

蒺藜200克(带刺炒),葳蕤150克(炒),共为散,每早饭后,白汤调服15克。

附方2:肝虚视物模糊

刺蒺藜、女贞子、枸杞子、生地黄、菊花各10克,水煎服,每日1剂。

附方3:胸痹,膈中胀闷不通或作痛

刺蒺藜500克,带刺炒,研细末,每早、午、晚,白汤调服20克。

附方4:通身浮肿

蒺藜煎汤洗,日日坚持。

附方5:牙齿动摇疼痛

蒺藜,去角生研25克,淡浆水半碗,蘸水盐温漱口。

附方6:气肿痛

蒺藜子1000毫升,熬令黄,研为末,加麻油,捣烂成泥,炒令焦黑,以敷故熟布上,如肿大小,勿开孔贴之,随干随换。

附方7:乳胀不行,或乳岩作块肿痛

刺蒺藜1000～1500克,带刺炒,为末,白汤调服,早中晚各服一次。

蒲公英

别名

婆婆丁、奶汁草、黄花草、黄花三七、黄花地丁。

形态特征

本植物为多年生草本，富含白色乳汁；直根深长。叶基生，叶片倒披针形，边缘有倒向不规则的羽状缺刻。头状花序单生花茎顶端，全为舌状花；总苞片多层，先端均有角状突起；花黄色；雄蕊5枚；雌蕊1枚，子房下位。瘦果纺锤形，具纵棱，全体被有刺状或瘤状突起，顶端具纤细的喙，冠毛白色。

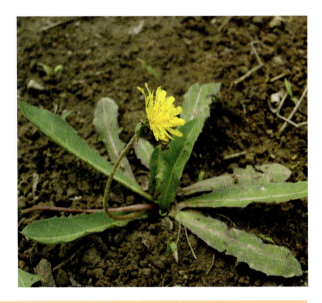

生境分布	生长于道旁、荒地、庭园等处。全国各地均有分布。
性味归经	苦、甘，寒。归肝、胃经。
功能主治	清热解毒，消肿散结，利尿通淋。用于疔疮肿毒，乳痈，瘰疬，目赤，咽痛，肺痈，肠痈，湿热黄疸，热淋涩痛。

名方验方

附方1：感冒伤风

蒲公英30克，防风、荆芥各10克，大青叶15克，水煎服。

附方2：眼结膜炎

蒲公英15克，黄连3克，夏枯草12克，水煎服。

附方3：腮腺炎

蒲公英30～60克，水煎服或捣烂外敷。

附方4：小便淋沥涩痛

蒲公英、白茅根、金钱草各15克，水煎服。

附方5：淋病

蒲公英、白头翁各30克，车前子、滑石、小蓟、知母各15克，水煎服。

附方6：肝胆热引发肾阴虚耳鸣、耳聋

蒲公英30克，龙胆草、黄芩、赤芍、栀子各15克，水煎服。

附方7：慢性胃炎、胃溃疡

蒲公英干根、地榆根各等分，研末，每服10克，一日三次，生姜汤送服。

蒲黄

别名

蒲草、蒲棒、水蜡烛、毛蜡烛、蒲棒花粉。

形态特征

水烛香蒲，多年沼泽生草本。根茎匍匐，有多数须根。叶扁平，线形，宽4～10毫米，质稍厚而柔，下部鞘状。穗状花序圆柱形，雌雄花序间有间隔1～15厘米；雄花序在上，长20～30厘米，雄花有早落的佛焰状苞片，花被鳞片状或茸毛状，雄蕊2～3。雌花序长10～30厘米，雌花小苞片较柱头短，匙形，花被茸毛状与小苞片等长，柱头线头圆柱形，小坚果无沟。

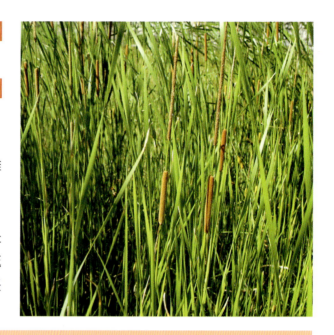

生境分布	生长于池、沼、浅水中。全国大部分地区有产。分布于江苏、浙江、安徽、山东等地。
性味归经	甘，平。归肝、心包经。
功能主治	止血，化瘀，通淋。用于吐血，衄血，咯血，崩漏，外伤出血，经闭痛经，胸腹刺痛，跌仆肿痛，血淋涩痛。

名方验方

附方1：产后胸闷昏厥、恶露不下

蒲黄100克，红茶6克，用水煎，去渣用汁，每日1剂。

附方2：婴儿湿疹

蒲黄研末，鸡蛋黄油调敷。

附方3：经期腰痛

生蒲黄、桃仁、五灵脂、川芎、红花各9克，当归12克，炮姜炭1.5克，炙甘草3克，水煎服，每日1剂。

附方4：牙龈出血（胃肠实火所致牙龈出血）

蒲黄、黄连、丹皮、升麻各9克，石膏30克（捣细），生地18克，当归、栀子各15克。水煎服，每日3次。

附方5：胃肠虚火所致牙龈出血

蒲黄、黄芩、枳壳、枇杷叶各9克，生地、熟地各18克，天冬、麦冬、石斛、茵陈各15克，生甘草3克。水煎服。

椿皮

别名

椿根皮、椿白皮、椿根白皮。

形态特征

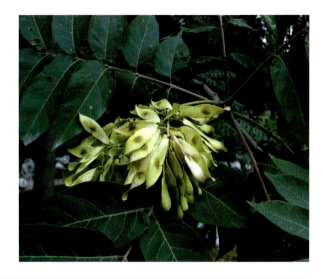

落叶乔木。树皮灰褐色。叶互生，羽状复叶，小叶 13～25，卵状披针形，长 7～12 厘米，宽 2～4.5 厘米，先端渐尖，基部截形，近基部有 1～2 对粗齿，齿尖背面有 1 腺体，揉碎有臭气。圆锥花序顶生，花小，白色带绿，杂性。翅果扁平，长椭圆形，1～6 个着生长于 1 果柄上，每个翅果中部具 1 种子。花期 6～7 月，果期 9 月。

生境分布	生长于山坡、路旁，或栽培于庭院、村边。分布于山西、江苏、甘肃、河北等地。
性味归经	苦、涩，寒。归大肠、胃、肝经。
功能主治	清热燥湿，收涩止带，止泻，止血。用于赤白带下，湿热泻痢，久泻久痢，便血，崩漏。

名方验方

附方 1：阿米巴痢疾

干樗根白皮 10 克，加水至 600 毫升，煎汁浓缩至 100 毫升，成为 1:1 煎剂，每日 3 次，每次 10 毫升，一般 7 日为 1 个疗程。

附方 2：便血

樗根白皮 120 克切碎，生绿豆芽、生萝卜各 120 克榨取鲜汁，混合后加水煎煮过滤，冲入黄酒适量，临睡时炖温服，小儿酌减。

附方 3：胃及十二指肠溃疡病

臭椿树皮剥下后，除去最外一层青皮，用内面厚白皮，晒干炒成老黄色研粉，制成丸、散、片均可，每日 3 次，每次 6～9 克。

附方 4：宫颈癌

臭椿白皮 1000 克，麦糠 500 克，加水 3000 毫升，煎至 1000 毫升，每次 50 毫升，每日 3 次，部分病例用煎剂行局部搽布。

附方 5：慢性痢疾、便血

臭椿根皮 30 克，金银花（焙）、滑石各 15 克，研末，面糊为丸，每服 3 克，每日 3 次；或单有本品焙干研末，每用 9 克，开水送服，每日 2 次。

槐花

别名

豆槐、槐米、槐蕊、金药树、护房树。

形态特征

落叶乔木，高8～20米。树皮灰棕色，具不规则纵裂，内皮鲜黄色，具臭味；嫩枝暗绿褐色，近光滑或有短细毛，皮孔明显。奇数现状复叶，互生，长15～25厘米，叶轴有毛，基部膨大；小叶7～15，柄长约2毫米，密生白色短柔毛；托叶镰刀状，早落；小叶片卵状长圆形，长2.5～7.5厘米，宽1.5～3厘米，先端渐尖具细突尖，基部宽楔形，全缘，上面绿色，微亮，背面优生白色短毛。圆锥花序顶生，长15～30厘米；萼钟状，5浅裂；花冠蝶形，乳白色，旗瓣阔心形，有短爪，脉微紫，翼瓣和龙骨瓣均为长方形；雄蕊10，分离，不等长；子房筒状，有细长毛，花柱弯曲。荚果肉质，串珠状，长2.5～5厘米，黄绿色，无毛，不开裂，种子间极细缩。种子1～6颗，肾形，深棕色。花期7～8月，果期10～11月。

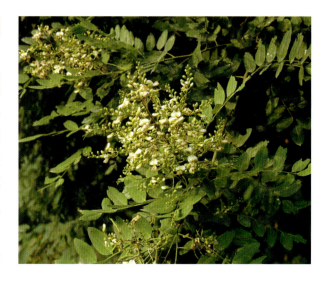

生境分布	生长于向阳、疏松、肥沃、排水良好的地方。全国大部分地区均产。
性味归经	苦，微寒。归肝、大肠经。
功能主治	清热泻火，凉血止血。用于肠热便血，痔肿出血，肝热头痛，眩晕目赤。

名方验方

附方1：痔疮出血

槐花、侧柏叶、地榆各15克，水煎服。

附方2：脏毒，酒病，便血

槐花（一半炒，一半生）、山栀子（去皮，炒）各50克，研为末，新汲水调下10克，食前服。

附方3：疔疮肿毒，一切痈疽发背，不问已成未成，但焮痛者皆治

槐花（微炒）、核桃仁各100克，无灰酒一钟，煎千余沸，趁热服下。

附方4：中风失音

炒槐花，三更后仰卧嚼咽。

附方5：小便尿血

槐花（炒）、郁金（煨）各50克，研为末吗，淡豉汤下10克。

附方6：血淋

槐花烧灰，去火毒，杵为末，水酒送下5克。

雷丸

别名

竹苓、雷实、雷矢、竹铃芝、竹铃子。

形态特征

雷丸菌菌核体通常为不规则的坚硬块状，歪球形或歪卵形，直径0.8～2.5厘米，罕达4厘米，表面黑棕色，具细密的纵纹；内面为紧密交织的菌丝体，蜡白色，半透明而略带粘性，具同色的纹理。越冬后由菌核体发出新的子实体，一般不易见到。

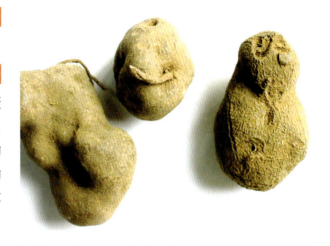

生境分布	多寄生长于病竹根部。我国西北、西南、华南诸省均产，分布于四川、云南、贵州、湖北、广西等地。
性味归经	微苦，寒。归胃、大肠经。
功能主治	杀虫。杀虫消积。用于绦虫病，钩虫病，蛔虫病，虫积腹痛，小儿疳积。

名方验方

附方1：绦虫病

单用雷丸粉30克，空腹凉开水调末吞服。

附方2：钩虫病

单用雷丸粉，加适量乳糖或葡萄糖粉，开水调服，成人每日60克。

附方3：蛲虫病

雷丸、大黄各3克，二丑9克，共研末混匀，早晨空腹用冷开水吞服。

附方4：丝虫病

雷丸30克，水煎服，每日1剂，连用7日。

附方5：囊虫病

雷丸90克，槟榔、使君子各60克，海螺、石榴皮、白矾各30克，共研细末，用白酒1000毫升，浸泡7日后，每日清晨摇均匀，空腹服15毫升，儿童用量酌减。

附方6：阴道滴虫病、肠道滴虫病

雷丸与碳酸氢钠制成粉剂，每日服用4～8克，5日为1个疗程，一般2个疗程。

十三画

蜈蚣

别名

吴公、百脚、天龙、百足虫、千足虫。

形态特征

少棘巨蜈蚣体形扁平而长,全体由22个同型环节构成,长约6～16厘米,宽5～11毫米,头部红褐色;头板近圆形,前端较窄而突出,长约为第一背板之2倍。头板和第一背板为金黄色,生触角1对,17节,基部6节少毛。单眼4对;头部之腹面有颚肢1对,上有毒钩;颚肢底节内侧有1距形突起,上具4枚小齿,颚肢齿板前端也具小齿5枚。身体自第2背板起为墨绿色,末板黄褐色。背板自2～19节各有2条不显著的纵沟,第2、4、6、9、11、13、15、17、19各节之背板较短;腹板及步肢均为淡黄色,步肢21对,足端黑色,尖端爪状;末对附肢基侧板端有2尖棘,同肢前腿节腹面外侧有2棘,内侧1棘,背面内侧1～3棘。

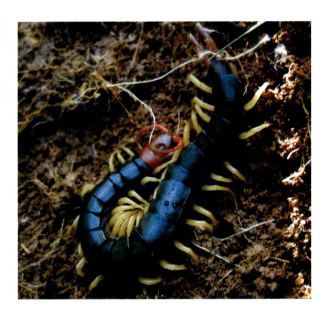

生境分布	生长于山坡、田野、路边或杂草丛生的地方,或栖息在井沿、柴堆以及砖瓦缝隙间,特别喜欢阴湿、陈旧的地面。分布于江苏、浙江、湖北、湖南、河南、陕西等地。
性味归经	辛,温;有毒。归肝经。
功能主治	息风镇痉,通络止痛,攻毒散结。用于肝风内动,痉挛抽搐,小儿惊风,中风口㖞,半身不遂,破伤风,风湿顽痹,偏正头痛,疮疡,瘰疬,蛇虫咬伤。

名方验方

附方1:小儿秃疮

大蜈蚣1条,盐1分,入油内浸7日。取油搽之。

附方2:痔疮

蜈蚣2条,装入洗净的一段鸡肠内,放旧瓦片上焙干,研细末,分成8份,每日早、晚各1次,黄酒冲服。

附方3:骨结核

蜈蚣、全蝎各40克,土鳖虫50克,研细,分40等份,日服2份,20日为1疗程。

附方4:小儿惊风

蜈蚣、全蝎各等份,研细末,每次1～1.5克,每日2次。

蜂房

别名

蜂巢、露蜂房、马蜂窝、野蜂窝、黄蜂窝、百穿之巢。

形态特征

雌蜂体形狭长，长20～25毫米，呈黑色。头部三角形。复眼1对，暗褐色，分列于头之两侧；单眼3个，位于头之前上方。触角1对，细长弯曲，基部黑色，鞭节12节，呈也褐色。颜面、头顶、后头、唇基、上颚及颊部都有黄褐色斑纹。胸部有刻点，前胸背部后缘及中胸背板中，有2条黄色纵线。翅2对，透明膜质，带也色。前翅大，后翅小，静止时，其翅半开。翅基片及小盾片黑色，中央有两条黄褐色线。胸腹节呈黑色，有4条黄褐色纵线。足3对，细长，5节，黄褐色，腹部呈纺锤形，两侧稍狭，第1腹节并入胸部，形成并胸腹节；第1腹节与第2腹节间紧缩成狭腰状。各节中央，有黑色纵线，尾端有能自由伸缩的毒针。春季产卵。幼虫乳白色，形略如蛆，头部小，节明显。

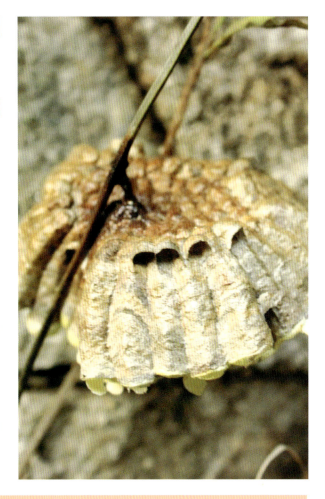

生境分布	群栖性，营巢于树木上或屋檐下。我国各地均有，南方地区尤多。
性味归经	甘，平；有毒。归胃经。
功能主治	祛风，攻毒，杀虫，止痛。用于龋齿牙痛，疮疡肿毒，乳痈，瘰疬，皮肤顽癣，鹅掌风。

名方验方

附方1：蜂蜇人

蜂房适量，研末，猪油和敷之。

附方2：赤白痢、少腹痛不可忍、里急后重

蜂房、阿胶各9克，同溶化，入黄连末15克，搅匀，分3次热服。

附方3：头癣

蜂房1个，蜈蚣2条，明矾适量。将明矾研末，入蜂房孔中，连同蜈蚣置瓦片上小火烤焦，共研细末，麻油调搽外擦。

锦灯笼

别　名

挂金灯、灯笼果、红灯笼。

形态特征

多年生草本，基部常匍匐生根。茎高约40～80厘米，基部略带木质。叶互生，常2枚生长于一节；叶柄长约1～3厘米；叶片长卵形至阔形，长5～15厘米，宽2～8厘米，先端渐尖，基部不对称狭楔形，下延至叶柄，全缘而波状或有粗芽齿，两面具柔毛，沿叶脉也有短硬毛。花单生长于叶腋，花梗长6～16毫米，开花时直立，后来向下弯曲，密生柔毛而果时也不脱落；花萼阔钟状，密生柔毛，5裂，萼齿三角形，花后萼筒膨大，变为橙红或深红色，呈灯笼状包被浆果；花冠辐状，白色，5裂，裂片开展，阔而短，先端骤然狭包被浆果；花冠辐状，白色，5裂，裂片开展，阔而短，先端骤然狭窄成三角形尖头，外有短柔毛；雄蕊5，花药淡黄绿色；子房上位，卵球形，2室。浆果球状，橙红色，直径10～15毫米，柔软多汁。种子肾形，淡黄色。花期5～9月，果期6～10月。

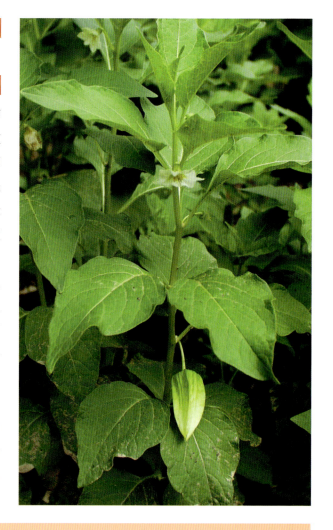

生境分布	多为野生，常生长于山野、林缘等地。分布于吉林、河北、新疆、山东等地。
性味归经	苦，寒。归肺经。
功能主治	清热解毒，利咽化痰，利尿通淋。用于咽痛音哑，痰热咳嗽，小便不利，热淋涩痛；外治天疱疮，湿疹。

名方验方

附方1：热咳咽痛

锦灯笼草研末，开水送服，同时以醋调药末敷喉外。

附方2：痔疮

锦灯笼叶贴疮上。

附方3：慢性肾炎

锦灯笼果实5个，木瓜片4片，大枣10枚，车前草2棵，水煎服，每日1剂，连服7日后改为隔日1剂。

矮地茶

别名

平地木、老勿大、不出林、叶底珠。

形态特征

常绿小灌木，高10～30厘米。地下茎作匍匐状，具有纤细的不定根。茎单一，圆柱形，径约2毫米，表面紫褐色，有细条纹，具有短腺毛。叶互生，通常3～4叶集生长于茎梢，呈轮生状；叶柄长5～10毫米，密被短腺毛，无托叶，叶片椭圆形。花着生长于茎梢或顶端叶腋，2～6朵集成伞形，花两性，花冠白色或淡红色。核果球形，径5～10毫米，熟时红色。

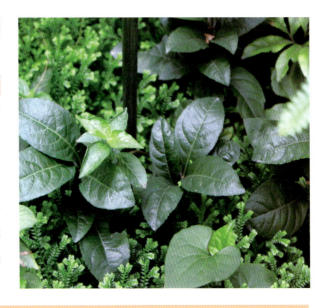

生境分布	生长于谷地、林下、溪旁阴湿处。分布于长江流域以南各省。
性味归经	苦、辛，平。归肺、肝经。
功能主治	止咳平喘，清利湿热，活血化瘀。用于新久咳嗽，痰中带血，湿热黄疸，跌打损伤。

名方验方

附方1：肺痈（肺脓肿）

矮地茶、鱼腥草各50克，水煎，分2次服。

附方2：血痢

矮地茶茎叶适量，煎服。

附方3：小儿脱肛

矮地茶10克，鸡蛋1个，煮透，服汤食蛋。

附方4：黄疸型肝炎

矮地茶、车前草、阴行草各30克，白茅根15克，水煎服。

附方5：筋骨痛

矮地茶根、茜草根、羊蹄根各30克，威灵仙根10克，黄酒与水各半煎服。

附方6：白带过多

矮地茶30克，公鸡1只，同炖，服汤食鸡。

满山红

别名

映山红、迎山红、山崩子、靠山红、达子香、金达来、东北满山红。

形态特征

多年生常绿灌木，高1~2米。多分枝，质脆；小枝细而弯曲，暗灰色；幼枝褐色，有毛。叶互生，多集生长于枝顶；近革质；卵状长圆形或长圆形，长1~5厘米，宽1~1.5厘米，冬季卷成长筒状，揉后有香气，先端钝，或因中脉突出成硬尖，基部楔形，全缘，上面深绿色，散生白色腺鳞，下面淡绿色，有腺鳞。花1~4朵生长于枝顶，夫叶开放，紫红色；萼片小，有毛；花冠漏斗状；雄蕊10，花丝基部有柔毛；子房壁上有白色腺鳞，花柱比花瓣长，宿存。蒴果长圆形，由顶端开裂。花期5~6月，果期7~8月。

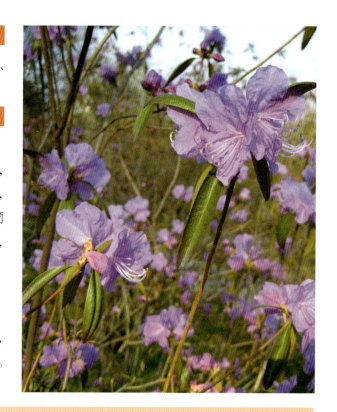

生境分布	生长于山脊、山坡及林内酸性土壤上。产于黑龙江等地及山东各大山区。
性味归经	辛、苦，温。归肺、脾经。
功能主治	止咳祛痰平喘。用于吐血、衄血、崩漏，月经不调，咳嗽，风湿痹痛，痈疖疮毒。

名方验方

附方1：慢性支气管炎

满山红叶粗末100克，白酒500克，浸七日过滤；每服15~20毫升，每日3次。

附方2：急性细菌性痢疾

取鲜满山红根（洗净、切片）250克，加水1500~2000毫升，煎1~2小时取汁。成人150~200毫升，儿童（3~5岁）50毫升，均日服3次。治疗粘液脓性便效果好。

附方3：咳嗽，喘息

满山红25克，白酒500克，浸五日，每次饮酒一盅，日2次。

附方4：月经病、经闭干瘦

满山红10克，水煎服。

附方5：白带

满山红15克，和猪脚爪适量同煮，喝汤吃肉。

十四画

蔓荆子

别名
荆子、蔓荆实、白背杨、白布荆。

形态特征
为落叶灌木，高约3米，幼枝方形，密生细柔毛。叶为3小叶，小叶倒卵形或披针形；叶柄较长。顶生圆锥形花序；花萼钟形；花冠淡紫色。核果球形，大部分为宿萼包围。

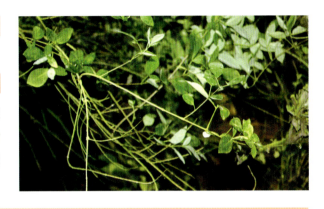

生境分布	生长于海边、河湖沙滩上。分布于山东、江西、浙江、福建等地。
性味归经	辛、苦，微寒。归膀胱、肝、胃经。
功能主治	疏散风热，清利头目。用于风热感冒头痛，齿龈肿痛，目赤多泪，目暗不明，头晕目眩。

名方验方

附方1：风寒侵目，肿痛出泪，涩胀羞明

蔓荆子15克，荆芥、白蒺藜各10克，柴胡、防风各5克，甘草2.5克，水煎服。

附方2：头屑

蔓荆子、侧柏叶、川芎、桑白皮、细辛、旱莲草各50克，菊花100克，水煎去渣滓后洗发。

附方3：慢性鼻炎

蔓荆子15克，葱须20克，薄荷6克，加水煎，取汁即可，代茶饮用，每日1剂。

附方4：劳役饮食不节，内障眼病

蔓荆子10.5克，黄芪、人参各50克，炙甘草40克，白芍药、黄柏各15克（酒拌炒四遍）。上几味药嚼咀，每服15～25克，水煎服。

附方5：偏头痛

蔓荆子、川芎、荆芥穗、白芷各10克，细辛3克，水煎服。

附方6：感冒头痛，风火牙痛

蔓荆子、白芷、防风、黄芩各10克，川芎6克，水煎服。

榧子

别名

彼子、榧实、柀子、赤果、玉榧、香榧、玉山果、野杉子。

形态特征

常绿乔木，高达25米，树皮灰褐色，枝开张，小枝无毛。叶呈假二列状排列，线状披针形，愈向上部愈狭，先端突刺尖，基部几成圆形，全缘，质坚硬，上面暗黄绿色，有光泽，下面淡绿色，中肋显明，在其两侧各有一条凹下黄白色的气孔带。花单性，通常雌雄异株；雄花序椭圆形至矩圆形，具总花梗。种子核果状、矩状椭圆形或倒卵状长圆形，长2～3厘米，先端有小短尖，红褐色，有不规则的纵沟，胚乳内缩或微内缩。

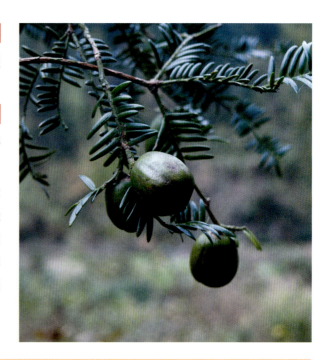

生境分布	生长于山坡，野生或栽培。分布于安徽、福建、江苏、浙江、湖南、湖北等地。
性味归经	甘，平。归肺、脾、胃、大肠经。
功能主治	杀虫消积，润肺止咳，润燥通便。用于钩虫病、蛔虫病、绦虫病，虫积腹痛，小儿疳积，肺燥咳嗽，大便秘结。

名方验方

附方1：丝虫病

榧子肉250克，头发炭（血余炭）50克，研末混合调蜜搓成150丸，每次2丸，每日3次。

附方2：蛲虫病

榧子，每日服7颗，连服7日。

附方3：钩虫病

每日吃炒榧子150～250克，直至确证大便中虫卵消失为止。

附方4：肠道寄生虫病

榧子（切碎）、使君子仁（切细）、大蒜瓣（切细）各50克，水煎去渣，每日3次，食前空腹时服。

槟榔

别名

仁频、宾门、槟榔玉、白槟榔、橄榄子、槟榔子、大腹槟榔、宾门药饯。

形态特征

羽状复叶，丛生长于茎顶，长达 2 米，光滑无毛，小叶线形或线状披针形，先端渐尖，或不规则齿裂。肉穗花序生长于叶鞘束下，多分枝，排成圆锥形花序式，外有佛焰苞状大苞片，花后脱落；花单性，雌雄同株，雄花小，着生长于小穗顶端。坚果卵圆形或长椭圆形，有宿存的花被片，熟时橙红色或深红色。

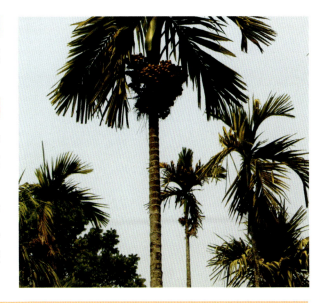

生境分布	生长于阳光较充足的林间或林边。分布于海南、福建、云南、广西、台湾等地。
性味归经	苦、辛，温。归胃、大肠经。
功能主治	驱虫消积，行气利水。行气，利水，截疟。用于绦虫病、蛔虫病、姜片虫病，虫积腹痛，积滞泻痢，里急后重，水肿脚气，疟疾。

名方验方

附方 1：食积气滞、腹痛胀满

槟榔、木香、青皮、陈皮、枳壳各 15 克，黄柏、三棱、香附、芒硝、大黄各 10 克。水煎服或制成丸剂，每服 15 克。

附方 2：绦虫病

槟榔片 100 克。水煎服。

附方 3：血吸虫病

槟榔 15 克，苦楝皮 10 克，雷丸 5 克，温水浸泡 2~4 小时，加水 300 毫升，煎至 100 毫升，分 2 次空腹服。

附方 4：胆道蛔虫

槟榔、使君子各 25 克，两面针、救必应各 20 克，乌梅 15 克，川椒 5 克。水煎 2 次混匀，分 2 次服，并发胆道感染加黄芩 15 克，石上柏 20 克；呕吐加竹茹 15 克，服药两剂仍无大便加大黄 10 克。

附方 5：肠道寄生虫

槟榔 50 克，使君子肉 50 个（微炒），牵牛子 100 克（炒，研为末），均为末，每次 10 克，砂糖调下，小儿减半。

酸枣仁

别名

枣仁、酸枣核。

形态特征

落叶灌木，稀为小乔木，高1~3米。老枝灰褐色，幼枝绿色；于分枝基部处具刺1对，1枚针形直立，长达3厘米，另1枚向下弯曲，长约0.7厘米。单叶互生；托叶针状；叶片长圆状卵形至卵状披针形，先端钝，基部圆形，稍偏斜，边缘具细锯齿。花小，2~3朵簇生长于叶腋；花萼5裂，裂片卵状三角形；花瓣5，黄绿色，与萼片互生，雄蕊5，与花瓣对生；花盘明显，10浅裂；子房椭圆形，埋于花盘中，花柱2裂。核果肉质，近球形，成熟时暗红褐色，果皮薄，有酸味。花期6~7月，果期9~10月。

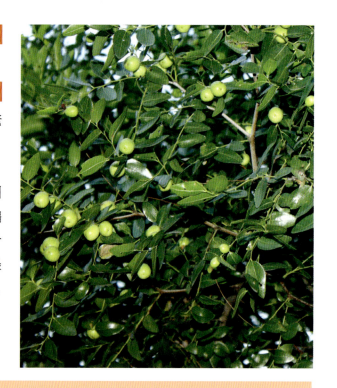

生境分布	生长于向阳或干燥的山坡、山谷、丘陵、平原、路旁以及荒地。性耐干旱，常形成灌木丛。分布于华北、西北及辽宁、山东、江苏、安徽、河南、湖北、四川。
性味归经	甘、酸，平。归肝、胆、心经。
功能主治	养心补肝，宁心安神，敛汗，生津。用于虚烦不眠，惊悸多梦，体虚多汗，津伤口渴。

名方验方

附方1：心悸不眠

酸枣仁研末，每次6克，每日2次，竹叶煎汤送服，宜连服1周。

附方2：气虚自汗

酸枣仁、党参各15克，黄芪30克，白术12克，五味子9克，大枣4枚，水煎，分3次服。

附方3：胆气不足所致惊悸、恐惧、虚烦不寐

酸枣仁、川贝、知母各9克，茯苓15克，甘草6克，水煎服，每日1剂。

附方4：心气亏虚，神志不安者

酸枣仁、朱砂、人参、乳香各适量，共研细末，炼蜜为丸服，每次9克，每日2~3次。

附方5：肝肾阴虚盗汗

酸枣仁、五味子、山茱萸、糯稻根各等份，水煎服，每日1~2剂；或酸枣仁与人参、茯苓共为细末，米汤送服。

蜘蛛香

别名

臭药、乌参、大救驾、马蹄香、鬼见愁、豆鼓菜根。

形态特征

多年生草本，高30～70厘米。茎通常数枝丛生，密被短柔毛。根状茎横走，肥厚，粗大，块状，节间紧密，有叶柄残基，黄褐色，有特异香气。基生叶发达，叶片心状圆形至卵状心形，长2～10厘米，宽1.5～8厘米，先端短尖或钝圆，基部心形，边缘微波状或具稀疏小齿，具短毛，上面暗深绿色，下面淡绿色，均被短柔毛，基出脉5～9条；茎生叶不发达，每茎2对，有时3对，下部的心状圆形，近无柄，上部的常羽裂，无柄。顶生伞房状聚伞花序；苞片和小苞片钻形，中肋明显；花小，白色或微带红色，杂性；花萼内卷，于开花后裂为10余条线形裂片，将来形成瘦果先端的多条羽状毛；花冠筒状，先端5裂；雄蕊3，着生长于花冠筒中部，伸出花冠外；雌蕊伸出花冠，柱状3裂，子房下位；两性花较大，长3～4毫米，雌雄蕊与花冠等长。瘦果长柱状，顶端有多条羽状毛。花期5～7月，果期6～9月。

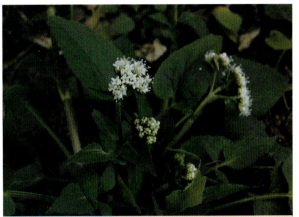

生境分布	生长于海拔2500米以下山顶草地、林中或溪边。分布于陕西、河南、湖北、湖南、四川、贵州、云南和西藏。
性味归经	微苦、辛，温。归心、脾、胃经。
功能主治	理气止痛，消食止泻，祛风除湿，镇惊安神。用于脘腹胀痛，食积不化，腹泻痢疾，风湿痹痛，腰膝酸软，失眠。

名方验方

附方1：跌打损伤，筋骨痛，咳嗽

蜘蛛香9克，泡酒服。

附方2：毒疮

蜘蛛香磨醋，外擦患处。

附方3：感冒

蜘蛛香15克，生姜9克，煨水服。

附方4：胃气痛

蜘蛛香3克，切细，开水吞服；或蜘蛛香9克，煨水服。

附方5：呕泻腹痛

蜘蛛香、石菖蒲根各适量，用瓦罐炖酒服。

蝉蜕

别名

蝉退、蝉脱、蝉衣、蝉壳、伏壳、枯蝉、蝉退壳。

形态特征

黑蚱，体大色黑而有光泽；雄虫长 4.4～4.8 厘米，翅展约 12.5 厘米，雌虫稍短。复眼 1 对，大形，两复眼间有单眼 3 只，触角 1 对。口顺发达，刺吸式，唇基梳状，上唇宽短，下唇延长成管状，长达第 3 对足的基部。胸部发达，后胸腹板上有一显着的锥状突起，向后延伸。足 3 对。翅 2 对，膜质，黑褐色，半透明，基部染有黄绿色，翅静止时覆在背部如屋脊状。腹总值发 7 节，雄蝉腹部第 1 节间有特殊的发音器官，雌蝉同一部位有听器。

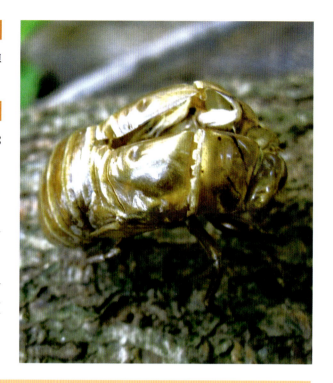

生境分布	栖于杨、柳、榆、槐、枫杨等树上。分布于山东、河北、河南、湖北、江苏、四川、浙江等省（区）。
性味归经	甘，寒。归肺、肝经。
功能主治	疏散风热，利咽，透疹，明目退翳，解痉。用于风热感冒，咽痛音哑，麻疹不透，风疹瘙痒，目赤翳障，惊风抽搐，破伤风。

名方验方

附方 1：白内障

蝉蜕 9 克，每日内服。

附方 2：破伤风

蝉蜕 15 克，焙研末，黄酒 30～50 毫升，加温冲服，取汗，无汗可再服。或用蝉蜕 30 克，制南星、天麻各 6 克，全蝎、炒僵蚕各 7～9 个，水煎服，每日 1 剂，连用 3 日，服药时冲服朱砂 1.5 克，黄酒 50 毫升为引，配合艾灸疗法。

附方 3：小儿夜啼不眠

蝉蜕 6 克，芦根 15 克，水煎服。或与钩藤、灯心草配伍。

附方 4：脱肛

先用 1% 的白矾水洗净患部，搽以香油，再搽本品，蝉蜕 50～10 克，烘干研细，缓缓将肛门还纳，每日 1 次。

罂粟壳

别名

粟壳、米壳、御米壳、米囊皮、米罂皮、烟斗斗。

形态特征

一年生或二年生草木,株高60～100厘米,茎平滑,被有白粉。叶互生,灰绿色,无柄,抱茎,长椭圆形。花芽常下垂,单生,开时直立,花大而美丽,萼片2枚,绿色,早落;花瓣4枚,白色、粉红色或紫色。果长椭圆形或壶状,约半个拳头大小,黄褐色或淡褐色,平滑,具纵纹。

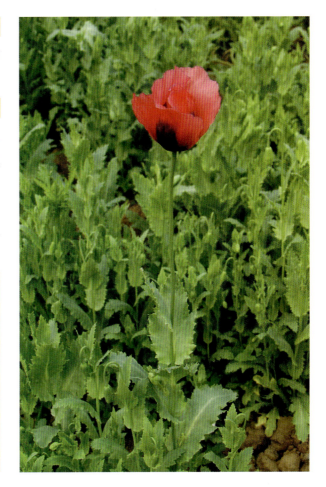

生境分布	原产于外国,我国部分地区的药物种植场有少量栽培药用。
性味归经	酸、涩,平。归肺、肾、大肠经。
功能主治	敛肺止咳,涩肠止泻,止痛。用于久咳,久泻,脱肛,脘腹疼痛。

名方验方

附方1:久咳不止

罂粟壳适量,研粉,每次3克,每日2次。

附方2:水泄不止

罂粟壳(去蒂膜)1枚,乌梅肉、大枣肉各10枚,水煎服。

附方3:肺虚久咳、自汗

罂粟壳6克,乌梅10克,将罂粟壳研粉,用乌梅水煎,分2次服。

附方4:慢性胃肠炎、结肠炎、消化不良

罂粟壳5克,水煎,山药、金银花各15克,炒焙研粉混匀,入罂粟壳水煎液,1日内分4次服。

附方5:消炎止咳

罂粟壳、南沙参、穿心莲各15克,灵芝10克,切片,桔梗、太子参、百部各20克,黄荆子、麻黄各10克。水煎服,每日3次。

辣椒

别名

番椒、辣茄、辣虎、腊茄、海椒、辣角、鸡嘴椒、红海椒。

形态特征

一年生或有根多年生草本，高40～80厘米。单叶互生，枝顶端节不伸长而成双生或簇生状；叶片长圆状卵形、卵形或卵状披针形，长4～13厘米，宽1.5～4厘米，全缘，先端尖，基部渐狭。花单生，俯垂；花萼杯状，不显着5齿；花冠白色，裂片卵形；雄蕊5；雌蕊1，子房上位，2室，少数3室，花柱线状。浆果长指状，先端渐尖且常弯曲，未成熟时绿色，成熟后呈红色、橙色或紫红色，味辣。种子多数，扁肾形，淡黄色。花、果期5～11月。

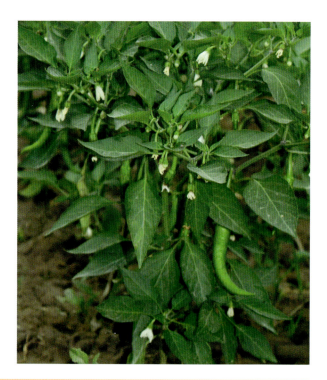

生境分布	我国大部分地区均有栽培。
性味归经	辛，热。归心、脾经。
功能主治	温中散寒，开胃消食。用于寒滞腹痛，呕吐，泻痢，冻疮。

名方验方

附方1：痢积水泻

辣椒1个，为丸，清晨热豆腐皮裹，吞下。

附方2：疟疾

辣椒子，每岁1粒，20粒为限，每日3次，开水送服，连服3～5日。

附方3：冻疮

剥辣椒皮，贴上。

附方4：毒蛇咬伤

辣茄生嚼11～12枚，即消肿定痛，伤处起小泡，出黄水而愈。食此味反甘而不辣。或嚼烂敷伤口。

附方5：关节痛

辣椒干研末，加面粉适量，用水调成糊状，摊在塑料纸上，敷于患处，然后用胶布固定。

附方6：跌打损伤

辣椒末40克，乳香、当归各30克，凡士林500克，调匀成膏，取适量敷于患处，外用纱布包裹，胶布固定，一日或隔日1次。

漏芦

别名

野兰、鹿骊、鬼油麻、和尚头、大头翁、独花山牛蒡。

形态特征

本植物为多年生草本，高30～80厘米，全体密被白色柔毛。主根粗大，上部密被残存叶柄。基生叶丛生；茎生叶互生。叶长椭圆形，长10～20厘米，羽状全裂至深裂，裂片矩圆形，边缘具不规则浅裂，两面密被白色茸毛。头状花序，总苞多列，具干膜质苞片，多列，花全为管状花，淡紫色，雄蕊5，聚药。瘦果卵形，有4棱，棕褐色，冠毛刚毛状。根呈圆锥形，多扭曲，长短不一，完整者长10～30厘米，直径1～2厘米。

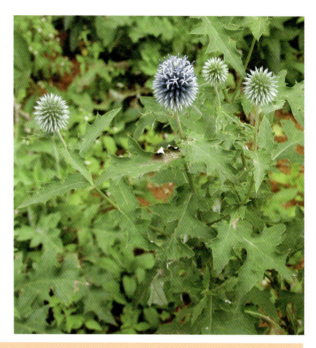

生境分布	生长于向阳的草地、路边、山坡。祁州漏芦产于河北、辽宁、山西等地；禹州漏芦产于湖北、安徽、河南等地。
性味归经	苦，寒。归胃经。
功能主治	清热解毒，消痈散结，通经下乳。舒筋通脉。用于乳痈肿痛，痈疽发背，瘰疬疮毒，乳汁不通，湿痹拘挛。

名方验方

附方1：乳腺炎

漏芦、蒲公英、金银花各25克，土贝母15克，甘草10克。水煎服。

附方2：肥胖症

漏芦、决明子、泽泻、荷叶、汉防己各15克，水煎浓缩至100毫升，每日2次。

附方3：产后乳汁不下

漏芦15克，王不留行、炮甲珠各9克，路路通12克，通草6克，水煎服。或漏芦12克，鸡蛋2个，水煎冲蛋服。

附方4：急性乳腺炎

漏芦、桔核各20克，蒲公英30克，银花、白芷、瓜蒌、连翘各15克，青皮、当归、柴胡各12克，甘草6克。水煎取药汁。每日1剂。

附方5：瘀毒内阻型乳腺癌

漏芦15克，天葵子、芸苔子、木馒头各30克，八角莲、地鳖虫、白蔹、金雀花各9克。水煎取药汁。每日1剂，分2次服用。

十五画

槲寄生

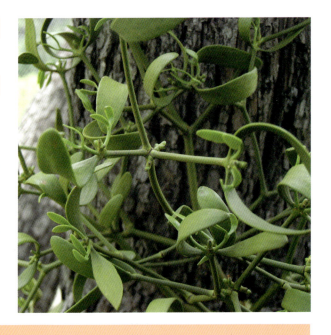

别名
北寄生、桑寄生、柳寄生、寄生子。

形态特征
常绿半寄生小灌木，高30～60厘米。茎枝圆柱形，黄绿色或绿色，节明显，节上2～3叉状分枝。单叶对生，生长于枝端，无柄，近肉质，有光泽，椭圆状披针形或倒披针形，全缘，两面无毛。花单性异株，生长于枝端或分叉处；雄花花被4裂，雄蕊4，无花丝，花药多室；雌花1～3朵生长于粗短的总花梗上，花被钟状、4裂，子房下位。浆果球形，半透明，熟时橙红色，富有粘液质。花期4～5月，果期9月。

生境分布	寄生长于榆树、桦树、枫杨、梨树、麻栎等树上。主产东北、华北地区。
性味归经	苦，平。归肝、肾经。
功能主治	祛风湿，补肝肾，强筋骨，安胎元。用于风湿痹痛，腰膝酸软，筋骨无力，崩漏经多，妊娠漏血，胎动不安，头晕目眩。

名方验方

附方1：高血压病
槲寄生、杜仲各25克，夏枯草30克，稀莶草、牛膝各20克。水煎服。

附方2：高血压病
槲寄生、荷叶、钩藤各25克，苦丁茶15克，菊花20克，水煎，每日分3次服。

附方3：咳嗽
槲寄生2500克，土香薷1000克，暴马子2000克，加水30斤，煎2次，合饼滤液，浓缩至15斤。每服20毫升，每日3次。

附方4：冻伤
槲寄生1000克，防风500克，艾叶250克，茄杆2500克，共熬成膏，涂患处。

附方5：精神分裂症
用槲寄生煎剂口服或用注射液肌注，也可与其他疗法配合，有较好的疗效。

墨旱莲

别名

旱莲草、黑墨草、野葵花、烂脚草。

形态特征

一年生草本，高10～60厘米，全株被白色粗毛，折断后流出的汁液数分钟后即呈蓝黑色。茎直立或倾状，绿色或红褐色。叶互生，椭圆状披针形或线状披针形，全缘或有细齿，基部渐狭，无柄或有短柄。头状花序腋生或顶生，绿色，长椭圆形。舌状花的瘦果扁四棱形，管状花的瘦果三棱形，均为黑褐色，有瘤状突起。

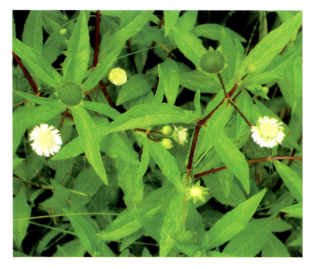

生境分布	生长于路边草丛、沟边、湿地或田间。全国大部分地区均有出产。
性味归经	甘、酸，寒。归肝、肾经。
功能主治	滋补肝肾，凉血止血。用于肝肾阴虚，牙齿松动，须发早白，眩晕耳鸣，腰膝酸软，阴虚血热吐血、衄血、尿血，血痢，崩漏下血，外伤出血。

名方验方

附方1：斑秃

鲜墨旱莲捣汁外涂患处，每日3～5次。

附方2：贫血

墨旱莲30～40克，水煎服，每日1剂，或煎汤代茶饮。

附方3：脱发

墨旱莲18克，白菊花、生地黄各30克，加水煎汤，去渣取汁，代茶饮，每日2次。

附方4：肺结核咯血

鲜墨旱莲20克，侧柏叶25克，鲜仙鹤草50克，水煎服。

附方5：黄褐斑

墨旱莲15～30克，豨莶草、谷精草10～15克，夏枯草6～15克，益母草10～30克，紫草6～12克，随症加减，每日1剂。

附方6：头屑

墨旱莲、蔓荆子、侧柏叶、川芎、桑白皮、细辛各50克，菊花100克，水煎去渣淬后洗发。

鹤虱

别名

鹄虱、鬼虱、北鹤虱。

形态特征

一年生或越年生草本，茎直立，高20～50厘米，多分枝，有粗糙毛。叶互生，无柄或基部的叶有短柄，叶片倒披针状条形或条形，有紧贴的细糙毛。先短钝，基部渐狭，全缘或略显波状。花序顶生，苞片披针状条形，花生长于苞腋的外侧，有短梗，花冠淡蓝色，较萼稍长。小坚果，卵形，褐色，有小疣状突起，边沿有2～3行不等长的锚状刺。

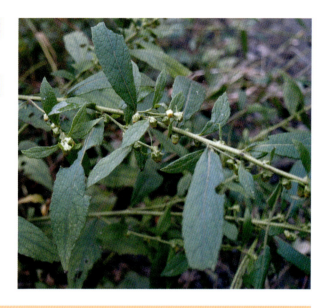

生境分布	前者生长于山野草丛中，主产于华北各地，称北鹤虱，为本草书籍所记载的正品；后者生长于路旁、山沟、溪边、荒地等处，前者分布于华北各地。称北鹤虱，为本草书籍所记载的正品；后者分布于江苏、浙江、安徽、湖北、四川等地，称南鹤虱，也作鹤虱用。
性味归经	辛、苦，平；有小毒。归脾、胃经。
功能主治	杀虫消积。用于蛔虫病，蛲虫病，绦虫病，虫积腹痛，小儿疳积。

名方验方

附方1：蛔虫

鹤虱、槟榔、苦楝根皮、芜荑、使君肉、雷丸各9克，水煎服，于清晨空腹时1次服下，常规连服2剂。也可用鹤虱、榧子、芜荑各9克，使君子12枚，槟榔12克，大黄、苦楝根皮各6克，水煎，分2次服。

附方2：钩虫病

鲜鹤虱150克（干品24克），儿童用量酌减，水煎服。

附方3：肠道滴虫

鹤虱、乌梅各9克，槟榔、贯众各12克，雷丸、甘草各6克，广木香、黄连各45克，水煎服。

附方4：妇女阴痒

鹤虱、苦参、雄黄各12克，蛇床子30克，百部15克，每日1剂，煎2次混合药液，分2次外洗。

附方5：妇女外阴白斑

鹤虱30克，苦参、蛇床子、野菊花各15克，水煎过滤，先熏后洗；严重者洗时加猪胆汁1枚，与药汁搅匀，每日2次，1个月为1个疗程。

十六画

薤白

别名
薤根、藠子、野蒜、小独蒜、薤白头。

形态特征
多年生草本，高达70厘米。鳞茎近球形，外被白色膜质鳞皮。叶基生；叶片线形，长20～40厘米，宽3～4毫米，先端渐尖，基部鞘状，抱茎。花茎由叶丛中抽出，单一，直立，平滑无毛；伞形花序密而多花，近球形，顶生；花梗细，长约2厘米；花被6，长圆状披针形，淡紫粉红色或淡紫色；雄蕊6，长于花被，花丝细长；雌蕊1，子房上位，3室，有2棱，花柱线形，细长。果为蒴果。花期6～8月，果期7～9月。薤：鳞茎长椭圆形，长3～4厘米。叶片2～4片，半圆柱状线形，中空。伞形花序疏松；花被片圆形或长圆形。

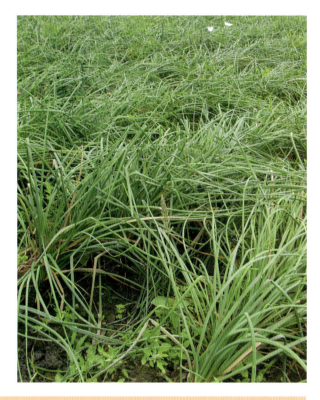

生境分布	生长于耕地杂草中及山地较干燥处。薤生长于山地阴湿处。全国各地均有分布。主产江苏、浙江等地。
性味归经	辛、苦，温。归心、肺、胃、大肠经。
功能主治	通阳散结，行气导滞。用于胸痹心痛，脘腹痞满胀痛，泻痢后重。

名方验方

附方1：痢疾

薤白、苦参、山楂各15克，木香、当归、甘草各10克，白芍30克，随症加减，水煎服。

附方2：室性早搏

薤白12克，丹参30克，苦参20克，红参5克，桂枝9克，随症加减，水煎服。

附方3：慢性支气管炎

薤白12克，全瓜蒌15克，半夏、射干、杏仁、紫菀各10克，菖蒲6克，随症加减，水煎服。

附方4：缓解腹痛

薤白去皮后洗净，切碎晾干，取10克干藠头，放入300毫升水中，煎至150毫升，分数次服。

薏苡仁

别名

解蠡、起英、赣米、感米、薏珠子、回回米、草珠儿。

形态特征

为一年生草本。秆直立，高1～1.5米，约有10节。叶鞘光滑，上部者短于节间；叶舌质硬，长约1毫米；叶片线状披针形，长达30厘米，宽1.5～3厘米。总状花序，腋生成束，长6～10厘米，直立或下垂，具总柄；雌小穗位于花序的下部，长7～9毫米，外包以念珠状总苞，小穗和总苞等长，能育小穗。第一颖下部膜质，上部厚纸质，先端钝，具10数脉；第二颖船形，被包于第一颖内，前端厚纸质，渐尖；第一小花仅具外稃，较颖略短，前端质较厚而渐尖；第二稃稍短于第一外稃，具3脉；内稃与外稃相似而较小；雄蕊3枚，退化，微小；雌蕊具长花柱，柱头分离，伸出总苞；退化雌小穗2个，圆柱状，并列于能育小穗的一侧，顶部突出于总苞；雄小穗常3个着生于一节，其中一个无柄，长6～7毫米，颖草质，第一颖扁平，两侧内折成脊，前端钝，具多条脉；第二颖船形，具多数脉；内含2小花，外稃和内稃都是薄膜质；每小花含雄蕊3个；有柄小穗和无柄小穗相似，但较小或更退化。果实成熟时，总苞坚硬具珐琅质，卵形或卵状球形，内包颖果；颖果，长约5毫米。花、果期7～10月。

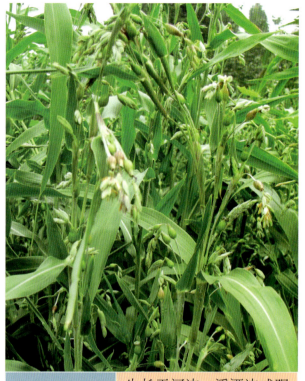

生境分布	生长于河边、溪潭边或阴湿山谷中。我国各地均有栽培。长江以南各地有野生。
性味归经	甘、淡、凉。归脾、胃、肺经。
功能主治	利水渗湿，健脾止泻，除痹，排脓，解毒散结。用于水肿，脚气，小便不利，脾虚泄泻，湿痹拘挛，肺痈，肠痈，赘疣，癌肿。

名方验方

附方1：扁平疣

生薏苡仁末30克，白砂糖30克，拌匀，每次1匙，开水冲服，每日3次，7～10日为1个疗程。

附方2：尿路结石

薏苡仁茎、叶、根适量（鲜品约250克，干品减半），水煎去渣，每日2～3次。

附方3：慢性结肠炎

薏苡仁500克，山药100克，炒黄研粉，每次2匙，每日2次，温水、红糖水或蜂蜜水冲服。

薄荷

别名

苏薄荷、水薄荷、仁丹草、蕃荷菜、鱼香草。

形态特征

多年生草本，高10～80厘米，茎方形，被逆生的长柔毛及腺点。单叶对生，叶片短圆状披针形，长3～7厘米，宽0.8～3厘米，两面有疏柔毛及黄色腺点，叶柄长2～15毫米。轮伞花序腋生；萼钟形，外被白色柔毛及腺点，花冠淡黄色。小坚果卵圆形，黄褐色。

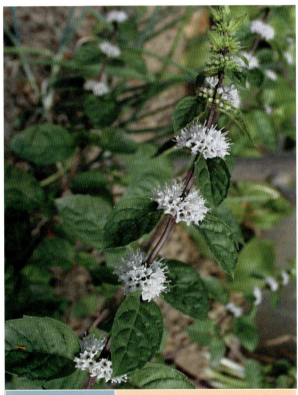

生境分布	生长于河旁、山野湿地。全国各地均产，以江苏、浙江、江西为主产区，其中尤以江苏产者为佳。
性味归经	辛，凉。归肺、肝经。
功能主治	疏散风热，清利头目，利咽，透疹，疏肝行气。用于风热感冒，风温初起，头痛，目赤，喉痹，口疮，风疹，麻疹，胸胁胀闷。

名方验方

附方1：牙痛，风热肿痛

薄荷、樟脑、花椒各等份，上为细末，擦患处。

附方2：小儿感冒

鲜薄荷5克，钩藤、贝母各3克，水煎服。

附方3：外感发热、咽痛

薄荷3克，桑叶、菊花各9克，水煎服。

附方4：目赤、咽痛

薄荷、桔梗各6克，牛蒡子、板蓝根、菊花各10克，水煎服。

附方5：鼻出血

鲜薄荷汁滴之或以干薄荷水煮，棉球蘸湿塞鼻。

附方6：眼睛红肿

薄荷、夏枯草、鱼腥草、菊花各10克，黄连5克，水煎服。

附方7：皮肤瘙痒

薄荷、荆芥各6克，蝉蜕5克，白蒺藜10克，水煎服。

附方8：慢性鼻炎，鼻窦炎

薄荷1.25克，（苍耳子散）苍耳子20克，辛夷、白芷各15克，葱白3根，茶叶1撮。水煎服。

附方9：衄血不止

薄荷汁滴之。或以干者水煮，绵裹塞鼻。

附方10：蜂虿螫伤

薄荷贴之。

附方11：耳痛

鲜薄荷绞汁滴入。

十六画

橘红

别名

芸皮、芸红。

形态特征

常绿小乔木或灌木，高3～4米。枝细，多有刺。叶互生；叶柄长0.5～1.5厘米，有窄翼，顶端有关节；叶片披针形或椭圆形，长4～11厘米，宽1.5～4厘米，先端渐尖微凹，基部楔形，全缘或为波状，具不明显的钝锯齿，有半透明油点。花单生或数朵丛生长于枝端或叶腋；花萼杯状，5裂；花瓣5，白色或带淡红色，开时向上反卷；雄蕊15～30，长短不一，花丝常3～5个连合成组；雌蕊1，子房圆形，柱头头状。柑果近圆形或扁圆形，横径4～7厘米，果皮薄而宽，容易剥离，囊瓣7～12，汁胞柔软多汁。种子卵圆形，白色，一端尖，数粒至数十粒或无。花期3～4月，果期10～12月。

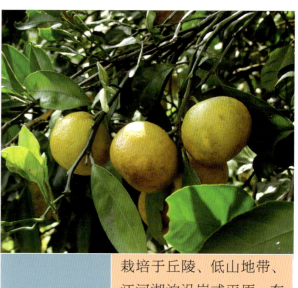

生境分布	栽培于丘陵、低山地带、江河湖泊沿岸或平原。在江苏、安徽、浙江、江西、台湾、湖北、湖南、广东、广西、海南、四川、贵州、云南等地均有栽培。
性味归经	辛、苦，温。归肺、脾经。
功能主治	理气宽中，燥湿化痰。用于咳嗽痰多，食积伤酒，呕恶痞闷。

名方验方

附方1：小儿吐泻

丁香、橘红等分，炼蜜丸黄豆大。米汤化下。

附方2：定嗽化痰

百药煎、片黄芩、橘红、甘草各等分，共为细末，蒸饼丸绿豆大。时时干咽数丸，佳。

附方3：嘈杂吐水

真橘皮（去白）为末，五更安1.5克于掌心舐之，即睡。

附方4：痰饮为患，或呕吐恶心，或头眩心悸，或中脘不快。或发为寒热，或因食生冷，脾胃不和

半夏（汤洗七次）、橘红各150克，白茯苓90克，甘草（炙）45克。上细锉，每服12克，用水一盏，生姜七片，乌梅一个，同煎六分，去滓热服，不拘时候。

附方5：途中心痛

橘皮（去白），煎扬饮之，甚良。

十七画

藁本

别名
藁茇、鬼卿、地新、山茝、蔚香、微茎、藁板。

形态特征
藁本为多年生草本，高约1米。根茎呈不规则团块状，生有多数须根。基生叶3角形，2回奇数羽状全裂。最终裂片3～4对，边缘不整齐羽状深裂；茎上部叶具扩展叶鞘。复伞形花序，具乳头状粗毛，伞幅15～22，总苞片及小总苞片线形，小总苞片5～6枚；花白色，双悬果，无毛，分果具5棱，各棱槽中有油管5个。辽藁本与上种不同点为，根茎粗壮，基生叶在花期凋落，茎生叶广三角形；2～3回羽状全裂。复伞形花序，伞幅6～19，小总苞片10枚左右。双悬果，果棱具筜翅，每棱槽有油管1～2个，合生面有2～4个。藁本根呈不规则结节状圆柱形。有分枝长3～10厘米，直径1～2厘米。辽藁本较小，根茎具多数细长弯曲的根，呈团块状。

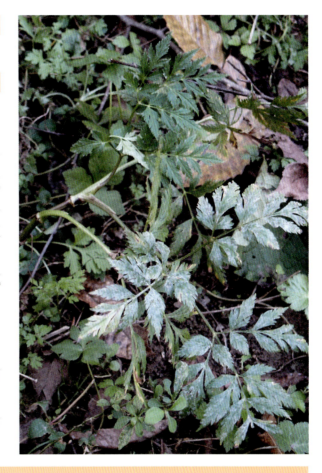

生境分布	生长于润湿的水滩边或向阳山坡草丛中。分布于湖南、湖北、四川、河北、辽宁等地。
性味归经	辛，温。归膀胱经。
功能主治	祛风，散寒，除湿，止痛。用于风寒感冒，巅顶疼痛，风湿痹痛。

名方验方

附方1：胃痉挛、腹痛

藁本25克，苍术15克，水煎服。

附方2：头屑

藁本、白芷各等份，为末，夜掺发内，第二天早晨梳之，垢自去。

附方3：风寒头痛及巅顶痛

藁本、川芎、细辛、葱头各等份，水煎服。

檀香

别名

旃檀、真檀、白檀、檀香木。

形态特征

常绿小乔木，高6～9米。具寄生根。树皮褐色，粗糙或有纵裂；多分枝，幼枝光滑无毛。叶对生；革质；叶片椭圆状卵形或卵状披针形，长3.5～5厘米，宽2～2.5厘米，先端急尖或近急尖，基部楔形，全缘，上面绿色，下面苍白色，无毛；叶柄长0.7～1厘米，光滑无毛。花腋生和顶生，为三歧式的聚伞状圆锥花序；花梗对生，长约与花被管相等；花多数，小形，最初为淡黄色，后变为深锈紫色；花被钟形，先端4裂，裂片卵圆形，无毛；蜜腺4枚，略呈圆形，着生在花被管的中部，与花被片互生；雄蕊4，与蜜腺互生，略与雌蕊等长，花药2室，纵裂，花丝线形；子房半下位，花柱柱状，柱头3裂。核果球形，大小似樱桃核，成熟时黑色，肉质多汁，内果皮坚硬，具3短棱。种子圆形，光滑无毛。

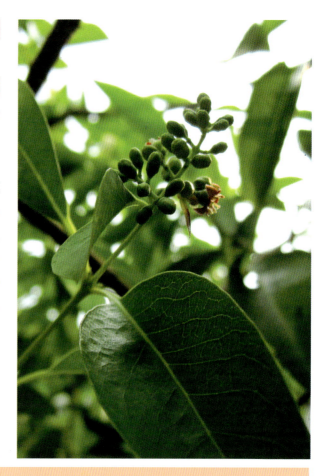

生境分布	野生或栽培。主产广东、云南、台湾。国外分布于印度、印度尼西亚。
性味归经	辛，温。归脾、胃、心、肺经。
功能主治	行气温中，开胃止痛。用于寒凝气滞，胸膈不舒，胸痹心痛，脘腹疼痛，呕吐食少。

名方验方

附方1：心腹冷痛

檀香9克，干姜15克，开水泡饮。

附方2：噎膈饮食不入

檀香4.5克，茯苓、橘红各6克，研极细末，用人参汤调服。

附方3：肺炎，肺脓疡，扁桃体炎，乳腺炎，上呼吸道感染

百蕊草，春、夏季采者每日25～100克，秋季采者100～150克，小儿酌减，水煎服（煎药时，火不宜过大，时间不宜过长）。

附方4：急性乳腺炎

百蕊草全草15～20株，煎水300毫升，以米酒一杯送服。

十八画

藕节

别名
光藕节、藕节巴。

形态特征
莲，多年生水生草本。根茎肥厚横走，外皮黄白色，节部缢缩，生有鳞叶与不定根，节间膨大，内白色，中空而有许多条纵行的管。叶片圆盾形，高出水面，直径30～90厘米，全缘，稍呈波状，上面暗绿色，光滑，具白粉，下面淡绿色；叶柄着生长于叶背中央，圆柱形，中空，高达1～2米，表面散生刺毛。花梗与叶柄等高或略高；花大，单一，顶生，直径12～23厘米，粉红色或白色，芳香；萼片4或5，绿色，小形，早落；花瓣多数，长圆状椭圆形至倒卵形，先端钝，由外向内逐渐变小；雄蕊多数，早落，花药线形，黄色，药隔先端成一棒状附属物，花丝细长，着生长于花托下；心皮多数，埋藏于花托内，花托倒圆锥形，顶部平，有小孔20～30个，每个小孔内有1椭圆形子房，花柱很短，果期时花托逐渐增大，内堡海绵状，俗称莲蓬，长宽均5～10厘米。坚果椭圆形或卵形，长1.5～2.5厘米，果皮坚硬、革质；内有种子1枚，俗称莲子。花期7～8月，果期9～10月。

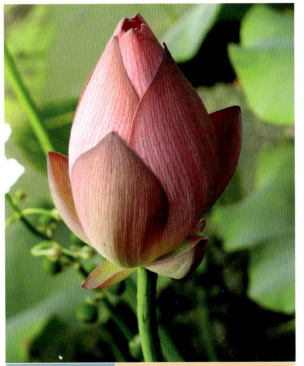

生境分布	自生或栽培于池塘内。全国大部分地区均有，分布于浙江、江苏、安徽、湖南、湖北等地。
性味归经	甘、涩，平。归肝、肺、胃经。
功能主治	收敛止血，化瘀。用于吐血，咯血，衄血，尿血，崩漏。

名方验方

附方1：各种出血

常与白及、生地、阿胶、川贝、杏仁等配伍用于肺热咳血，吐血、鼻衄、血淋、血痢、血崩等各种出血，一般用量为9～15克，水煎服，或以鲜品捣汁，调蜂蜜饮用，或以藕节煎汤代水，用于煎煮配伍用药。

附方2：鼻息肉

生藕节（连须，新瓦上焙焦）60克，乌梅肉（焙焦）30克，白矾15克，冰片3克，共研细末，贮瓶备用，勿令泄气，每取少许药末吹患侧鼻孔，每小时1次，5日为1个疗程。

附方3：鼻渊脑泻

藕节、川芎焙研，为末。每服6克，米饮下。

覆盆子

别名

翁扭、种田泡、牛奶母。

形态特征

落叶灌木，高2～3米，幼枝有少数倒刺。单叶互生，掌状5裂，中裂片菱状卵形，边缘有重锯齿两面脉上被白色短柔毛，叶柄细长，散生细刺。花单生长于叶腋，白色或黄白色，具长梗；花萼卵状长圆形，内外均被毛；花瓣近圆形；雌雄蕊多数，生长于凸起的花托上。聚合果球形，红色。

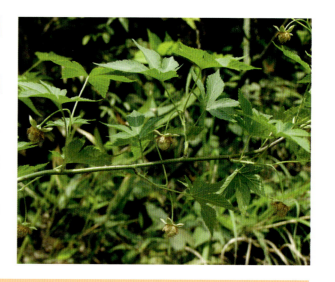

生境分布	生长于向阳山坡、路边、林边及灌木丛中。分布于浙江、湖北、四川、安徽等地。
性味归经	甘、酸，微温。归肝、肾、膀胱经。
功能主治	益肾固精缩尿，养肝明目。用于遗精滑精，遗尿尿频，阳痿早泄，目暗昏花。

名方验方

附方1：阳痿

覆盆子适量，酒浸，焙研为末，每日早晨用酒送服15克。

附方2：遗精

覆盆子15克，绿茶适量，泡茶饮用。

附方3：肺虚寒

覆盆子适量，取汁作煎为果，加少量蜜，或熬为稀膏，温服。

附方4：遗尿

覆盆子适量，酒拌，蒸熟为末，鸡蛋1个，开口一二处，装入药末6～9克，搅匀，用面封口，入灰火内煨熟，为末，7岁以下每次服6克，8岁以上每次服9克，每日1次，睡前温开水送服。

附方5：缺铁性贫血

覆盆子15克，菠菜60克，红枣12克，每天1剂，水煎，分2～3次服。

附方6：前列腺肥大

覆盆子15克，白茅根30克，蒲黄6克，每天1剂，水煎，分2次服。

附方7：尿频，遗尿

覆盆子、沙苑子、补骨脂各10克，山药15克，水煎服。

瞿麦

别名

大兰、野麦、巨句麦、山瞿麦、石竹子花、洛阳花、十样景花。

形态特征

多年生草本，高达1米。茎丛生，直立，无毛，上部2歧分枝，节明显。叶互生，线形或线状披针形，先端渐尖，基部成短鞘状抱茎，全缘，两面均无毛。花单生或数朵集成稀疏歧式分枝的圆锥花序；花梗长达4厘米，花瓣淡红色、白色或淡紫红色，先端深裂成细线条，基部有须毛。蒴果长圆形，与宿萼近等长。

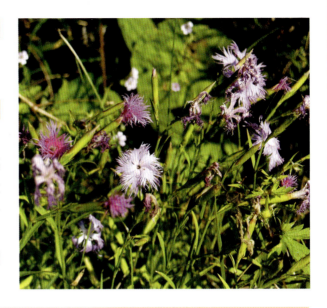

生境分布	生长于山坡、田野、林下。主产于河北、四川、湖北、湖南、浙江、江苏等地。
性味归经	苦，寒。归心、小肠经。
功能主治	利尿通淋，活血通经。用于热淋，血淋，石淋，小便不通，淋沥涩痛，经闭瘀阻。

名方验方

附方1：尿血、尿急、尿痛（热性病引起的）

瞿麦、白茅根、小蓟各15克，赤芍、生地各12克，水煎服。

附方2：湿疹、阴痒

鲜瞿麦60克，捣汁外搽或煎汤外洗。

附方3：闭经、痛经

瞿麦、丹参各15克，赤芍、桃仁各8克，水煎服。附

方4：卵巢囊肿

瞿麦50克，加水1升，开锅后小火煎20分钟，取汁当茶饮，连续用30～60日。

附方5：泌尿系感染

瞿麦、萹蓄各20克，蒲公英50克，黄柏15克，灯心草5克。水煎服。

附方6：食管癌，直肠癌

鲜瞿麦根50～100克（干根40～50克），将鲜根用米泔水洗净，煎水分2次服。

附方7：鱼脐毒疮肿

瞿麦，和生油熟捣涂之。

翻白草

别名

鸡腿儿、天藕儿、湖鸡腿、鸡脚草、鸡脚爪、鸡距草、独脚草。

形态特征

多年生草本，高15～30厘米。根多分枝，下端肥厚成纺锤状。茎上升向外倾斜，多分枝，表面具白色卷绒毛。基生叶丛生，单数羽状复叶，小叶3～5；茎生叶小，为三出复叶，顶端叶近无柄，小叶长椭圆形或狭长椭圆形，长2～6厘米，宽0.7～2厘米，先端锐尖，基部楔形，边缘具锯齿，上面稍有柔毛，下面密被白色绵毛；托叶披针形或卵形，也被白绵毛。花黄色，聚伞状排列；萼绿色，宿存，5裂，裂片卵状三角形，副萼线形，内面光滑，外面均被白色绵毛；花瓣5，倒心形，凹头；雄蕊和雌蕊多数，子房卵形而扁，花柱侧生，乳白色，柱头小，淡紫色。瘦果卵形，淡黄色，光滑，脐部稍有薄翅突起。花期5～8月，果期8～10月。

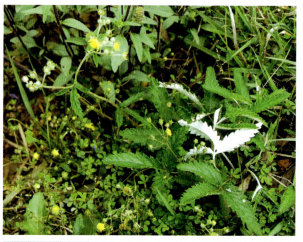

生境分布	生长于丘陵山地、路旁和畦埂上。全国各地均产，分布于河北、安徽等地。
性味归经	甘、微苦，平。归肝、胃、大肠经。
功能主治	清热解毒，止痢，止血。用于湿热泻痢，痈肿疮毒，血热吐衄，便血，崩漏。

名方验方

附方1：慢性鼻炎、咽炎、口疮

翻白草15克，紫花地丁12克，水煎服。

附方2：肠炎、痢疾

翻白草450克，黄柏、秦皮各300克，水煎浓缩后干燥，研粉备用。每服1～2克，每日3次。

附方3：痔疮出血

翻白草、委陵菜、无花果、地榆、金银花各10克，水煎服。

附方4：热毒疖肿、淋巴结炎、疥疮、湿疹

可用翻白草捣敷患处。

附方5：吐血、咳血、衄血、便血等血热出血者

翻白草15克，阿胶9克，水煎服。对血热月经过多者，多与牡丹皮、侧柏叶合用。

附方6：皮肤或下肢溃疡

翻白草60克，苦参30克，煎汤熏洗患处，每日1次。

附方7：胃火牙痛

翻白草10克，白芷12克，石膏15克，生地黄15克，牛膝10克，甘草3克，大黄6克，水煎服。

十九画

鳖甲

别名

上甲、鳖壳、甲鱼壳、团鱼壳、团鱼盖、团鱼甲、鳖盖子。

形态特征

体呈椭圆形，背面中央凸起，边缘凹入。腹背均有甲。头尖，颈粗长，吻突出，吻端有1对鼻孔。眼小，瞳孔圆形。颈基部无颗粒状疣；头颈可完全缩入甲内。背腹甲均无角质板而被有软皮。背面橄榄绿色，或黑棕色，上有表皮形成的小疣，呈纵行排列；边缘柔软，俗称裙边。腹面黄白色，有淡绿色斑。背、腹骨板间无缘板接连。前肢5指，仅内侧3指有爪；后肢趾也同。指、趾间具蹼。雄性体较扁，尾较长，末端露出于甲边；雌性相反。多生活于湖泊、小河及池溏旁的沙泥里。6～7月间产卵。

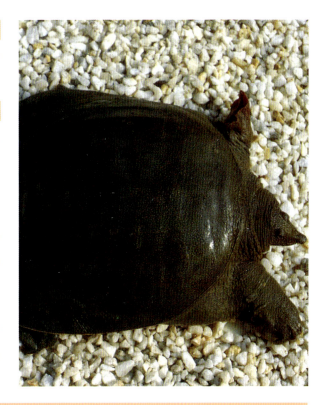

生境分布	生长于江河、湖泊、池塘、水库中。主产湖北、湖南、安徽、浙江、河南、江西等地。此外，四川、福建、陕西、甘肃、河北、贵州等地也产。
性味归经	咸，寒。归肝、肾经。
功能主治	滋阴潜阳，退热除蒸，软坚散结。用于阴虚发热，骨蒸劳热，阴虚阳亢，头晕目眩，虚风内动，手足瘈疭，癥瘕，经闭，久疟疟母。

名方验方

附方1：原发性肝癌

鳖甲、龟甲、半枝莲、黄芪各15克，泽泻、白术、党参、茯苓各10克，当归20克，白花蛇舌草45克，水煎服，每日1剂。

附方2：肝癌

制鳖甲30克，炮山甲、白芍、桃仁、青皮、广木香、郁金各12克，红花6克，每日1剂，水煎服。

附方3：热邪深入下焦、脉沉数、舌干齿黑

生鳖甲24克，炙甘草、干地黄、生白芍各18克，麦门冬（去心）15克，阿胶、麻仁、生牡蛎各9克，上药加水8杯，煮取近4杯。分3次服。